dtv
premium

Die prominente Ärztin Marianne Koch erklärt in diesem grundlegenden Gesundheitsbuch die Funktionen des menschlichen Körpers ebenso leicht verständlich und anschaulich wie die häufigsten Erkrankungen, ihre Vorbeugung und Behandlung. Vom Herz und den Blutgefäßen, über Atmung, Knochen und Verdauung bis hin zu den Hormonen und dem Immunsystem stellt die erfahrene Internistin den menschlichen Organismus mit all seinen Stärken und Schwächen vor. Weil zu einem gesunden Körper auch eine gesunde Seele gehört, widmet die Autorin diesem Thema ein eigenes Kapitel. Marianne Koch bekennt sich zwar zur so genannten Schulmedizin, ist aber auch offen gegenüber erprobten alternativen Heilmethoden. Tipps für eine ausgewogene, bewusste Ernährung, Strategien gegen das Altern und Maßnahmen zur Aktivierung der Selbstheilungskräfte runden dieses informative Nachschlagewerk ab, das in keinem Haushalt fehlen sollte.

Marianne Koch unterbrach ihr Medizinstudium zeitweilig für eine erfolgreiche Filmkarriere (Bundesfilmpreis 1955, insgesamt 70 Filme), nahm es jedoch später wieder auf und ließ sich 1985 als Internistin mit eigener Praxis nieder. Nebenbei war sie auch journalistisch tätig, u. a. als Moderatorin der Sendungen ›III nach 9‹, ›Club 2‹ und ›MEDIZIN MAGAZIN‹ sowie als Autorin populärmedizinischer Serien in Zeitschriften. Marianne Koch hat mehrere Auszeichnungen auf dem Gebiet der medialen Kommunikation von Medizin erhalten.

Heute hat sie eine wöchentliche Rundfunk- und Fernsehsendung (›Das Gesundheitsgespräch‹, Bayern 2 Radio) und ist Präsidentin der Deutschen Schmerzliga.

Dr. med. Marianne Koch

Mein Gesundheitsbuch

Deutscher Taschenbuch Verlag

Von Dr. med. Marianne Koch
sind im Deutschen Taschenbuch Verlag erschienen:
Körperintelligenz. Was Sie wissen sollten, um jung zu bleiben
(24366)
Tief einatmen!
(62194)

Wichtiger Hinweis:

Die diesem Buch zugrunde liegenden medizinischen Forschungsergebnisse und die Empfehlungen entsprechen dem Stand der Wissenschaft bei Fertigstellung. Da sich die Medizin jedoch ständig weiterentwickelt, können zukünftige neue Erkenntnisse nicht ausgeschlossen werden. Die hier genannten Ratschläge und Behandlungsmethoden sollen kein Ersatz für fachkundige Beratung sein. Die richtige Diagnose und Therapie von Erkrankungen müssen immer Sache eines Arztes bleiben. Für Angaben zu Dosierungen und Applikationsformen kann von der Autorin und vom Verlag keine Gewähr übernommen werden.

Originalausgabe
Mai 1999
6., durchgesehene Auflage August 2004

Umschlagkonzept: Balk & Brumshagen
Umschlagfoto: © Isolde Ohlbaum
Produktion und Satz:
Walter Lachenmann, Waakirchen
Gesetzt aus der Sabon Antiqua und der Frutiger (Quark XPress 3.32)
Druck und Bindung: Appl, Wemding
Gedruckt auf säurefreiem, chlorfrei gebleichtem Papier
Printed in Germany · ISBN 3-423-24421-6
dtv im Internet: www.dtv.de

Inhaltsverzeichnis

Ich möchte mich bedanken bei den Kollegen, die mich in medizinischen Fachbereichen beraten haben, mit denen eine Internistin nicht so vertraut ist. Ganz besonderen Dank auch dem Team des Verlags und den freien Mitarbeitern, die mich während der Entstehung des Buches so großartig unterstützt haben, allen voran Henriette Zeltner, Bettina Lemke, Jörg Mair, Walter Lachenmann, Dieter Brumshagen und Katrin Bauer.

Liebe Leserin, lieber Leser,

die Anregung, dieses Buch zu schreiben, kam von Patienten. Sie waren es, die darüber klagten, dass sie sich in unserem Gesundheitssystem irgendwie hilflos fühlten, verunsichert durch die Flut der oft widersprüchlichen medizinischen Berichte in den Medien, ungenügend informiert von Ärzten (denen sie zugute hielten, einfach zu wenig Zeit zu haben), in jedem Fall aber allein gelassen mit ihren Fragen und Ängsten.

So entstand nach einem Arzt-Patienten-Seminar, das ich moderierte, die Idee, eine Art schriftliches Patientenseminar – man könnte auch sagen, eine Sprechstunde in zwanzig Kapiteln – zu entwerfen, worin die wichtigsten Fragen zu Gesundheitsproblemen beantwortet würden – nach den neuesten Erkenntnissen der Medizinforschung.

Diese Idee fand ich großartig, schon weil ich mich seit Jahren mit dem Problem beschäftigt hatte, wie die teilweise ja sehr komplizierten Vorgänge im menschlichen Organismus und medizinisches Wissen in klarer, verständlicher Form an Patienten und interessierte Laien vermittelt werden können. Ich hatte inzwischen viel Erfahrung damit, einmal durch die eigene – internistische – Praxis, aber auch als langjährige Studioredakteurin des ›Medizin Magazins‹ beim Westdeutschen Rundfunk, als Verfasserin von Medizinserien in Publikumszeitschriften und als medizinische Ratgeberin im Familienprogramm des Bayerischen Rundfunks.

So ist nun ein Buch entstanden, das, so hoffe ich, ein Nachschlagewerk für die ganze Familie sein kann. Das Ihnen helfen soll, Ihren Körper wirksamer vor Gefahren zu schützen; das Sie über moderne Diagnostik und Behandlungsmöglichkeiten informiert; das Ihnen Unsicherheiten und damit auch Ängste nehmen soll, wenn Sie oder Angehörige erkrankt sind, oder wenn Sie vor einer Untersuchung, womöglich vor einer Operation stehen. Selbstverständlich kann ein Buch das persönliche ärztliche Gespräch nicht ersetzen. Aber es kann Sie auch auf einen Arztbesuch vorbereiten und danach Ihr Verständnis über das, was Sie erfahren haben, vertiefen.

Der menschliche Körper ist ein Wunderwerk. Deshalb werden Ihnen manche Passagen des Buches vorkommen wie ein spannender Reisebericht durch eine faszinierende Welt. Ob Sie das Immunsystem kennen lernen – und erfahren, wie Sie es stärken können –, ob Sie lesen, was man tun kann, um jung zu bleiben, oder ob Sie die Prinzipien von Herzschlag, Atmung und Fortpflanzung erkunden – am Ende werden Sie Ihren Körper besser kennen und damit ein größeres Vertrauen zu ihm und zu seinen Kräften haben.

Willkommen also in meiner Sprechstunde!

Herzlich Ihre Marianne Koch

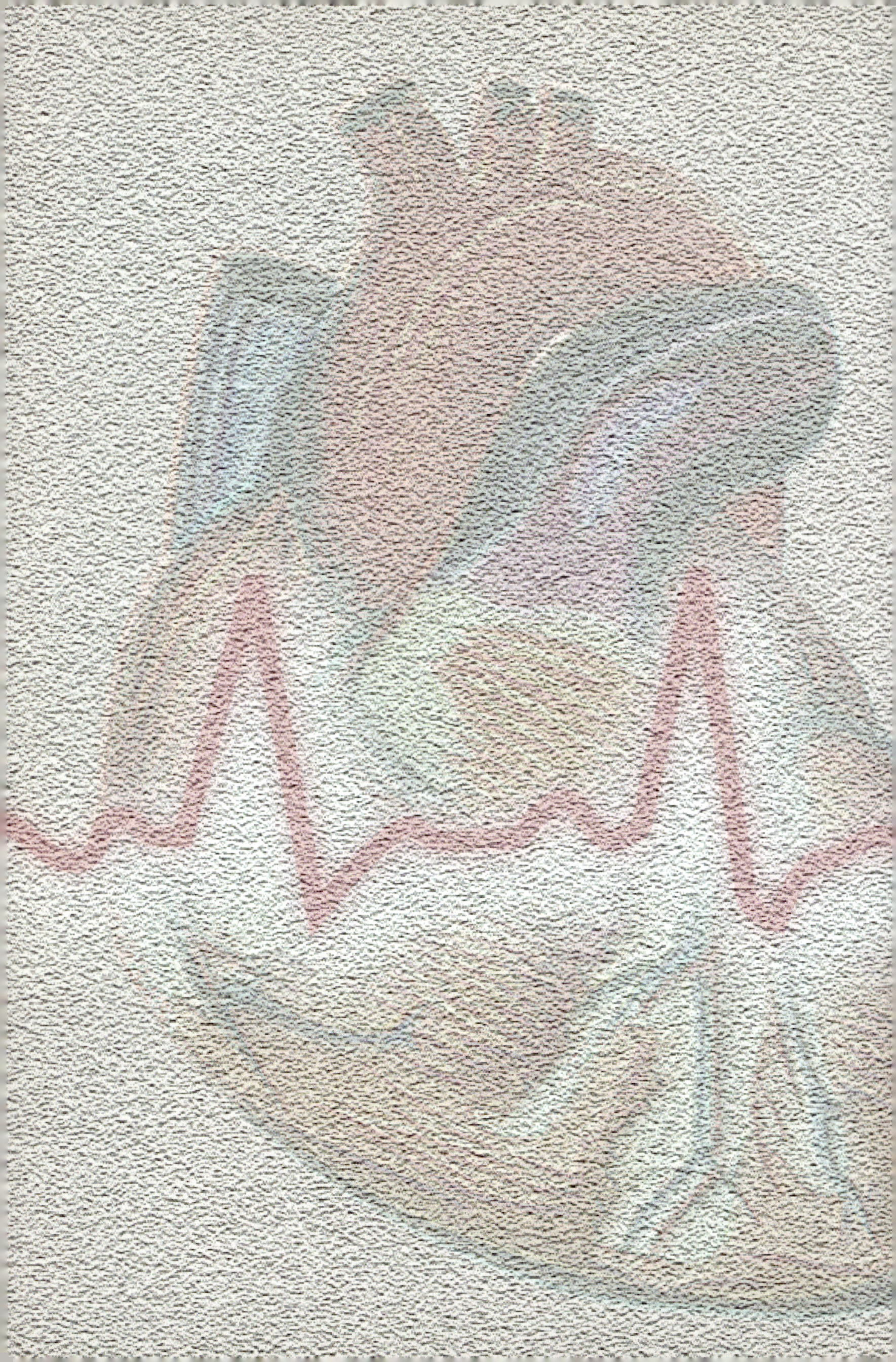

KAPITEL 1

Herz- und Blutgefäße

Im Mittelpunkt unseres Körpers schlägt das Herz. Dank seiner Leistung werden alle Organe mit Sauerstoff und Nährstoffen versorgt. Was können Sie tun, um Herz und Blutgefäße gesund zu erhalten?

- Wann ist der Blutdruck zu hoch, wann zu niedrig?
- Wie verhindert man einen Herzinfarkt oder einen Schlaganfall?
- Wie behandelt man Durchblutungsstörungen?
- Was bedeuten kranke Venen?

Das Herz – Kraftwerk ohnegleichen

Während Sie die erste Seite dieses Kapitels lesen, in ungefähr einer Minute also, hat Ihr Herz 70-mal geschlagen, hat die Augen, das Gehirn, Arme, Beine, den ganzen Körper mit frischem, sauerstoffreichen Blut versorgt und ebenso viel verbrauchtes Blut, ca. 5 Liter, durch die Lunge gepumpt, wo es sich wieder mit Sauerstoff belädt. Rechnen Sie nach: In 24 Stunden sind das 7000 bis 8000 Liter! Die gigantische Kraftleistung, die dafür notwendig ist, vollbringt der *Herzmuskel* und zwar mit Hilfe eines grandios einfachen Prinzips:

Das sauerstoffreiche Blut kommt aus der Lunge in die linke Vorkammer (oder den *Vorhof*, wie die Ärzte sagen). Wenn sie gefüllt ist, öffnet sich schlagartig die »Tür« – also die Klappe – zur linken Hauptkammer, das Blut stürzt hinein, die Tür schlägt zu. Gleichzeitig geht die Tür zur großen Schlagader auf, und der starke Kammermuskel presst das Blut in die Arterien. Das Gleiche geschieht, wenn auch mit weniger Druck, auf der rechten Seite des Herzens mit dem verbrauchten Blut, das aus dem ganzen Körper in den rechten Vorhof, dann in die rechte Kammer zurückfließt, die es wieder in Richtung Lunge pumpt.

Das Herz: Superstark! 100 000 Schläge pro Tag!

Eine Maschine, die täglich 8000 Liter befördert, 365-mal im Jahr, 80 Jahre lang, muss aus einem besonderen Material bestehen. Tatsächlich sind die einzelnen Zellen des Herzmuskels ziemlich groß, besitzen mehr Energiedepots (*Mitochondrien*) als andere Muskelzellen, sind miteinander netzförmig verbunden und können sich durch einen raffinierten Mechanismus kräftiger zusammenziehen. Die Muskelstränge sind spiralig angeordnet, so dass bei jeder Kontraktion ein ringförmiger Druck die Kammern auspresst, gleich einer Faust.

Der natürliche Schrittmacher

Noch eine Besonderheit haben die Herzmuskelzellen: Sie sind in der Lage, elektrische Impulse weiterzuleiten. Wie wichtig das ist, erkennen Sie an dem raffinierten System, das den Herzmuskel antreibt. Der Herzschlag wird gesteuert von einem eingebauten Schrittmacher, dem *Sinusknoten* im rechten Herzvorhof. Er »feuert« die elektrischen Impulse ab, die sich dann in bestimmten Zellbahnen ausbreiten, zunächst über die Vorhöfe, bis zum Umschaltzentrum des *AV-Knotens* (von *<u>A</u>trio-<u>V</u>entriculär = Übergang von Vorhof zu Kammer*) und von da aus über beide Herzkammern. Dadurch ziehen sich nacheinander alle Muskelzellen für einen Moment zusammen: das Herz »schlägt«.

Wenn es aus dem Takt kommt, bedeutet dies, dass an anderen Stellen des Muskels starke elektrische Spannungen auftreten, die als »Störsender«

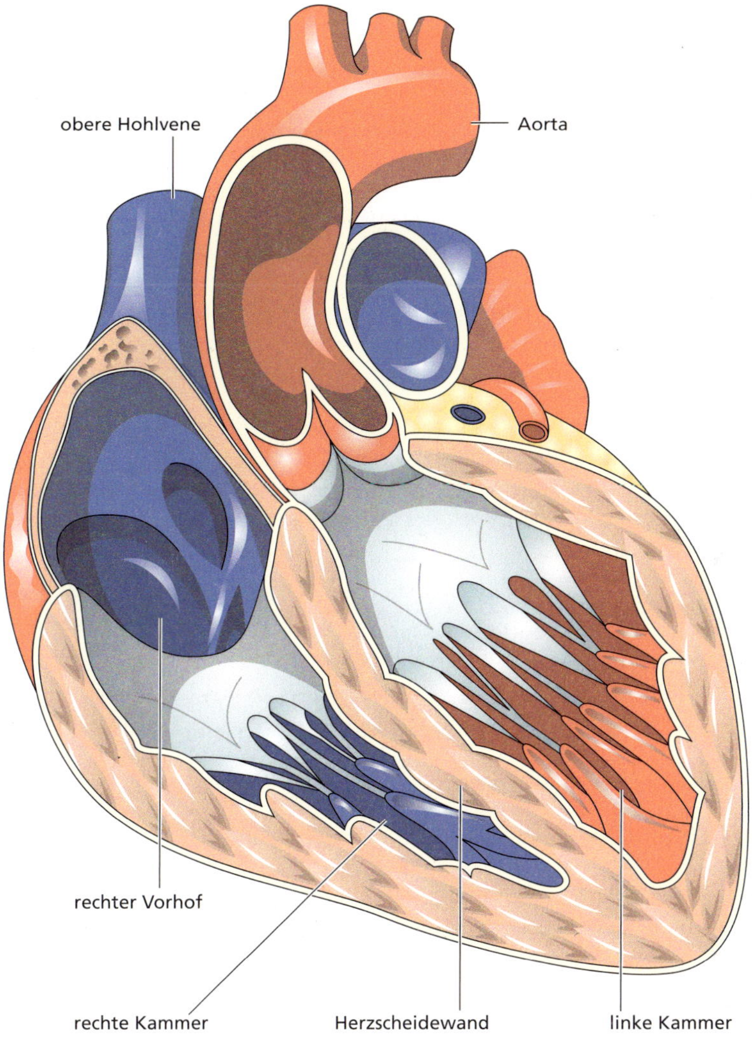

Das Herz ist ein besonders starker Muskel, unterteilt in zwei Vorhöfe und zwei Kammern, aus denen das Blut in den Körper gepumpt wird.

wirken und zusätzliche Kontraktionen auslösen, oder dass Probleme bei der Weiterleitung der Signale auftreten. Fällt der Sinusknoten aus (etwa durch eine schlechte Blutversorgung), dann stockt der Herzschlag, allerdings nur kurz, denn glücklicherweise besitzen wir ein »Notaggregat«, das einspringt, wenn der Hauptschrittmacher ausfällt. Es befindet sich in den Zellen der Herzkammern und sorgt dort für Kontraktionen, in einem langsameren, aber sicheren Rhythmus.

Wie das Herz untersucht wird

Ich glaube, kein Organ des menschlichen Körpers kann heute so gründlich untersucht werden wie das Herz. Und die meisten Methoden sind ungefährlich und nicht unangenehm.

Körperliche Untersuchung: Gute Ärzte können allein durch Betasten und Abhören der Herzgegend einen Herzfehler oder ein drohendes Herzversagen feststellen.

Elektrokardiogramm (= EKG): Die von 10 verschiedenen Punkten der Brustwand abgeleiteten Stromkurven geben Aufschluss über Schädigungen und über Rhythmusstörungen.
(Siehe Abbildung EKG)

Das **Belastungs-EKG** ist eine wichtige Untersuchung. Es zeigt, ob bei einer starken Beanspruchung des Herzmuskels – beim Fahrradfahren – die Sauerstoff-Versorgung ausreichend ist und ob unter der Belastung Unregelmäßigkeiten im Herzschlag auftreten. Vor allem bei Erkrankungen der Kranzgefäße sehr aufschlussreich.

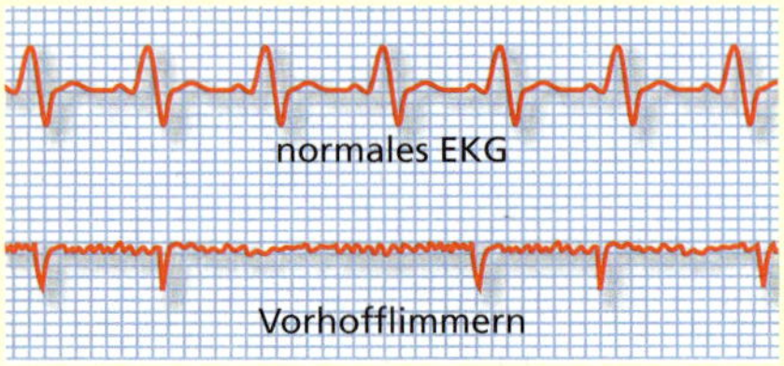

Im **24-Stunden-EKG** – der Patient wird dafür mit Elektroden verkabelt und trägt ein kleines Aufnahmekästchen am Gürtel – wird jeder Herzschlag während eines Tages und einer Nacht aufgezeichnet. Es dient dazu, Rhythmus- oder Durchblutungsstörungen zu erfassen.

Im **Röntgenbild** sieht man Form und Größe der Herzkammern und der großen Schlagadern und krankhafte Veränderungen der Lunge, zum Beispiel eine Lungenstauung.

Die **Echokardiographie** lässt den Arzt mittels Ultraschall direkt in das Herz hineinschauen. Er erkennt dabei die Klappenfunktion, die Muskelkraft und die Dicke der Muskelwände. Die Untersuchung kann noch ergänzt werden durch eine gleichzeitige Belastung – das **Stress-Echo** – und liefert dann noch genauere Daten über die Blutversorgung.

Um diese Blutversorgung geht es auch beim **Thallium-Szintigramm**: Nach Einspritzen einer kleinen Menge radioaktiv markierter Flüssigkeit in den Blutstrom wird der Patient wieder körperlich belastet. Mit einer Spezialkamera lässt sich dann die Durchblutung des Herzmuskels feststellen. Die damit verbundene Strahlenbelastung ist ungefährlich.

Herzkatheter nennt man die Methode, bei der eine Sonde durch die Arterie in der Leistengegend, dann durch die Hauptschlagader bis zum Herzen vorgeschoben wird. Durch diese Sonde kann Röntgenkontrastmittel in die einzelnen Herzabschnitte und auch in die Kranzgefäße gespritzt und damit ein möglicher Klappen- oder Gefäßschaden genau dokumentiert werden.

Ist das Herz gesund? Drei wichtige Fragen

Aus der bisherigen einfachen Beschreibung des Herzens sind auch schon die Hauptprobleme und die möglichen Krankheiten ersichtlich:

1. Ist der Muskel gesund? Ist er kräftig? Bekommt er durch seine Versorgungsadern – die *Herzkranzgefäße* – genügend Nahrung und Sauerstoff? Oder gibt es Engstellen in den Gefäßen, die plötzlich zum Verschluss und damit zum Absterben, zum *Infarkt* eines Muskelteils führen könnten?
2. Sind die »Türen«, also die Klappen, in Ordnung, machen sie weit auf oder »klemmen« sie oder schließen nicht richtig?
3. Funktioniert der natürliche Schrittmacher und werden seine Befehle blitzschnell an die einzelnen Herzabschnitte geleitet?

Was unser Herz gefährdet

Der größte Feind unseres Herzens ist das satte Leben in der Industriegesellschaft. Infektionen, die vor 50 Jahren noch so häufig Herzklappen und den Muskel zerstörten, spielen seit der Entdeckung des Penicillins (1928) keine so große Rolle mehr. Heute geht die Bedrohung von anderen Dingen aus: zu gutes, vor allem zu fettes Essen, keine ausreichende Bewegung, Übergewicht und damit hoher Blutdruck, Diabetes und Gicht, dazu die vielen Umweltbelastungen und der Leistungsstress. Das kann eine teuflische Kombination ergeben, die Ihr Herz an seiner schwächsten Stelle angreift: bei den eigenen Versorgungsleitungen, den Kranzgefäßen. Wollen Sie herausfinden, ob Ihr Herz gefährdet ist? Dann machen Sie folgenden Test:

Testen Sie Ihr persönliches Risiko!

- Haben oder hatten Eltern oder Geschwister eine Herzkrankheit, womöglich einen Infarkt? (Ja = 3 Punkte)
- Liegt Ihr Cholesterin gelegentlich (1 Punkt) oder ständig (2 Punkte) über 260 mg%?
- Liegt Ihr Blutdruck über 140/90 (1 Punkt), über 160/95 (2 Punkte)?
- Rauchen Sie? (2 Punkte); seit mehr als 20 Jahren? (Nochmal 1 Punkt); mehr als 15 Zigaretten pro Tag? (Nochmal 3 Punkte)
- Sind Sie Diabetiker(in)? (2 Punkte)
- Bewegen Sie sich (Sport, Spazierengehen etc.) weniger als vier Stunden pro Woche? (2 Punkte)
- Wiegen Sie mehr als 25 % über dem Normalgewicht? (1 Punkt)
- Leben Sie meist unter starker innerer Spannung? (2 Punkte)

Zählen Sie die Punkte zusammen. Mit 11 Punkten gehören Sie bereits zu den Hochrisiko-Patienten!

Was können Sie für Ihr Herz tun?

Das Herz ist ein Muskel, und wie jeden anderen Muskel im Körper muss man ihn trainieren, wenn er nicht schlapp und müde werden soll. Sie müssen ihm deshalb Leistung abverlangen, Treppensteigen, Kniebeugen in den Arbeitspausen, Sport in der Freizeit. Und sonst? Nein, keine Angst. Niemand verlangt von Ihnen, dass Sie Ihr Leben völlig umkrempeln und nur noch Müsli essen. Aber einige Regeln könnten Sie sich aneignen – und damit wäre schon viel gewonnen:

Wenn Sie jung sind:

1. Hören Sie auf zu rauchen (Unser Nichtraucher-Kurs steht auf Seite 55).
2. Gewöhnen Sie sich an eine gesunde Ernährung: so wenig Fertiggerichte und Industrienahrung wie möglich (enthalten alle zu viel Salz und zu viel Fett); jede Menge frisches Gemüse, Obst und Vollkornprodukte; lieber Fisch als Fleisch; kochen nur mit Öl.
3. Treiben Sie regelmäßig Sport: Radfahren, Schwimmen, Laufen oder Fitness-Training.

Wenn Sie älter sind:

1. Hören Sie auf zu rauchen (Nichtraucher-Kurs siehe Seite 55).
2. Gehen Sie regelmäßig zu Vorsorgeuntersuchungen: Der Blutdruck sollte nicht über 140/90 liegen (eher noch darunter); das Cholesterin unter 220 mg% – wenn beides auf natürlichem Weg nicht möglich ist, dann nehmen Sie bitte zuverlässig Medikamente (das Gleiche gilt bei Diabetes).
3. Alkohol nur in Maßen.
4. Essen Sie sehr fettreduziert und versuchen Sie, sich nicht mit Übergewicht zu belasten. (Wie Sie vernünftig abnehmen können, lesen Sie ab Seite 426.)
5. Gehen Sie täglich eine halbe Stunde lang stramm spazieren.

Krankheiten des Herzens und ihre Behandlung

Ich kann Ihnen hier selbstverständlich nicht alle Herzprobleme schildern (die einschlägigen Bücher für Ärzte sind sieben- bis achthundert Seiten dick!), aber die wichtigsten Leiden, die, mit denen Sie und Ihre Familie möglicherweise konfrontiert sind, will ich beschreiben. Zunächst eine Liste von Symptomen, die auf eine Herzkrankheit deuten können:

- Atemnot
- Schwindel oder Ohnmacht
- Druckgefühl, Schmerz oder Brennen in der linken Brust oder hinter dem Brustbein, vor allem bei Anstrengung oder Kälte
- Häufiges nächtliches Wasserlassen
- Anschwellen der Beine
- Blaue Lippen
- Starke Müdigkeit
- Übelkeit oder kalter Schweiß bei körperlicher Belastung
- Herzkrankheiten bei Eltern oder Geschwistern in einem frühen Alter

Der Schmerz überfiel den Patienten mit brutaler Gewalt. Wie eine eiserne Faust griff etwas nach seinem Herzen und presste es unbarmherzig zusammen. Er konnte nicht mehr atmen, Schweiß strömte über sein fahles Gesicht, er stöhnte vor Angst. Das war jetzt kein irritierender Druck hinter dem Brustbein mehr, wie er ihn in den letzten Wochen ein paar Mal verspürt hatte – beim Treppensteigen und einmal, als er sich im Büro so sehr geärgert hatte; das war »Es«, das gefürchtete Ereignis, und er wusste bereits, ehe der Notarzt da war: Jetzt geht es um Leben und Tod.

Herzinfarkt – es geht um Leben und Tod

Was passiert bei einem Herzinfarkt?

Nicht alle Herzinfarkte verlaufen so dramatisch wie in dieser Geschichte. Manche spürt der Betroffene kaum und erst später zeigt sich im EKG, dass da ein Stück Herzmuskel zugrunde gegangen ist. Meist aber ist der Verschluss einer Herzkranzarterie ein zutiefst beängstigendes Erlebnis und ein tiefer Einschnitt in der Biografie eines Menschen. Einerseits ist der Patient dankbar, überlebt zu haben, andererseits beginnt das neue Leben mit nie gekannten Unsicherheiten, Selbstvorwürfen und dem Gefühl, für immer ein Invalide zu sein.

Zu Beginn leiden die Patienten – oft ohne es zu wissen – an einer *Koronaren Herzkrankheit*. Der Ausdruck bedeutet, dass die Herzkranzgefäße, die Versorgungsadern des Herzmuskels, verändert sind, die Innenwände unregelmäßig durch Ablagerungen aus Cholesterin, kleinen Thromben und Kalk, so dass die Strombahn immer mehr eingeengt wird und schließlich nicht mehr genügend Blut fließen lässt. Zu diesem Zeitpunkt bekommt das

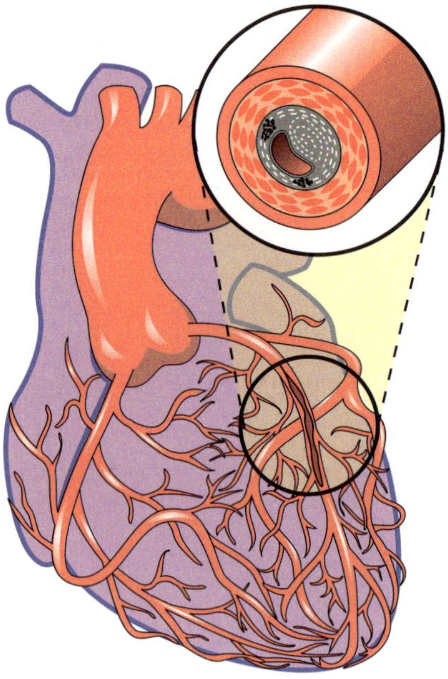

Eine Versorgungsleitung des Herzens (Kreis) ist hochgradig eingeengt.

Herz zum ersten Mal Probleme, vor allem, wenn es bei körperlicher Belastung mehr Blut in seinem Muskel bräuchte. Deshalb:

***Alarmzeichen Nr. 1:** Engegefühl in der Brust, drückender, auch brennender Schmerz bei Belastung oder Kälte.*

Diese »Brustenge« – *Angina pectoris* sagen die Ärzte – ist nicht immer vorhanden, wenn das Herz in Not ist. Manchmal äußert sich die Minderdurchblutung auch als Schmerz in der Halsgegend oder in der Magengrube.

***Alarmzeichen Nr. 2:** Übelkeit, Druck im Magen, verbunden mit einem allgemeinen Schwächegefühl oder kaltem Schweiß.*

Was müssen Sie tun, wenn bei Ihnen oder bei einem Freund der Verdacht auf einen akuten Herzinfarkt oder ein schwerer Angina-pectoris-Anfall besteht?

Den Patienten nicht herumlaufen lassen oder gar zum Hausarzt schicken! Er soll liegen. Sofort die Notambulanz anfordern! Wenn er bereits Medikamente bekommt, dann gibt man ihm in der Zwischenzeit 1 Kapsel Nitroglycerin und 1 Tablette Aspirin® (verdünnt das Blut). Der Notarzt entscheidet, was dann geschehen muss. Am besten gleich per Ambulanz – und Blaulicht – in die Klinik, wo die Überlebenschance deutlich größer ist!

Das Herz wird repariert

Einen Infarkt zu überstehen ist gut – einen Infarkt gar nicht erst zu bekommen, ist besser. Seit sich *Dr. Werner Forssmann* im Jahr 1929 in einem kühnen Selbstversuch einen dünnen Hohldraht durch seine Armvene ins Herz schob – eine Tat, für die er später den Nobelpreis erhielt –, ist die Kunst der *Herzkatheterisierung* auf grandiose Weise verfeinert worden. Heute kann der Spezialist – der Kardiologe – mit Hilfe eines solchen Katheters nicht nur die Funktion des Herzens und der Klappen beurteilen, er kann auch einen winzigen Ballon an eine gefährlich verengte Stelle einer Herzarterie vorschieben, ihn kurz aufblasen und damit die Enge des Gefäßes beseitigen.

Wenn er besorgt ist, dass die Ader nicht offen bleibt, kann die Engstelle noch mit einem kleinen Drahtgitter – einem *Stent* – von innen geschient werden.

Ist die *Ballon-Dilatation*, wie diese Methode heißt, nicht durchführbar, weil die Engstelle vielleicht zu lang oder zu schwer erreichbar ist, dann wird man eine so genannte *Bypass-Operation* erwägen, um einen drohenden Infarkt abzuwenden.

Bypass-Operation – neue Blutversorgung für das Herz

Bei diesem Eingriff entnehmen die Chirurgen dem Körper des Patienten ein gesundes Blutgefäß, das nicht unbedingt gebraucht wird – zum Beispiel eine Brustwandarterie oder eine Vene des Unterschenkels –, und nähen sie so zwischen eine größere Arterie des Herzens und den Herzmuskel, dass das kaputte, enge Gefäß überbrückt, »umgangen« wird, was das Wort »Bypass« ausdrückt.

Neue Blutgefäße überbrücken den Engpass

Seit die Chirurgen die *Herz-Lungen-Maschine* erfanden, war es ihnen möglich, am offenen Herzen zu operieren. Das Herz wird dabei stillgelegt, die Maschine übernimmt die Durchblutung des Körpers, während die Ärzte das Herz »reparieren«. Seit kurzem gibt es Versuche, durch körpereigene Stammzellen aus dem Knochenmark die abgestorbenen Herzmuskelzellen zu ersetzen.

Für die Zeit nach dem Infarkt ist es wichtig, dass sich nicht nur der Körper erholt und das Herz lernt, auch mit einer Narbe zu funktionieren, sondern dass der Patient wieder Sicherheit und Zutrauen zu seinem Körper erhält. Am besten geht das, wenn er regelmäßig zu einer *Koronarsportgruppe* geht, wo die Betroffenen unter medizinischer Aufsicht lernen, wie sie ihr Herz allmählich wieder belasten können, und wo man ihnen beibringt, die Risikofaktoren auszuschalten. *(Adressen von Koronargruppen siehe Seite 438.)*

Das Herz ist aus dem Takt geraten – was tun?

Den normalen Herzschlag spürt man nicht. Aber jeder von uns hat schon einmal ein plötzliches Stocken, genauer: einen Schlag und dann eine »Pause« in der Brust verspürt und sich vielleicht geängstigt, das Herz könnte jetzt »stehen bleiben«.

Keine Sorge! Vor einigen Jahren hat man in den USA ein interessantes Experiment durchgeführt: Hundert junge, gesunde Männer, alles Soldaten einer Eliteeinheit, wurden eine Woche lang an ein kleines, tragbares EKG-Gerät angeschlossen, das jeden Herzschlag aufzeichnete. Das Ergebnis hat die Mediziner ziemlich erschüttert. Alle diese jungen Menschen hatten Herzrhythmusstörungen, zum Teil ziemlich ausgeprägte, die man früher mit Medikamenten behandelt hätte. Seither hat sich die Meinung durchgesetzt, dass

Unregelmäßigkeiten des Herzschlags etwas Normales sind und nur dann behandelt werden, wenn das Herz nachweislich geschädigt ist, zum Beispiel nach einem Infarkt oder bei Klappenfehlern.

Die Ursachen von Rhythmusstörungen eines gesunden Herzens sind vielfältig: Aufregungen, Stress, Schlafmangel, Alkohol, aber auch eine Überfunktion der Schilddrüse oder hoher Blutdruck können zu Herzrasen oder Herzstolpern führen. Beseitigt man diese Gründe, dann beruhigt sich der Herzschlag in aller Regel. Es gibt allerdings Menschen, bei denen aus heiterem Himmel und bei voller Gesundheit das Herz plötzlich wie rasend zu schlagen beginnt, oft doppelt so schnell wie zuvor. Ursache sind meist zusätzliche elektrische Leitungsbahnen zwischen Vorhöfen und Kammern. Der Arzt spricht von *Paroxysmaler Tachykardie* – »Anfallsweises Herzjagen« – und wird, wenn die Anfälle häufiger sind, Medikamente verordnen, die das Entstehen der Übererregung verhindern. Hat der Patient weiterhin starke Beschwerden, dann kann man – von außen, mit Hilfe eines Katheters – diese Leitungsbahnen im Herzen durchtrennen.

Flattern und Flimmern

Unter **Vorhofflimmern** verstehen wir den Zustand des Herzens, bei dem ein geordnetes Nacheinander der Kontraktion von Vorhöfen und Kammern nicht mehr funktioniert. Vor allem der linke Vorhof ist bei Schäden an den Klappen oder bei Herzmuskelschwäche überlastet, vergrößert sich und, statt im Takt zu pumpen, bringt er nur noch zittrige, krampfartige Bewegungen zustande. Beim »Flattern« ist noch eine Regelmäßigkeit der Kontraktionen, wenn auch in einem viel zu schnellen Tempo, erkennbar. Da auch die Weiterleitung der elektrischen Impulse gestört ist, schlagen die Kammern ebenfalls in einem unregelmäßigen Rhythmus. Das ist für die betroffenen Patienten nicht weiter schlimm, solange das Herz genügend Blut pumpen kann. Gefährlich wird es erst, wenn sich in den Herzabschnitten, die sich nicht mehr richtig zusammenziehen, Blutgerinnsel bilden. Die nämlich können sich loslösen und in den Kreislauf, zum Beispiel ins Gehirn, wandern und dort einen Schlaganfall auslösen. Um das zu verhindern, gibt der Arzt den Patienten mit dauerndem Vorhofflimmern meist blutverdünnende Medikamente.

Auch Gesunde haben Herzrhythmus-Störungen

Kammerflimmern bezeichnet einen akut lebensbedrohlichen Zustand: Man kann sich gut vorstellen, dass bei einem bloßen Zittern und Zucken der Herzhauptkammern ein kraftvolles Pumpen nicht mehr möglich ist. Damit aber wird der Körper nicht mehr mit Blut versorgt. Egal, was die Ursache für diese kritische Situation ist (extreme Herzschwäche, ein akuter Infarkt oder auch ein Blitz- oder Stromschlag) – sie muss sofort beendet werden! Manchmal hilft schon ein Schlag auf die Brust, oft aber bedarf es der Herzmassage oder eines kurzen Elektroschocks mit dem *Defibrillator,* um das Chaos in der Herzkammer wieder in eine geordnete Schlagfolge zu verwandeln.

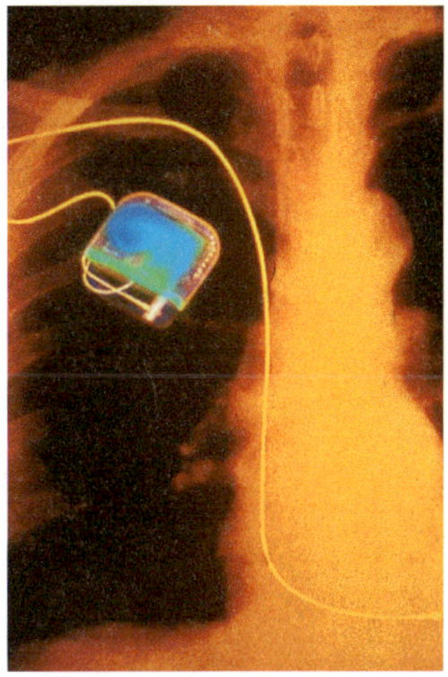

Röntgenbild: Schrittmacher mit Elektrode, deren Spitze im Herz liegt.

Wenn das Herz zu langsam schlägt

Bei einem (meist durch Arterienverengung oder Klappenfehler) geschädigten Herz können Störungen in der elektrischen Reizbildung – im *Sinusknoten* – oder in der Reizleitung auftreten. Dann bekommt der Motor Herz unregelmäßige oder zu seltene elektrische Impulse, ein Zustand, der durchaus kritisch werden kann, nämlich dann, wenn der Puls unter 35 Schläge pro Minute sinkt oder wenn große Pausen zwischen den Herzaktionen entstehen. Die Patienten spüren zunächst nicht viel; höchstens einen leichten Schwindel. Es kann aber auch sein, dass jemand plötzlich bewusstlos wird, eine *Synkope* erleidet.

Glücklicherweise gibt es ein sehr wirksames Mittel, um den Herzschlag wieder zu normalisieren: das Einsetzen eines künstlichen **Schrittmachers.** Der Eingriff wird meist in örtlicher Narkose durchgeführt und bedeutet für den Patienten keine große Belastung und so gut wie kein Risiko. Der Chirurg näht einen winzigen elektrischen Impulsgeber und die Batterie unter den Brustmuskel. Von diesem Minicomputer aus – er ist nicht größer als eine Streichholzschachtel – führt er dann ein oder zwei dünne Drahtsonden durch ein großes Blutgefäß ins Herz und verankert sie dort. Wann immer der Puls zu langsam zu werden droht, setzt der Schrittmacher ein und sorgt für eine ausreichende Herzfrequenz. Die neuesten Modelle variieren die Schlagzahl je nach Bedarf, das heißt, sie erhöhen sie bei körperlicher Belastung oder Sport. Batteriewechsel ist nur alle sieben bis acht Jahre nötig.

Schrittmacher müssen ca. alle sieben Jahre erneuert werden

Die Herzklappen – anfällig für Entzündungen

Vier Klappen haben wir in unserem Herzen: Die *Mitralklappe* zwischen linkem Vorhof und linker Kammer; die *Tricuspidalklappe* zwischen rechtem Vorhof und rechter Kammer, die *Aortenklappe* da, wo die linke Kammer das Blut in die große Körperschlagader preßt, und die *Pulmonalklappe* zwischen rechter Kammer und dem Gefäß, das das »verbrauchte« Blut in die Lunge leitet. Übrigens: Das »Bumm-bumm« der Herztöne entsteht durch das Schließen der Klappen!

Welche Herzklappe ist die richtige?

- **Kunstklappen:** Ventile mit Kugel- oder Kippscheibenmechanik aus hochwertigsten Materialien. Vorteil: lange Haltbarkeit. Nachteil: Sie sind anfällig für Infektionen und erzeugen Turbulenzen im Blutstrom, die die Bildung von Gerinnseln verursachen können. Der Patient muss deshalb lebenslang gerinnungshemmende Mittel einnehmen.
- **Bioprothesen** sind speziell aufbereitete Herzklappen von Schweinen. Vorteil: Sie kommen in Form und Funktion den menschlichen Klappen sehr nahe. Man braucht deshalb keine gerinnungshemmenden Medikamente (außer Aspirin®) einzunehmen. Nachteil: Nach 7 bis 9 Jahren sind sie narbig verändert und müssen durch eine neue Klappe ersetzt werden. Die Herzchirurgen verwenden sie deshalb vorwiegend bei alten Menschen.

Welche Klappe für den einzelnen Patienten die beste ist, muss der behandelnde Chirurg entscheiden – und oft kann er dies erst während der Operation tun. *(Zu Herzoperationen siehe auch Seite 15.)*

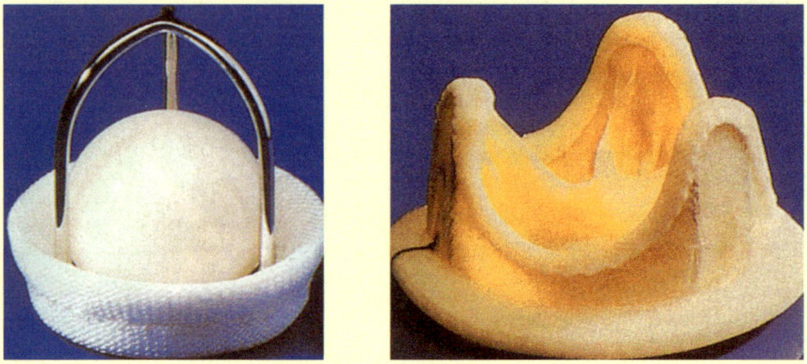

Links: Künstliche Klappe in Form eines Kugelventils
Rechts: Bioprothese aus einer Schweineklappe und einem Plastikring

Eigentlich sind diese Klappen unverwüstlich. Sie bestehen aus dem glatten Gewebe der Herzinnenhaut mit bindegewebiger Verstärkung und sie sind weder durch hohe Herzleistungen mit stark vermehrtem Blutfluss – zum Beispiel bei Leistungssportlern –, noch durch ein hohes Lebensalter kaputtzukriegen. Die größten Gefahren, die ihnen drohen, sind Entzündungen, vor allem die Entzündungen, die durch Bakterien verursacht werden.

Bevor man das Penicillin kannte, fürchteten die Ärzte bereits banale Mandelentzündungen. Sie wussten, dass die Infektionen häufig von *Streptokokken* verursacht waren, genau wie Scharlach, und dass im Gefolge dieser Ansteckung erschreckend oft Rheumatisches Fieber, Gelenk- und Nierenschädigungen und eben auch Veränderungen der Herzwände und der Klappen auftraten.

Die Bedrohung durch eine *Endocarditis,* wie der Fachausdruck heißt, ist trotz Antibiotika keineswegs aus der Welt, und sie betrifft auch heute noch hauptsächlich die *Mitralklappe* und die *Aortenklappe.* Die vorher seidig-glatte Oberfläche erscheint dann verdickt und aufgeraut; es bilden sich winzige Geschwüre und Warzen, an die sich Bakterienklumpen und Blutgerinnsel heften können.

Sie können sich vorstellen, dass eine solche Klappe nicht mehr richtig funktioniert. In der Tat beginnt das chronische Versagen einer Klappe meist damit, dass sie nicht mehr richtig schließt. Erst später, wenn die Veränderungen zugenommen haben, wenn Kalkeinlagerungen die vorher so zarten Strukturen zerstört haben, verengt sie sich allmählich und bietet ein zunehmend größeres Hindernis für den Blutstrom. Der Herzmuskel braucht dann entsprechend immer mehr Kraft, um das Blut durch die Enge zu pressen. Die Herzkammer erweitert sich, es kommt zu Rhythmusstörungen. Am Ende, allerdings oft erst nach vielen Jahren, versagt das Herz, es sei denn, der Herzchirurg hat rechtzeitig eine *Klappenplastik* – eine Reparatur der Klappe – durchgeführt oder das defekte Organ durch eine Kunstklappe ersetzt.

Auch im Zeitalter der Antibiotika sind Herzklappen durch Infektionen gefährdet

Die alte Dame saß schwer atmend im Sessel. »Ich bekomme einfach keine Luft mehr«, flüsterte sie, »die ganze Nacht bin ich auf einem Stuhl gesessen, weil ich beim Liegen fast ersticke.« Ihre Lippen waren bläulich, in ihren Augen stand die Angst. Bei der Untersuchung hörte man es in den unteren Lungenfeldern rasseln und brodeln, das Herz schlug rasch und unregelmäßig, beide Beine waren geschwollen.

Wenn das Herz schwach wird

Das ist das klinische Bild eines akuten Herzversagens, bei dem sich der Herzmuskel stark erweitert hat und nur noch schwach pumpt, so dass sich Wasser in der Lunge staut. Es ist so typisch, dass der Arzt eigentlich kein EKG und kein Röntgenbild für die Diagnose braucht.

Anzeichen für Herzschwäche

- *Bläuliche Lippen*
- *Starke Atemnot bei Belastung, später auch im Ruhezustand*
- *Atemnot im Liegen*
- *Nächtliches Husten*
- *Häufiges nächtliches Wasserlassen*
- *Müdigkeit, Schwäche, Leistungsabfall*
- *Wasser in den Beinen*

Wenn das Herz, der starke Motor, versagt, dann gibt es dafür im Prinzip zweierlei Ursachen:

1. Der Widerstand in den Blutgefäßen, gegen den das Herz anpumpen muss, hat sich so erhöht, dass die Kraft des Muskels nicht ausreicht, um ihn auf Dauer zu überwinden. Das wäre etwa der Fall bei einem ständig zu hohen Blutdruck (siehe auch Seite 27). Oder durch einen Verschluss der Strombahn – in diesem Fall im Lungenkreislauf – durch eine Lungenembolie.
2. Das Herz versagt, weil es selbst krank geworden ist.

Krank – das kann bedeuten, dass nach drei Herzinfarkten neben all dem Narbengewebe, das dabei entstanden ist, nicht mehr genügend funktionsfähiger Muskel übrig ist, um die schwere Arbeit zu verrichten. Krank ist ein Herz vor allem auch, wenn die Blutversorgung so schlecht ist, dass die Muskelzellen an einem ständigen Sauerstoffmangel leiden. Krank macht das Herz eine über Jahre gehende Vergiftung durch massiven Alkoholkonsum. Und selbstver-

Entzündung des Herzmuskels

Eine Entzündung des Herzmuskels – der Arzt sagt *Myocarditis* – ist immer eine ernste Erkrankung. Am häufigsten tritt sie auf als Begleiterscheinung bei Virusinfektionen. Schon eine gewöhnliche Grippe betrifft auch die Herzzellen; wir fühlen uns »schwach« – eine hoch vernünftige Reaktion des Körpers, die uns davon abhalten soll, uns anzustrengen. Tun wir es dennoch, dann besteht die Gefahr, das Herz zu überfordern. Es gibt eine Reihe von jungen, kräftigen Sportlern, die in diesem Zustand bei starker Belastung einen Sekundenherztod – meist durch Rhythmusstörungen – gestorben sind.

Während die *Virusmyocarditis* fast immer folgenlos abheilt, ist die *Rheumatische Herzentzündung* (die nach Streptokokken-Infektionen auftreten kann) oder eine bakterielle Infektion eine sehr ernst zu nehmende Krankheit, bei der häufig Spätschäden auftreten (*siehe auch Abschnitt »Herzklappen«, Seite 21*).

ständlich leidet das ganze Herz, wenn eine oder zwei Klappen nicht funktionieren oder wenn eine Entzündung die Muskelzellen schwächt.

Entlastung – Schonung – Kräftigung

Bei einer akut aufgetretenen Herzschwäche ist wohl immer zunächst eine Behandlung im Krankenhaus nötig. Dort kann man das gefährdete Herz besser überwachen, während eine intensive Therapie eingeleitet wird, bei der zunächst die Entlastung des Organs im Vordergrund steht. Mit harntreibenden Medikamenten, den so genannten *Diuretica,* wird das Wasser aus dem Körper geschwemmt, andere Mittel – *ACE-Hemmer, Betablocker* und *Nitrate* – stützen das Herz und verbessern die Durchblutung. *Digitalis-Präparate* werden heute nicht mehr so häufig eingesetzt; man verwendet sie hauptsächlich zur Stabilisierung des Herzschlags. Auch nach der Entlassung wird der Patient Medikamente einnehmen müssen – und er muss sich schonen, vielleicht lebenslang! Wenn aber trotz Schonung und optimaler Medikation die Herzleistung weiter abnimmt, dann gibt es nur noch eine Rettung: ein neues Herz.

Die kühnste Tat des Jahrhunderts: Herztransplantation

1967 wagte Christiaan Barnard zum ersten Mal, das Herz eines jungen Unfalltoten einem älteren Mann mit einem unheilbaren Herzversagen einzupflanzen. Die Tat löste einen Sturm an Diskussionen aus. Wie bei der Landung der Menschen auf dem Mond, bei der viele das Ende des romantischen, »guten Mondes« beklagten, hatten sich feste Vorstellungen vom Sinn und Wesen des Herzens über die Jahrhunderte in unserer Kultur gehalten, nicht zuletzt durch die Dichter, die das Herz als Ort der Seele und des Gefühls anriefen. Und jetzt dies. Es schien wie ein entsetzlicher Frevel.

Inzwischen werden jährlich allein in Deutschland über 500 Herzen transplantiert, man hat die Abstoßungsreaktionen des »fremden« Organs durch neue Medikamente gut im Griff, die Lebensqualität der Patienten, die vorher ein tristes Dasein fristeten, ist in den meisten Fällen danach hervorragend.

Künstliche Herzen, das heißt Pumpen, die die Herzfunktion imitieren, sind mehrfach eingesetzt worden. Sie erfüllen bislang nur den Zweck, einen Menschen so lange am Leben zu halten, bis ein Spenderherz zur Verfügung steht. Dabei hat es Fälle gegeben, in denen das Herz sich nach Monaten an der Kunstpumpe wieder völlig erholt hatte und die Transplantation unnötig wurde.

So funktioniert die Transplantation

Vorbedingungen: Der Patient darf außer dem versagenden Herz keine anderen schweren Organschäden haben; er muss geistig beweglich und kooperativ sein. Herzgröße, Blutgruppen und bestimmte Merkmale der weißen

Blutkörperchen müssen zwischen Spender und Empfänger übereinstimmen.

Operationstechnik: Nach Anschluss an die Herz-Lungen-Maschine wird das müde, alte Herz entnommen, wobei die Rückwände der beiden Vorhöfe und die dort mündenden großen Körpervenen erhalten bleiben. Dann wird das Spenderherz eingepasst, an den Vorhöfen und an den beiden Schlagadern vernäht.

Probleme: Da es in fast allen Fällen zumindest milde (oft auch stärkere) Abstoßungsreaktionen gibt, muss die körpereigene Abwehr unterdrückt werden. Lebenslang. Als Folge können sehr leicht Infektionen auftreten.

Die Arterien – der Körper wird mit Blut versorgt

Die Versorgung mit allem, was unsere Organe brauchen, erfolgt durch die Arterien. Sie sind die Zufahrtswege für den Transport von Sauerstoff und Nährstoffen, für die Körperpolizei, die weiße Blutkörperchen und Immunstoffe dahin sendet, wo Bakterien eindringen, und für die Verteilung von Hormonen. Eine Arterie ist ein robuster, sehr elastischer Muskelschlauch mit einer glatten Innenhaut und einer festen Außenhülle, ideal geeignet, das Blut vom Herzen zum Gehirn und bis zu den Finger- und Zehenspitzen zu leiten. Die Weite der Schläuche nimmt dabei von der großen Hauptschlagader – der *Aorta* – mit 3 cm Durchmesser bis zu den haarfeinen *Kapillaren* in der Haut ab. Diese Kapillargefäße berühren sich dann mit den feinsten Ausläufern der *Venen*, die das nunmehr verbrauchte Blut wieder zurückbefördern zum Herz und zur Lunge, wo es sich wieder mit Sauerstoff sättigen kann.

Sie sind so alt wie Ihre Arterien

Die Gesundheit der Arterien entscheidet über das »biologische« Alter eines Menschen, also darüber, ob er im Alter von siebzig Jahren noch körperlich und geistig fit ist (oder vielleicht schon mit fünfzig ein Wrack).

Die größten Feinde Ihrer Blutgefäße sind hoher Blutdruck, Rauchen, zu hohes Cholesterin und die Zuckerkrankheit.

Gemeinsam, aber auch jeder für sich, verursachen sie Entzündungen und schließlich *Arteriosklerose* – die Verhärtung und Einengung der Arterien – und damit die Herz- und Kreislaufschäden, die noch immer der Killer Nummer 1 in den Industrieländern sind, weit vor den Krebserkrankungen.

Hoher Blutdruck: Die Gefahr, die Sie nicht spüren

Zunächst möchte ich Ihnen erklären, was »Blutdruck« bedeutet. Die Blutdruckmessung wird immer durch zwei Zahlen definiert. Die höhere gibt den Druck – sozusagen die Druckwelle – an, die entsteht, wenn sich der Herzmuskel zusammenzieht und das Blut in die Adern presst; die niedrigere bezeichnet den Druck, während sich das Herz entspannt und neu mit Blut füllt. Man spricht auch vom *systolischen* und vom *diastolischen* Blutdruck. Als normal gelten bei erwachsenen Menschen 110 bis 130 für den höheren und 75 bis 85 für den unteren Wert. Selbstverständlich ändert sich unser Blutdruck ständig. Ärger, Freude, Schreck, aber auch Treppensteigen oder schon das Tragen einer schweren Tasche verursachen vorübergehende Schwankungen nach oben.

Warum so viele Menschen im mittleren und höheren Alter einen hohen Blutdruck – die Mediziner sagen *Hypertonus* – entwickeln, ist nur teilweise geklärt. Es gibt Krankheiten, die den Druck in den Arterien erhöhen, zum Beispiel eine Überfunktion der Schilddrüse oder Nierenerkrankungen. Behandelt man diese Krankheiten, dann normalisiert sich auch der Blutdruck. In 95 Prozent der Fälle aber muss man eine genetische Veranlagung, nämlich eine erhöhte Spannung der Arterienwände, als Ursache annehmen.

Nun ist es kein Problem, wenn ein jüngerer Mensch, ein Leistungssportler zum Beispiel, vorübergehend Druckwerte um die 260/120 hat. Seine elastischen Arterien können solche Belastungen ohne Probleme aushalten. Fatal aber wird es, wenn hohe Druckwerte über eine lange Zeit auf die empfindliche Innenhaut der Gefäße einwirken. Sie wird spröde, hart und rissig, dadurch können sich Cholesterin,

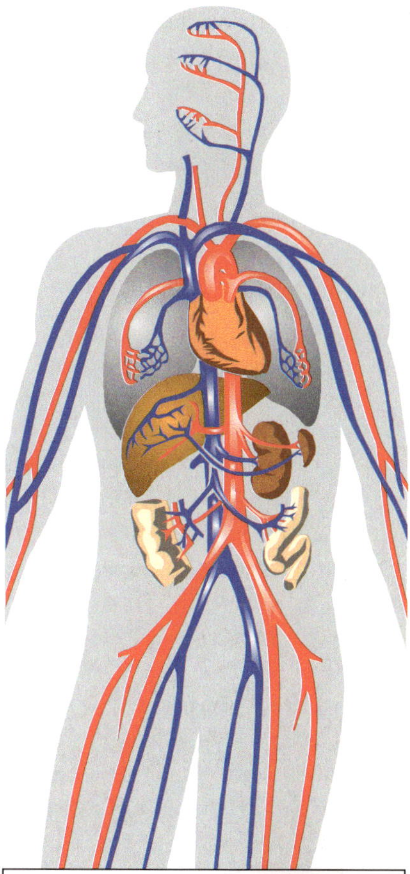

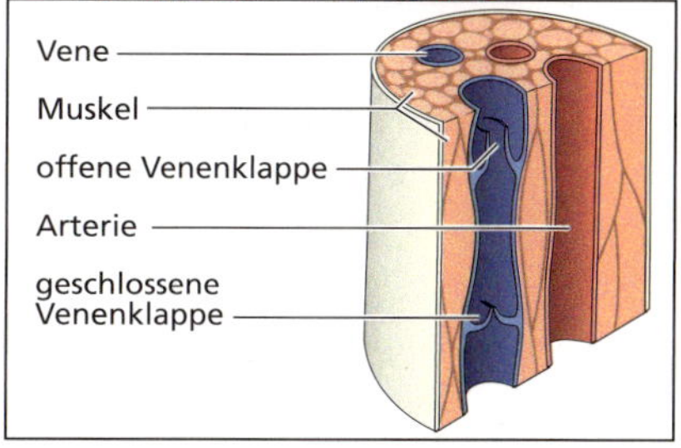

Arterien und Venen durchziehen den ganzen Körper.

Blutplättchen und Kalk festsetzen, es entstehen Entzündungen und langsam verwandelt sich die geschmeidige Ader in ein starres Rohr: Arteriosklerose.

Das größte Problem am Hypertonus ist, dass der Betroffene ihn nicht spürt. Es gibt Warnzeichen, aber die treten meist erst auf, wenn bereits Gefäßveränderungen da sind.

Besteht bei Ihnen der Verdacht auf zu hohen Blutdruck?
Dies könnten Hinweise sein:

- *Eltern oder andere nahe Verwandte mit Hochdruck oder Gefäßkrankheiten*
- *Starke Blutungen, zum Beispiel beim Ziehen eines Zahnes, häufiges Nasenbluten*
- *Druckgefühl oder Dröhnen im Kopf*
- *Schwindel, Benommenheit, Sehstörungen*

Da es Patienten gibt, deren Blutdruck gewaltig steigt, sobald sie in die Nähe einer Arztpraxis kommen – es gibt sogar den Fachausdruck Praxishypertonie –, wird kein Doktor bei Ihnen eine Hochdruckkrankheit diagnostizieren, wenn er lediglich einmal hohe Werte festgestellt hat. Er wird Sie aber ein paar Mal kontrollieren und Ihnen eine 24-Stunden-Druckmessung empfehlen. Dabei tragen Sie ein kleines Blutdruckgerät am Körper, das tagsüber alle 15 Minuten, nachts jede Stunde misst. Damit kann dann die Diagnose gesichert werden.

Blutdruck senken leicht gemacht

Jetzt kommt das Wichtigste: Ein ständig zu hoher Blutdruck *muss* gesenkt werden, sonst sind Sie gefährdet und können praktisch darauf warten, dass Sie einen Schlaganfall, einen Herzinfarkt oder Nierenschäden bekommen. Für einen Menschen, der sich völlig wohlfühlt, ist es allerdings sehr schwierig, sich plötzlich als Patient zu sehen und womöglich ständig Medikamente einzunehmen. Die Ärzte, die dieses Problem wohl kennen, werden deshalb immer versuchen, zunächst mit »natürlichen« Mitteln zu arbeiten.

So senken Sie Ihren Blutdruck:

- ***Haben Sie Übergewicht?*** *Jetzt müssen Sie abnehmen! Es kann sein, dass Ihr Hochdruck verschwunden ist, sobald Sie Ihr Normalgewicht erreichen.*
- ***Wie hoch ist Ihr Alkoholkonsum?*** *Alkohol führt zur Ausschüttung von Hormonen, die den Blutdruck steigern.*
- ***Leben Sie ständig im Stress?*** *Stresshormone erhöhen die Herzarbeit und den Blutdruck. Denken Sie darüber nach, wie Sie Ihr Leben weniger anstrengend gestalten können.*

- ***Wie steht es mit körperlicher Betätigung?*** *Jede Art von Ausdauersport wie Joggen oder Schwimmen verbessert Ihren Blutdruck.*
- ***Wie ernähren Sie sich?*** *Knoblauch und andere Hausmittel haben – das wurde nachgewiesen – leider keine ausreichende Wirkung. Bei vielen Patienten kann aber durch eine deutliche Salzeinschränkung der Blutdruck sehr gut gesenkt werden. Achtung: Brot, Käse, Wurst und alle Fertiggerichte enthalten viel Salz!*

Wenn Sie mit diesen Maßnahmen keinen Erfolg haben, dann brauchen Sie blutdrucksenkende Tabletten. Es gibt mehrere Arten von Medikamenten, die hohen Blutdruck zuverlässig senken. Im Idealfall sollten sie keine Nebenwirkungen haben. Deshalb müssen Sie zusammen mit Ihrem Doktor herausfinden, welche Mittel für Sie am günstigsten sind. Es hilft Ihnen und dem Arzt, wenn Sie sich ein Blutdruckmessgerät zulegen und selbst messen – nicht ständig, aber doch hin und wieder und auch zu verschiedenen Tageszeiten. Übrigens: Auch bei älteren Menschen sollte der Blutdruck 135/90 nicht übersteigen.

Normaler Blutdruck: nicht höher als 135/90

Tipp

Welches Blutdruckmessgerät soll ich kaufen?

Ärzte verwenden am liebsten die »altmodischen«, supergenauen Geräte mit Stethoskop und Handpumpe. Die gibt es auch zum Selbstmessen. Sie können aber ruhig ein elektronisches, automatisch arbeitendes Modell nehmen. Je einfacher in der Bedienung, desto besser. Lassen Sie sich in jedem Fall eine Auswahl in aller Ruhe vorführen! (Am besten in der Apotheke oder im medizinischen Kaufhaus.) Auf TÜV-Zeichen und Garantie achten! Die kleinen Handgelenks-Geräte sind oft nicht so präzise und verlangen eine sehr exakte Anwendung (Handgelenk locker in Herzhöhe halten!).

Zu niedriger Blutdruck

Die amerikanischen Ärzte behaupten, dass es den »zu niedrigen Blutdruck« – die *Hypotonie* – außer bei Herzversagen und bei Ausfall bestimmter, den Blutdruck regulierender Hormone gar nicht gibt.

Danach müssten also die vielen 17-jährigen jungen Damen, die etwas schnell gewachsen sind und jetzt über Schwindel und Müdigkeit klagen, kerngesund sein, obwohl sie tatsächlich mit einem Druck von 90/75 in die Schule oder ins Büro wanken. Und auch die anderen Patienten und Patientinnen, die mit ihrem niedrigen Blutdruck morgens nicht in die Gänge kommen und sich bis zur ersten Tasse starken Kaffees mit bleiernen Gliedern durch die Wohnung schleppen, hätten keinen Grund zur Klage. Haben sie auch nicht. Man könnte sie sogar beglückwünschen, denn sie gehören zu jenen Personen, die nach den Statistiken ein langes, gesundes Leben vor sich haben und deren Adern auch noch im Alter zart und elastisch bleiben.

Was kann man ihnen raten, damit sie sich nicht so lahm und elend fühlen?

- **Vor dem Aufstehen** im Bett fünf Minuten auf dem Rücken liegend »Rad fahren«, also strampeln. Danach **langsam** aufsetzen, eine Minute am Bettrand sitzen und erst dann aufstehen. Als Nächstes:
- **3 Minuten heiß duschen,** danach 30 Sekunden eiskalt (bei den Beinen beginnen und langsam bis zu Brust und Rücken hochschwenken). Danach nochmal 3 Minuten heiß und 30 Sekunden kalt. Abtrocknen.
- Menschen mit niedrigem Blutdruck können meistens morgens nicht frühstücken. Schade, es würde ihnen gut tun. Was sie aber können, ist: **mindestens einen halben Liter Flüssigkeit trinken** – Tee, Saft, egal was. Nur Kaffee ist in größeren Mengen nicht zu empfehlen, da er nach einiger Zeit die Gefäße erweitert, was zu einem noch niedrigeren Blutdruck führt.
- Nach längerem Sitzen sollten Menschen mit niedrigem Blutdruck unbedingt **20 Kniebeugen** oder sonstige, den Kreislauf stimulierende Übungen machen.

Niedrigen Blutdruck heilt man am besten durch viel Bewegung

Mit anderen Worten: Kreislaufprobleme aufgrund von niedrigem Blutdruck sind durch physikalische Maßnahmen gut zu behandeln. Vor allem Sport in jeder Form hilft den Patienten. Es gibt nur wenige unter ihnen, die medikamentöse Hilfe brauchen.

Ganz im Gegensatz dazu sind die Folgeschäden eines länger bestehenden hohen Blutdrucks und der dadurch begünstigten Arteriosklerose zahlreich. Ich möchte hier nur auf die wichtigsten eingehen: Hochdruckherz, Schlaganfall, Erweiterung der Bauchschlagader und Gefäßverschlüsse der Beine (*Herzinfarkt siehe Seite 17, Hochdruckniere siehe Seite 154*).

Das Hochdruckherz

Wenn das Herz über längere Zeit gegen einen erhöhten Widerstand in den Arterien arbeiten muss, dann ist es gezwungen, seine Muskelkraft zu verstärken, sonst kann es die nötige Blutmenge nicht mehr befördern. Das heißt, die Wände, vor allem die der linken Herzkammer, verformen sich, werden dicker. Prima, werden Sie sagen, die Natur hilft sich also selbst. Leider ist es nicht so einfach. Denn mit jedem Millimeter, den die Herzwand an Muskelmasse zulegt, verschlechtert sich ihre eigene Blutversorgung. Die Herzkranzgefäße sind von der Kapazität her nicht dafür gemacht, einen übergroßen Muskel zu ernähren (Ausnahme sind die Sportlerherzen, bei denen durch das regelmäßige Training auch die Gefäßversorgung mitwächst), und die feinen Blutgefäße werden durch den mächtigen Muskel regelrecht eingemauert. Folge: Das schlecht durchblutete Herz leidet an Sauerstoffmangel, seine Zellen sterben ab – Herzinfarkt oder Herzversagen sind die Spätfolgen.

Erfreulicherweise kann sich ein *hypertrophierter* – also ein zu dicker – Herzmuskel wieder auf Normalgröße zurückbilden, wenn der Blutdruck konsequent gesenkt wird. Voraussetzung dafür ist allerdings, dass der Muskel noch keine bleibenden Schäden davongetragen hat.

Frau Doktor, als mein Mann heute früh aufstehen wollte, ist er vor dem Bett hingefallen, einfach so – sein Bein hat ihn nicht mehr getragen. Und sprechen konnte er auch nicht mehr.« »Wann war das?« »Vor zwei Stunden. Jetzt ist es etwas besser, er redet aber langsam und ganz undeutlich. Den rechten Arm kann er immer noch nicht heben.«

Der Schlaganfall

Einen Schlaganfall zu erleiden bedeutet für den Betroffenen fast immer eine Katastrophe. Es bedeutet, dass ein Abschnitt des Gehirns nicht mehr genügend Blut erhält, meistens, weil das entsprechende Blutgefäß verengt oder ganz verstopft ist, seltener, weil ein Gefäß reißt und eine Blutung entsteht oder weil ein Blutgerinnsel aus dem Herzen in die Hirnarterien gelangt. In allen Fällen heißt das: Ein Teil des Hirngewebes stirbt in kürzester Zeit ab, und mit ihm stirbt, je nach Ort des Ausfalls, die Fähigkeit, einen Arm oder ein Bein zu bewegen, zu sprechen, zu erkennen, zu verstehen. Eine schreckliche Situation also, von der sich der Patient meistens nie mehr ganz erholt.

Ein Schlaganfall kommt selten ohne Vorwarnung

Jeder Schlaganfall-Patient muss *sofort* in die Klinik transportiert werden, möglichst in eine Spezialabteilung, ein so genanntes *Stroke Center*. Es gibt inzwischen Behandlungsweisen, die, rechtzeitig angewandt, den Schaden im Gehirn begrenzen. Noch wichtiger wäre es allerdings, das schlimme Ereignis zu verhindern.

Ein Schlaganfall kommt selten ohne Vorwarnung. Man sollte deshalb bei Symptomen, die auf eine Gefahr hindeuten (*siehe Warnzeichen*), sofort einen Arzt holen. Der wird sofort eine Klinikeinweisung veranlassen, wo man zum

Beispiel Engstellen in den hirnversorgenden Gefäßen feststellen und beseitigen kann. (Übrigens: Ältere Menschen sollten vorsorglich alle Jahre eine Ultraschall-Untersuchung ihrer Hals- und Hirngefäße durchführen lassen.)

Warnzeichen

- *Sprachstörungen*
- *Vorübergehende Lähmungen*
- *Seh-, Hör- oder plötzliche Gedächtnisstörungen*
- *Plötzlicher Schwindel*
- *Sehr hohe Blutdruckwerte*
- *Schwäche in den Armen oder Beinen*
- *Ungewohnter Kopfschmerz*

Die Therapie des Schlaganfalls

Bei der Behandlung unterscheidet man zwei Phasen:

Phase eins: Akutbehandlung, lebensrettende Maßnahmen, Versuch, den Schaden im Gehirn zu begrenzen.

Phase zwei: Rehabilitation. Der Versuch, Fähigkeiten, die durch das Absterben von Hirngewebe verloren gingen, durch gezielte Übungen wiederherzustellen, beginnt so früh wie möglich in der Klinik und muss *ohne Unterbrechung* auch nach der Entlassung aus stationärer Therapie und »Anschlussheilbehandlung« als ambulante Reha fortgesetzt werden, notfalls über Jahre hinweg. Nur so ist es, wenigstens in vielen Fällen, möglich, bisher passive Hirnareale neu zu programmieren und dem betroffenen Patienten Selbständigkeit und ein lebenswertes Leben zu erhalten.

Bei den derzeitigen schwierigen finanziellen Voraussetzungen in unserem Gesundheitssystem brauchen die Patienten und ihre Angehörigen einen sehr engagierten und couragierten Hausarzt, der die nötigen Genehmigungen mit ihnen zusammen erkämpft.

Als sehr nützlich haben sich dabei die zuständigen Selbsthilfegruppen erwiesen. (*Siehe Anhang »Selbsthilfegruppen« Seite 438.*)

Erweiterung der Bauchschlagader

Eine häufige Krankheit von Menschen mit veränderten Arterien ist das *Aortenaneurysma*, die sackförmige Erweiterung der Bauchschlagader. Ein solcher Befund bedeutet, dass eine Zeitbombe im Körper des Betroffenen tickt. Denn mit jedem Herzschlag presst das Blut mit gewaltigem Druck gegen die ohnehin schon dünne und brüchige Gefäßwand. Wenn die Schlagader platzt, kommt jede Hilfe zu spät.

Es war ein Zufallsbefund. Das Ultraschallgerät, das der Doktor über den Bauch der Patientin führte, zeigte eine unauffällige Gallenblase, normale Strukturen für Leber, Nieren und Bauchspeicheldrüse. Erst beim Kippen des Instruments nach unten, zur Bauchmitte hin, kam das Gebilde plötzlich ins Bild: faustgroß, stark pulsierend, mit Flüssigkeit gefüllt. Jetzt konnte der Arzt den Puls sogar durch die Bauchdecke spüren. Er versuchte ruhig zu bleiben, um die alte Dame nicht zu erschrecken.

Wie ein Aneurysma entsteht

Das Aortenaneurysma ist eine Krankheit älterer Menschen, bei denen sich im Lauf der Jahre (oft begünstigt durch hohen Blutdruck) die Innenhaut der großen Arterien verändert hat, rau und spröde geworden ist. Diese *arteriosklerotisch* veränderte Innenhaut kann irgendwann einmal einreißen und dann besteht die Gefahr, dass sich das Blut zwischen die Wandschichten wühlt, so dass ein sackförmiges Gebilde entsteht. Darin bahnt sich das Blut zwischen Thromben und Gewebeinseln einen Weg. Die Betroffenen spüren meist nur das Einreißen der Gefäßwand als stechenden Schmerz im Bauch oder im Rücken.

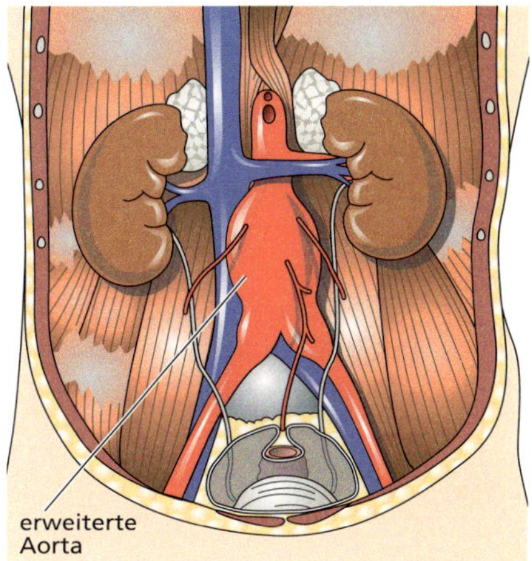

Aortenaneurysma: Die Bauchschlagader hat sich erweitert.

Es gibt noch andere, allerdings viel seltenere Gründe für derartige Gefäßerweiterungen, zum Beispiel eine angeborene Bindegewebsschwäche oder die Zerstörung der elastischen Schicht der Arterie durch die Geschlechtskrankheit Lues (*Syphilis*). Dabei sind aber meist die im Brustkorb liegenden Abschnitte der Aorta betroffen.

Warnzeichen

- *Herzschlag im Bereich des Bauches tastbar (ist normal bei sehr schlanken Menschen!)*
- *Scharfer oder stechender Schmerz im Rücken*

Ein großes Aneurysma ist immer lebensbedrohend. Im Allgemeinen werden die Gefäßchirurgen den »Sack« herausschneiden und durch eine Kunststoffprothese ersetzen. In manchen Fällen lassen sich solche Prothesen auch über die Leistenarterie in »Schlüsselloch-Technik« an die gefährdete Stelle schieben und verankern.

Ich kenne aber auch eine Patientin, bei der die Wände der erweiterten Arterie durch Blutgerinnsel so ausgepolstert waren, dass sie hinreichend stabil erschienen. Da es sich um eine sehr alte Dame handelte, die durch eine große Operation gefährdet schien, ließen die Chirurgen die Finger von ihr und hofften, dass sie trotz »Zeitbombe« weiter ein normales Leben führen konnte. Allerdings: Der Blutdruck musste so niedrig wie möglich eingestellt werden, um den Druck auf die Aortenwände zu verringern. Sie lebt immer noch und erzählte mir erst kürzlich von einer großen Chinareise, die sie mit ihrer Tochter gemacht hatte!

Ursache für das Aortenaneurysma ist meist die Arteriosklerose

Durchblutungsstörungen der Beine

Unter »Durchblutungsstörungen« verstehen die Ärzte Veränderungen der Arterien, die das sauerstoffhaltige Blut befördern. Bei einer allgemeinen Veränderung dieser Arterien durch hohen Blutdruck, Rauchen, Diabetes oder hohes Cholesterin sind auch meistens die arteriellen Gefäße der Beine betroffen. An den Wänden der Adern entstehen Unregelmäßigkeiten, in die Blutplättchen und Fett-Tropfen dringen und sie zu »Plaques« vergrößern. Wenn sich auch noch Kalk darin festsetzt, ist das Gefäß verhärtet und in seinem Durchmesser so eingeengt, dass nicht mehr genügend Blut strömen kann. Der Patient verspürt vor allem beim schnellen Gehen die ersten Beschwerden und kann vor Schmerzen nicht weiterlaufen. Das Stehenbleiben-Müssen verbergen die Betroffenen oft, indem sie scheinbar interessiert vor Schaufenstern haltmachen. **Schaufenster-Krankheit** hat der Volksmund das Leiden deshalb genannt, oder, nach der Hauptursache, **Raucherbein**.

Im Lauf der Zeit wird die Gehstrecke des Patienten immer kürzer, und wenn er sich nicht behandeln lässt, drohen ihm Geschwüre, die nicht heilen, das Schwarzwerden der Zehen und, im schlimmsten Fall, die Amputation des Fußes oder des ganzen Beins. So weit muss es nicht kommen.

Der Arzt sollte zunächst mit den Händen die Pulse prüfen und mit Ultraschall (*Doppler-Sonographie*) feststellen, wo die Engstellen der Gefäße sind. Meist wird man noch eine Röntgenaufnahme (*Angiographie*) brauchen, um die beste Behandlung festlegen zu können.

Die Gefäße wieder öffnen

Für die Therapieentscheidung muss der Arzt wissen, wo die Arterie verengt oder verschlossen ist, wie lang die Verschlussstrecke ist und ob es sich um eine einzelne Engstelle oder um ein allgemein verengtes Gefäß handelt.

- **Ballondilatation:** Wie bei den Herzkranzgefäßen (*siehe Seite 19*) kann auch in eine Arm- oder Beinarterie mit Hilfe eines Katheters ein kleiner Ballon gelegt werden, der aufgeblasen wird und die Strombahn wieder frei macht.
- **Das Strippen,** das heißt das Herausziehen von Gerinnseln und Ablagerungen aus dem Gefäß, ist nur bei frischen Verschlüssen möglich.
- **Eine Bypass-Operation,** durch die mittels einer Kunststoff-Ader das Blut um eine verschlossene Stelle geleitet wird, ist sozusagen der letzte Ausweg, wenn es keine anderen Möglichkeiten für die Blutversorgung des Beines mehr gibt.

Was können Sie selbst tun?

Ihr Körper hat die fabelhafte Eigenschaft, Schäden nach Möglichkeit selbst zu reparieren. Das bedeutet, dass er von sich aus um eine Engstelle oder eine verschlossene Arterie neue Gefäße bildet oder vorhandene erweitert. Umgehungsstraßen oder Kollateralen nennt man das. Sie müssen aber mithelfen und vor allem eine Verschlimmerung des Leidens verhindern:

1. **Hören Sie sofort auf zu rauchen!** Bei jeder Zigarette, die Sie inhalieren, ziehen sich Ihre Arterien zusammen – die Durchblutung wird noch miserabler und oft kritisch (wie Sie Nichtraucher werden können, steht auf Seite 55).
2. **Gehtraining,** das bewusste Trainieren der Blutgefäße – immer genau bis zur Schmerzgrenze –, wird von vielen Gefäßambulanzen und von den Krankenkassen kostenlos angeboten. Unbedingt mitmachen! Zu Hause oder im Büro können Sie täglich hundert Mal Zehenstand üben (Schuhe ausziehen, hinstellen, Fersen hoch, bis Sie auf den Zehen stehen, wieder zurück, hoch, zurück, wie gesagt, hundert Mal) – alles Tricks, um Ihren Körper zu zwingen, neue Blutgefäße in den Beinen zu bilden.
3. **Das Blut muss leicht fließen.** Ihr Hausarzt kontrolliert, ob Sie zu »dickes« Blut haben und behandelt Sie mit Aderlässen und geringen Dosen von *Aspirin®*.
4. **Schwerkraft ausnützen.** Patienten mit Ruheschmerzen sollten das Fußende des Bettes erniedrigen, damit das Blut leichter in die Beine fließen kann.
5. **Vorsicht vor Verletzungen.** An schlecht durchbluteten Füßen heilen Wunden oft sehr langsam.
6. **Vorsicht bei Migränemitteln.** Medikamente, die *Ergotamin* oder *Triptane* enthalten, können Gefäßverengungen auslösen.

Bei jüngeren Menschen – meist sind es Männer – gibt es noch eine andere, oft sehr dramatisch verlaufende Gefäßkrankheit der Beine, die so genannte **Thrombarteriitis obliterans**, die durch eine Entzündung der Innenhaut der

Arterien verursacht wird. Die Krankheit scheint eng mit dem Zigarettenrauchen zusammenzuhängen – möglicherweise handelt es sich um eine allergische Reaktion auf Teere oder Nikotin.

Akute Gefäßverschlüsse, bei denen nur ein sofortiger Eingriff das Absterben des Beines verhindern kann, entstehen meist durch *Embolien,* Gerinnsel, die aus dem Herzen in die Blutbahn geschwemmt werden und die Hauptader verstopfen. Allerdings gibt es auch bei der *arteriellen Verschlusskrankheit* die Situation eines akuten Verschlusses mit seiner ganzen Dramatik.

Alarmzeichen für einen akuten Verschluss

- *Blutleere im Bein (blasse Haut)*
- *Starke Schmerzen*
- *Keine Pulse am Fuß mehr zu tasten.*

Sofort die Ambulanz rufen!

Die Venen – so fließt das Blut zurück zum Herz

Das ganze Elend mit den Venen begann, als der Mensch den aufrechten Gang lernte. Irgendwie war und ist dieses venöse System nicht sonderlich geeignet, das Blut entgegen der Schwerkraft zurück zum Herz zu befördern, 8000 Liter in 24 Stunden.

Die »Muskelpumpe« hilft den Venen

Die Venen sind unser Entsorgungssystem. Sie nehmen das »dunkle« Blut auf, das Sauerstoff und Nährstoffe in die Haut, in die Muskeln und alle anderen Organe gebracht hat, und leiten es wieder zum Herzen und weiter zur Lunge, wo es abermals mit Sauerstoff beladen wird und den Kreislauf durch den Körper wieder beginnt. Das bedeutet, dass das Blut aus den Beinen und aus den Bauchorganen sozusagen »bergauf« fließen muss, ohne die Unterstützung einer kräftigen Pumpe, wie es das Herz für die Arterien ist. Der Strom des venösen Blutes gegen die Schwerkraft wird durch zwei sinnvolle Mechanismen unterstützt: Zum einen helfen die Muskeln, durch die die Venen ziehen, bei jeder Bewegung, das Blut hinaufzupressen – die Ärzte sprechen sogar von der »Muskelpumpe«; zum anderen haben alle Venen kleine Klappen, die das Blut nur in Richtung Herz passieren lassen und einen Rückfluss verhindern. Sind die Muskeln trainiert, die Klappen gesund, kein Hindernis im Weg, dann funktioniert dieser Rückstrom, es gibt keinen Stau, die Venen bleiben fest und zart bis ins Alter.

Wie Krampfadern entstehen

Leider trifft das aber nur bei den wenigsten Menschen zu. Es gibt zwar eine gewisse Veranlagung zu Krankheiten der Venen, aber im Grunde sind sie Opfer unseres Lebensstils.

In dem Maße nämlich, in dem wir bewegungsfaul und übergewichtig sind, in dem wir sitzen, statt zu laufen, Lift fahren, statt Treppen zu steigen, Auto statt Fahrrad fahren, erschweren wir unseren Venen die Arbeit.

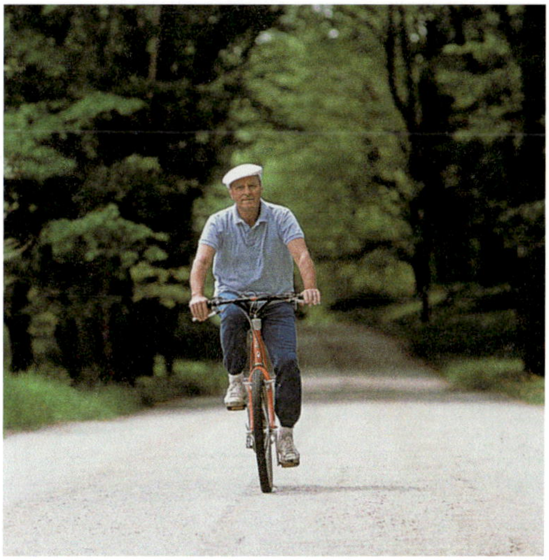

Jedes Training der Beinmuskeln nützt auch den Venen.

Die Folge: Sie sind mit Blut überlastet, erweitern sich, die Klappen können nicht mehr schließen und es gibt einen Stau, vor allem in den oberflächlichen Gefäßen, die sich dadurch zu daumendicken, geschlängelten Krampfadern verformen. Wenn dann noch Gewebewasser austritt, kommt es zur schmerzhaften Schwellung, zu dicken, müden Beinen.

Meist gehen die Patienten erst zu diesem Zeitpunkt zum Arzt. Wenn sie Glück haben, ist es einer, der nicht sagt: »Gute Frau, das ist Vererbungssache, da kann man nichts machen«, sondern einer, der sich auskennt oder der sie zu einem Spezialisten schickt, zum Phlebologen. Mittels Ultraschall kann man nämlich feststellen, wie gut das System der oberflächlichen und tiefen Venen noch funktioniert und ob die Krampfadern entfernt werden müssen – um größere Schäden abzuwenden. Manchmal reicht es, die defekten Adern zu veröden, meist aber muss der Chirurg »strippen«, das heißt, das Gefäß herausziehen.

Harmlos sind die so genannten Besenreiser-Varizen, die kleinen oberflächlichen Venenerweiterungen in der Haut. Man kann sie aus kosmetischen Gründen veröden oder mit Laser entfernen lassen, notwendig ist es nicht.

Das schadet Ihren Venen

- *Langes heißes Baden*
- *Enge Kleidung*
- *Bewegungsmangel*
- *Jede sitzende Tätigkeit*
- *Langes Stehen*

Kann das eine Thrombose sein?

Es ist auch für einen geübten Arzt nicht immer einfach, eine tiefe Beinvenenthrombose zu erkennen. Aber es gibt ein paar Anhaltspunkte, die seinen – und Ihren – Verdacht erregen sollten:

- Unklare Schmerzen in der Wadenmuskulatur
- Bein geschwollen (mindestens 1 cm mehr Umfang von Wade und Oberschenkel als am anderen Bein)
- An dem betroffenen Bein stärker hervortretende Venen am Fußrücken, auch im Liegen
- Eventuell dunklere, rötlich-bläuliche Verfärbung des Unterschenkels (nicht immer vorhanden)

- *Sauna*
- *Übergewicht*
- *Alkohol*
- *Eine stark östrogenhaltige Antibaby-Pille*

Das nützt Ihren Venen

- *Laufen*
- *Liegen*
- *Stütz- oder Kompressionsstrümpfe*
- *Kneipp-Anwendungen (Wassertreten)*
- *Beine hochlegen*
- *Füße immer wieder kreisen lassen, wenn Sie länger sitzen*
- *Ideal für Büro- oder Verkäufertätigkeit: Kompressionsstrümpfe der Klasse I, darüber eine leichte Hose, fersenfreie Holz-Leder-Gesundheitsschuhe (»Clogs«), in denen Sie unwillkürlich die Zehen bewegen und damit die »Muskelpumpe«.*

Venenleiden sind nicht harmlos

Noch für unsere Großmütter war es nichts Besonderes, nach drei oder vier Schwangerschaften »**offene Beine**« zu haben, die als eine Art weibliches Schicksal hingenommen wurden und oft Jahre oder Jahrzehnte nicht abheilten. Auch heute leiden unendlich viele Menschen an dieser schweren Komplikation der Venenkrankheit und immer noch gehen viele dieser Patienten nicht zum Arzt – aus Scham oder weil sie glauben, man könne nichts dagegen tun.

Die Geschwüre – der Arzt sagt *Ulcera cruris* – entstehen als Folge der ständigen Stauung im Bereich der Knöchel und Unterschenkel und sind in der Tat schwierig zur Abheilung zu bringen, solange diese Stauung besteht.

Erst wenn die Venen durch eine Kompressionsbehandlung oder durch operative Maßnahmen entlastet sind, verringert sich der Druck auf das Gewebe, und die Wunde heilt ab. Bei großen Defekten verwenden die Ärzte auch ein *Spalthaut-Transplantat*, das heißt, sie bedecken die Wunde mit einem präparierten Teil aus eigener Haut von einer anderen Stelle des Körpers.

Die größte Gefahr droht den Venenkranken durch eine **Thrombose,** ein Blutgerinnsel, das durch eine Abflussbehinderung oder durch erhöhte Gerinnbarkeit des Blutes in einer Vene entsteht. Jede Operation im Bereich der Beine oder des Beckens stellt ein erhöhtes Thrombose-Risiko dar. Aber auch eine normale Schwangerschaft, die Kombination von Pille und Rauchen oder eine Östrogen-Therapie in der Menopause können Ursache für ein Gerinnsel sein, das sich in einer Vene bildet und das Gefäß verschließt. Eine Thrombose der tiefen Beinvenen ist immer ein dramatisches Geschehen, denn es muss auf alle Fälle verhindert werden, dass sich das Gerinnsel löst, mit dem Blutstrom bis in die Lunge geschwemmt wird und dort die oft tödliche **Lungenembolie** verursacht (*siehe auch Seite 53*).

Tipp

Der Venenpatient auf Reisen

- Langes Sitzen auf Flugreisen oder im Auto ist für Sie gefährlich (Thrombosegefahr!); deshalb unbedingt die Beine elastisch wickeln oder Kompressionsstrümpfe anziehen
- Reservieren Sie im Flugzeug einen Gangplatz. Stehen Sie häufig auf und bewegen Sie auch im Sitzen die Füße
- Bei Autoreisen häufige Pausen machen
- Beine nicht in die Sonne legen. Dagegen sind Strandläufe, möglichst barfuß, hervorragend für Sie!

Weitere Informationen gibt es bei der Deutschen Gefäßliga e.V. (Adresse siehe »Selbsthilfegruppen«, S. 438.)

Die Behandlung der tiefen Beinvenen-Thrombose hat in letzter Zeit eine Veränderung erfahren. Während man früher die Patienten zwei Wochen liegen ließ, hat sich jetzt herausgestellt, dass die gefürchteten Komplikationen, vor allem die Lungenembolien, seltener waren, wenn der Patient mit fest gewickeltem Bein und gerinnungshemmenden Spritzen versehen, gleich wieder herumlief. Die Entscheidung über die Therapie muss aber in jedem Fall der behandelnde Arzt treffen.

KAPITEL 2

Das Wunder der Atmung

Atmen – das scheinbar Selbstverständlichste der Welt

- Wie gelangt der Sauerstoff in unser Blut?
- So schützen Sie sich vor Erkältungen
- Alles über Allergien und Asthma
- Tuberkulose ist noch nicht besiegt
- Was bedeutet ein chronischer Husten?
- Wie erkennt man eine Lungenembolie?
- Ist Schnarchen wirklich gefährlich?

So funktionieren Luftwege und Lunge

Atmen Sie tief ein und überlegen Sie mit mir, was dabei in Ihrem Körper vorgeht: Die Atmung beginnt mit der Erweiterung des Brustkorbs, gleichzeitig dehnt sich das Zwerchfell nach unten, in Richtung Bauchraum. Dadurch entsteht ein Unterdruck in der Lunge und die Luft strömt durch Nase und Mund, durch die Luftröhre in die Bronchien, erst in die großen, dann in die kleinen und kleinsten Verästelungen, bis sie bei den Lungenbläschen, den *Alveolen,* angelangt ist. An der Außenseite der Alveolenwände fließt das Blut in winzigen Adern – den *Lungenkapillaren* – und durch diese Wände hindurch erfolgt nun der »Gasaustausch«: Kohlendioxyd wird abgegeben und ausgeatmet, frischer Sauerstoff passiert die Wand in anderer Richtung und löst sich im vorbeiströmenden Blut, das dann zum Herzen zurückfließt und von dort weitergeleitet wird in alle Zellen, die ja ohne Sauerstoff zugrunde gehen würden.

Ein gesunder Mensch besitzt 300 Millionen Lungenbläschen – das entspricht einer Fläche von 70 m^2

Vom ersten Atemzug an, den ein Baby bei der Geburt macht und bei dem sich die Lungen erstmals entfalten, verläuft das Atmen automatisch, gesteuert durch Nerven, die ihre Zentrale im verlängerten Rückenmark, der *Medulla oblongata*, haben. Wenn viel Sauerstoff gebraucht wird, bei sportlichen Leistungen etwa, atmen wir rascher und können statt der normalen 6 Liter pro Minute bis zu 50 Liter Luft in die Lungen bringen. Erraten Sie, wer die größte Lungenkapazität hat? Es sind die Trompeter und die Radrennfahrer!

Vom »Wunder des Atmens« sprechen sogar die Fachmediziner, die *Pneumologen*. Allerdings ist das Wunderwerk durch den ständigen Kontakt mit der Außenwelt stärker gefährdet als andere Organe.

Das tut den Atmungsorganen gut

- Nicht rauchen
- Die Lunge immer wieder einmal maximal belüften: zum Beispiel beim Spazierengehen 3 Schritte lang rasch und tief einatmen, 3 Schritte lang die Luft anhalten, 6 Schritte lang ausatmen (zehn Mal hintereinander)
- Bei trockener Luft (Zentralheizung, Aircondition) Luftbefeuchter aufstellen
- Übergewicht vermeiden (es verhindert die Zwerchfellatmung)

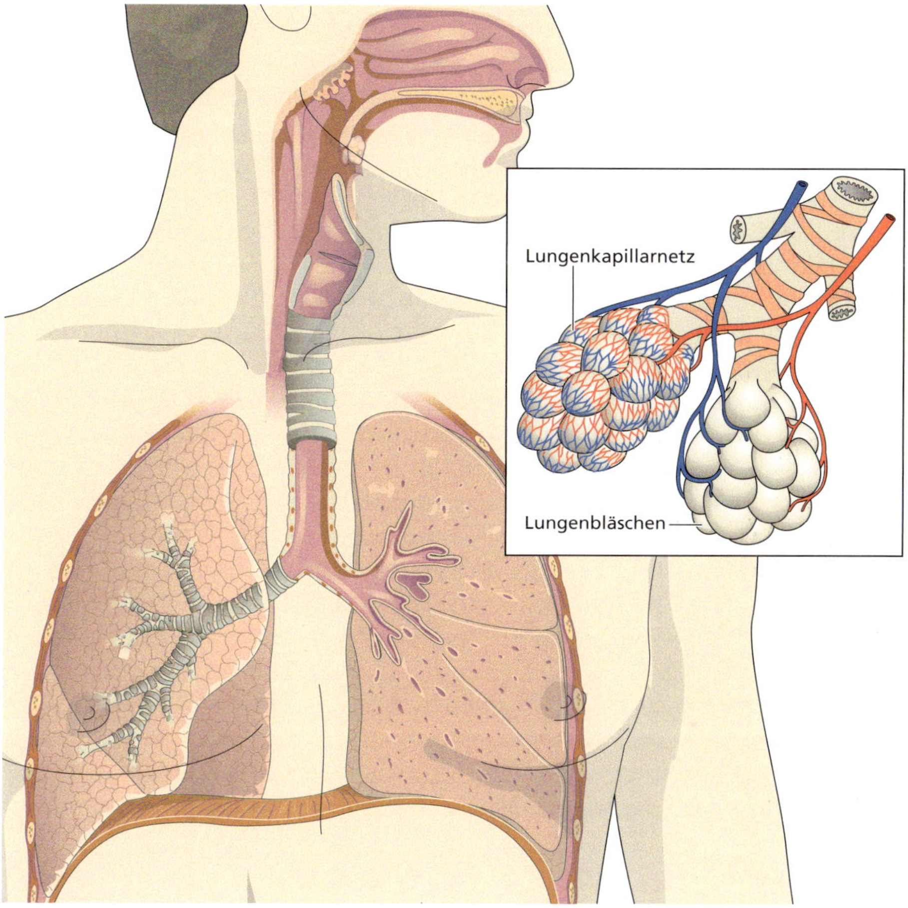

Der Atmungsapparat: Durch Mund, Rachen, Luftröhre und Bronchien strömt die Luft bis zu den Lungenbläschen, die den Sauerstoff ins Blut schleusen.

Aber verfolgen wir noch einmal die Luft auf ihrem Weg in die Lunge, in Zeitlupe sozusagen: Sie streicht hinter den **Nasenlöchern** durch einen Filterkranz von kleinen Haaren, an denen grobe Verunreinigungen, zum Beispiel Insekten oder Rußpartikel hängen bleiben. Dann wirbelt sie durch die **Nasenhöhle**, vorbei an den **Nasenmuscheln** und den **Nebenhöhlen**, wo die Schleimhäute Feuchtigkeit und Wärme abgeben und mit ihren winzigen Flimmerhärchen Bakterien und Schadstoffe abfangen und unschädlich machen. (Über die Nase als Duftempfänger und Geruchsorgan lesen Sie im Kapitel 9: Sinnesorgane, ab Seite 216.)

Jetzt ist die Luft in der Mundhöhle, besser gesagt: im **Rachen** angelangt und wird von da in die **Luftröhre** gezogen. Wenn Sie mit offenem Mund atmen, dann ist dies sozusagen der abgekürzte Weg. Vorbei am **Kehlkopf** mit den Stimmbändern hinunter in die **Bronchien**. Immer kleiner werden die Verzweigungen, immer tiefer dringen die Gasmoleküle in die Lunge, bis endlich in den **Lungenbläschen** Endstation ist, der Luft-Sauerstoff durch die hauchdünnen Wände dringt und die Ausatmung beginnt.

Sie sehen, dass der ganze Atemapparat ein offenes System ist und dass nur die intakten Schleimhäute von Nase und Bronchien als Schutzwälle gegen das Eindringen von Schadstoffen und Mikroorganismen schützen.

Warum Rauchen so schädlich ist

Rauchen, vor allem wenn man über Jahre hinweg mehr als 10 Zigaretten täglich raucht, verursacht durch die über 3000 chemischen Substanzen, die in ihnen enthalten sind, eine chronische Entzündung der Schleimhäute. Schon nach wenigen Jahren sind die Flimmerhärchen der Bronchien degeneriert; die Oberflächenzellen können den Staub und die Schadstoffe der Luft nicht mehr abwehren. Chronischer Husten und Anfälligkeit für Infektionen sind die Folgen. Die mit dem Tabakrauch eingeatmeten Teere greifen die defekten Zellen ungehindert an: Aus chronisch gereizten Zellen entsteht leider so oft Bronchial- oder Lungenkrebs. Das Gleiche gilt, wenn auch in abgeschwächter Form, für das Passiv-Rauchen. Kinder, die bei Rauchern aufwachsen, sind auch in großer Gefahr, später an Asthma zu erkranken!

Rauchen bewirkt eine chronische Entzündung der Atemwege

(Einen Anti-Raucherkurs finden Sie auf Seite 55.)

Krankheiten der Atemwege

Die Blätter fallen, der Sturm fegt um die Häuserblocks, die Wartezimmer der Ärzte sind voll. Verquollene Augen, schniefende Nasen, heisere Stimmen und trockener Husten lassen an der Diagnose keinen Zweifel: Die Grippewelle ist da. **Erkältungsviren** umgeben uns immer und überall. Warum sie im Herbst verstärkt zu Infektionen führen, ist nicht wirklich geklärt.

Die ganz gewöhnliche Erkältung

Die Erkältung macht sich zunächst durch Schluckbeschwerden und Gliederschmerzen (meist im Nacken und Rücken) bemerkbar. Am nächsten Tag kommt Schnupfen dazu, am dritten Tag trockener Husten und nach acht bis zwölf Tagen ist meist alles vorbei – mit und ohne Doktor.

Bei einer solchen »einfachen Erkältung« sind die alten Hausmittel und die homöopathische Medizin ideal:

Bei *Halsschmerzen* hilft Gurgeln mit warmem Salzwasser oder Salbeitee und heiß-feuchte Halswickel, bei *Schnupfen* das Einatmen von Kamillendämpfen, bei *Husten* ein Brustwickel, bei *Fieber* kalte Wadenwickel und eine Aspirin®-Tablette. Im Übrigen können Sie der heilenden Wirkung von *Echinacea* (Sonnenhut), Meerrettichwurzel-Extrakt und den anderen Wirkstoffen pflanzlicher Mittel vertrauen – jeder Apotheker hat da seinen Geheimtipp.

Auch bei leichten Erkältungen sollte man sich schonen!

Aber Vorsicht! Wenn die Schleimhäute der Atemwege durch eine Virusentzündung vorgeschädigt sind, bieten sie der nächsten Welle der Angreifer, den **Bakterien**, keinen Widerstand mehr und es kann zu *Stirnhöhlen-Entzündung*, zu eitriger *Mandelentzündung* oder zur schweren *Bronchitis* kommen. In so einem Fall reichen Hausmittel nicht mehr aus, der Arzt muss Antibiotika verschreiben, um Spätschäden zu vermeiden. Aber auch mit einer »normalen« Erkältung sollten Sie sich schonen, keinen Sport, keine schwere Arbeit leisten, denn es besteht immer die Gefahr, dass die Viren auch den Herzmuskel angreifen!

Tipp

So schützen Sie sich vor Ansteckung

- **Abhärten!** Schluss mit überheizten Räumen. Stellen Sie Luftbefeuchter auf. Duschen Sie täglich heiß und kalt. Gehen Sie bei jedem Wetter an die frische Luft.
- **Klinken putzen!** Auch wenn Sie direkten Kontakt mit erkälteten Kollegen oder Familienmitgliedern meiden, greifen Sie sich doch bei jedem Öffnen der Tür eine Hand voll Krankheitskeime, die jemand dort hinterlassen hat.
- **Hände waschen!** Obwohl Erkältungskrankheiten durch »Tröpfchen in der Luft« übertragen werden, ist die Gefahr der Ansteckung größer, wenn Sie die Viren an den Händen haben und sie mit einem Apfel oder einem Butterbrot in den Mund schieben.
- **Obst essen!** Vor allem Zitrusfrüchte, aber auch Äpfel und viele Gemüsesorten wie zum Beispiel Paprika enthalten das schützende Vitamin C.
- **Impfen lassen!** Gegen die normalen Erkältungskrankheiten gibt es keinen Impfschutz, wohl aber gegen die gefährliche Influenza-Grippe. Vor allem ältere Menschen sind bedroht!

Chronischer Husten

Husten ist eigentlich keine Krankheit, sondern ein Symptom, hinter dem sich viele Krankheiten verbergen können. Husten entsteht bei einem Reizzustand, also einer Entzündung der Atemwege. Ursache ist meist eine Infektion, zum Beispiel durch Erkältungs-Viren. Die Schleimhäute der Bronchien sind geschwollen und sondern in diesem Zustand viel Flüssigkeit ab. Die winzigen Flimmerhärchen schaffen es dann bald nicht mehr, neben den Staub- und Zellabfällen auch das Sekret nach oben zu wirbeln. Erst der Hustenstoß schleudert den zähen Schleim nach außen und macht so die Luftröhre und die Bronchien wieder frei.

Husten ist ein Reflex, um die Atemwege frei zu machen

Nun gibt es Krankheiten, bei denen die Bronchien ständig gereizt werden. Eine davon fügen wir uns selbst zu: das Rauchen. Jeder Raucher, jede Raucherin, die über Jahre hinweg zehn oder mehr Zigaretten täglich inhalieren, leiden an einer chronischen Entzündung und Veränderung der Bronchien – Grundlage für Infektanfälligkeit und für einen ungehinderten Angriff der mehr als 300 krebsfördernden Substanzen im Tabakrauch.

Husten kann aber auch ein Warnsymptom für Lungenveränderungen sein: chronische Entzündungen, Tumore, Flüssigkeitsansammlung bei Herzschwäche oder eine allergische Reaktion wie Asthma. Deshalb:

Bei jedem Husten, der länger als vier Wochen dauert, unbedingt zum Arzt, möglichst zum Lungenfacharzt gehen!

Warnsignale

- *Husten, der länger als vier Wochen andauert*
- *Ständiger Auswurf*
- *Blutspuren im Sputum (Auswurf)*
- *Atemnot*
- *Unerklärliches Fieber*

Asthma bronchiale

Asthma nennt man die vorübergehende Verengung der Luftwege durch einen Reiz- oder Krampfzustand der Bronchialwände und eine übermäßige Schleimproduktion. Bei einem Asthma-Anfall kann die Luft nicht mehr ungehindert strömen, sondern trifft, vor allem beim Ausatmen, auf einen starken Widerstand, den der Patient nur durch verstärkten Einsatz der Atemmuskulatur – durch »Keuchen« – überwinden kann. Wenn es nicht gelingt, die Bronchien durch Medikamente zu erweitern und den zähen Schleim daraus zu entfernen, entwickelt sich ein bedrohlicher Zustand.

Diesen Fall werde ich nie vergessen: Ich arbeitete damals in einem Krankenhaus am Starnberger See. An einem Sommermorgen wurde ein zwanzigjähriger Mann mit starker Atemnot eingeliefert. Er war im See geschwommen, plötzlich bekam er keine Luft mehr. Freunde hatten ihn sofort ans Ufer gebracht, die Sanitäter waren glücklicherweise in Minutenschnelle da.

Auf der Intensivstation bemühten sich vier Ärzte um ihn. Ich erinnere mich noch daran, wie die Narkoseärztin, die den inzwischen Bewusstlosen künstlich beatmete, fast schluchzend versuchte, irgendwie Luft in seine Lungen zu pumpen. Die Bronchien schienen wie zugemauert und der Sauerstoffgehalt des Blutes wurde immer kritischer. Endlich, nach einer halben Stunde, die wie eine Ewigkeit schien, nach Höchstdosen von Kortison und anderen Medikamenten, sowie mit maximalen Beatmungsdrucken, wurde es besser. Nach einer weiteren Stunde war der Patient gerettet.

Was war geschehen? Es stellte sich heraus, dass an diesem Sommertag überall die Fichten blühten. Auf dem ganzen See schwamm ein Teppich von Blütenstaub. Der junge Mann war Asthmatiker, ahnte aber nichts von einer Fichtenpollen-Allergie. So tauchte er in das Meer von Blütenstaub und atmete dabei riesige Mengen dieser Pollen ein. Es kam zu einer massiven allergischen Sofortreaktion: Die Schleimhäute seiner Bronchien schwollen zu. Ohne ärztliche Hilfe wäre er zweifellos erstickt oder am Schock gestorben.

Bei Asthma sind die Luftwege verengt

Drei Faktoren führen zur Asthma-Krankheit: eine ererbte Überempfindlichkeit der Bronchialwände, die auf Reize mit einem Krampf der Muskelschicht reagieren; die Neigung zu Allergien und, wenn auch meist in schwächerem Maße, eine psychische Komponente, die möglicherweise das Immunsystem und damit wieder die Anfälligkeit für allergische Reaktionen beeinflusst.

Untersucht man die Luftwege eines Asthmatikers, so zeigt sich in den Schleimhäuten eine große Menge von Entzündungszellen und so genannten Mastzellen, die beim geringsten Anlass Histamin freisetzen, ein starkes Gewebshormon, das Schwellungen, Gefäßerweiterungen und eben das Krampfen der Bronchien bewirkt.

Wichtigste Untersuchung bei Verdacht auf Asthma ist die **Prüfung der Lungenfunktion**. Sie gibt Aufschluss über die Lungengröße, die Luftmenge, die beim Atmen bewegt wird, das Funktionieren des Gasaustausches und den Widerstand in den Atemwegen. Man kann im Rahmen dieser Untersuchung auch

Der akute Asthma-Anfall

Jeder Asthmatiker lernt, sich bei einer zunehmenden Atemnot durch ein oder zwei Hübe seines Inhalations-Sprays, das die Bronchien erweitert, Erleichterung zu verschaffen. Es kommt allerdings immer wieder vor, dass das Mittel nicht hilft und dass die Symptome sich über Stunden hinweg verstärken, bis zum Status asthmaticus – einer lebensgefährlichen Situation. Wenn Sie oder Angehörige einmal in einen solchen Zustand geraten sollten, dann gilt:

- Nicht ständig das Spray anwenden
- Wenig bewegen, also nicht zum Arzt fahren
- Notarzt oder gleich den Krankenwagen rufen
- In der Zwischenzeit starken schwarzen Kaffee trinken (wirkt bronchienerweiternd)

einen so genannten *Provokationstest* durchführen, bei dem eine Überempfindlichkeit der Bronchien nachgewiesen wird, sozusagen die Vorstufe des Asthma.

Ganz wichtig ist die **Peak-flow-Messung** – die maximale Strömungsgeschwindigkeit der Luft beim Ausatmen –, die der Patient auch selbst mit einem kleinen Gerät durchführen kann und die eine genaue Kontrolle bei der Behandlung erlaubt.

Die Behandlung des **Asthma bronchiale** stützt sich auf drei Prinzipien: Bekämpfung der chronischen Entzündung, Vermeidung von allergischen Reaktionen und, bei Bedarf, Erweiterung der Bronchien durch Medikamente. Anfangs sind die Asthmatiker fast immer geschockt, wenn ihnen der Arzt ein Kortison-Spray zur Inhalation verordnet – Kortison hat eben bei uns noch immer einen schlechten Ruf. Erst wenn man ihnen erklärt, dass das eingeatmete Kortison nur die chronische Entzündung der Luftwege heilt, dabei aber kaum vom übrigen Körper aufgenommen wird, sind die meisten mit der Therapie einverstanden.

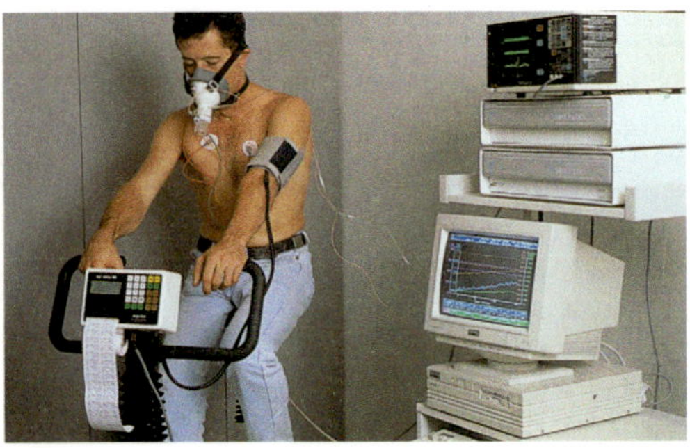

Die Lungenfunktionsprüfung kann mit und ohne körperliche Belastung durchgeführt werden.

Was die allergischen Faktoren betrifft, so muss bei jedem Asthmatiker ein **Allergietest** durchgeführt werden, damit er weiß, welche Stoffe er unter allen Umständen meiden muss. Das geht von Gräser- oder Blütenpollen bis zu Tierhaaren und Hausstaub-Milben. Auch eine Infektion

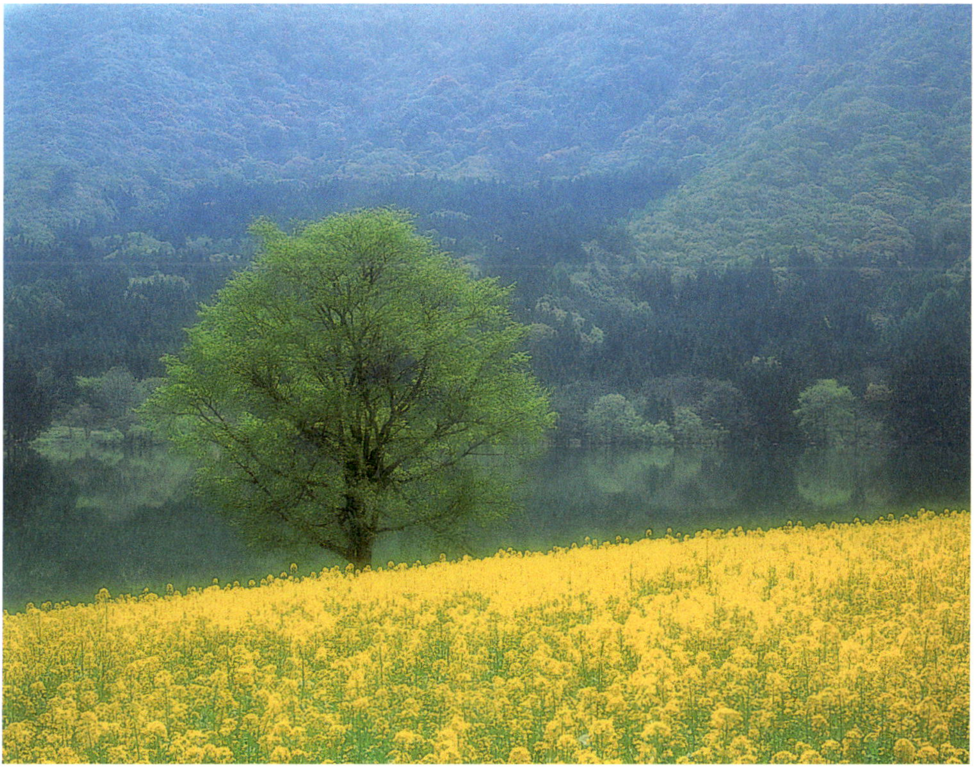

Blühende Gräser und Bäume können manche Asthma-Patienten gefährden. Sie sollten wissen, auf welche Pollen sie allergisch reagieren.

der Atemwege kann oft der Auslöser von asthmatischen Beschwerden sein. Der Arzt spricht dann von »Infekt-Allergie«. (Mehr zum Thema Allergien finden Sie im Kapitel 11: Immunsystem, ab Seite 255.)

Achtung Pollenflug!

- *Finden Sie unbedingt heraus, wogegen Sie allergisch sind. Der Facharzt (Allergologe) kann meistens schon durch einen Hauttest feststellen, welche Gräser- oder Baumblüten oder welche Nahrungsmittel Ihnen schaden*
- *Wenn »Ihre« Gräser oder Bäume blühen oder der Wetterdienst den entsprechenden Pollenflug ansagt, sollten Sie, vor allem bei trockenem Wetter, im Haus bleiben und auf keinen Fall Ausflüge aufs Land planen*
- *Urlaub in dieser Zeit verbringen Sie am besten am Meer oder im Gebirge*

- *Durch eine Hyposensibilisierung in den Wintermonaten kann Ihr Immunsystem an bestimmte Pollen so gewöhnt werden, dass die Reaktionen nur noch ganz milde auftreten*
- *Werden Sie Mitglied beim Deutschen Allergiker- und Asthmatiker-Bund (Adresse siehe Anhang, S. 438), der Ihnen mit vielen Tipps helfen kann.*

Die seelische Befindlichkeit hat eine große Bedeutung für Asthma-Kranke, da die Empfindlichkeit gegenüber allergischen Reizen bei seelischem Wohlbefinden deutlich herabgesetzt ist. Sie sollten auch durch ein Verhaltenstraining lernen, mit den verständlichen Ängsten vor möglichen Anfällen richtig umzugehen. (Siehe auch Kapitel 15: Seele und Körper, ab S. 326.)

Tipp

Und noch ein Tipp für Urlaubsreisen:

Was sollte der Allergiker immer bei sich haben?
- Antihistamin-Tabletten
- Kortison in Flüssigform, notfalls als Zäpfchen
- Salbutamol Dosier-Aerosol

Ihr Hausarzt verschreibt diese Mittel und erklärt Ihnen alles, was Sie darüber wissen müssen.

Auch heute noch gefährlich: Lungenentzündung

Wenn nicht nur die Luftwege, sondern auch das eigentliche Lungengewebe, also die Lungenbläschen und das elastische Stützgewebe von einer schweren Infektion betroffen sind, spricht der Arzt von einer Lungenentzündung *(Pneumonie)*. In den meisten Fällen sind es Bakterien oder Viren, die durch die Atemwege eindringen konnten und jetzt bewirken, dass die entzündeten Zellen Flüssigkeit absondern, die kleinen Blutgefäße verstopft sind und dass sich damit ganze Lungenabschnitte verdichten und nicht mehr ausreichend belüftet sind. Befinden sich diese Verdichtungen (*Infiltrate*) in der Nachbarschaft der Bronchien, dann spricht man von einer *Bronchopneumonie*, haben sie sich in einem ganzen Lungenlappen ausgebreitet, so bezeichnet man das als *Lobärpneumonie*. Wussten Sie übrigens, dass man kleinen Kindern keine Erdnüsse geben soll? Sie können über die Luftröhre in einen Bronchus gelangen und eine Lungenentzündung auslösen.

Im Gegensatz zu einer bloßen *Bronchitis* fühlen sich die Patienten mit einer Pneumonie schwer krank, haben meist hohes Fieber, am Anfang mit Schüttelfrost, starkem Husten und oft Schmerzen bei jedem Atemzug – ein Zeichen für eine Mitbeteiligung des Brustfells am Krankheitsgeschehen.

Die Diagnose stellt der Arzt durch Abhören und Abklopfen der Lunge und durch eine Röntgenaufnahme, die das Ausmaß der Entzündung zeigt und wertvolle Hinweise auf die Art der Erreger gibt. Da so viele unterschiedliche Mikroorganismen eine Lungenentzündung verursachen können – auch Pilze spielen dabei eine Rolle, vor allem bei abwehrgeschwächten Menschen –, sollte der Doktor durch eine Untersuchung des Sputums immer versuchen, den Keim zu identifizieren. Mit der Behandlung wird er aber nicht warten, bis das Ergebnis vorliegt. Je schneller der Patient ein Antibiotikum erhält, desto größer seine Chance, bald wieder gesund zu sein.

Leider sterben auch heute noch Menschen an einer Lungenentzündung. Oft sind es Viren, wie beispielsweise die Erreger der asiatischen Vogelgrippe SARS, gegen die es meist noch keine wirksamen Medikamente gibt. Vor allem Kinder oder ältere Menschen mit einem nicht mehr so tüchtigen Immunsystem sind dadurch besonders bedroht.

Als ich ein junges Mädchen war, lief bei uns ein Film, der zeigte, wie der Berliner Arzt Robert Koch (kein Verwandter von mir!) im Jahre 1882 Nacht für Nacht in die Pathologie der Universitätsklinik schlich, um dort heimlich Menschen zu untersuchen, die an Tuberkulose verstorben waren. Heimlich deshalb, weil ihm sein Chef verboten hatte, weitere Forschungen zu betreiben. Zu lächerlich erschien ihm die Idee von Robert Koch, es müssten sich Krankheitserreger in den Organen der armen Toten finden lassen. Der Triumph des besessenen Doktors, der alle Hindernisse überwand und dann die für die Menschheit so entscheidend wichtige Entdeckung des Tuberkelbazillus verkünden konnte (eine Entdeckung, für die er 1905 den Nobelpreis erhielt), begeisterte mich so sehr, dass ich mir den Film sicherlich fünf Mal anschaute.

Tuberkulose – die unterschätzte Krankheit

Mit der Entdeckung der Tuberkulose-Erreger war es freilich nicht getan. Auch zu Beginn des zwanzigsten Jahrhunderts starben weiterhin Millionen von Menschen Jahr für Jahr an der so genannten Schwindsucht; eine spezielle Behandlung gab es nicht. Man konnte nur versuchen, die Selbstheilungskräfte durch gute Ernährung, Licht, frische Luft und Ruhe zu stärken. Erst

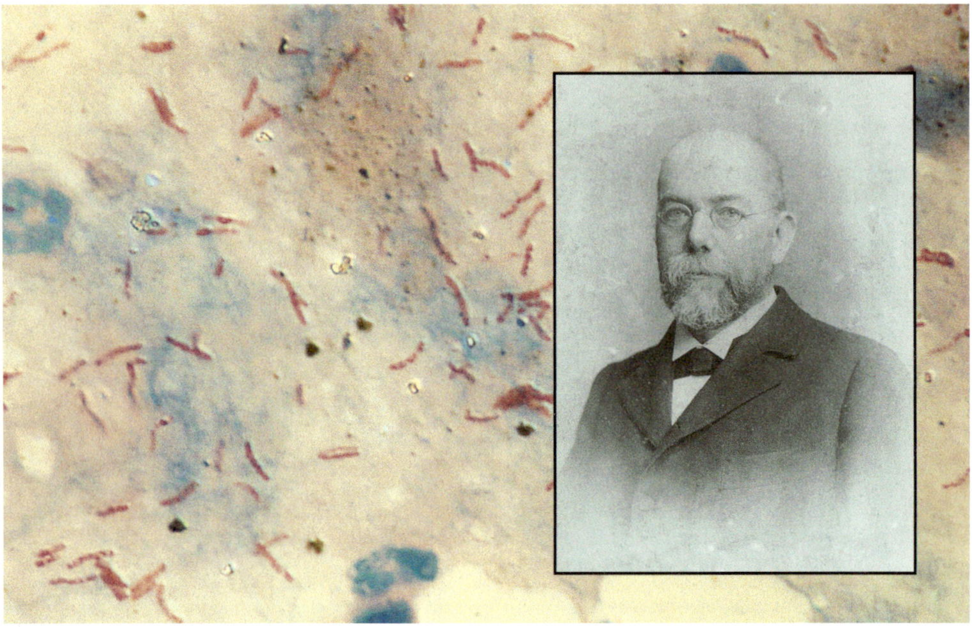

Robert Koch entdeckte 1882 die Tuberkelbazillen und erhielt dafür den Nobelpreis.

durch die Möglichkeit der Therapie mit bestimmten Antibiotika wurde die Seuche fast vollständig besiegt – zumindest schien es eine Weile so.

Heute erleben wir, dass die Tuberkulose erneut zu einer gewissen Bedrohung geworden ist, da Ärzte und Patienten einfach nicht mehr mit dieser Krankheit rechnen. Dabei gibt es eine steigende Zahl von Fällen in den Ländern Osteuropas und überall da, wo die Lebensbedingungen schlecht sind, vor allem aber als Folgekrankheit bei Patienten, die an AIDS oder einer anderen Immunschwäche-Krankheit leiden.

Dies können Anzeichen für eine Tuberkulose sein

- *Ständiges leichtes Fieber*
- *Nachtschweiß*
- *Unklare Gewichtsabnahme*
- *Schwäche, Appetitlosigkeit*
- *Chronischer Husten und Auswurf*
- *Blutig gefärbtes Sputum*

Die Infektion erfolgt durch direkten Kontakt mit einem Kranken, der die Bazillen ausscheidet (»offene Tuberkulose«), obwohl die Ansteckungsgefahr für Menschen mit einem intakten Immunsystem nicht übermäßig groß ist.

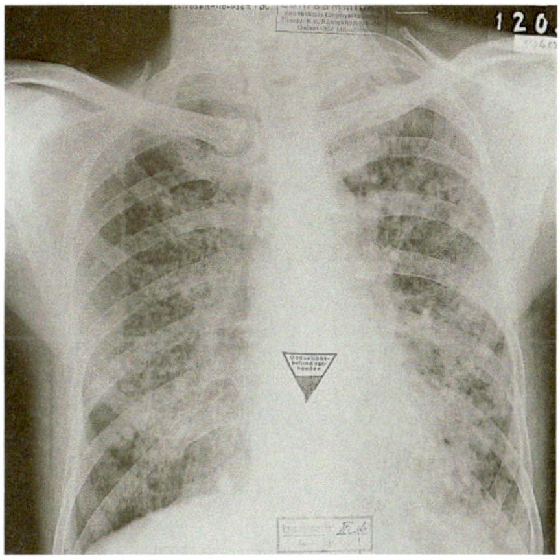

Miliare Tuberkulose: Die Lunge ist durchsetzt mit Tuberkelknötchen.

Bei einer Infektion entsteht häufig ein so genannter *Primärinfekt*, eine Entzündung, die sich um die eingedrungenen Bakterien bildet. Die dazugehörigen Lymphknoten schwellen an. Die Erreger werden so von einem Schutzwall des Körpers umgeben und sterben in den meisten Fällen ab. Später kann man dann auf Röntgenbildern höchstens noch kleine verkalkte Knötchen sehen.

Aus dem Primärinfekt kann sich aber auch eine aktive Krankheit entwickeln: Die Knoten vergrößern sich rasch, schmelzen in der Mitte ein (*Kavernenbildung*) und die Krankheit verbreitet sich auf dem Blutweg in andere Organe. Bei manchen Patienten bricht die Abwehr relativ rasch zusammen und der Körper wird mit Millionen von kleinen Infektionsherden überzogen.

Die **Therapie** der Tuberkulose besteht in einer Dreierkombination von Medikamenten, die über einen längeren Zeitraum – mindestens ein Vierteljahr – eingenommen werden müssen. Aber auch noch nach Jahren kann die Krankheit wieder ausbrechen, weil sich die Erreger irgendwo im Körper eingekapselt haben.

Lungenembolie: eine akute Gefahr

Es ist fast immer ein dramatisches Ereignis: ein plötzlich einschießender Schmerz im Brustkorb, Atemnot, manchmal auch Husten, Angst. Die Symptome ähneln denen eines Herzanfalls. Auch für den Arzt ist die Diagnose nicht einfach zu stellen, es sei denn, die Embolie ist sehr ausgedehnt.

AIDS-Patienten sind wegen ihrer Abwehrschwäche besonders von Tuberkulose bedroht

Was geschieht bei diesem lebensbedrohenden Krankheitsbild? Irgendwo im Körper hat sich in einer Vene ein Blutgerinnsel gebildet. Am häufigsten passiert das in den tiefen Bein- oder Beckenvenen, ausgelöst durch eine Stauung (langes unbewegliches Sitzen im Flugzeug!), durch eine Operation im Unterleib, nach einer Hüftoperation oder nach einem Unfall. Der Blutpfropf – die Ärzte sagen *Thrombus* – löst sich und wird mit dem venösen Blut in die rechte Herzhälfte und von da aus in die großen Gefäße der Lunge transportiert. Irgendwo auf diesem Weg bleibt er stecken. Und jetzt entscheidet sich im Grunde bereits das Schicksal des Patienten:

Handelt es sich nämlich um ein sehr großes Gerinnsel, dann verschließt es ein großes Gefäß (die Röntgenaufnahme zeigt das) und blockiert damit einen wesentlichen Teil der Lunge. In dieser bedrohlichen Situation haben die Ärzte nur zwei Möglichkeiten: Entweder es gelingt ihnen, das Gerinnsel aufzulösen oder sie müssen in höchster Eile den Thrombus aus den Lungengefäßen herausoperieren. Leider kommt die Hilfe oft zu spät.

Bei Verschlüssen kleinerer Adern ist die Gefahr selbstverständlich nicht so akut. Man gibt blutverdünnende Medikamente (um eine weitere Gerinnselbildung zu verhindern) und hofft auf die Selbstheilungskräfte des Körpers, der versuchen wird, die betroffenen Lungenbereiche wieder zu reparieren. Die Patienten müssen allerdings über eine längere Zeit hinweg Marcumar® oder ein anderes Medikament einnehmen, das die Gerinnungsfähigkeit des Blutes herabsetzt. (Siehe auch Kapitel 1: Herz und Blutgefäße, ab Seite 38.)

Als Vorbeugung gilt: Thrombosen vermeiden!

Tipp

So verhindert man Lungenembolien

- Patienten mit Krampfadern: Beine wickeln oder Kompressionsstrümpfe tragen, vor allem bei langen Reisen und bei Bettlägerigkeit.
- Erhöhte Thromboseneigung besteht in der Schwangerschaft und im Wochenbett sowie bei Krebskrankheit.
- Antibabypille plus Rauchen unbedingt vermeiden!
- Bei Operationen im Bereich des Unterleibs und der Hüften: Auf wirksame Vorbeugung gegen Thrombosen achten! Die Prophylaxe muss über Wochen durchgeführt werden.

Schlaf-Apnoe – Schnarchen als Gefahr?

Bis vor einigen Jahren hat man starkes Schnarchen als lästig oder höchstens als eheliche Zumutung angesehen. Inzwischen wissen wir, dass sich dahinter eine durchaus bedrohliche Krankheit verbergen kann: der *nächtliche Atemstillstand*. Vielen Schnarchern bleibt Nacht für Nacht tatsächlich »die Luft weg«, zehn Sekunden, zwanzig Sekunden, bis über eine Minute lang, und das immer wieder, bis zu 400 Mal pro Nacht. Immer im letzten Moment, dann nämlich, wenn der Sauerstoffmangel einen »Notruf« im Gehirn auslöst, wacht der Patient kurz auf und setzt mit einem tiefen Schnarchen die Atmung wieder in Gang – bis zum nächsten Stillstand.

Wie kann es zu diesem Zustand kommen?

Bei diesen Patienten erschlafft im Schlaf die Muskulatur des hinteren Rachenraumes, Zunge und Gaumen legen sich vor die Luftröhre und blockieren die Atemwege. Erst das Hochschrecken aus dem Schlaf – das sie selbst fast nie wahrnehmen – löst die Blockierung auf. Betroffen sind vor allem übergewichtige Männer mit kurzem Hals; Alkoholgenuss und Schlafmittel verstärken die Symptome.

400 Mal Atemstillstand pro Nacht

Sie können sich vorstellen, dass an eine nächtliche Erholung unter diesen Umständen nicht zu denken ist. Tatsächlich wird durch die dauernden Unterbrechungen die Schlafqualität aufs schwerste gestört. Dazu kommt eine ständige Unterversorgung mit Sauerstoff und eine Vergiftung mit Kohlendioxyd, das ungenügend ausgeatmet wird. Das erklärt auch die Gefahr für den Herzmuskel (mit Rhythmusstörungen) und die Hirnleistungsstörungen, über die die Kranken klagen.

Alarmzeichen

- *Starkes Schnarchen mit Atempausen*
- *Quälende Müdigkeit am Tag*
- *Konzentrationsschwierigkeiten*
- *Reizbarkeit*
- *Depression*
- *Veränderte Persönlichkeit*

Glücklicherweise kann den Patienten in den meisten Fällen geholfen werden. In leichten Fällen von Schlaf-Apnoe (Apnoe = Nicht atmen) genügt eine deutliche Gewichtsabnahme und das Vermeiden von Alkohol am Abend. In schweren Fällen erhalten die Patienten eine Atemmaske, die nachts getragen wird und durch die ein dauernder leichter Luftstrom erzeugt wird, der die Atemwege offen hält.

»Ich fühle mich wie neu geboren« – berichten viele dieser Menschen, die damit zum ersten Mal wieder einen erholsamen Schlaf genießen.

Nie mehr rauchen – so könnte es klappen

Raucher wissen selbst, dass das Inhalieren von Zigarettenrauch unglaublich schädlich für sie ist, dass die ewig kalten Hände und die dauernden Erkältungen etwas mit ihrem Zigarettenkonsum zu tun haben, von den Gefahren für Herz, Blutgefäße und Lunge einmal ganz abgesehen. Natürlich wollen sie aufhören. Irgendwann. Warum nicht morgen?

Mit dem Rauchen aufzuhören, ist tatsächlich schwer. Drei Dinge sind daran schuld:

- **Wenn Raucher nicht rauchen, leiden sie.** Hat sich der Körper an den Reizstoff gewöhnt, so reagiert er mit starken Entzugserscheinungen, wenn er auch nur für kurze Zeit kein Nikotin mehr erhält.
- **Rauchen macht gute Stimmung.** Sieben Sekunden, nachdem man den Rauch inhaliert hat, ist das Nikotin über die Lungenbläschen bereits ins Gehirn gelangt. Die starken Entzugserscheinungen sind sofort weg, Wohlbefinden breitet sich aus, man fühlt sich wach, konzentriert und gelassener.
- **Das Signal zum Rauchen erfolgt automatisch.** Der Griff zur Zigarette ist gekoppelt an bestimmte Situationen des täglichen Lebens: an die Tasse Kaffee nach dem Essen, an die Minuten vor einem wichtigen Kundengespräch, an Arbeitsabläufe, die volle Konzentration verlangen, oder einfach nur an den »Duft«, der in der Luft liegt, wenn die Kollegin sich eine anzündet.

Aufgabe 1: Als zukünftiger Nichtraucher müssen Sie sich zunächst die gewohnheitsmäßige Verknüpfung von Situation und Zigarette bewusst machen. Sie brauchen dazu eine tägliche Strichliste, in die jede Zigarette und die Begründung, warum sie jetzt nötig ist, eingetragen wird, und zwar bevor Sie sie anzünden.

Aufgabe 2: Sie sollten die Auslöser-Signale für das Rauchen jeder Zigarette erkennen und diese Auslöser nach und nach bewusst ignorieren, damit die Verknüpfungen aufgehoben werden. (Keine Zigarette zur Tasse Kaffee – wenn, dann erst viel später.) Auf diese Weise programmiert man das Gehirn langsam um, die »bedingten Reflexe« werden außer Kraft gesetzt.

Aufgabe 3: Vor jeder Zigarette, die Sie eigentlich rauchen wollen, warten Sie mindestens fünf Minuten. Die Lust oder Gier lässt oft nach und man lernt, dem momentanen Drang nicht einfach nachzugeben.

Aufgabe 4: Führen Sie ein Tagebuch. Schreiben Sie auf, was für das Weiterrauchen spricht und was nicht. Argumentieren Sie mit sich selbst. Beispiele: »Ich kenne jemanden, der ist 90 Jahre alt geworden und hat sein Leben lang geraucht.« »*Weiß ich, ob ich diese Ausnahme bin?*« Oder: »Ich steige jetzt einfach auf leichtere Zigaretten um.« »*Dafür rauche ich wahrscheinlich mehr und inhaliere tiefer, damit der Nikotinspiegel nicht sinkt. Damit kommen allerdings auch mehr Teerstoffe in den Körper.*«

Aufgabe 5: Versprechen Sie sich eine bestimmte Belohnung für den 10. Tag nach Beginn Ihres Nichtraucher-Daseins und eine noch größere für den 100. Tag ohne Zigarette.

Aufgabe 6: Machen Sie sich klar, wo für Sie die größten Gefahren für einen Rückfall liegen: Gewohnheit (nach dem Essen); Langeweile (wenn Sie auf jemanden warten müssen); Nervosität (vor einem wichtigen Termin); Geselligkeit (auf einer Feier); Suchtverhalten (die erste Zigarette nach dem Aufstehen); Stress und »Funktionieren-Müssen«; andere Gründe …

Der Tag Null

Ab heute wird keine einzige Zigarette mehr geraucht. Nur diese »Schlusspunkt-Methode« verspricht Erfolg. Kleben Sie sich heute Ihr erstes Nikotinpflaster, um den körperlichen Entzug zu vermeiden. Und dann sagen Sie sich den Satz vor, den Sie von nun an noch oft brauchen werden: **Ich schaffe es und ich werde stolz auf mich sein.**

Ab der zweiten Woche nehmen Sie ein schwächeres Nikotinpflaster, in der dritten können Sie es wahrscheinlich schon weglassen.

Es ist völlig normal und überhaupt nicht beängstigend, dass Sie sich unruhig, schlapp und reizbar fühlen, dass Sie taube Finger haben und Herzklopfen. Das wird sicher noch Wochen so sein. Lassen Sie sich ja nicht von Ihrem Sucht-Ich beeinflussen (»Komm schon – eine einzige Zigarette macht ja nichts.«) und trinken Sie nach Möglichkeit keinen Alkohol, um Ihren Willen nicht lahm zu legen.

Die Methode Alan Carr

Viele – auch ich – halten die Bücher und Seminare des englischen Autors für eine sehr wirksame Hilfe zum Aussteigen. Seine Strategie ist es, das süchtige Gehirn umzuprogrammieren und dadurch die Gier nach Nikotin zu besiegen.

So nützen Sie als Nicht-mehr-Raucher Ihrer Gesundheit

- **Schon 20 Minuten** nach Ihrer letzten Zigarette sinkt der Blutdruck auf den persönlichen Normalwert.
- **Nach 12 Stunden** normalisiert sich die durch Kohlenmonoxyd blockierte Sauerstoffaufnahme ins Blut und entlastet Herz und Lunge.
- **Nach 2 Tagen** wird Ihr Geruchs- und Geschmackssinn besser.
- **Nach 1 Woche** ist das akute Herzinfarkt-Risiko schon um ein Drittel reduziert.
- **Nach 2 Monaten** ist die Lungenleistung um fast 30 Prozent besser, und die Schleimhäute der Bronchien beginnen sich zu erholen.
- **Nach 1 Jahr** ist das Lungenkrebs-Risiko um die Hälfte gesunken und die Hirndurchblutung hat sich normalisiert.
- **Nach 5 bis 8 Jahren** ist das Risiko für Herzinfarkt und Schlaganfall wie das eines Nichtrauchers.
- **Nach 15 Jahren** ist das Krebsrisiko wie das eines Nichtrauchers.

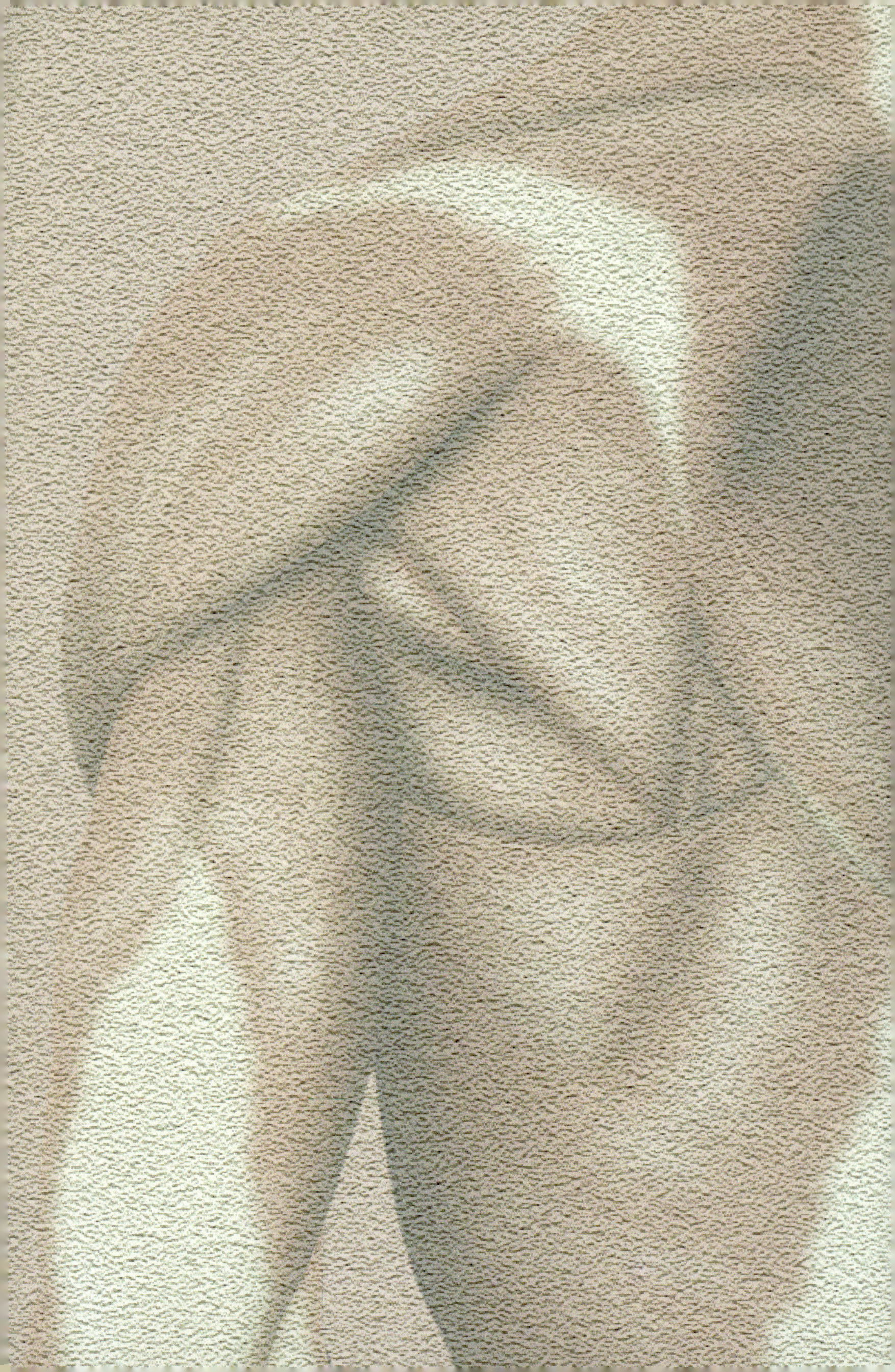

KAPITEL 3

Der Bewegungsapparat

Ein Streifzug durch die faszinierende Welt der Muskeln, Knochen und Gelenke

- Trainieren ist wichtig – so trainieren Sie richtig
- Kleine Schule gegen Rückenschmerzen
- Die Erkrankungen des Bewegungsapparates – von Muskelkrämpfen bis zu Gelenkentzündungen, von Osteoporose bis zum Bandscheibenvorfall

»Bewegung ist die Ursache allen Lebens«

Diesen Satz hat Leonardo da Vinci, der große Maler, Zeichner und Erfinder geschrieben. Seine Flugapparate, seine anatomischen Skizzen vom Zusammenspiel von Knochen, Gelenken und Muskeln lassen heute noch ahnen, dass die Menschen des 15. Jahrhunderts genauso wie die griechischen Sportler der Antike fasziniert waren von den Bewegungsmöglichkeiten des menschlichen Körpers. Und wir, die wir heute so viel mehr über diesen Körper wissen, sind es noch immer.

Die Muskeln – reine Energiebündel

Die Muskulatur ist unser gewichtigstes Organ. 40 Prozent des Körpergewichtes eines erwachsenen Mannes sind Muskelmasse, bei Sportlern kann der Anteil noch viel größer sein. Dagegen nehmen sich die 14 Prozent Knochengewicht relativ gering aus.

Aber auch im Vergleich zu ihrer Größe ist die Leistung, die Muskeln erbringen, absolut erstaunlich. Sie wird verständlich, wenn wir uns den Aufbau und das Prinzip ihrer Wirksamkeit kurz betrachten: Die kleinste Einheit des Muskels ist ein nur mikroskopisch sichtbares *Filament* (»Fäserchen«). Tausende dieser Fäserchen sind zu *Myofibrillen* vereint, die die Eigenschaft besitzen, sich auf einen elektrischen Nervenreiz hin zusammenzuziehen, das heißt, die Fäserchen gleiten übereinander, verkürzen und verdicken sich dabei. Tausende von Myofibrillen sind wiederum zu *Muskelfasern* (die man bereits mit bloßem Auge sehen kann) und diese zu *Muskelfaserbündeln* zusammengefasst. Erst viele dieser Bündel mit ihren Nervensträngen und Blutgefäßen bilden einen Muskel. Mit anderen Worten: Durch einen Nervenbefehl spannen sich eine Unzahl von kleinen Energieelementen an, die sich dann zu einem gewaltigen Kraftpaket addieren. Diese Kraft wird durch die Sehne, die das Ende jedes Muskels bildet, auf den Knochen übertragen – bei jeder Bewegung.

Die Muskelkraft überträgt sich durch Sehnen auf den Knochen

Je besser die Blutversorgung ist und je regelmäßiger der Gebrauch von Muskelgruppen trainiert wird, desto kräftiger und geschmeidiger werden die ausgeführten Bewegungen. Wobei Muskeln mit sehr hoher Nervendichte – zum Beispiel die Augenmuskeln –, in der Lage sind, feinste motorische Bewegungsabläufe auszuführen, während die reinen Kraftpakete wie der Bizeps am Oberarm vor allem körperliche Arbeit ermöglichen.

Muskeltraining ist die beste Altersvorsorge

Einer der wesentlichen Gründe für das Altern eines Menschen ist die Abnahme seiner Muskelmasse und damit seiner Kraft, Beweglichkeit, Ausdauer und Geschicklichkeit. Ab dem 20. Lebensjahr werden untrainierte Muskeln wieder abgebaut, bis zum 70. Geburtstag hat man dann oft bis zu 40 Prozent davon verloren!

Muskeln, die man nicht benützt, schwinden dahin

Aufhalten lässt sich der Muskelabbau nur durch ständiges Training. Die **dynamische Muskelkraft**, also Laufen, Schwimmen, Gymnastik, sollte ebenso geübt werden wie die **Biegsamkeit und Beweglichkeit der Gelenke** und die **Koordination**, also das Zusammenwirken von Gehirn und Muskulatur, die Grundlage für die Geschicklichkeit ist. Bei hochtrainierten Leuten, wie zum Beispiel Pianisten oder Geigern, bleibt die Muskelkoordination bis ins hohe Alter erhalten.

So trainieren Sie richtig

- **Sie sind gesund und fit**
  Erlaubt: alles, was Ihnen Spaß macht. Am wertvollsten ist Ausdauersport wie Wandern, schnelles Gehen, Jogging, (Nordic-)Walking, Rad fahren, Schwimmen, Skilanglauf, Tennis, Fitness-Training. Erwünschte Pulszahl im Training: 170 minus Lebensalter. Nicht vergessen: Dehnübungen (Stretching) zu Beginn und zwischendurch! Stoßdämpfende Laufschuhe benützen!

- **Sie sind älter, gesund, aber untrainiert**
  Zunächst lassen Sie zur Sicherheit noch einmal Herz und Atmung untersuchen (Belastungs-EKG, Lungenfunktionstest).
  Erlaubt: zügiges Gehen, Walking, Rad fahren, Schwimmen, Skilanglauf. Prinzip: alles langsam beginnen! Zum Beispiel abwechselnd 50 Meter Laufen, 100 Meter Gehen. Längeres Laufen ist wegen der Stoßwirkung auf die Wirbelsäule nicht so günstig. Fitness-Studio nur mit professioneller Beratung. Nie bis zur Erschöpfung trainieren!

- **Herz und Lunge sind nicht mehr ganz in Ordnung**
  Unbedingt zuerst den Arzt fragen!
  Trotzdem kann bei manchen Herzkrankheiten (zum Beispiel der Kranzgefäße) ein vorsichtiges Training unter ärztlicher Aufsicht – man nennt es *Koronarsport* – von großem Nutzen sein.

- **Sie sind über 70 Jahre alt und schon etwas müde**
  Erlaubt: Spaziergänge, leichtes isometrisches Training, Gymnastik (zunächst unter Anleitung), Wassergymnastik, Schwimmen.

Als »Nebenwirkung« eines optimalen Bewegungstrainings – und das ist für ältere Menschen besonders wichtig –, belebt sich der ganze Körper, weil die Stoffwechselvorgänge angeregt werden. Die Verdauung wird gefördert, die Zuckerverwertung in den Zellen verbessert, das Cholesterin, vor allem das »schlechte« LDL-Cholesterin reduziert. Der Blutdruck sinkt, der Schlaf wird tiefer. Gleichzeitig nehmen Hirnleistung, Gedächtnis und Konzentrationsfähigkeit zu. Erstaunlicherweise können sogar depressive Verstimmungen auf diese Weise geheilt werden.

Störungen und Krankheiten der Muskulatur

Muskelkrämpfe

Da die Muskeln einen enorm hohen Bedarf an Spurenelementen und Mineralien haben, lässt sich an ihnen gut ablesen, wann sich der Körper in einem Mangelzustand befindet. Besonders eine Unterversorgung mit Kalzium- und Magnesiummolekülen, wie sie heute trotz des großen Nahrungsangebots häufig ist, führt zu Krampfzuständen der Muskulatur. Sportler kennen das Phänomen, wenn sie während langer Wettkämpfe stark schwitzen und zu wenig Flüssigkeit und Elektrolyte im Körper haben.

Bei häufigen Krämpfen sollte der Arzt den Kalziumstoffwechsel überprüfen. (Die schlimmsten Muskelkrämpfe werden durch eine Tetanus-Infektion ausgelöst – hoffentlich sind Sie dagegen geimpft.)

Muskelkater

Haben Sie gestern eine längere Radtour gemacht? Spüren Sie heute ein Ziehen in der Muskulatur des Oberschenkels? Bei jeder Bewegung »autsch«? Früher mochte man diese ziehenden Muskelschmerzen nach einer großen, ungewohnten Anstrengung ganz gerne: Sie waren ein Zeichen für ein gutes, erfolgreiches Training. Heute ist man klüger. Die Sportmediziner haben nämlich herausgefunden, dass der Schmerz nicht nur durch die Stoffwechsel-Abbauprodukte, vorwiegend *Milchsäure*, entsteht, sondern dass auch winzige Faserrisse im Muskel die Ursache sind – Verletzungen, die durch eine übermäßige Beanspruchung ausgelöst wurden.

Muskelkater ist kein harmloser Schmerz

Deshalb nie bis zur Erschöpfung belasten, und wenn der »Kater« schon da ist: Ruhe, Schonung, Wärme. Ein neuerliches Training ist erst nach Abklingen der Beschwerden sinnvoll.

Verletzungen der Muskeln

Sportler sind durch Muskelverletzungen am meisten gefährdet; schließlich stehen bei ihnen die Muskeln fast ständig unter hoher Anspannung. Aber gerade auch bei nicht optimal trainierten Menschen können, wenn sie zu rasch und ohne genügende Vorbereitung der Muskulatur (auch durch Dehnübungen!) ihrem Körper starke Leistungen abverlangen, **Muskelzerrungen** und **Muskelfaserrisse** entstehen. Nach den Erkenntnissen der Sportmedizin sollten die verletzten Stellen sofort mit eiskaltem Wasser (nicht mit Eis!) gekühlt und bandagiert werden. Später kann dann ein Verband mit einer entzündungshemmenden Salbe angelegt werden. Bei starken Beschwerden muss ein Orthopäde die Behandlung übernehmen. In jedem Fall ist Schonung bis zur Ausheilung nötig. Vorsicht bei Wadenschmerzen! Die Unterscheidung zwischen Muskelverletzung und Thrombose ist schwierig!

Myogelosen
Unter Myogelosen versteht man schmerzhafte Verhärtungen der Muskulatur, wie sie vor allem bei längerer Fehlhaltung – falsches Sitzen vor dem Computer, falsche Wirbelsäulenbelastung –, oder nach einem Schleudertrauma der Halswirbelsäule auftreten. Ganze Muskelfaserbündel befinden sich dabei in einem krankhaften Spannungszustand, der am besten mit Wärme, leichten Massagen und durch Vermeiden der auslösenden Ursache behandelt werden kann.

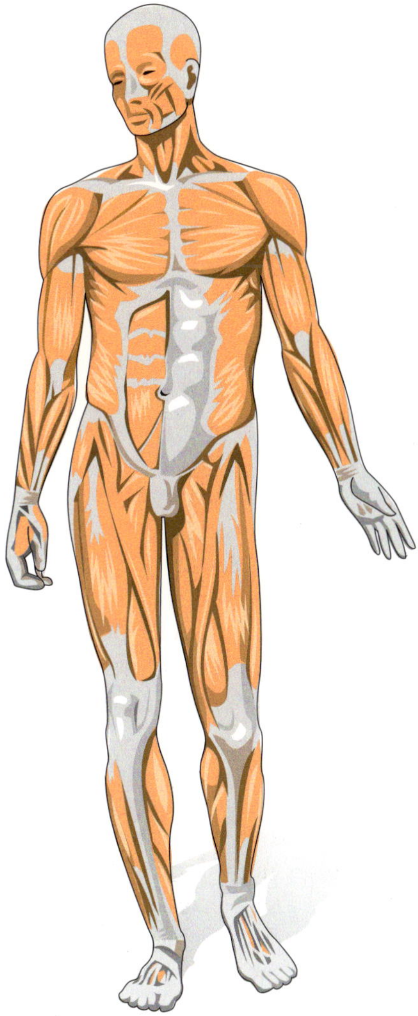

Über 600 Muskeln des menschlichen Körpers lassen sich willkürlich bewegen.

Muskelrheumatismus (Polymyalgia rheumatica)
Eine typische Krankheit älterer Frauen (sie erkranken etwa doppelt so oft wie Männer). Bei ihrem Arzt geben sie an, es tue ihnen »alles weh«. Alles, das sind bei näherer Untersuchung Druckschmerz in den Muskeln und Steifigkeit im Nacken, in den Schultern, Oberarmen und im Beckengürtel. Die Patienten klagen dazu über Müdigkeit und Abgeschlagenheit.

Die Diagnose lässt sich mit Hilfe einer einfachen Blutabnahme stellen: Die Blutkörperchen-Senkungsgeschwindigkeit (*Senkung*) ist, wie immer bei entzündlichen Krankheiten, stark erhöht; die so genannten *Rheumafaktoren* dagegen sind normal, das heißt nicht nachweisbar.

Die Diagnose »Muskel«- oder »Weichteilrheumatismus« muss man sehr ernst nehmen, nicht nur wegen der starken Schmerzen. In ungefähr 10 bis 15 Prozent der Fälle entsteht dabei eine Entzündung der Schläfenarterie, die sich durch starke Kopfschmerzen bemerkbar macht und zur Erblindung führen kann! Die Patienten müssen deshalb über eine längere Zeit Kortison einnehmen, zunächst höhere, dann allmählich ganz niedrige Dosen. Die Schmerzen verschwinden dabei innerhalb von Tagen – die Krankheit heilt in etwa einem Jahr ganz aus. Da Kortison als Nebenwirkung manchmal Osteoporose auslösen kann, muss der behandelnde Arzt dem Patienten zusätzliche knochenschützende Medikamente geben.

Falsches Sitzen führt zu Muskelverspannungen

Das Fibromyalgie-Syndrom

Weniger gefährlich, aber genauso schmerzhaft ist eine rätselhafte Krankheit, deren Ursachen noch unbekannt sind und die auf den ersten Blick einige Ähnlichkeit mit der *Polymyalgia rheumatica* aufweist. Die gleichen quälenden Schmerzen in den Muskeln, verstärkt nach den kleinsten Anstrengungen, das gleiche »Alles tut weh«, dazu Müdigkeit, Schlafstörungen, Taubheitsgefühle in den Händen und Füßen und oft Anfälle von Depressionen. Die Ärzte können dabei aber keinerlei Entzündungszeichen oder sonstige Auffälligkeiten in den Laborwerten oder bei einer Muskeluntersuchung feststellen. Immer vorhanden sind dagegen so genannte *Tender Points* (»empfindliche Punkte«), die sich an bestimmten Stellen nachweisen lassen, nämlich da, wo wichtige Muskeln mit ihren Sehnen am Knochen angewachsen sind.

Die Behandlung ist schwierig. Meist kombiniert man vorsichtige Massagen, Krankengymnastik und Entspannungsübungen, sowie lokale Injektionen. In schweren Fällen helfen antidepressiv wirkende Medikamente, wahrscheinlich weil sie die Schmerzwahrnehmung abschwächen.

(Siehe auch Kapitel 16: Chronische Schmerzen, ab Seite 334.)

Seltene Muskelerkrankungen

- **Dermatomyositis** (= Haut- und Muskelentzündung): eine Autoimmunkrankheit, das heißt, der Körper bekämpft durch einen Irrtum des Immunsystems seine eigenen Organe. Tritt manchmal als Begleiterscheinung einer Krebskrankheit auf.
- **Myasthenia gravis** (= krankhafte Muskelschwäche): auch eine Autoimmunkrankheit, bei der die Übertragung der Nervenreize an den Muskel gestört ist. Typisch: langsam fortschreitende Lähmung der Augenlidmuskeln.

- **Alkoholische Muskelkrankheit:** Bei schwerem Alkoholmissbrauch kommt es zu Muskelschwächen und Verringerung der Muskulatur. Es ist nicht ganz klar, ob dies aufgrund von Nervenschädigungen oder direkt am Muskel geschieht. (Auch Medikamente können eine toxische Wirkung auf die Muskeln haben.)
- **Chronische Muskelschwäche** kann als Erbkrankheit auftreten. Es gibt viele Formen und unterschiedliche Vererbungsweisen. Beginn der Krankheit, Schwere und Verlauf sind entsprechend uneinheitlich.

Die Knochen – architektonische Kunstwerke

Als die Evolution den menschlichen Knochen hervorgebracht hatte, war ihr ein Meisterwerk gelungen. Hatte sie da doch Gebilde erfunden, die ein Maximum an Festigkeit und Belastbarkeit mit einer Leichtbauweise, das heißt mit niedrigem Gewicht verbanden und die sich obendrein selbst reparieren konnten. Die Gesamtheit der Knochen heißt Skelett. Es bildet das Gerüst unseres Körpers.

Die Funktion der Knochen – Blick auf eine lebenslange Baustelle

Die Knochen bestehen aus mehreren Elementen: der sie umhüllenden *Knochenhaut*, der massiven, »kompakten« Außenschicht und dem aus Millionen Bälkchen gebauten Innengerüst, der *Spongiosa*. Diese Bauweise macht es möglich, dass jeder einzelne Knochen nach seinen Belastungen konstruiert ist, das heißt, die Spongiosa-Bälkchen verlaufen im idealen Winkel zur Last, fast wie die Dachträger eines gotischen Doms. Im Gitternetz des Kncheninneren befindet sich das *Knochenmark*, in dem Blutkörperchen entstehen (Näheres im Kapitel 12: Das Blut, ab Seite 261).

Das Skelett eines Erwachsenen macht nur 14 Prozent des gesamten Körpergewichts aus

Solange ein Jugendlicher noch wächst, weisen die Enden der Knochen so genannte Wachstumsfugen auf, deren Zellen keinen Kalk enthalten und die einen Längenanbau des Knochens ermöglichen. Aber auch im Erwachsenenalter bleibt der Knochen ein lebendes Gewebe, das sich ständig selbst erneuert. In jedem Moment wird, an jeweils zwei Millionen »Baustellen«, gleichzeitig alter Knochen abgebaut, durch neuen ersetzt und durch Mineralien – vor allem Kalzium und Phosphat – gehärtet. Diese unaufhörliche Erneuerung

Auch beim Erwachsenen werden Knochen ständig ab- und wieder aufgebaut

verläuft manchmal nicht ohne Probleme, vor allem bei Menschen über fünfzig. Damit sie funktioniert, müssen nicht nur die Knochen-Fresszellen und die Knochen-Aufbauzellen gut aufeinander abgestimmt sein (sonst kommt es zu Krankheiten wie zur *Osteoporose* – siehe Seite 67), sondern es muss auch eine ausreichende Menge Baumaterial zur Verfügung stehen, vor allem Aminosäuren, Kalzium und Vitamine. Und: Die Knochen müssen aktiv belastet werden.

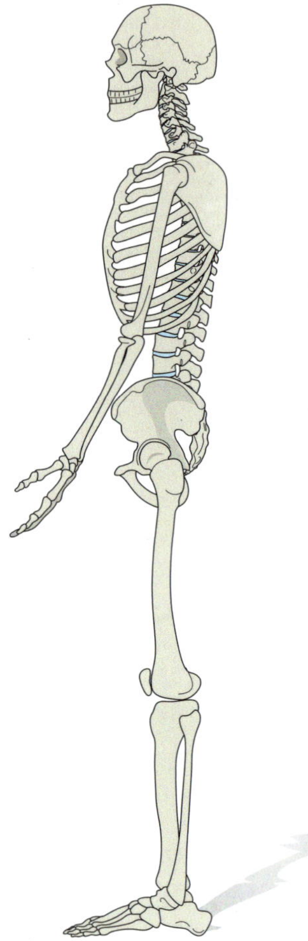

206 Knochen bilden das Gerüst des menschlichen Körpers.

So bleiben Ihre Knochen gesund

- Raus aus dem Bürostuhl oder dem Fernsehsessel! Wenn Sie keinen Sport treiben, sollten Sie wenigstens 30 Minuten am Tag stramm spazieren gehen oder 15 Minuten Spezialgymnastik machen. Ein unbelasteter Knochen verliert nämlich sofort seine Festigkeit!
- Ihre Ernährung sollte täglich 1000 Milligramm, das heißt 1 Gramm Kalzium enthalten (siehe Kapitel 20: Ernährung, ab Seite 418). Wenn Sie Milch- oder Käseprodukte nicht mögen oder Gewichtsprobleme haben: Kalziumtabletten gibt es in der Apotheke. Vorsicht nur bei bekannten Nierenkrankheiten, zum Beispiel bei Nierensteinen! Vorher den Arzt fragen!
- Möglichst schon in jungen Jahren eine ausgewogene Ernährung mit ausreichend Mineralien, Vitaminen und Eiweiß bevorzugen. »Junk Food« lässt Ihr Knochengerüst schneller altern.
- Ab dem 50. Lebensjahr sinkt bei Frauen der Östrogenspiegel stark ab. Lassen Sie in den Jahren danach Ihre Knochendichte messen. Bei drohender Osteoporose wird Ihnen der Arzt zusätzlich zu Kalzium und Vitamin D eventuell zu einem *Bisphosphonat* raten.
- Alkohol und Rauchen entkalken den Knochen. Auch Cola-Getränke und Kaffee sollte man nur in Maßen konsumieren.
- Übergewicht schützt vor Osteoporose (weil Fettgewebe Östrogen erzeugen kann und auch wegen der höheren Belastung), nützt Ihnen aber nichts, weil dadurch Ihre Gelenke schneller altern.

Wichtige Knochenkrankheiten

Knochenbrüche (Frakturen)

Die Fähigkeit, ständig Knochenmasse nachbilden zu können, ist bei einer schweren Verletzung des Knochens von unschätzbarem Wert. Im Gegensatz zu anderen Organen, wie zum Beispiel der Haut, bei der nach einer »Selbstreparatur« eine Narbe aus Bindegewebe zurückbleibt, verheilt ein Knochenbruch ohne Narben, das heißt ohne Bildung von minderwertigem Material, das seine Festigkeit beeinträchtigen könnte. Bedingung ist allerdings, dass die Bruchstücke so lange unbewegt aneinander liegen, bis der Bruch »fest« ist.

Das können Ärzte erreichen, indem sie mit einer Schiene oder einem Gipsverband die Knochenenden ruhigstellen. Das kann aber auch operativ geschehen, mit Hilfe der *Osteosynthese,* bei der ein Stahlnagel in die Knochenhöhle geschoben wird, sozusagen als »innere Schienung«, oder bei der Stahldrähte oder Schrauben die Teile fest zusammenhalten. Nach der Wundheilung kann der Knochen oft sofort wieder belastet werden.

Vorteil dieser Methode ist die schnellere Mobilisierung des Patienten – vor allem bei alten Menschen eine Vorbeugung gegen Thrombosen oder Kreislaufschwäche.

Nachteil: Die Drähte, Schrauben, Platten oder was immer der Chirurg verwendet hat, müssen in einer zweiten Operation wieder entfernt werden.

Man sah der 78-jährigen Patientin an, dass sie starke Schmerzen hatte. Ihre Tochter erklärte: »Meine Mutter hat heute früh ganz plötzlich starke Schmerzen im Rücken bekommen. Sie sagt, sie hat sich nicht gestoßen, und sie ist auch nicht hingefallen.« Beim Betasten ihrer Wirbelsäule zuckte sie zusammen. Die Röntgenaufnahme bestätigte die Verdachtsdiagnose: Ein Wirbelknochen war porös geworden und unter der Last, die auf ihm ruhte, zusammengebrochen. Der kranke Brustwirbel hatte jetzt die Form eines Keils, die hintere Kante, da, wo sich das Rückenmark entlangzog, war glücklicherweise nicht betroffen.

Osteoporose – trifft Astronauten und alte Damen

Jeder kennt die klassischen Kinderschreck-Abbildungen alter Leute: ein Buckel wie eine Hexe, gebeugter Nacken, den Körper auf einen Stock gestützt – realistische Bilder einer typischen Alterskrankheit, der Osteoporose. Sie entsteht, wenn das Gleichgewicht des immerwährenden Knochenumbaus gestört ist, das heißt, wenn entweder zu viel Knochenmasse abgebaut oder zu wenig neu gebildet wird. Dies ist häufig nach den Wechseljahren und im hohen Alter der Fall, wobei das fehlende Östrogen eine wichtige Rolle spielt, genauso wie Kalziummangel, Mangel an Vitamin D und vor allem zu wenig Bewegung und Belastung des Skeletts.

Welch ungeheure Bedeutung Schwerkraft und Belastung auf den Knochenbau haben, mussten auch die Astronauten erfahren. Schon kurze Aufenthalte im Weltraum, in der Schwerelosigkeit, führten zu einer massiven Dichteminderung der Knochen und auch die verordneten Bewegungsübungen an Bord der späteren Flüge konnten den Verlust an Kalk und Knochenbälkchen nicht wesentlich verringern.

Astronauten verlieren in der Schwerelosigkeit bis zu 15 Prozent ihrer Knochenmasse

Osteoporose ist eine schwere und ernst zu nehmende Krankheit. Die Knochenbrüche, die vorwiegend an der Wirbelsäule und im Bereich der Hüften auftreten, sind nicht nur äußerst schmerzhaft, sondern sie bedeuten für alte Menschen oft den Anfang vom Ende, weil sie nach solchen Brüchen einfach nicht mehr auf die Beine kommen und ihr Leben im Rollstuhl weiterführen müssen. Wir sollten deshalb alles tun, um diese traurige Situation bei uns oder unseren Angehörigen zu verhindern.

Ursachen für krankhaften Knochenschwund

- Genetische Faktoren
- Mangelhafter Knochenaufbau in den ersten 30 Lebensjahren
- Längere Bettlägerigkeit
- Zu wenig Bewegung
- Östrogenmangel
- Störungen im Knochenstoffwechsel (Mangel an Parathormon)
- Mangel an Kalzium
- Mangel an Vitamin D (Vorsicht! Keine Vitamin-D-Präparate ohne Zustimmung des Arztes einnehmen – Gefahr der Überdosierung!)
- Längere Kortison-Behandlung
- Alkoholmissbrauch
- Rauchen
- Nieren- oder Schilddrüsenkrankheiten

Die Maßnahmen, die der Arzt zur **Therapie der Osteoporose** vorschlagen wird, hängen vom jeweiligen Fall ab. Im Allgemeinen aber wird sich die Behandlung auf zwei Säulen stützen:

1. Physikalische Therapie: Bei Wirbelsäulenschäden zunächst ein Stützkorsett für einige Monate, danach wie bei allen anderen Fällen regelmäßige Spezialgymnastik.
2. Medikamente: Neben ausreichender Kalziumzufuhr (1000 bis 1500 Milligramm pro Tag); Vitamin D (zur besseren Aufnahme des Kalziums in den Körper) haben sich in den letzten Jahren die *Bisphosphonate*, die den Abbau des Knochens hemmen, als die wichtigsten Substanzen herausgestellt. *Parathormon* als Knochenfestiger ist derzeit in der Erprobung.

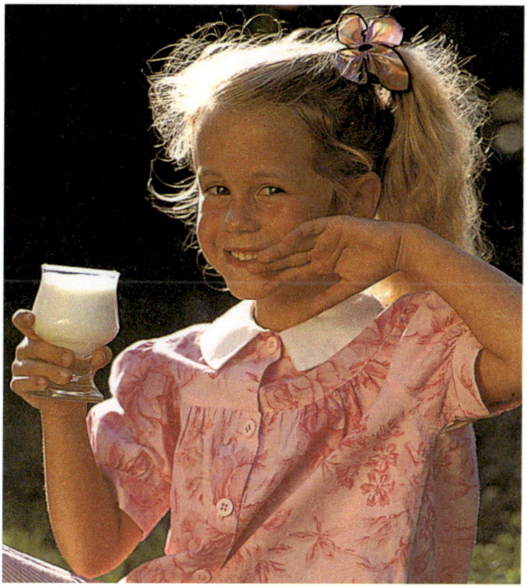

Vorbeugung gegen Osteoporose beginnt in der Kindheit. Deshalb sollen Kinder viel Milch trinken!

Rachitis und Osteomalazie

Beides bezeichnet die ungenügende Knochenfestigkeit durch eine Störung des Einbaus von Kalzium und Phosphat in die Knochenzellen. Ursache ist in den meisten Fällen ein Mangel an Vitamin D – zum Beispiel bei unterernährten Kindern – oder eine Veränderung der Darmwand, die die Aufnahme des Vitamins aus der Nahrung verhindert.

Glasknochenkrankheit

Der lateinische Name – *Osteogenesis imperfecta* – bezeichnet das Problem treffend: Die Knochen der Betroffenen entwickeln sich wegen eines vererbten Gendefekts nicht perfekt, das heißt unvollständig. Sie enthalten zu wenig Mineralien, brechen bei der geringsten Verletzung »wie Glas«. Es gibt mehrere Grade der Behinderung, von leichten Fällen, die sich erst mit fortgeschrittenen Jahren zeigen, bis zu schwer wiegenden Verlaufsformen, die schon im Kindesalter auftreten und zu ausgeprägten Verformungen des Skeletts führen. Eine Gen-Behandlung ist derzeit noch nicht in Sicht. Aber auch hier werden Medikamente aus der Reihe der Bisphosphonate erfolgreich eingesetzt, und viele Betroffene können trotz der starken Behinderung ein relativ normales Leben führen und einen Beruf ausüben.

Die Gelenke – Beweglichkeit ist alles

Sie haben gerade umgeblättert. Wie viele Gelenke haben Sie dabei bewegt? Schätzen Sie mal! – Bei dieser einen Geste, dem Wenden des Papiers mit Hilfe von Fingern, Hand, Ellenbogen und Schulter sind etwa dreißig Gelenkflächen sanft gegeneinander geglitten – hätten Sie das gedacht? Die Kraft, die dafür nötig war, kam von den Muskeln, die folgsam Ihren Befehl »umblättern!« in Bewegung umgesetzt haben.

Ein Gelenk ist die Verbindung zweier – oder mehrerer – Knochen, die verschiedene Positionen zueinander einnehmen können. Sie sind an der Berührungsstelle mit einer spiegelglatten Oberfläche aus Knorpel »beschichtet« und dazu noch mit einer glänzenden Haut versehen, der *Synovia*, deren Zellen eine Flüssigkeit erzeugen, die als »Schmiere« oder »Öl« zwischen den Gelenkflächen wirkt und die gleichzeitig auch den gewaltigen Druck abfedert und dämpft, der auf manchen Gelenken lastet – denken Sie nur an Wirbelsäule und Knie!

Gelenke müssen ein ganzes Leben halten

In unserem Körper gibt es viele unterschiedliche Gelenkarten: vom Scharnier (Ellenbogen) bis zum Kugelgelenk (Schulter und Hüfte) sind alle Varianten vorhanden. Manchmal liegen in den Gelenkhöhlen kleine Knorpel»kissen« – am bekanntesten sind die halbmondförmigen *Meniskus-Körper* im Kniegelenk –, die Belastungen ausgleichen und abfedern.

Jedes Gelenk wird von einer Kapsel umschlossen und von festen Bändern aus Bindegewebe und den Muskeln gehalten. Nur bei einem idealen Zusammenspiel all dieser Elemente sind wir »beweglich«, können wir gehen, stehen, schwimmen, Rad fahren, Klavier spielen, kochen, sprechen und die tollsten sportlichen Leistungen vollbringen.

Sie können die Gesundheit Ihrer Gelenke unterstützen

- *durch Vermeidung von Übergewicht*
- *durch Muskeltraining (ein fester Muskelmantel gibt den Gelenken besseren Halt)*
- *durch Verhinderung oder rechtzeitige Behandlung von Stoffwechselkrankheiten (wie zum Beispiel der Gicht)*

Die Schwierigkeiten mit den Gelenken beginnen da, wo das perfekte Gleiten der Knorpelflächen gestört ist, sei es durch Abnutzung, sei es durch das »Ausleiern« des Halteapparats oder durch entzündliche Veränderungen.

Krankheiten der Gelenke

Halt! Nicht bewegen! Bleiben Sie genau in der Haltung, die Sie jetzt gerade, beim Lesen dieser Seite eingenommen haben!

Wie sitzen Sie? Wirbelsäule krumm, Becken nach hinten gekippt? In sich zusammengesunken? Oder stehen Sie – Bauch raus, Schultern nach vorne fallend? Ihr armer Rücken! Sie sind in Gefahr, ein Leiden zu bekommen, das Millionen von Mitbürgern plagt, das die häufigste Ursache ist für Arbeitsunfähigkeit und Frührente: chronische Rückenschmerzen.

Die elenden Rückenschmerzen: Hexenschuss, Ischias und andere Plagen

Schauen wir uns zunächst die Wirbelsäule an: Sieben Hals-, zwölf Brust- und fünf Lendenwirbel – dazu noch das Steißbein – sind auf kunstvolle Weise, gleichsam wie auf einer Perlenschnur, so zusammengefügt, dass sie sich wohl gegeneinander bewegen können, gleichzeitig aber eine enorme Belastbarkeit zeigen. Gottlob, denn schließlich müssen sie lebenslang einen großen Teil unseres Gewichts tragen.

Bei jeder Bewegung des Rückens gleiten Hunderte von Gelenkflächen der Wirbelkörper aneinander; die Bandscheiben federn wie Wasserkissen jeden Stoß ab; starke Bindegewebsstränge und die Rückenmuskulatur sorgen für die Festigkeit und gleichzeitige Elastizität des Ganzen. Im Inneren der Wirbelsäule liegt, wohlgeschützt, das *Rückenmark*. Es besteht aus Millionen von Nervenfasern, die sich vom Gehirn zum Rumpf und zu den Gliedmaßen ziehen.

Hier aber liegt auch das eigentliche Problem: Da in jeder »Etage«, das heißt an jedem Wirbel seitlich ein Nervenstrang austritt (der sich in dem entsprechenden Körperteil verzweigt), wirkt jede Fehlstellung der Wirbel direkt auf den austretenden Nerv, der dann »gereizt« mit Schmerzen reagiert. Leider sind wir in den meisten Fällen selbst schuld daran, dass es zu solchen Fehlstellungen kommt.

Die Sünden wider die Wirbelsäule

- *Arbeiten mit gebeugtem Rücken (Bügeln, Staubsaugen)*
- *Lasten mit nach vorne gebeugtem Rücken heben, anstatt in die Knie zu gehen*
- *Auf ungeeigneten Stühlen stundenlang sitzen, verspannt und mit gestauchten Bandscheiben (das gilt vor allem auch für Autositze!)*
- *Nichts tun gegen eine schlaffe Rückenmuskulatur*

Folge dieser »Sünden« sind Abnutzungsdefekte an Knochen und Halteapparat, die zu chronischen Fehlstellungen der Wirbelsäule führen und zu plötzlichen Schmerzen.

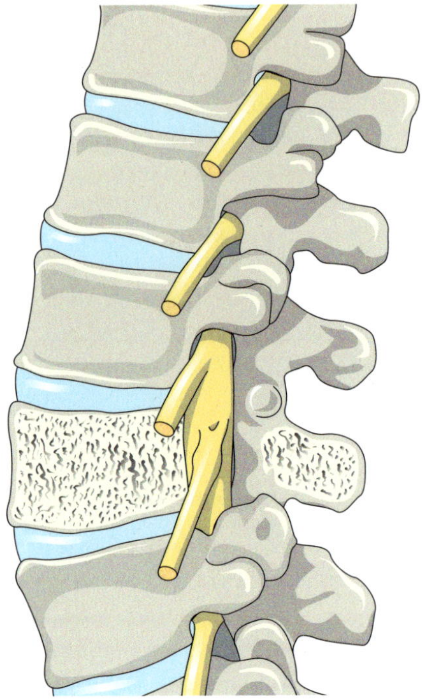

Wirbelsäule mit den Nervensträngen, die zwischen den Wirbelkörpern heraustreten

- **Hexenschuss** *(Lumbago)*: Durch eine falsche Bewegung oder eine schiefe Belastung verschiebt sich ein Teil der Lendenwirbelsäule und löst einen stechenden Schmerz aus. Oft verbunden mit Muskelhartspann und Bewegungseinschränkung.
- **Ischias:** Diese Schmerzen haben ihren Ursprung in der unteren Wirbelsäule. Die dort austretenden Nervenfasern bilden den *Ischiasnerv,* der seitlich am Oberschenkel bis zum Knöchel verläuft. Entlang dieser Nervenbahn empfindet der Betroffene seine Beschwerden, die so stark sein können, dass er nur noch gekrümmt stehen oder auf allen vieren kriechen kann. Man hat herausgefunden, dass die Schmerzen durch Bettruhe und Schonung nicht schneller zurückgehen, als wenn man herumläuft oder zur Arbeit geht – notfalls mit einem entzündungs- und schmerzhemmenden Medikament versehen.
- **Bandscheibenvorfall:** Der gallertartige Kern der Bandscheibe, die zwischen den Wirbelkörpern als »Stoßdämpfer« wirkt, ist oft Grund für schlimme, ischiasartige Schmerzen, nämlich dann, wenn er durch eine falsche Bewegung seitlich oder nach hinten aus dem haltenden Faserring herausquillt (»*prolabiert*« sagt der Arzt) und auf die Nerven oder das Rückenmark drückt. Gefährlich wird es, wenn dadurch Nervenstörungen auftreten – Taubheitsgefühle oder Lähmungen – oder wenn die Darm- oder Blasenentleerung plötzlich nicht mehr klappt.

Bandscheibenvorfälle können Lähmungen auslösen!

In diesem Fall muss der Arzt (ein *Orthopäde* oder *Neurochirurg*) sofort den genauen Ort des Vorfalls feststellen und mit einer Operation bleibende Schäden verhindern. Die Künstler unter den Neurochirurgen können

Kleine Rückenschule

- Gehen Sie aufrecht! Denken Sie z.B. an Afrikanerinnen, die ihre Lasten auf dem Kopf tragen und damit ihre Wirbelsäule nur senkrecht und nicht schief belasten.
- Bei täglichen Verrichtungen möglichst nicht nach vorne bücken, sondern in die Knie gehen.
- Arbeitsflächen – Küchentisch, Bügelbrett, Werkbank etc. – sollten so hoch sein, dass Sie mit geradem Rücken daran werken können.
- Der Stuhl am Arbeitsplatz muss rückenfreundlich sein. Ein guter Stuhl nützt Ihnen aber nichts, wenn Sie dauernd vorne auf dem Sitz balancieren, statt sich richtig, das heißt mit Po und unterer Wirbelsäule, fest an die Lehne zu drücken! Übrigens: Auch so genannte Kniestühle sind günstig, weil sie zum Geradesitzen zwingen (sie haben allerdings den Nachteil, dass sie die Knie ziemlich belasten).
- Auch wenn Ihnen die ständige Wiederholung dieses Satzes ein wenig auf den Geist geht: Sport ist gut für Sie! Vor allem Rückenschwimmen, Laufen und Radfahren.
- Wer beruflich ständig lange Strecken mit dem Auto fährt, sollte in seine Gesundheit investieren. Lieber ein billigeres Auto, aber einen guten Spezialsitz kaufen!
- Schulkinder müssen in der wichtigen Entwicklungsphase zwischen dem 8. und dem 14. Lebensjahr mindestens zweimal einem Orthopäden vorgestellt werden, damit man drohende Rückenverkrümmungen rechtzeitig erkennen und behandeln kann.
- Nehmen Sie Rückenschmerzen ernst! Es sind Signale, dass Sie ab sofort etwas für Ihren Körper tun müssen!
- Die meisten Kassen und die Volkshochschulen bieten kostenlose Kurse zum Erlernen der wichtigsten Tricks gegen Wirbelsäulenbeschwerden an. Nützen Sie diese Angebote! Später brauchen Sie dann nur noch ein oder zwei Übungen regelmäßig zu machen.

dabei oft die schonende »Schlüsselloch-Technik« anwenden. Allerdings ist in den meisten Fällen eines Bandscheibenvorfalls kein Eingriff nötig; die anfangs massiven Schmerzen klingen unter einer konservativen Therapie – entzündungshemmende Medikamente, später Krankengymnastik – nach einiger Zeit ab. Danach allerdings muss der Patient ein intensives Training der Rückenmuskulatur beginnen, um einen »Muskelpanzer« aufzubauen, der die Wirbelsäule stützt und so vor einem Rückfall schützt.

(Weitere Tipps zur Schmerzbehandlung finden Sie im Kapitel 16, Chronische Schmerzen, ab Seite 340.)

Arthrosen: kein »Rheuma«, sondern Verschleiß

Die meisten Beschwerden, die dem Arzt – vor allem von älteren Patienten – geschildert werden, gehören zu den Abnützungskrankheiten. Die übergewichtige Dame, die von ihren verplumpten Kniegelenken bei jedem Schritt gepeinigt wird; der Bauarbeiter, der bei jeder Witterung schwer schleppen musste und jetzt über chronische Schmerzen in der Schulter klagt; der Tennisspieler, der bei jedem Aufschlag seine Wirbelsäule wie eine Peitsche schnellen ließ – sie alle leiden an den Folgen einer ständigen Über- und Fehlbelastung, an *Arthrose*.

Das wesentliche Problem bei der Entstehung und bei der Behandlung der Arthrose sind die geheimnisvollen Knorpelzellen. Geheimnisvoll? Ja. Denn einerseits bildet ein intakter Knorpel lebenslang eine unglaublich widerstandsfähige Gleitoberfläche, andererseits kann sich aber das Knorpelgewebe nach Verletzungen nicht mehr erneuern. So fängt die Gelenkzerstörung bei der Arthrose mit kleinen Schrammen in der Knorpeloberfläche an. An diesen Stellen wird der Knorpel instabil, der darunter liegende Knochen wuchert nach oben, Entzündungen, Schwellungen und Verformungen entstehen.

Wie kann man helfen?

Zunächst muss der Facharzt – ein Orthopäde – das Gelenk genau beurteilen. Dazu braucht er in erster Linie seine empfindsamen Hände, die ihm, während er die Schulter oder das Knie bewegt, verraten, wo es hakt und knirscht.

Danach zeigen ihm die *Röntgenbilder* Fehlstellungen der Gelenkteile und eventuelle Knochenwucherungen. Mit einer *endoskopischen Untersuchung* – der *Arthroskopie* – kann man heute in viele Gelenke hineinschauen (beim Kniegelenk ist dies bereits eine Routinemaßnahme) und kleine Operationen durchführen, das heißt, Knorpelflächen glätten und zerschlissene Teile abtragen.

Wenn die Gelenkzerstörung so weit fortgeschritten ist, dass Spritzen oder Tabletten und physikalische Behandlung keine Erleichterung gegen die ständigen Schmerzen bringen, und vor allem wenn das Gelenk funktionsuntüchtig geworden ist, dann hilft nur noch ein künstliches Gelenk. Vor allem defekte Hüftgelenke, die jeden Schritt zur Höllenqual machen können, sollten rechtzeitig durch eine Prothese ersetzt werden, um die Muskulatur kräftig zu erhalten. Nach einigen Wochen Nachbehand-

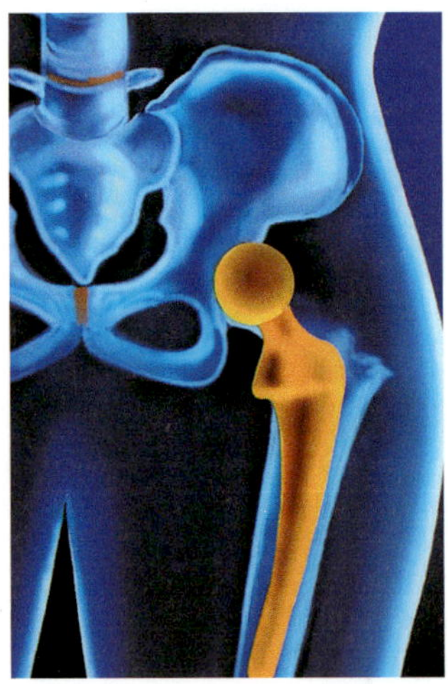

Künstliches Hüftgelenk: Die Prothese verbindet Oberschenkel und Becken.

lung mit intensiven Bewegungsübungen (der Patient muss unbedingt aktiv mitmachen!) funktioniert das Gelenk meist wieder perfekt und die Patienten sind schmerzfrei. Auch Knie-, Ellenbogen- und Fingergelenke können auf diese Weise ersetzt werden.

Die Verpflanzung körpereigener Knorpelzellen

Eine revolutionäre neue Methode zur Reparatur kaputter Knorpel wurde in Schweden entwickelt: Ein Stückchen gesundes Knorpelgewebe wird an einer Stelle entnommen, wo es der Körper nicht unbedingt braucht, zum Beispiel an der Seite des Kniegelenks. Dann vermehrt man die Zellen im Reagenzglas und verpflanzt sie an den Ort des Defekts, wo sie anwachsen und wieder eine glatte Gleitschicht bilden können. Die Erfolge sind vielversprechend, auch deutsche Universitätskliniken wenden die Methode inzwischen an.

Entzündliche Gelenkerkrankungen

Im Gegensatz zu den Arthrosen, bei denen bestimmte Gelenke »abgenutzt« sind und deshalb nicht mehr richtig funktionieren, sind bei den entzündlichen Gelenkerkrankungen fast immer auch andere Organe beteiligt. Die Ärzte unterscheiden nach den zugrunde liegenden Störungen drei Arten von Gelenkentzündungen: **Rheumatische** *(Autoimmun-)* **Erkrankungen**, **Stoffwechselstörungen** und durch **Infektionen** ausgelöste Gelenkleiden. Einige wichtige Krankheitsbilder:

Gelenkrheumatismus (Chronische Polyarthritis):

Wie bei allen Autoimmunerkrankungen wissen wir bis heute nicht mit Sicherheit, warum das Immunsystem, das ja zur Abwehr *fremder* oder *kranker* Zellsysteme dient (siehe Kapitel 11, Immunsystem, ab Seite 257), plötzlich verheerende Angriffe gegen eigenes gesundes Gewebe beginnt. Eine gewisse erbliche Vorbelastung scheint der Krankheit zugrunde zu liegen; den Auslöser für den Prozess haben die Forscher aber noch nicht gefunden. Die Ärzte sehen nur, dass eine *Arthritis*, eine entzündliche Veränderung in der Gelenkkapsel, an der Gelenkinnenhaut – der *Synovia* – beginnt (oft sind zunächst die Gelenke der Mittelhand betroffen). Der sehr schmerzhafte Prozess droht dann Knorpel, Bänder und Knochen

Gelenkrheumatismus ist der Angriff des Körpers auf die eigenen Gelenke

Wichtige Hilfen für den Alltag

- Rheumakranke sollten sich unbedingt an die **Rheuma-Liga** (Adresse siehe Anhang Seite 438) oder an eine **Selbsthilfegruppe** wenden, um kompetente Beratung bei der Bewältigung des täglichen Lebens zu erhalten. Dort bekommt man auch Adressen für weitere Hilfsmaßnahmen.
- **Schmerztherapeuten** können den Entzündungsschmerz lindern.
- **Orthopädische Fachschuster** fertigen Spezialschuhe für Rheumatiker, die unter der Verformung ihrer Füße leiden. (Es gibt auch flotte Modelle für junge Patienten!)
- **Werkzeugmacher** haben vom Löffel und der Brotsäge bis zu raffiniert konstruierten Korkenziehern eine Menge Instrumente geschaffen, um Rheumakranken ihre Selbständigkeit in Haushalt und Beruf zu erhalten.
- **Experten,** die oft Mitbetroffene sind, können gute Ratschläge und Verhaltenstipps geben, auch bei Themen wie Rente, Schwerbehinderten-Status und im Umgang mit allen möglichen Behörden. Am wichtigsten aber ist für die Patienten – wie für alle chronisch Kranken –, Verständnis zu finden und das Gefühl, mit ihrer Krankheit nicht alleine zu sein.

zu zerstören. Meistens sind mehrere Gelenke betroffen (*Poly* bedeutet »viel«). Es gibt leichte Verläufe, die von selbst zum Stillstand kommen; oft aber schreitet der Gelenkrheumatismus über Jahre und Jahrzehnte trotz Behandlung fort, entwickelt sich zu einer echten Behinderung und zermürbt die Patienten durch anhaltende Schmerzen.

Die **Behandlung** besteht in der Gabe von entzündungshemmenden Medikamenten und solchen, die die Aggression des Immunsystems abschwächen. Wichtig ist eine ständige physikalische Übungsbehandlung, kombiniert mit Wärme- oder Kälteanwendungen – je nachdem, worauf der Kranke besser reagiert. Die Spezialisten (*Rheumatologen* und *Orthopäden*) neigen dazu, an veränderten Gelenken frühzeitig die kranke Innenhaut operieren zu lassen, um so die Funktionsfähigkeit des Gelenks zu erhalten.

Gicht: Viel gegessen, viel getrunken, viel gelitten

Der Beginn eines Gichtanfalls ist meistens so typisch, dass auch der unerfahrenste Arzt sofort Bescheid weiß: Der Patient (Männer sind häufiger betroffen als Frauen) kommt hinkend und mit schmerzverzogenem Gesicht in die Praxis. Er zieht den Schuh aus. Da, wo der große Zeh beginnt, ist die Haut gerötet, alles scheint geschwollen, und bei der kleinsten Berührung schreit der Arme fast vor Pein.

Was war geschehen? Der Patient hatte gestern Abend den Geburtstag ei-

Gicht ist eine gefährliche Krankheit!

nes Freundes gefeiert. Es gab reichliches Essen und natürlich Alkohol, ziemlich viel Alkohol. Ein paar Stunden später war es zu dem typischen Anfall gekommen: Eines der Abbauprodukte der Nahrung, die *Harnsäure*, konnte vom Körper nicht mehr vollständig in seine Bestandteile zerlegt und durch die Niere ausgeschieden werden. Es kam zur Bildung von kleinsten Kristallen, auch in den Gelenken, wo sie prompt eine starke Entzündungsreaktion auslösten.

Der akute, so schmerzhafte Anfall (er tritt oft auch an anderen Gelenken auf), den man mit bestimmten Medikamenten – *Colchicin* und entzündungshemmende Mittel – gut behandeln kann und der nach einigen Tagen wieder abklingt, ist nur die Spitze des Eisbergs, nämlich das, was man wahrnimmt. Dahinter kann sich eine jahrelange Stoffwechselstörung verbergen, die schleichend Gelenke, Bindegewebe und vor allem die Nieren zerstört und sich zu einem chronischen Leiden entwickelt. Ein Patient, der einmal einen Gichtanfall erleidet, sollte sich gründlich untersuchen lassen, damit Defekte im Harnsäureabbau erkannt und behandelt werden können. (Mehr zum Thema Gicht finden Sie im Kapitel 13: Hormone und Stoffwechsel, ab Seite 292.)

Weitere entzündliche Krankheiten der Gelenke

- **Bechterew-Erkrankung:** Rheumatische Erkrankung der Wirbelsäule, bei der es zu einer langsamen Verkalkung und Versteifung der Wirbelgelenke und ihrer Bänder kommt. Spätschäden wie Verkrümmung der Wirbelsäule können durch rechtzeitige konsequente Behandlung fast immer verhindert werden. Gewisse erbliche Veranlagung.
- **Lupus erythematodes (»Schmetterlings-Röte«):** Chronisch entzündliche Bindegewebserkrankung, die die Haut (schmetterlingsförmige Rötung über Stirn und Wangen), Gelenke, aber auch viele innere Organe befallen kann. Schmerzen, Müdigkeit und Schwäche sind die Hauptsymptome. Behandlung durch Mittel, die das Immunsystem beeinflussen.
- **Psoriasis (Schuppenflechte):** Neben dem Befall der Haut sind auch Gelenkveränderungen (zum Beispiel an den Händen) möglich.
- **Zeckenbiss-Arthritis:** Die durch eine Zecke übertragene Borreliose zeigt sich meist zunächst als eine »wandernde« Hautröte. Wochen oder sogar Monate später kann es, wenn nicht rechtzeitig behandelt worden ist, zu Nervenschmerzen und zu einer sehr unangenehmen Entzündung eines oder mehrerer Gelenke kommen. Meist ist auch zu diesem Zeitpunkt eine Therapie mit Antibiotika noch wirksam.
- **»Begleitende« Gelenkentzündungen** kann es bei vielen Infektionen geben, u.a. bei Gonorrhoe (Tripper), aber auch bei chronisch-entzündlichen Darmkrankheiten.

KAPITEL 4

Das Verdauungssystem

Wie kommt das Butterbrot ins Blut?

- Der faszinierende Prozess der Nahrungsaufnahme von den Zähnen über Speiseröhre, Magen, Dünn- und Dickdarm bis zum After
- Wenn es mit der Verdauung nicht klappt
- Die häufigsten Krankheiten und Beschwerden

Die Zähne

Gesunde Zähne sind ohne Zweifel ein Glück. Wenn man mit den *Schneidezähnen* von Brotkrusten, Karotten oder Äpfeln sorglos abbeißen und mit Hilfe der *Backen- und Mahlzähne* zerkleinern kann, dann bedeutet das, dass der wichtige erste Teil der Nahrungsaufbereitung funktioniert. Gesunde Zähne gibt es nicht umsonst. Nur wer sich von Kindheit an um eine konsequente Pflege und ein vernünftiges Verhalten in Bezug auf Mundhygiene kümmert, hat eine Chance, auch als Fünfzig- und Sechzigjähriger (und darüber hinaus) noch sein eigenes Gebiss benutzen zu können. Nichts gegen die Künste der Zahnärzte – aber auch die schönste Brücke aus den teuersten Materialien ist immer nur die zweitbeste Lösung, von Vollprothesen ganz zu schweigen.

Der Zahnschmelz ist die härteste Substanz des Körpers

Das Gebiss eines Erwachsenen besteht aus 32 Zähnen. Es ist außerordentlich wichtig, dass die Stellung der Zähne zueinander stimmt; eventuell muss man sie bei Jugendlichen korrigieren lassen. Jeder Zahn hat eine *Zahnkrone* – das ist der im Mund sichtbare Teil – und eine *Zahnwurzel* (bei den Backenzähnen sind es drei), mit der er fest im Kieferknochen verankert ist. Er besteht im Wesentlichen aus einer knochenähnlichen Substanz, dem *Zahnbein* oder *Dentin*, das sich lebenslang erneuert, und dem *Zahnschmelz,* der härtesten Substanz, die es im Körper gibt, die die Zahnkrone wie ein Mantel umhüllt, die sich aber leider nicht erneuern kann. In der Mitte ziehen in der *Zahnhöhle* Nerven und Blutgefäße von den Wurzeln her nach oben und sorgen für eine ständige Ernährung der Knochensubstanz. Extrem wichtig ist das *Zahnfleisch,* denn es umschließt den Zahnhals und sorgt dafür, dass keine Keime aus der Mundhöhle zu den Wurzeln gelangen. Natürlich wissen Sie, dass es nun darum geht, diese Zähne frei von Karies und das Zahnfleisch gesund zu erhalten.

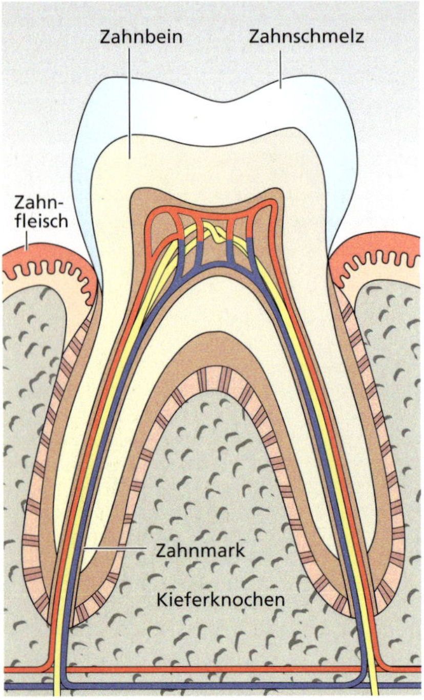

Jeder Zahn hat durch seine Wurzeln eine feste Verbindung zum Kieferknochen, dessen Blutgefäße ihn auch ernähren.

Wie gut aber wissen Sie wirklich Bescheid? Der folgende Text kann Ihnen darüber Aufschluss geben:

Richtig oder falsch?
Acht Fragen über Zähne

1. **Zähneputzen ist kinderleicht.** Falsch! Richtiges Zähneputzen muss man lernen. Wichtig sind die vom Zahnhals weg gerichteten Putzbewegungen und das regelmäßige Verwenden von kleinen Zusatzbürstchen (oder Zahnseide), mit denen sich alle Zwischenräume säubern lassen. Elektro- oder Handbürste ist egal. Hauptsache: lange, gründlich und regelmäßig Zähne putzen.
2. **Karies ist eine Infektionskrankheit.** Richtig. Meistens tragen schon Kinder die schädlichen Mikroorganismen wie Streptokokken oder Helicobacter im Mund. Nicht nur die Milchzähne, sondern auch die bleibenden Zähne werden dadurch gefährdet. Deshalb sollten Mütter nie Schnuller oder Löffel ablecken, bevor sie sie ihrem Baby in den Mund stecken.
3. **Karies und Zahnfleischentzündungen können allein durch Verringerung des Zuckerkonsums vermieden werden.** Falsch. Süßigkeiten zu reduzieren ist zwar günstig, aber wenn man dafür raucht oder nicht sorgsamst Zähne putzt oder sich nicht richtig ernährt, dann sind die Zähne dennoch gefährdet.
4. **Die Speichelproduktion spielt für die Gesundheit der Zähne keine Rolle.** Falsch. Der Speichel bildet einen natürlichen Schutz für die Zahngesundheit. Durch bestimmte Medikamente oder im Alter wird oft zu wenig Speichel produziert; ältere Menschen sollten deshalb mehr trinken (am besten Mineralwasser ohne Kohlensäure).
5. **Säuglinge und Kleinkinder sollten keine zucker- oder säurehaltigen Getränke erhalten.** Richtig. Die natürliche Mundflora wird durch diese Getränke geschädigt, die Zähne gefährdet. (Auch nach Orangensaft immer ein paar Schlucke Wasser trinken lassen!)
6. **Seit den Zahnpasten Fluorid zugesetzt werden darf, ist die Zahl der Karieserkrankungen zurückgegangen.** Richtig. Auch fluoridhaltiges Kochsalz ist empfehlenswert. Für Kleinkinder, die noch keine Zahnpasta benutzen können, und für Schwangere sollte der Arzt Fluorid-Tabletten verschreiben.
7. **Nur 10 Prozent aller Erwachsenen haben gesundes Zahnfleisch.** Leider richtig. Sie sollten alle 4 bis 5 Monate die Zähne beim Zahnarzt gründlich säubern und allen Zahnstein entfernen lassen. Dadurch verringern sich die schädlichen Bakterien, die nicht nur Karies verursachen, sondern auch das Zahnfleisch und das Zahnbett angreifen.
8. **Durch Kauen werden die Zähne fester.** Richtig. Der Druck auf Kieferknochen und auf das Zahnbett bewirkt die ständige Erneuerung des Halteapparats der Zähne.

Implantate – die Natur nachahmen

Als Zahnersatz setzt sich – neben all den raffinierten Brücken, die die Zahntechniker konstruieren – das Einsetzen von Implantaten immer mehr durch. Das liegt nicht nur an der verbesserten Technik und an den neu entwickelten, körperfreundlichen Materialien, sondern vor allem auch an der Erfahrung der Zahnärzte, die inzwischen genau beurteilen können, wann das Einsetzen eines Kunstzahnes Erfolg versprechend ist und wann nicht.

So wird es gemacht: An Stelle des herausgenommenen – oder herausgefallenen – Zahns bohrt der Facharzt unter Betäubung ein passgenaues Loch in den Kieferknochen. In die Bohrung wird die neue »Zahnwurzel« – meist ein schraubenförmiger Pfeiler aus Edelmetall, zum Beispiel Titan – eingesetzt und die Schleimhaut darüber wieder geschlossen. Jetzt muss das Implantat in Ruhe und ohne Belastung einheilen, etwa drei Monate lang. Erst dann wird auf die künstliche »Wurzel« der eigentliche, sichtbare Zahn montiert. Bei Patienten, deren Kieferknochen zu dünn oder zu brüchig ist, muss der Arzt vorher eine kleine Knochentransplantation zur Festigung vornehmen.

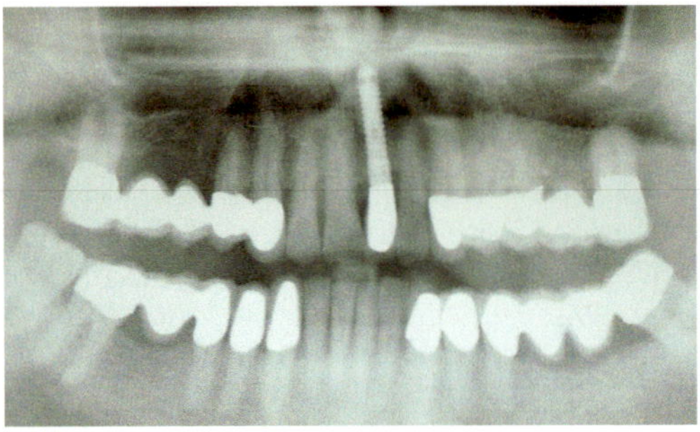

Im Röntgenbild wird sichtbar, dass der implantierte Zahn tief im Oberkiefer steckt.

Ein solcher Ersatzzahn ist auch in der Lage, eine Brücke oder eine ganze Prothese zu tragen, was besonders Vollprothesenträgern zugute kommen kann.

Das sollten Sie über Implantate wissen

- ***Wer bezahlt?*** *Leider Sie selbst. Die gesetzlichen Krankenkassen ersetzen derzeit (noch) nichts; Privatkassen geben bestenfalls einen Zuschuss. Ausnahme: Wiederherstellung des Gebisses nach Unfällen*
- ***Geeignetes Alter?*** *Mindestens 15 Jahre, keine Begrenzung nach oben*
- ***Nicht geeignet*** *sind Patienten mit chronischer Zahnfleischentzündung (Parodontose); schwerer Stoffwechselstörung wie (schlecht eingestelltem) Diabetes; mangelnder Mundhygiene; mangelnder Zuverlässigkeit (zum Beispiel Alkohol- oder Drogenkranke)*
- *Als Ausführende einer solchen Behandlung sind nur* ***Zahnärzte*** *oder* ***Kieferchirurgen*** *geeignet, die über eine Zusatzausbildung (als Implantologe) und große Erfahrung mit dieser Technik verfügen. Bei der Zahnärztekammer nachfragen!*

Die Zunge: Nützliche Muskelspiele

Haben Sie auch als Kind versucht, mit der Zunge die Nase zu berühren? Im Gegensatz zu unseren Hunden habe ich das nie geschafft, aber es war mir schon damals klar, dass die Zunge ein sehr bewegliches Instrument ist, eine Tatsache, die einem dann später auf manche Weise zugute kam... Die Zunge ist im Grunde nichts weiter als ein Muskel, dessen Faserbündel in allen drei Ebenen angeordnet sind, so dass er sich sehr frei bewegen und verformen kann, eine Eigenschaft, die wichtig für die Bildung von Sprachlauten ist.

Mit Hilfe der Zunge werden viele Sprachlaute gebildet, z. B. d, l, t

Auf der Zungenoberfläche liegen die Tast- und die Geschmacks-*Papillen*, kleine Sinneszellen, die über Nerven eine direkte Verbindung zum Gehirn halten. (Informationen über die Zunge als Geschmacksorgan finden Sie in Kapitel 9: Das Reich der Sinne, Seite 214.)

Bei der Ernährung und Verdauung kommt der Zunge die wichtige Aufgabe eines Schaufelbaggers zu: Sie presst nämlich den vorgekauten Bissen und den Schluck eines Getränks in den Rachen und in die Speiseröhre.

Bei vielen Krankheiten treten Veränderungen an der Zungenoberfläche auf – für den Arzt oft ein guter diagnostischer Hinweis.

Nicht vergessen:
In der Medizin gibt es keine hundertprozentig sicheren Befunde!

Das kann man an der Zunge ablesen

- **Grauer Belag:** Oft bei Magenschleimhaut-Entzündungen, aber auch nach Antibiotika-Therapie
- **Weißer, fleckiger Belag:** Könnte ein Pilzbefall (*Candida*) sein, der dann auch in der Mundhöhle und in der Speiseröhre nachweisbar wäre. Besser den Arzt fragen!
- **Auffallend glatte, rote Zunge:** Möglicherweise ein Hinweis auf Vitaminmangel (typisch bei Lebererkrankungen)
- **Himbeerrote Zunge:** Galt lange Zeit als typisches Zeichen für eine Scharlach-Infektion. Heute bei dieser Krankheit nicht immer vorhanden
- **Übergroße Zunge:** Kann eine Unterfunktion der Schilddrüse anzeigen

Die Speicheldrüsen

Wenn Ihnen der köstliche Geruch Ihres Lieblingsessens in die Nase steigt und Ihnen »das Wasser im Mund zusammenläuft«, dann waren es die Speicheldrüsen, die auf diesen Reiz reagiert haben. Drei Drüsenpaare, unter, neben der Zunge und vor den Ohren gelegen, sorgen mit ihrem Sekret dafür, dass jeder Bissen für die Passage durch die Speiseröhre gleitfähig gemacht wird. Der Speichel umspült außerdem die Zähne und befeuchtet beim Sprechen und Atmen Zunge und Rachen. Wie viel Flüssigkeit da ständig produziert wird – es sind bis zu eineinhalb Liter täglich! –, nehmen wir eigentlich erst beim Zahnarzt wahr, wenn der »Sauger« eingesetzt werden muss.

Täglich produzieren wir ca. 1,5 Liter Speichel

Auf die kleinen Speicheldrüsen werden Sie aufmerksam, wenn sich eine davon entzündet hat, und das ist besonders häufig bei der *Ohrspeicheldrüse*, der *Glandula parotis*, der Fall: Die Viren, die *Mumps* verursachen, setzen sich mit Vorliebe in dieser Drüse fest und verursachen eine massive schmerzhafte Schwellung am Ohr (siehe auch Kapitel 17: Infektionskrankheiten, ab Seite 356).

Ein anderes Problem sind **Speichelsteine,** die sich in den Drüsen oder in ihren Ausführungsgängen bilden können. Verlegen sie den Speichelausfluss, müssen sie chirurgisch entfernt werden.

Kauen und Schlucken

Wenn wir ein Stückchen Brot oder Apfel mit unseren Mahlzähnen zerkleinert und mit Speichel gleitfähig gemacht haben, dann können wir es schlucken.

Kauen und Schlucken sind Tätigkeiten, die sozusagen »halbautomatisch« ablaufen. Meistens denken wir nicht daran und können neben dem Essen reden, lachen, lesen oder Musik hören. Wir können diesen Ablauf aber auch unserem Willen unterwerfen und ihn ganz bewusst steuern. Der Schluckakt vor allem ist ein hochkomplizierter Vorgang, bei dem **Zunge, Gaumen- und Wangenmuskeln, Kehldeckel und Speiseröhre** in genau abgestimmtem Zusammenwirken dafür sorgen müssen, dass der Bissen weder in den Nasenraum, noch in die Luftröhre gelangt, sondern mit einem weichen Druck in die Speiseröhre gleitet, die ihn dann weiterbefördert.

Kloß im Hals: Schluckstörungen richtig deuten

Hilfe – ich habe mich verschluckt!

Jeder Mensch verschluckt sich mal. Irgendetwas verhindert dann den reibungslosen Ablauf des »Einschluckens«, das Passieren des Bissens in die Speiseröhre, meist weil man gerade zu viel geredet oder falsch geatmet hat. Der Bissen oder ein Teil davon gerät in die Luftröhre und da setzt, glücklicherweise, sofort ein massiver Hustenreflex ein, der den Fremdkörper wieder nach oben befördert. So harmlos ist Verschlucken aber nicht immer.

Ich erinnere mich an einen älteren Patienten, der mit einer schweren Lungenentzündung in die Praxis kam. Er hatte zwei Monate vorher einen kleinen Schlaganfall erlitten. Die Lähmungen und Sprachstörungen schienen sich vollständig zurückgebildet zu haben. Etwas aber fiel ihm auf: Er musste beim Essen ständig husten. »Ich weiß nicht, warum ich mich dauernd verschlucke«, klagte er. Das war leicht zu erklären: Sein »Verschlucken« bedeutete, dass eine Schädigung in seinem Stammhirn zurückgeblieben war, genau an der Stelle, an der die Nervenzellen liegen, die den Schluckakt steuern. So verschloss der Kehldeckel den Eingang der Luftröhre nicht mehr zuverlässig und damit waren immer wieder Nahrungsteile bis in die Lunge geraten und hatten dort eine Entzündung ausgelöst.

In einer solchen Situation hilft es, wenn man die Koordination der Schluckbewegungen unter medizinischer Anleitung trainiert und nur mit großer Konzentration isst und trinkt.

Die »zugeschnürte« Kehle

Der »Kloß im Hals« – eine Täuschung der Nerven?

Ein merkwürdiges Phänomen sind Schluckbeschwerden, die sich in einem – mal stärkeren, mal schwächeren – »Kloßgefühl« im Hals bemerkbar machen. Die Betroffenen rennen von einem Hals-Nasen-Ohren-Arzt zum anderen, nur um immer wieder zu hören: Es ist alles in Ordnung. Verständlich, wenn sich jemand mit einer solchen Antwort nicht zufrieden gibt – die Missempfindungen sind ja tatsächlich vorhanden.

Man kann dem Patienten dann nur klar machen, dass ein derartiges *Globusgefühl*, wie der Arzt sagt, oft eine Täuschung ist, Ausdruck einer inneren Anspannung, und dass in dieser Anspannung die Nerven dem Betroffenen einen Streich spielen. Mit Entspannungsübungen oder nach Beendigung der auslösenden Situation (typischerweise ein Examen oder etwas ähnlich Belastendes) ist der Kloß meist wieder verschwunden.

Dass der Arzt dennoch jedem Kloßgefühl durch eine gründliche Untersuchung nachgehen muss, ist selbstverständlich. Wenn der Hals-Nasen-Ohren-Arzt nichts feststellt, dann sollte man bei anhaltenden Beschwerden die Speiseröhre untersuchen lassen, und zwar bei einer Röntgenuntersuchung oder einer Spiegelung durch einen Facharzt für das Verdauungssystem, den *Gastroenterologen.*

Die Speiseröhre: Rutschbahn in den Magen

Das anschauliche Bild von der Rutschbahn stimmt nicht wirklich. Das Hinuntergleiten der Speisen ist nämlich kein passiver Akt, sondern eine aktive Leistung der elastischen Muskulatur des *Ösophagus,* wie die Speiseröhre medizinisch heißt. Der Muskelschlauch zieht sich nacheinander, wie eine La-Ola-Welle zusammen und drückt dabei den Bissen immer tiefer, bis er am Mageneingang angelangt ist. Dieser Muskelring, *Cardia* genannt, entspannt sich, gibt den Eingang frei und damit wird der weiche Bissen in den Magen geschoben. Genau wie beim Schlucken müssen auch hier alle Systeme durch eine perfekte Nervensteuerung koordiniert werden.

Brustschmerz, Brennen und Erbrechen: Die Krankheiten der Speiseröhre

- **Divertikel** sind Ausstülpungen, die sich, vor allem bei älteren Menschen, in der Wand der Speiseröhre bilden können. Solange die Speisen an ihnen vorbeigleiten, bemerkt man sie meist nicht. Erst wenn sich Essensreste in ihnen sammeln, gibt es Entzündungen und Schmerzen. Therapie: Operation.
- **Fremdkörper,** zum Beispiel kleine Hühnerknochen, können unbemerkt verschluckt werden und setzen sich unter Umständen in der Speiseröhre fest. Meist kann sie der Arzt mit einem *Gastroskop* – einem Instrument zur Magenspiegelung – herausholen.
- **Tumore** des Rachens oder der Speiseröhre sind zwar selten, können sich aber auch im Frühstadium durch Schluckstörungen oder Erbrechen be-

merkbar machen. Schon deshalb ist es so wichtig, dass grundsätzlich alle derartigen Beschwerden abgeklärt werden.

- **Verengungen** der Speiseröhre kommen vorwiegend nach Entzündungen am Mageneingang vor. Hauptsymptom: Erbrechen und Druckgefühle in der Brust.
- **Reflux-Ösophagitis:** Da es sich hier um eine sehr häufige und sehr wichtige Krankheit handelt, möchte ich Sie gerne ausführlicher darüber informieren:

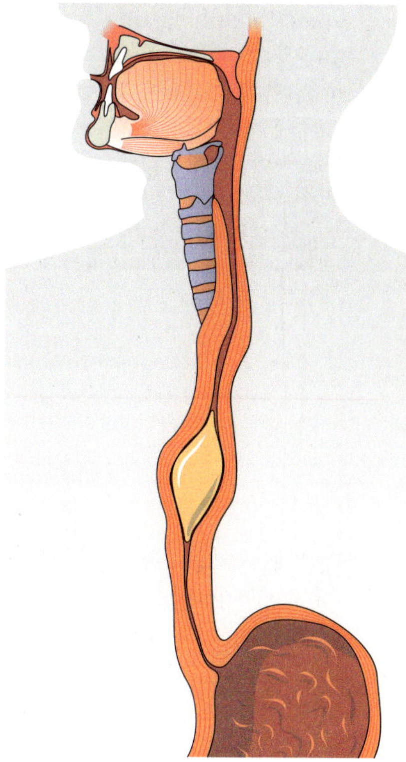

Ein Bissen ist in die Speiseröhre gerutscht und wird nun mit Muskelkraft in den Magen geschoben

Die Refluxkrankheit (Ösophagitis)

An der Stelle, wo die Speiseröhre in den Magen mündet, befindet sich ein Schließmuskel, der dafür sorgt, dass die Nahrung und die Verdauungssäfte des Magens nicht mehr zurück in die Speiseröhre gelangen können. Im Gegensatz zur Schleimhaut des Magens ist die Speiseröhre nämlich nicht »säurefest«. Wenn der Verschluss aus irgendeinem Grund nicht mehr ganz dicht ist, verursacht der zurückfließende, ätzende Mageninhalt Entzündungen (*Reflux* = zurückfließen; *Ösophagitis* = Entzündung der Speiseröhre) an den Wänden der Speiseröhre. Was man zunächst nur wie ein gelegentliches *Sodbrennen* spürt, kann als Zeichen von Schleimhaut-Veränderungen vor allem nachts zu starken brennenden Schmerzen führen. Auch Blutungen, später eventuell Narben oder sogar Krebs können auftreten. Deshalb muss man die Speiseröhre regelmäßig untersuchen lassen.

Begünstigt wird die Krankheit durch

- Übergewicht
- große Mahlzeiten, die den Druck im Magen erhöhen
- Schwangerschaft
- Rauchen
- Essen von fetten oder stark gesüßten Speisen, was eine vermehrte Säurebildung im Magen zur Folge hat
- Bestimmte Bluthochdruckmittel, die als Nebenwirkung den Schließmuskel des Mageneingangs entspannen (so genannte *Calzium-Antagonisten*).

Die Behandlung, das heißt die Medikamente, die die Patienten erhalten, zielt auf die beiden Ursachen der Krankheit. Zum einen soll die Säurebildung im Magen vermindert werden, um den Speisebrei – wenn er zurückfließt oder -sickert – weniger aggressiv zu machen; zum anderen verordnet der Arzt Mittel, die eine raschere Entleerung des Magens bewirken. Der Betroffene muss allerdings auch einige zusätzliche Regeln befolgen, um beschwerdefrei zu werden.

Richtiges Verhalten bei Refluxkrankheit

- **Schlafen mit erhöhtem Oberkörper.** Am besten ist es, nicht nur einen dicken Keil unter das Kopfende zu schieben, sondern das ganze Bett am Kopfende zu erhöhen (Klötze unter die Bettfüße!). Mittagsschlaf nur im Sessel!
- **Übergewicht abbauen.** Der erhöhte Druck im Bauchraum presst auf den Magen und den defekten Muskel am Mageneingang. 70 Prozent der Refluxkranken wiegen zu viel. (Ratschläge zum Abnehmen gibt es im Kapitel 20: Ernährung, ab Seite 426.)
- **Keine späten Abendmahlzeiten**. Vor dem Schlafengehen sollte der Magen weitgehend entleert sein. Essen Sie überhaupt mehrere kleine, statt weniger großer Hauptmahlzeiten.
- **Verzicht auf »harte« Getränke und auf Nikotin.** Beides fördert die Säurebildung. Unter Alkohol lässt zusätzlich die Spannung des Magenschließmuskels nach.
- **Keine einengenden Kleider**. Ein Korsett, aber auch enge Hosen oder Gürtel schnüren den Magen ein und drücken ihn nach oben.
- **Das Vermeiden von Stress** verringert die Bildung von Magensäure.
- **Für eine gute Verdauung sorgen.** Am besten mit Hilfe von genügend Ballaststoffen in Ihrer Ernährung.
- **Absetzen von Medikamenten,** die die Kraft des Speiseröhrenverschlusses vermindern. Dazu aber unbedingt vorher den Hausarzt fragen!

Der Magen

Der Bissen ist also aus der Speiseröhre in den Magen befördert worden und liegt jetzt in den kräftigen Falten des Muskelsacks, der Magensaft umgibt ihn – die eigentliche Verdauung beginnt. Fast drei Liter Verdauungssäfte produzieren die unzähligen Drüsen der Magenschleimhaut in 24 Stunden: *Salzsäure* (darum schmeckt der Magensaft so sauer), *Pepsine,* die Eiweiß spalten können, und große Mengen von *Schleim*, der sich schützend auf die Magenwände legt, damit sie nicht auch verdaut werden. Der Speisebrei wird über Stunden mit kräftigen Muskelbewegungen gemischt und schließlich durch den *Pylorus*, den Magenausgang, in den Zwölffingerdarm gepresst – zur weiteren Aufbereitung.

Der Magen ist Behälter, Mixer und chemische Fabrik in einem

Wenn uns etwas auf den Magen schlägt

Stellt man sich vor, was wir diesem Organ manchmal allein mengenmäßig an Nahrungsmitteln und Getränken zumuten, dann muss man sich eigentlich wundern, dass es nicht häufiger rebelliert. Der Magen ist also recht robust. Andererseits ist er ein sehr empfindsames Körperteil, an dem sich Gefühle, Ängste und Freuden widerspiegeln.

Ist Ihnen schon einmal etwas »auf den Magen geschlagen«? Oder konnten Sie, vielleicht nach einem großen Schreck, »keinen Bissen hinunterbringen«? Hatten Sie schon mal aus lauter Vorfreude »Schmetterlinge im Bauch«?

Da die Funktion des Magens und die Zusammensetzung der produzierten Säfte vom Gehirn aus über Nervenfasern gesteuert werden, ist es verständlich, wenn Ängste und andere Gemütsbewegungen einen starken Einfluss haben. Und nicht umsonst sagen uns die Psychologen immer wieder, dass wir Kränkungen nicht »hinunterschlucken« dürfen, weil wir davon krank werden.

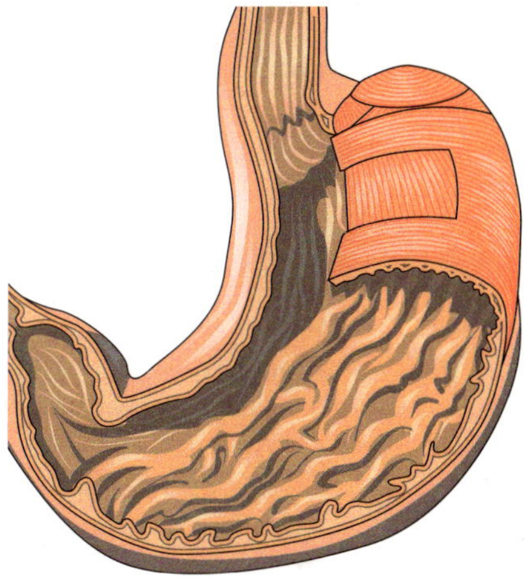

Der Magen ist ein kräftiger Muskelsack, dessen Schleimhautfalten mit Millionen von Drüsenzellen besetzt sind.

Gastroskopie – ein Blick ins Innere des Körpers

Mit der sensationellen Erfindung der *Gastroskopie*, der *Spiegelung des Magens* mit Hilfe eines von außen eingeführten Instruments, hat man ganz neue Erkenntnisse von den Strukturen und auch den Krankheiten des Körpers gewonnen. Es war ein deutscher Professor, *Dr. Rudolf Schindler*, der 1932 zusammen mit dem Optiker *Georg Wolf* ein biegsames schlauchartiges Instrument entwickelte, mit dem man dank eines ausgeklügelten Systems von optischen Linsen um die Ecke schauen konnte und das weich genug war, um den

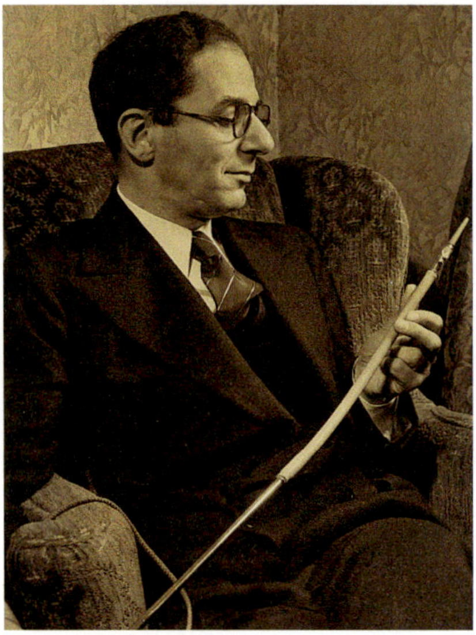

Dr. Rudolf Schindler konstruierte 1932 das erste biegsame Gastroskop.

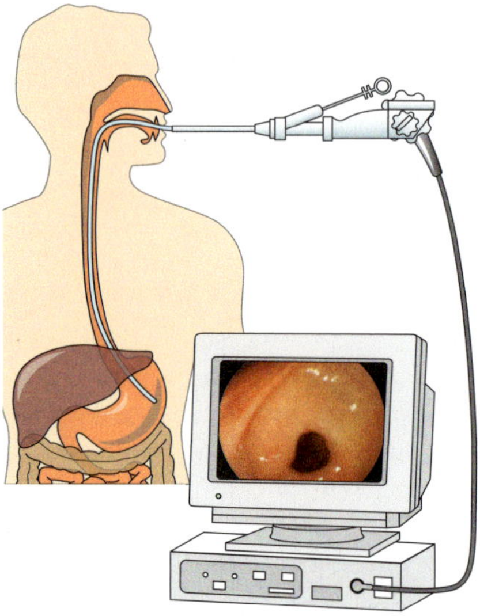

Modernes Gastroskop mit Bildschirmkontrolle

Magen nicht zu verletzen. Inzwischen können die Ärzte mit vielen Arten von *Endoskopen* in alle nur möglichen Körperhöhlen schauen – ein Siegeszug der Medizintechnik und eine große Hilfe für Patient und Arzt.

Übrigens: Niemand sollte heute Angst vor einer solchen Untersuchung haben. Sie ist kurz und schmerzlos, und sehr empfindliche Patienten werden in einen kurzen Dämmerschlaf versetzt – dann spüren sie überhaupt nichts davon. Mit den heutigen raffiniert konstruierten Gastroskopen kann der Fachmann Gewebeproben entnehmen, verschluckte Gegenstände wieder zutage fördern, Blutungen stillen, vor allem aber kann er die erkrankten Teile des Magens und der Speiseröhre sehen – und das ist ein unglaublicher Fortschritt.

Gefährlicher Keim: *Helicobacter pylori*

Es kam auf dem Fachgebiet Magenkrankheiten einer Revolution gleich, als ein australischer Wissenschaftler, *Dr. Robin Warren*, vor etwa zwölf Jahren behauptete, die meisten Magenschleimhaut-Entzündungen und vor allem die Geschwüre seien die Folge einer **Infektion**: Er hatte ein Bakterium – es heißt *Helicobacter pylori* – zwischen den Schleimhautzellen des Magens entdeckt und nachgewiesen, dass es trotz ätzender Magensäure bequem überleben kann, weil es Säfte produziert, die die Säure neutralisieren. Der Magen reagiert darauf mit einer immer stärkeren Säureproduktion, die dann schließlich auch die eigenen Zellen angreift und zu den schmerzhaften Geschwüren führt. Nach den bisherigen wissenschaftlichen Erkenntnissen ist der Keim auch bei der Entstehung bestimmter Krebsarten des Magens beteiligt.

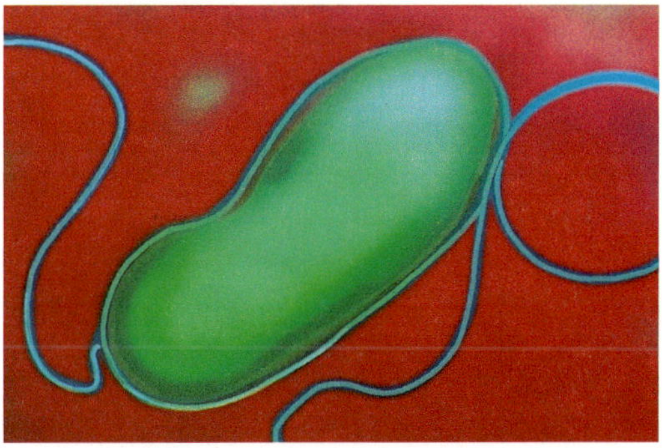

Helicobacter pylori – ein Bakterium, das Magengeschwüre verursacht.

Warum der Krankmacher nicht bei allen Menschen, die ihn oft jahre- und jahrzehntelang in sich tragen (bei uns sind das immerhin fast die Hälfte aller Erwachsenen über dreißig Jahre), Magengeschwüre verursacht, wissen die Ärzte noch nicht. Immerhin können Patienten, die immer wieder unter dieser Krankheit gelitten haben, jetzt rascher geheilt werden – viele für immer.

Magengeschwüre durch Küsse?

Da das Bakterium auch in schlecht gepflegten Zähnen lebt (und dort Karies begünstigt), kann eine Ansteckung von Mund zu Mund, also durch Küssen, erfolgen! Es gibt einen Atemtest, der ziemlich präzise Auskunft darüber gibt, ob eine Helicobacter-Infektion vorhanden ist. Man sollte ihn vor allem dann durchführen, wenn man ein Baby hat, mit dem man verständlicherweise schmusen will.

Magenentzündung und Magengeschwür

Die Ursache dieser Krankheiten ist eine Störung im Gleichgewicht zwischen der (für die Verdauung nötigen) Säureproduktion des Magens und den Schutzmechanismen, mit denen er eine Selbstbeschädigung durch die produzierte Säure verhindert.

Von einer Reihe von Substanzen weiß man, dass sie den Schutzmantel im Mageninneren angreifen oder die Säure vermehren und damit die Gefahr von Entzündungen erhöhen. Dazu gehören Kaffee (auch coffeinfreier), Nikotin und Medikamente wie *Aspirin®*, *Kortison* und die so genannten *Rheumamittel,* vor allem die älteren. Als wichtigster Auslöser für die beiden Krankheiten aber gilt die *Helicobacter*-Infektion (siehe oben).

Die Entzündung der Magenschleimhaut, die *Gastritis*, verursacht Völlegefühl, Übelkeit, Appetitlosigkeit und Schmerzen – häufig auch nachts oder wenn man längere Zeit nichts gegessen hat (*Nüchternschmerz* sagt der Arzt). Verstärken sich die Symptome oder verschlimmert sich der Schmerz nach dem Essen, dann besteht der Verdacht, dass sich ein Geschwür – ein *Ulcus* – im Magen oder im Zwölffingerdarm entwickelt hat. »Geschwür« bedeutet, dass ein kleinerer oder größerer Krater in der Schleimhaut entstanden ist, der auch in die tieferen Schichten der Wand dringen, ein Blutgefäß »anfressen« (*Magenblutung*) und, im schlimmsten Fall, in die Bauchhöhle »durchbrechen« kann. Dann hilft nur noch eine rasche Operation. Sonst aber kann man inzwischen in den allermeisten Fällen auf einen chirurgischen Eingriff verzichten.

Behandlung von Magen- und Zwölffingerdarm-Geschwüren

Früher haben Ärzte diese Erkrankung hauptsächlich mit säurebindenden oder säurehemmenden Mitteln behandelt. Mit den neuen Therapiemethoden macht man in erster Linie Jagd auf den *Helicobacter* (siehe Seite 91). Am häufigsten verschreibt der Fachmann heute eine Kombination aus ein oder zwei verschiedenen Antibiotika, die speziell bei dieser Infektion wirken, plus einen Säureblocker, der dafür sorgt, dass die *Helicobacter*-Killer den Keim optimal treffen können. Meist sind die Schmerzen schon nach zwei Tagen deutlich gelindert und im Allgemeinen heilt das Geschwür innerhalb von zwei Wochen ab.

Ich empfehle allen Patienten, drei Wochen nach Beginn der Behandlung nochmals eine Magenspiegelung machen zu lassen, damit mögliche kleinste Krebsherde, die sich hinter dem Geschwür versteckt haben könnten, erkannt werden.

Wichtige Fragen rund um den Magen

- **Röntgen oder Spiegelung – was ist besser?** Der Arzt wird Röntgenaufnahmen machen, wenn er wissen will, wie gut der Magen funktioniert und wie rasch sich das gefüllte Organ entleeren kann. Alle anderen Fragen lassen sich besser mit einer Magenspiegelung abklären, besonders solche nach Geschwüren und bösartigen Veränderungen, da man dann immer auch Gewebeproben entnehmen kann. Eine Magenspiegelung durch einen Facharzt ist harmlos und ungefährlich!
- **Gibt es eine bestimmte Diät bei Magenerkrankungen?** Nein. Man sollte aber Kaffee, Rauchen, Alkohol, scharf gewürzte und fette Speisen meiden oder zumindest einschränken.
- **Was bedeutet Sodbrennen?** Sodbrennen entsteht beim Übertritt von saurem Mageninhalt in den untersten Teil der Speiseröhre. Oft ist es ein Zeichen von Übersäuerung des Magens. Linderung der Beschwerden bringen so genannte *Antacida*.

- **Gibt es Medikamente, die dem Magen schaden können?** Ja. Alle Mittel, die *Acetylsalicyl*-Säure enthalten, wie z.B. Aspirin, ferner Rheumamittel und Kortison, wenn sie über längere Zeit eingenommen werden. Achtung, diese Medikamente können trotzdem absolut wichtig für den Patienten sein! Sollten Magenbeschwerden auftreten, so wird der Arzt zusätzlich ein Magenschutz-Präparat verschreiben. Bei Beschwerden den Hausarzt fragen!
- **Hat man bei Magengeschwüren immer Schmerzen?** Nein. Gerade bei älteren Menschen können tiefe Geschwüre und sogar Blutungen auftreten, ohne dass stärkere Schmerzen spürbar sind.
- **Woran erkennt man, dass ein Magengeschwür blutet?** Meist an Schmerzen, an Kreislaufschwäche mit Zittrigkeit und Herzjagen; an Erbrechen von geronnenem Blut (das aussieht wie Kaffeesatz!) oder Absetzen von pechschwarzen so genannten »Teer«-Stühlen. Achtung, sofort in ärztliche Behandlung, Lebensgefahr!

Dünndarm und Dickdarm: sechs Meter Schwerarbeit

Wenn das Essen den Magen durch die Ausgangspforte, den *Pylorus*, verlässt, beginnt der – im wörtlichen Sinn – lange Weg durch den Darm. Bis die Nahrung bzw. das, was von ihr übrig ist, im Dickdarm angekommen ist, hat sie eine Strecke von fünf Metern (das ist die Länge des Dünndarms) in etwa vier bis sechs Stunden zurückgelegt. Das »Einverleiben« der Nährstoffe fängt bereits im ersten Dünndarmabschnitt, dem Zwölffingerdarm (*Duodenum*) an. Der Speisebrei – klein gewalzt und mit saurem Magensaft durchtränkt – wird hier zunächst mit den Säften aus der Bauchspeicheldrüse und mit Galle, die aus der Leber kommt, gemixt; darunter mischen sich noch die *Verdauungsenzyme* aus den Darmwänden. So gelingt es dem Körper, die Nährstoffe in kleinste Bausteine zu zerlegen, um sie dann durch die Wände des Darms in den Blutstrom zu schleusen.

Das Aufbereiten der Nahrung

Das alles wäre aber in der kurzen Zeit nicht möglich, wenn die Innenfläche des Darms nicht auf kunstvolle Weise vervielfacht wäre: Schon die Faltung der Schleimhaut ergibt eine größere Oberfläche, durch die die Nährstoffe auf die andere Seite der Darmwand gelangen können. Zusätzlich sitzen

Die Schleimhaut des Darms entspricht einer Fläche von 200 m²

an diesen Falten Millionen von mikroskopisch kleinen »Fingern« (*Zotten*), die in die Darmlichtung ragen und alles herausfischen, was der Körper brauchen kann. Damit beträgt die gesamte Resorptionsfläche erstaunliche 200 Quadratmeter!

Hilfe erhalten die Verdauungssäfte durch Bakterien, die den Darm besiedeln und als Teil der *Darmflora* bestimmte Gärungsvorgänge unterstützen. Kommt diese Darmflora aus dem Gleichgewicht – etwa durch Antibiotika, die die »guten« Keime dort abtöten –, dann können krank machende Bakterien oder Pilze die Oberhand gewinnen und die Verdauung stören.

Ideales Zusammenspiel: Verdauungssäfte und Darmflora

Die Bewegungen des Darms – der Fachmann sagt *Peristaltik* –, die den Weitertransport des Speisebreis bewirken, sind ein dauerndes Wechselspiel von Zusammenziehen und Entspannen der ringförmigen Muskulatur, die Teil der Darmwand ist. Diese Muskulatur macht das selbstverständlich nicht von sich aus, sondern bekommt die Impulse durch eine zentrale Nervensteuerung im Gehirn, wird andererseits aber auch durch den Füllungszustand des Darms angeregt. Wir werden später sehen, dass damit auch eine gewisse Anfälligkeit für Fehlfunktionen der Darmbeweglichkeit entsteht.

Während der ganze Dünndarm sehr lebhafte Peristaltik-Bewegungen erzeugt, verlangsamt sich im Dickdarm die Geschwindigkeit, mit der die un-

Tipp

Tipps für eine gut funktionierende Verdauung

- **Essen Sie nicht zu viel!** Vor allem nicht zu viel tierisches Eiweiß, Fett und Süßigkeiten. Damit überfordert man nämlich das Verdauungssystem und es kommt zu Gärungsvorgängen, die den Darm »vergiften«.
- **Essen Sie mehr Ballaststoffe!** Die unverdaulichen Bestandteile der Nahrung sind es, die die Darmfüllung sowie das Tempo der Darmpassage ausmachen und für einen weichen Stuhl sorgen.
- **Joghurt ist gut für den Darm!** Hochwertiger Naturjoghurt mit *Lactobazillus* beeinflusst die Darmflora günstig.
- **Trinken Sie viel!** Wenn Sie nicht gerade schwer herz- oder nierenkrank sind, braucht Ihr Körper täglich zwei bis drei Liter Flüssigkeit. Der Stuhlgang wird dadurch lockerer.
- **Jede Art von Bewegung und Sport** ist günstig für die Verdauung. Ein träger Mensch hat einen trägen Darm!
  (Siehe auch Kapitel 19: Ernährung, ab Seite 420.)

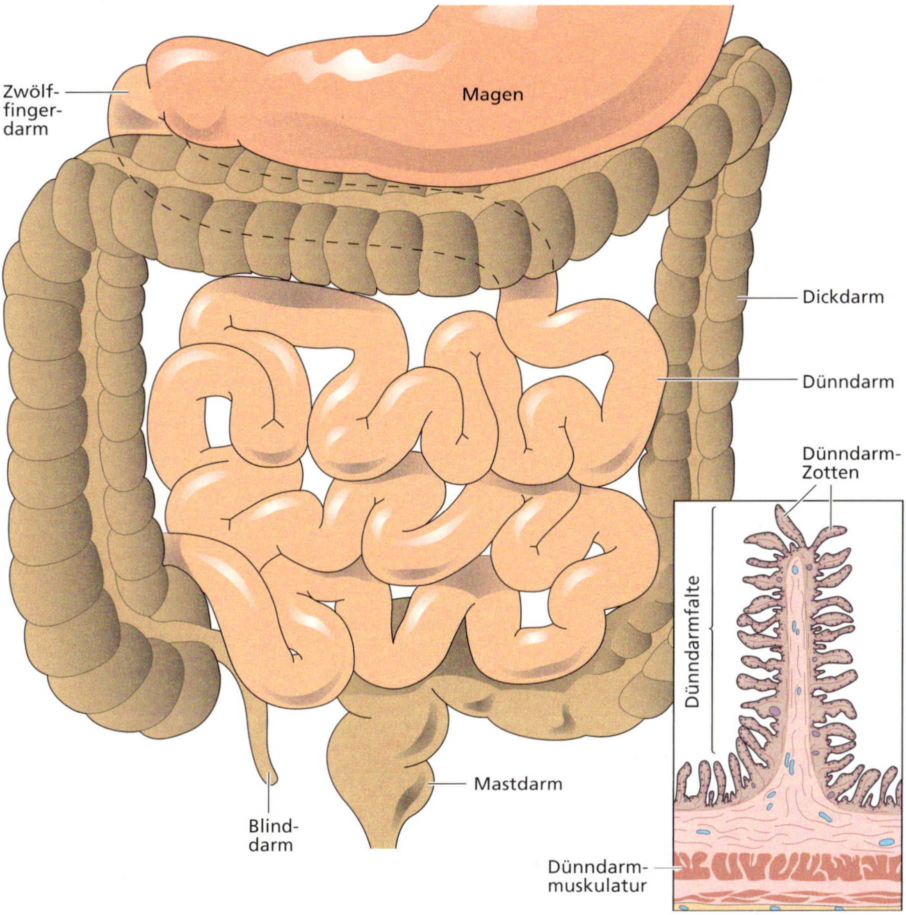

Zwölffingerdarm, Dünndarm und Dickdarm bilden den unteren Verdauungstrakt. Die Aufnahme der Nährstoffe erfolgt hauptsächlich durch die fingerähnlichen Schleimhautzotten im Dünndarm.

verdaulichen Speisereste transportiert werden. Dabei hat der Körper Gelegenheit, wertvolle Bestandteile der Verdauungssäfte und Flüssigkeit zurückzugewinnen.

Der Darm ist ein wichtiger Teil des Immunsystems

Eine wichtige Eigenschaft des Darms möchte ich noch erwähnen: Im gesamten Darm befindet sich eine große Anzahl von Immunzellen, die ihn zu einem wichtigen Teil unseres Immunsystems machen. Es hat ja auch durchaus Sinn, dass in einem Bereich, der durch die Nahrung auch mit Schadstoffen und krank machenden Keimen in Berührung kommt, die körpereigene Schutztruppe sozusagen in vorderster Front zur Abwehr bereitsteht. (Das spüren wir zum Beispiel an den unangenehmen Durchfällen, wenn wir in fremden Ländern den dortigen Mikroben ausgesetzt sind, die unsere Körperpolizei nicht kennt und deshalb nicht wirkungsvoll bekämpfen kann.)

Die wichtigsten Darmkrankheiten

Darmträgheit

Darmträgheit und Völlegefühl sind meist eine Folge falscher Ess- und Verhaltensgewohnheiten. Dadurch wird nicht nur das Wohlbefinden beeinträchtigt, sondern giftige Abfallstoffe bleiben auch zu lange im Darm.

Über einen trägen Darm mit Neigung zur Verstopfung klagen heute sehr viele Patienten. Meistens wissen sie selber, woran es liegt: viel zu wenig Bewegung, zu wenig Ballaststoffe und zu wenig Flüssigkeit. Aber es gibt doch fast immer noch Fragen:

Fragen zur schlechten Verdauung

- **Wann spricht der Arzt von »Verstopfung«?** Da unsere Nahrung nicht so reich an unverdaubaren Substanzen (Ballaststoffen) und oft mit chemischen Mitteln »veredelt«, also unnötig fein verarbeitet ist, sind Häufigkeit und Menge des Stuhlgangs bei den meisten Menschen hierzulande geringer als bei Naturvölkern. Unter diesen Umständen ist eine Entleerung jeden zweiten Tag durchaus noch normal. Bei größeren Abständen sollte man einen Arzt aufsuchen.
- **Was spricht gegen Abführmittel?** Alles. Abführmittel, auch so genannte pflanzliche, wirken durch eine Reizung der Darmwand. Nach einer gewissen Zeit hat sich der Darm daran gewöhnt und kann nicht mehr »ohne«. Wenn es sein muss, dann haben sich Milchzucker-Präparate (*Lactulose*) bewährt. Sonst aber kann man jeden normalen Darm durch Umstellung der Ernährung und durch Gymnastik nach einer gewissen Zeit von seiner Trägheit heilen.
- **Was bewirken »darmreinigende« Einläufe?** Nichts. Sie stören eher die natürliche und notwendige Keimbesiedelung. Bei chronisch hartem Stuhl sind jedoch Mini-Einläufe, die nur den Mastdarm erreichen und den Kot weich machen, oder Glycerin-Zäpfchen, die ähnlich wirken, gelegentlich zu empfehlen. Arzt fragen!

Was tun bei Blähungen?

Flatus nennt der Arzt vornehm lateinisch das Entweichen von Darmluft, für das es im Volksmund drastischere Ausdrücke gibt. Es handelt sich, wohlgemerkt, um einen natürlichen Vorgang, denn bei der Verdauung finden immer auch Gärungsprozesse statt, deren Gase den Darm durchwandern, bevor sie den Weg ins Freie finden. Etwas Luft in den Darmschlingen ist daher normal. Zu einem Leiden kommt es erst, wenn immer wieder große Mengen von Gas den Darm und die Bauchdecke schmerzhaft dehnen. Blähungen sind meist kein Zeichen von Krankheit, sondern beruhen häufig auf Verhaltensfehlern.

Wenn Sie also zu den Luft-Geplagten gehören, sollten Sie zunächst die typischen Ursachen vermeiden:

- **Essen und Trinken.** Keine kohlensäurehaltigen Getränke, keine Obstsäfte, keinen Kaffee (nur noch Tee), zunächst auch keine Milch, kein frisches Brot, keine rohen Zwiebeln, keinen Kohl (egal welche Sorte), keine rohen Paprika, keine Hülsenfrüchte. Verschwinden damit die Beschwerden, kann man nach und nach pro Woche eines der angeführten Nahrungsmittel probeweise wieder versuchen.
- **Beengende Kleidung.** Wenn der Bauch in engen Röcken oder Hosen steckt, ist die Beweglichkeit der Organe behindert. Die Folge: Luftstau im Darm. Bauchmuskeltraining verhilft zu einem »natürlichen Korsett«.
- **Luft schlucken** ist eine unbewusste Angewohnheit, wenn man beim Hinunterschlucken der Speisen einatmet. Dadurch kommt Luft in die Verdauungswege. Deshalb gut kauen und bewusst bei der Ausatmung schlucken!
- **Seelische Probleme** beeinflussen häufig die Nerven, die die Darmbewegungen steuern. Dadurch kommt es zum »Reizdarm«, zu Stuhlunregelmäßigkeiten und zu Blähungen. Auch wenn die Probleme dadurch nicht abzuschaffen sind, helfen manchmal Darmmassagen und Autogenes Training.

Wenn keine Verhaltensänderung Besserung bringt, dann muss man daran denken, dass es auch Krankheiten gibt, die Ursache für ständige Blähungen sein können.

Ist Durchfall eine Krankheit?

Die häufigste Verdauungsstörung ist der Durchfall. Er stellt keine Krankheit an sich dar, sondern ein Symptom für eine Darmreizung, die durch viele unterschiedliche Krankheiten ausgelöst werden kann. Neben den Infektionen (siehe Kapitel 17: Infektionskrankheiten, ab Seite 360) möchte ich nur einige Gründe erwähnen und Ihnen den dringenden Rat geben, bei jeder Durchfall-

Erkrankung, die länger als eine Woche anhält, einen Arzt aufzusuchen. (Säuglinge und Kleinkinder müssen sofort zum Doktor – ihnen droht sonst eine gefährliche Austrocknung.)

- ***Allergien*** *gegen bestimmte Nahrungsmittel, zum Beispiel gegen Milch, lösen Bauchkrämpfe und Durchfälle aus. Beobachten Sie wie ein Detektiv, auf welche Speisen Ihr Körper empfindlich reagiert!*
- ***Schädigung der Darmflora*** *kann es nach Antibiotika- oder Chemotherapie geben. In diesem Fall kann Ihnen Ihr Arzt bestimmte Medikamente verschreiben, die das Gleichgewicht der Darmbakterien wieder herstellen.*
- ***Pilzbefall des Darms*** *ist, im Gegensatz zu dem, was viele Patienten denken, meist harmlos! Nur wenn es zu wirklich massivem Befall kommt, wird die Verdauung gestört. Arzt fragen. (Candida heißt der am häufigsten vorkommende Pilz.)*
- ***Virusinfekte*** *(»Magen-Darm-Grippe«) schädigen die Darmwand; die Verdauung ist gestört. Leichte Nahrung, viel trinken, abwarten!*
- ***Mängel an Verdauungssäften*** *können zu Blähungen und Stuhlunregelmäßigkeiten führen. Hier muss ein Arzt Diagnose und Therapie festlegen.*

Basisdiät bei akuten Durchfällen

Eine Diät können Sie bei Durchfällen immer versuchen: Sie besteht in erster Linie aus Fasten, das heißt ein oder zwei Tage nur grünen, schwarzen oder Kamillen-Tee, Zwieback, wässerige, gesalzene Haferschleimsuppe oder trockenen Reis. Rohe geriebene Äpfel sind zusätzlich erlaubt.

Der Reizdarm

Auch bei dieser Störung (in der Medizinersprache: *Colon irritabile*) verspürt der Patient häufig Blähungen. Schlimmer aber sind immer wieder auftretende Schmerzen im Bauch, meist verbunden mit Verdauungsstörungen, zum Beispiel einem Wechsel von Durchfall und Verstopfung. Wenn die Schmerzen sich durch eine Stuhlentleerung bessern, wenn keine Anzeichen für eine Entzündung im Blut zu finden sind, dann ist die Wahrscheinlichkeit groß, dass ein »Irritabler Dickdarm« oder ein Reizdarm-Syndrom vorliegt.

Als **Ursache** nimmt man an, dass die Peristaltik-Bewegungen des Dickdarms gestört sind, und dass dadurch Darmabschnitte »gegeneinander« arbeiten. Bei manchen Patienten scheint dies ein Ausdruck psychischer Befindlichkeitsstörungen zu sein.

Die **Behandlung** muss sehr individuell sein. Manchen Patienten hilft schon die Verschreibung von Ballaststoffen, andere sprechen gut auf krampflösende Medikamente oder auf leichte Antidepressiva an.

Ein großes Problem gibt es dabei: Die Symptome, die dieses Leiden hervorruft, können auch bei anderen, viel gefährlicheren Krankheiten auftreten, zum Beispiel bei chronischen Entzündungen oder bei Dickdarm-Krebs.

Ich habe deshalb Patienten, bei denen die unklaren Beschwerden über mehrere Wochen anhielten, überzeugt, zunächst eine Darmspiegelung machen zu lassen. Zur Sicherheit.

Die Angst vor einer Darmspiegelung ist unnötig

Eine Darmspiegelung (*Koloskopie*) ist keine schlimme Untersuchung. Unangenehm ist höchstens die Vorbereitung, denn der Darm muss für die Untersuchung blitzblank abgeführt sein. Die Spiegelung erfolgt vom After her, durch den der biegsame Schlauch mit Optik und Licht bis zu der Stelle geschoben wird, wo der Dünndarm in den Dickdarm mündet. Die Untersuchung wird heute fast immer in einem kurzen Dämmerschlaf gemacht, so dass der Patient nichts davon spürt.

Blinddarmentzündung

Der Blinddarm (*Appendix*) hängt als wurmförmiges Anhängsel am Dickdarm, und zwar da, wo dieser im rechten Unterbauch beginnt. Dass er sich relativ leicht infizieren und entzünden kann, hängt damit zusammen, dass er mit dem Inneren des Dickdarms in Verbindung steht. Eine Blinddarmentzündung ist immer eine ernste Erkrankung!

So fängt es meistens an: Allgemeine Bauchschmerzen, meist krampfartig, Übelkeit, eventuell auch Erbrechen, leichtes Fieber. Typisch ist, dass oft jeder Schritt Schmerzen im Bauch auslöst. Kinder liegen oft mit angezogenen Beinen da.

Beim Betasten liegt der Hauptschmerz zwischen vorderem rechten Beckenknochen und dem Nabel.

Zur Diagnose misst der Arzt die Temperatur im After und unter dem Arm (der Unterschied von ca. 1 Grad ist, zusammen mit anderen Befunden, ein ganz gutes, weiteres Zeichen). Die weißen Blutkörperchen im Blutbild sind meistens, aber nicht immer erhöht.

Oft ist die Diagnose ziemlich schwierig, vor allem bei Schwangeren, aber auch bei alten Menschen, die nur geringe Beschwerden haben können, obwohl der Wurmfortsatz fast schon platzt. Alle Ärzte kennen die Geschichte von der »Gallenkolik«, die sich als hochgradige Blinddarmentzündung herausstellt, bei der sich der Blinddarm bis unter den Rippenbogen hochgeschlagen hatte. Andererseits muss es aber auch nicht immer der Blinddarm sein, wenn es im rechten Unterbauch schmerzt. Auch Eierstock- oder Blasenentzündungen können ähnliche Symptome hervorrufen.

Als **Therapie** kommt nur die Operation in Frage, jedenfalls wenn die Diagnose feststeht. Das Herausnehmen des entzündeten Organs geht heute meist schon per »Schlüsselloch«-Chirurgie, mit winzigen Narben, falls die Infektion noch nicht zu weit fortgeschritten ist.

Blut im Stuhl muss abgeklärt werden

Wenn Sie zu einer Krebs-Vorsorgeuntersuchung gehen – und das sollten Sie ab einem Alter von 35 jedes Jahr tun –, erhalten Sie auch Testbriefchen für das Aufspüren von Blut im Stuhl. Blut im Stuhl, egal ob sichtbar oder nur chemisch nachweisbar, bedeutet für Ihren Arzt: Alarm! Weitere Untersuchungen sind dann unbedingt nötig. Man muss feststellen, woher das Blut stammt – ob aus dem Magen oder aus dem Darm, wo gutartige Polypen oder womöglich ein kleines Krebsgeschwür Blutungen auslösen können, oder ob nur Hämorrhoiden zu dem Befund geführt haben.

Darmpolypen sind auf Dauer Zeitbomben

Die Schleimhaut des Dickdarms hat bei manchen Menschen die Neigung, Wucherungen zu bilden. Das hängt damit zusammen, dass sie sich ohnehin sehr rasch erneuert und ihre Oberflächen-Zellen schon nach ein bis zwei Tagen abstößt und durch neue ersetzt. Die Polypen wachsen langsam aus der Darminnenhaut; sie gleichen kleinen Pilzen, oft haben sie tatsächlich eine Art »Stängel«. Im Prinzip sind sie gutartig, aber wenn sie größer werden, dann besteht die Gefahr, dass in ihrem Inneren Zellen entarten und sich zu Krebszellen entwickeln. Deshalb legen die Ärzte größten Wert darauf, dass alle Polypen aus dem Dickdarm entfernt werden. Gehen Sie spätestens mit fünfzig Jahren zu einer ersten Darmspiegelung (siehe Seite 99)! Sollte in Ihrer Familie Darmkrebs vorgekommen sein, dann muss die

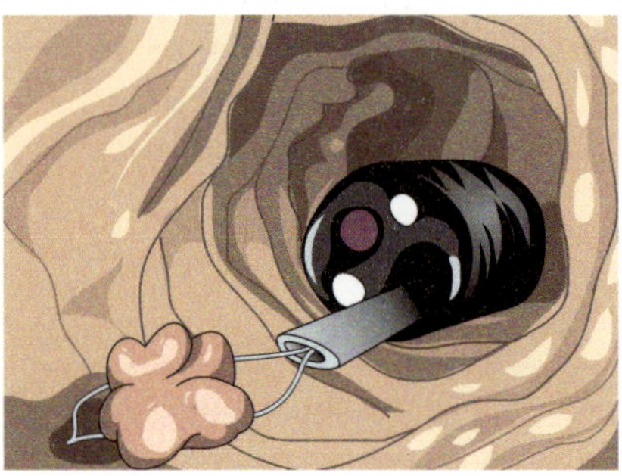

Endoskopische Abtragung eines Darmpolypen mittels einer Drahtschlinge

erste Untersuchung der Angehörigen zehn Jahre vor dem Alter erfolgen, in dem der Betroffene erkrankte. In manchen Familien vererbt sich eine regelrechte Polypenerkrankung mit Hunderten solcher Wucherungen. In diesem Fall müssen auch junge Menschen überwacht werden.

Divertikel

Als Divertikel bezeichnet man kleine Ausstülpungen der Dickdarmwand in Richtung Bauchhöhle. Sie entstehen vor allem bei älteren Menschen, wahrscheinlich als Folge einer gewissen Bindegewebsschwäche. Die einen halben bis zwei Zentimeter großen Säckchen, in die man bei einer Darmspiegelung hineinschauen kann, sind im Prinzip völlig harmlos. Sie können sich allerdings entzünden – wenn Kotreste sich in ihnen sammeln – und dann auch starke Schmerzen, Fieber und gelegentlich Blutungen verursachen. Bei einer solchen *Diverticulitis* ist eine Behandlung mit Antibiotika nötig. Sehr selten, bei immer wieder auftretenden Entzündungen, wird man dem Patienten zur chirurgischen Entfernung des betroffenen Darmstücks raten.

Divertikel sind fast immer harmlos

Chronisch entzündliche Darmkrankheiten

Unter diesem Begriff fasst man zwei Krankheitsbilder zusammen, die sich sehr ähnlich sind: *Colitis ulcerosa* (»geschwürige Dickdarmentzündung«) und *Morbus Crohn* (Crohnsche Krankheit), bei der die Entzündungsherde eher im Dünndarm auftreten, aber auch überall sonst im Magen-Darm-Trakt entstehen können.

Über die Ursachen und Entstehungsweisen dieser schweren Krankheiten wissen die Ärzte bis heute so gut wie nichts. Infektionen, erbliche Faktoren, Störungen im Immunsystem – alles ist untersucht und diskutiert worden, ohne dass sich wirkliche Erkenntnisse ergeben hätten.

Für die Patienten bedeuten diese Leiden jahre-, manchmal jahrzehntelange Beschwerden, wobei Perioden von starker Krankheitsaktivität mit Zeiten völliger Beschwerdefreiheit wechseln. Bauchschmerzen, Krämpfe, Durchfälle, die in einem »Schub«, also bei starker Aktivität der Krankheit, auch blutig sein können, Gewichtsabnahme und allgemeine Schwäche sind die Hauptsymptome.

Glücklicherweise kann man die Entzündungsschübe gut behandeln, wobei manchmal auch der Chirurg eingreifen muss, hauptsächlich dann, wenn sich Darmveränderungen gebildet haben. Oft bringen spezielle Diäten eine deutliche Besserung. In jedem Fall brauchen die Patienten gut informierte Fachärzte und oft auch eine psychologische Betreuung.

Hämorrhoiden

Im Enddarm, auf der Höhe der beiden Schließmuskeln, liegt unter der Schleimhaut in der Darmwand ein Geflecht von Blutgefäßen, »Schwellkörper«, die als zusätzliche Dichtung dienen. Verstärkt sich der Druck im Bauchraum, etwa bei ständigem Sitzen, während einer Schwangerschaft oder bei hartem Stuhl, womöglich verbunden mit starkem Pressen, dann vergrößern sich die Venengeflechte, es bilden sich Knoten (*Hämorrhoiden*), die durch die Schleimhaut hindurchtreten. Die Knoten können Blutgerinnsel (*Thromben*) enthalten. Vor allem diejenigen, die am äußeren Muskel auftreten, schmerzen, jucken und neigen zu Blutungen.

Wichtigste therapeutische Maßnahme ist eine geregelte Verdauung (ausreichende Ballaststoffe und Bewegung!) mit weichem Stuhl. Schmerzen und Juckreiz werden mit Zäpfchen und Salben behandelt; oft reicht das aber nicht aus, und die Gefäßknoten müssen von einem Spezialisten für Enddarm-Erkrankungen (*Proktologen*) verödet, abgeschnürt oder mit Laser beseitigt werden.

Achtung!

Auch wenn ein Hämorrhoidal-Leiden bekannt ist, dürfen Sie sich bei einer Blutung aus dem Enddarm oder bei einem positiven Blut-im-Stuhl-Test nicht in Sicherheit wiegen. Es kann sich immer zusätzlich im höheren Bereich des Darms eine andere Ursache für die Blutung verstecken. Deshalb muss auch in einem solchen Fall eine Darmspiegelung gemacht werden!

Inkontinenz – Probleme mit dem Schließmuskel

Inkontinenz – der unwillkürliche Abgang von Stuhl – ist kein Grund zum Schämen. Schämen sollten sich eher die Ärzte, die dieses Leiden, das das Leben vieler älterer Menschen so beeinträchtigt und sie oft sozial isoliert, nicht recht wahrnehmen. (Und auch in ihren Lehrbüchern so gut wie nichts darüber erfahren.) Unfreiwilliger Abgang von Urin (siehe Kapitel 7: Nieren- und Harnsystem, ab Seite 162) und Stuhl beruht auf einer Fehlfunktion der Schließmuskeln, wobei entweder die Nerven, die eigentlich die Füllung des Enddarms melden und die Muskeln steuern sollten, nicht richtig arbeiten, oder die Muskeln selbst, vor allem die im Beckenboden, erschlafft sind.

Was tun? Es hat sich gezeigt, dass regelmäßige Gymnastik, die der Stärkung des Beckenbodens und des äußeren Schließmuskels dient, durchaus eine Besserung bewirken kann. Am besten lässt man sich bei einer geschulten

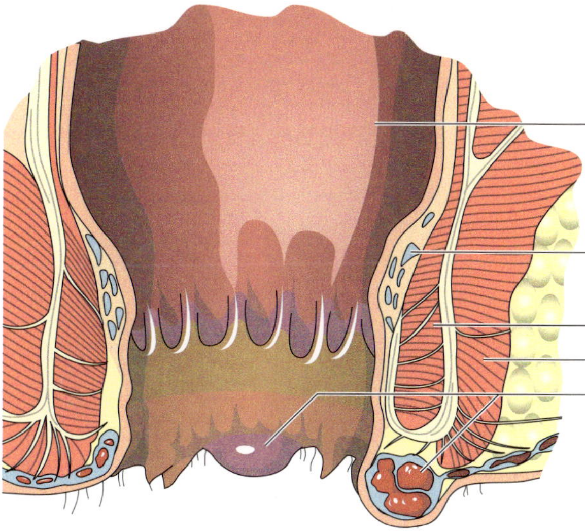

Enddarm: Hämorrhoiden entstehen aus den Gefäßkissen, die den Schließmuskel abdichten.

Krankengymnastin – Ihr Facharzt für Magen-Darm-Krankheiten oder Ihr Frauenarzt hat die richtigen Adressen! – die geeigneten Übungen zeigen. In manchen Fällen braucht man die Hilfe eines spezial geschulten Chirurgen, der die Funktion mit einer Schließmuskelplastik wieder herstellen kann. In jedem Fall muss eine Untersuchung des Enddarms erfolgen, um andere Krankheiten auszuschließen.

Leistenbruch

Ein häufiger Grund für Schmerzen im unteren Bauch sind Leistenbrüche. Das Leistenband, das zusammen mit einer Muskelplatte den Abschluss des Beckens bildet, besteht aus festem Bindegewebe. An einigen Stellen weist es aber Lücken auf, nämlich da, wo Blutgefäße oder Muskeln durch das Band zu den Beinen ziehen. Diese Lücken sind gewissermaßen Schwachstellen. Bei erhöhtem Druck im Bauchraum – beim Niesen oder Husten, beim Heben einer schweren Last oder auch bei einer ungeschickten Bewegung – kann es passieren, dass plötzlich ein Stück Darm in die Lende gepresst wird und unter die Haut oder in den Leistenkanal gleitet. Meist rutscht der Bruch (die Ärzte sagen *Hernie*) wieder zurück; da aber diese »weiche« Leiste bleibt, wird man irgendwann das Leistenband chirurgisch reparieren müssen. Eine akute Operation wird nötig, wenn der Bruch sich in einer solchen Lücke verklemmt, denn dann droht unter Umständen ein Darmverschluss.

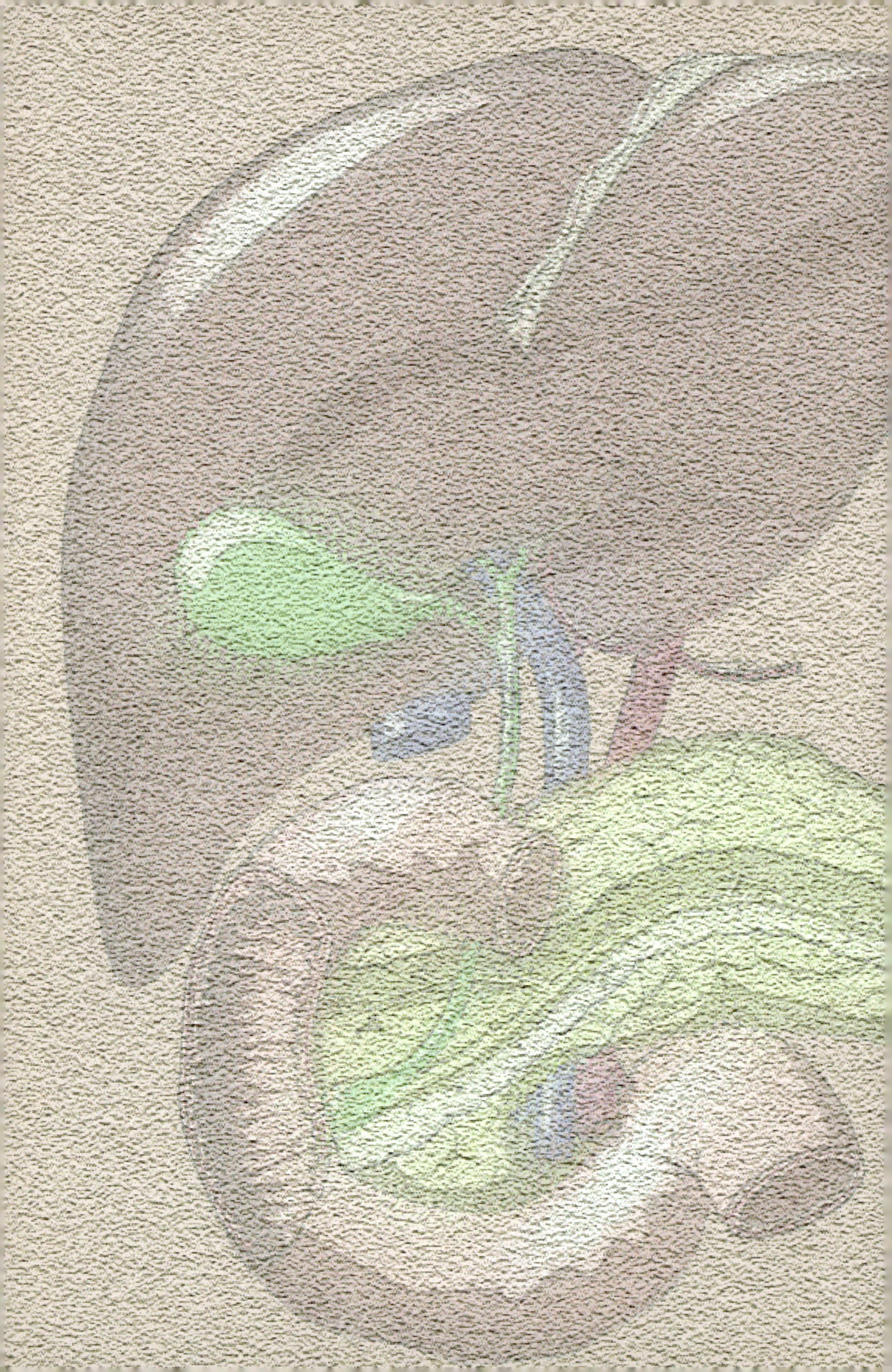

KAPITEL 5

Leber, Gallenblase und Bauchspeicheldrüse – eine leistungsfähige Chemiefabrik

Werfen Sie einen Blick in die Labors unseres Körpers

- Ohne ihre Arbeit gäbe es keine Verdauung und keine Schadstoff-Beseitigung
- Was der Leber nützt und was ihr schadet
- Woher kommen die Gallensteine?
- Die Bauchspeicheldrüse und ihre zwei Gesichter

Die Leber steuert den Stoffwechsel

Es gibt keine »einfachen« Strukturen in unserem Körper. Alles funktioniert auf kunstvolle Weise innerhalb der einzelnen und im Zusammenspiel mit allen anderen Organen. In der »konzertierten Aktion«, mit der der Körper unser Leben und unsere Gesundheit steuert, ist die Leber sicherlich einer der wichtigsten und kompliziertesten Teile.

Stellen Sie sich eine gigantische Chemiefabrik vor, in die, mittels eines eigenen Gefäßsystems, alles hineinströmt, was mit der Nahrung durch die Darmwand in das Blut gelangt ist. Das sind Nährstoffe, Vitamine, Medikamente, Hormone, aber auch schädliche Stoffe wie Alkohol oder Umweltgifte. Die Zellen der Leber haben nun die gewaltige Aufgabe, diese Stoffe zu analysieren, zu ordnen, in den verschiedenen Abteilungen zu bearbeiten und die lebenswichtigen Körperbausteine daraus zusammenzufügen: Zucker als Energielieferant, Eiweißkörper für den Muskelaufbau, Cholesterin und die Transportstoffe für andere Fettmoleküle, ferner die Galle und die Blutgerinnungsfaktoren.

Die Leber: Chemielabor, Vorratskammer und Müll-Entsorgungsanlage in einem

Neben den chemischen Labors enthält die Leber in ihren Zellen »Vorratskammern«, in denen die nicht sofort benötigten Substanzen aufbewahrt werden. Und obendrein ist sie unsere Müll-Entsorgungsanlage, die Gifte und verbrauchte Zellen abbaut.

Betrachtet man die so vielseitigen Leberzellen unter dem Mikroskop, so sieht man, dass sie zu sechseckigen Läppchen angeordnet sind, in deren Mitte sich jeweils eine Vene befindet. An den Ecken laufen ein Strang von weiteren Blutgefäßen und die kleinen Gallengänge, die alle in einen zentralen Ausführungsgang münden. Während die eigentlichen chemischen Abläufe in den Zellen stattfinden, ist für den Transport durch ein sinnvolles Gang- und Gefäßsystem gesorgt.

Die Leber liegt geschützt hinter dem rechten Rippenbogen. Sie ist das am stärksten durchblutete Organ des Körpers und wiegt beim Erwachsenen ca. 1 500 Gramm. Bei den vielen Aufgaben, die sie erfüllen muss, ist es verständlich, dass ihr Versagen zu schwersten gesundheitlichen Störungen führt. Glücklicherweise gilt die Leber als ein »gutmütiges« Organ; geschädigte Zellen werden sehr rasch ersetzt, und auch bei einer ständigen Überflutung mit Substanzen, die die Zellen angreifen – wie zum Beispiel Alkohol –, dauert es meist lange, bis eine nicht mehr zu heilende Zerstörung des Gewebes eintritt.

Geschädigte Leberzellen können sich erneuern

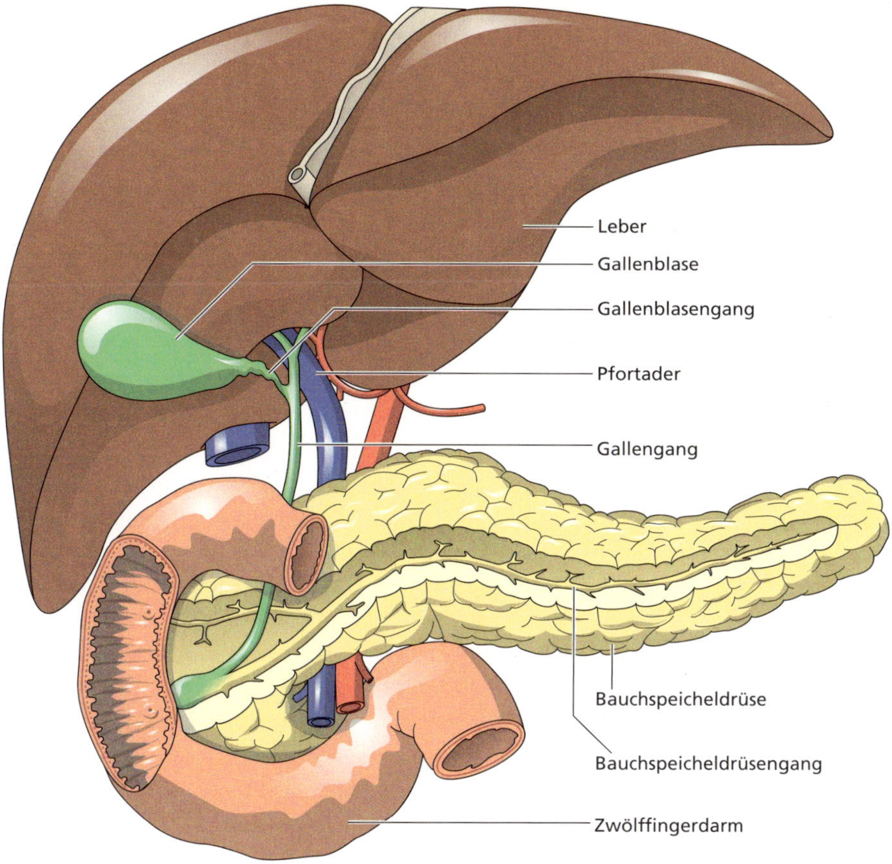

Leber, Galle und Bauchspeicheldrüse bilden zusammen ein System, das für die Aufbereitung der Nahrung wichtig ist.

Das können Sie für Ihre Leber tun

- Alkohol nur in geringen Mengen trinken. Als Maximum gilt für Männer ein halber Liter Wein oder ein Liter Bier pro Tag (nur ausnahmsweise einmal mehr), für Frauen höchstens die Hälfte.
- Immer mal »Alkoholpausen« von einigen Wochen einlegen – für die Regeneration der Leberzellen.
- Keine Drogen! Inzwischen steht fest, dass sogar Marihuana die Leber schädigt – von den harten Drogen ganz zu schweigen.
- Fettarm essen! Die Aufbereitung der Fettmoleküle ist für die Leber eine enorme Belastung (siehe Kapitel 13: Hormone und Stoffwechsel, ab Seite 295).
- Vorsicht mit Medikamenten! Für eine vorgeschädigte Leber können sie eine zusätzliche Belastung sein.

Häufige Lebererkrankungen

Fettleber

Wie sie entsteht: Die Veränderung des Organs in eine Fettleber, das heißt die Einlagerung von großen Fett-Tropfen in die Leberzellen, ist die Reaktion des Gewebes auf schädigende Stoffe, zum Beispiel Alkohol, der ab einer gewissen Menge nicht mehr abgebaut werden kann. Die Zellen sind dann auch nicht mehr in der Lage, die heranflutenden Fettmoleküle aus der Nahrung aufzubereiten und lagern sie einfach ein. Das Gleiche geschieht, wenn man sich zu fettreich ernährt.

Wie gefährlich ist eine Fettleber?
Zunächst vergrößert sich die Leber. Man kann sie dann unter dem rechten Rippenbogen tasten, in schweren Fällen oft mehrere Zentimeter darunter. Gelegentlich treten Schmerzen auf, wobei nicht die Leber selbst, sondern die Kapsel, die das Organ umhüllt, durch die Dehnung ein Druckgefühl erzeugt. Meist ist die Leber in diesem Zustand noch gut funktionsfähig und – ganz wichtig! – sie kann sich, wenn keine weiteren Gifte mehr auf sie einwirken, wieder zu ihrem Normalzustand zurückbilden. Eine andere Behandlungsmöglichkeit gibt es leider nicht.

Die Fettleber kann sich wieder regenerieren

Anzeichen für einen schweren Leberschaden

Ärzte erkennen fast augenblicklich einen Patienten mit einem starken Leberschaden an folgenden Zeichen:

- Mädchenhaft weiche Haut, auch bei einem Mann (Folge des mangelhaften Östrogen-Abbaus)
- kleine Hautblutungen (Folge der Störung in der Blutgerinnung)
- »Spinnenzeichen« – Spider naevi – (erweiterte, sternförmige Blutgefäße) im Gesicht und an den Schultern
- tiefe Röte der Hand- und manchmal auch der Fuß-Innenflächen
- gelblich verfärbte Augen und Haut (Zeichen für das Übertreten der Gallefarbstoffe ins Blut)

Wenn man dann noch eine harte, knollige Leber tasten kann und womöglich eine Bauchwassersucht, dann ist klar, dass der Patient an einer Leberzirrhose, also einer Verhärtung des Organs leidet.

Erst wenn die Schädigung anhält, kommt es zur Narbenbildung und damit zur bleibenden Zirrhose.

Leberzirrhose

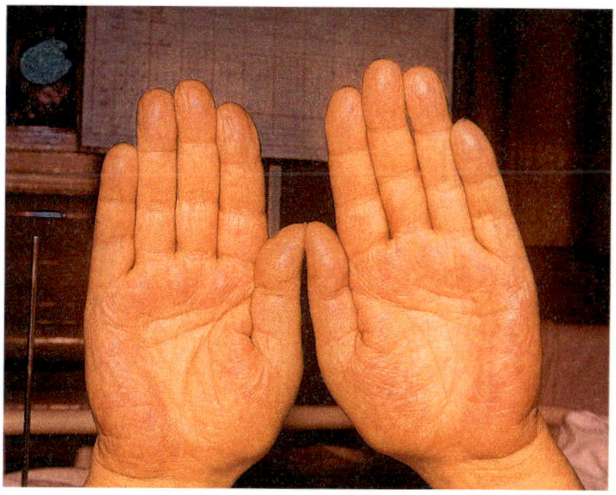

Die typische Rötung der Handinnenflächen, die auf eine Lebererkrankung hinweist.

Diese Krankheit ist das Endstadium einer chronischen Leberschädigung. Es gibt verschiedene Ursachen dafür: am häufigsten Gifte wie Alkohol oder Drogen, aber auch Störungen im Eisenstoffwechsel (*Hämochromatose*) und vor allem chronische Entzündungen, zum Beispiel Hepatitis B oder C. (Die Hepatitis A führt so gut wie nie zur Zirrhose; mehr zum Thema Hepatitis ab Seite 110.)

Die normale Architektur der Leber verändert sich bei dieser Krankheit völlig: An die Stelle der neben- und übereinander liegenden Läppchen tritt narbiges Bindegewebe. Dazwischen versucht das Organ, durch vermehrte Neubildung von Gewebe den Schaden zu begrenzen: Es entstehen neue Leberzellhaufen, aber ohne richtige Gliederung. Dieses Nebeneinander von Narbenzügen und neuem Gewebe erzeugt die typische, knollige Form des Organs. Mit dieser Knotenleber muss ein Patient weiterleben, denn der Zustand kann nicht mehr rückgängig gemacht werden. Müdigkeit und eingeschränkte Leistungsfähigkeit sind typische Symptome eines dauerhaften Leberschadens.

Mit einer Zirrhose zu leben – auch lange und in relativem Wohlbefinden – ist durchaus möglich, vorausgesetzt, man verhindert jede weitere Belastung der Leber. Allerdings besteht ständig eine gewisse Gefahr, dass sich der Blutstrom, der nun nicht mehr ungehindert durch das verhärtete Organ fließen kann, bis zu den Venen des Magens und der Speiseröhre zurückstaut. Die Folge sind Krampfadern in diesem Bereich, die massiv bluten können. Die andere Gefahr ist die Ansammlung von **Wasser im Bauch** (*Aszites*) und als schlimmste Komplikation das **Leberkoma.**

Es gibt keine Behandlung der Leberzirrhose. Ärzte können zwar die Komplikationen therapieren, und sie können vor allem die Patienten dazu anhalten, ihre Leber durch leichtes Essen und durch strikte Vermeidung von Alkohol zu entlasten. Kommt es zum endgültigen Leberversagen, so besteht noch die Möglichkeit, durch die **Transplantation** eines fremden Organs den Patienten zu retten.

Hilfe – ich werde gelb!

Die Gelbsucht – *Ikterus* sagt der Mediziner dazu – ist keine Krankheit, sondern ein Symptom. Sie entsteht immer dann, wenn ein bestimmter Farbstoff, das *Bilirubin*, frei ins Blut gelangen kann. Am häufigsten ist das der Fall bei Krankheiten der Leber, denn Bilirubin ist ein Teil der Flüssigkeit, die von den Leberzellen hergestellt und als »Galle« in Richtung Gallenblase und Darm geschleust wird.

Meistens wird zunächst das Weiße des Auges gelblich, bevor sich auch die Haut verfärbt, und zwar gelb, gelb-rot oder sogar gelb-grünlich.

Wenn Sie mit gelben Augen zum Doktor gehen, wird er Ihnen einige Fragen stellen – nach der Farbe des Urins, der Farbe des Stuhls, Schmerzen –, wird Sie untersuchen und dann bereits sagen können, welche Krankheit er vermutet:

- Gelbe Haut, dunkler Urin, hellbrauner, aber nicht lehmfarbener Stuhl: Verdacht auf Hepatitis.
- Gelbe Haut, dunkler Urin, weißlich-lehmfarbener Stuhl, womöglich kolikartige Schmerzen im rechten Oberbauch: Verdacht auf Abflussbehinderung in den Gallenwegen (siehe Seite 115).
- Gelbe Haut, nur geringe Verfärbung der Augen, dunkler Urin, dunkler Stuhl: Verdacht auf eine Krankheit der roten Blutkörperchen (bei der auch Bilirubin freigesetzt wird).

Hepatitis ist nicht gleich Hepatitis

Hepatitis (Leberentzündung) ist eine der am weitesten verbreiteten Krankheiten der Welt. Sie wird durch Viren verursacht, die die Leberzellen befallen und sie zerstören. Im Blut kann man dann Virusteile nachweisen und auch die Antikörper, die der Organismus gegen die Eindringlinge bildet.

Obwohl es unterschiedliche Infektionswege und Erkrankungsformen gibt, fängt die akute Phase bei jeder Hepatitis meist ähnlich an: schwere Müdigkeit, Appetitlosigkeit, Übelkeit – zunächst nur Symptome, die auch zu einer Grippe passen könnten. Wenn dann aber eine »Gelbsucht« auftritt, also eine Verfärbung der Augäpfel und der Haut, kann der Arzt bereits ziemlich sicher sein, dass die Leber am Krankheitsgeschehen beteiligt ist.

Hepatitis A – ein böses Reiseandenken

Die Übertragung erfolgt hier durch verunreinigte Nahrungsmittel: Ungenügend gekochtes Fleisch, aber auch rohe Muscheln, Austern und andere Meeresfrüchte sind häufige Überträger, vor allem, wenn sie an Küsten gezüchtet werden, wo man Fäkalien ins Meer leitet. Die Viren werden nämlich mit dem

Kot ausgeschieden. Die Zeit zwischen Ansteckung und Auftreten der Krankheitszeichen beträgt ungefähr vier Wochen. Wenn die Gelbsucht beginnt, ist die Hauptinfektionsgefahr gegenüber anderen Personen nur noch gering.

Hepatitis A wird durch verunreinigte Lebensmittel übertragen

Trotzdem gilt: Hände waschen! Eigene Handtücher! Desinfektion der Toiletten und Türklinken! Keine ungekochten Lebensmittel für andere zubereiten!

Die Bilirubinwerte im Blut sind oft sehr hoch, das heißt, dass der Patient dunkelgelb aussehen kann und über Wochen müde, elend und appetitlos ist.

Die Behandlung: Ruhe, Schonung und absolutes Alkoholverbot für mindestens sechs Monate.

Obwohl Hepatitis A in so gut wie allen Fällen ohne Folgen ausheilt, empfehle ich Ihnen dringend, sich gegen die Krankheit impfen zu lassen, vor allem dann, wenn Sie Reisen in Länder mit geringer Hygiene planen.

Hepatitis B – oft ein lebenslanger Begleiter

Hepatitis B kann einen chronischen Verlauf nehmen

Im Gegensatz zur Hepatitis A mit ihrem eher gutartigen Verlauf ist Hepatitis B eine äußerst gefährliche Krankheit. Einmal kann sie – wenn auch nur bei wenigen Prozent der Fälle – mit solcher Vehemenz auftreten, dass innerhalb von Tagen alle Leberzellen erkranken und dass es zur tödlichen Katastrophe, zum akuten Leberversagen, kommt. Zum anderen bleiben die Viren bei manchen Patienten chronisch aktiv, weil es den Abwehrkräften des Körpers nicht gelingt, sie zu vernichten.

So wird aus einer akuten Hepatitis eine chronische, die im Lauf der Jahre durch die fortdauernde Schädigung der Leberzellen in eine Zirrhose übergehen oder häufig auch zu Leberkrebs führen kann.

Die **Übertragung** der Krankheit geschieht im Gegensatz zur Hepatitis A durch Körpersäfte, also durch Sexualkontakte oder Kontakte mit infiziertem Blut, ähnlich wie bei AIDS. Glücklicherweise gibt es eine Impfung gegen diese sehr weit verbreitete Krankheit.

(Siehe auch Kapitel 17: Infektionskrankheiten, ab Seite 372.)

Hepatitis: Lassen Sie sich impfen!

- **Wer?** Jeder Mann, jede Frau und jedes Kind!
- **Warum gegen Hepatitis B?** Hepatitis B ist eine der am weitesten verbreiteten Infektionskrankheiten. 800 000 Menschen allein in Deutschland tragen das Virus in sich – meist ohne es zu wissen. Gerade bei den infizierten Kleinkindern geht die Krankheit in 40 Prozent der Fälle in die chronische

Form über (im Gegensatz zu nur 10 Prozent bei den Erwachsenen). Die Experten empfehlen, dass sich nicht nur Menschen, die in medizinischen Berufen arbeiten, rechtzeitig impfen lassen – für diesen Personenkreis ist das gesetzliche Vorschrift –, sondern dass alle Kinder und Erwachsenen einen ausreichenden Impfschutz erhalten.

- **Warum gegen Hepatitis A?** Die Hepatitis A ist zwar eine vergleichsweise eher harmlose Erkrankung. Aber da wir fast alle in alle möglichen Urlaubsländer fahren – und Ansteckungsgefahr selbstverständlich auch in Deutschland besteht –, sollten wir alle auch einen Schutz gegen Hepatitis A erwerben.
- **Wer bezahlt?** Wegen der Kosten müssen Sie sich bei Ihrer Krankenkasse erkundigen. Für Sie wie für die Kasse ist es gut angelegtes Geld.
- **Wann impfen?** Hepatitis B: Säuglinge ab dem 3. Lebensmonat; Kinder zwischen dem 11. und 15. Lebensjahr. Erwachsene jederzeit. Für jedes Lebensalter gibt es speziell dosierte Impfstoffe.
- Übrigens gibt es einen Impfstoff, der gleichzeitig gegen Hepatitis A und B immunisiert! **Fragen Sie Ihren Hausarzt.**

Ich habe vor ungefähr zehn Jahren Drogen genommen«, sagt die junge Frau, »gottlob bin ich aus eigener Kraft aus der Szene herausgekommen. Aber jetzt höre ich so viel über Hepatitis C und bin völlig verunsichert. Es könnte ja sein, dass ich mir damals diese Krankheit geholt habe.« Ja, sie hatte auch Heroin gespritzt, und sie sei so daneben gewesen, dass sie nicht auf sterile Nadeln geachtet habe …

Hepatitis C – ein schlafender Tiger

Die Ängste der Patientin sind berechtigt. Fünfzig Prozent der Hepatitis-C-Infizierten sind oder waren Drogen-Konsumenten. Bei den anderen Betroffenen wurde das Virus wahrscheinlich durch Blut- oder Blutprodukte übertragen, zu einem Zeitpunkt, als der Erreger noch nicht nachgewiesen werden konnte. Eine Ansteckung auf sexuellem Weg scheint bei der Hepatitis C eher selten zu sein.

Was die Ärzte an dieser Krankheit immer noch verwirrt, ist das Auf und Ab und der ungewisse Ausgang der Infektion, bei der es in ungefähr 20 Prozent der Fälle zu einer *Zirrhose* kommt.

Hepatitis C verursacht nur selten irgendwelche Symptome wie Müdigkeit oder Schmerzen im Bauch. Auch wenn eine Infektion nachgewiesen ist, vergehen oft mehrere Jahre, in denen die Krankheit »ruht«, bis sich dann plötzlich

Hepatitis C verursacht zunächst nur selten Symptome

(wieder) Zeichen einer akuten Leberentzündung zeigen, als Folge einer erneuten Virusaktivität. Bei anderen »schläft« die Infektion lebenslang. Man kann seit einigen Jahren mit dem Botenstoff *Interferon Alpha* behandeln, der die Immunabwehr unterstützt. Zusätzlich gibt man nach neuesten Studien das Anti-Virus-Mittel *Ribaverin*. Mit dieser Kombination scheint man ca. 50 Prozent der Fälle heilen zu können. Langzeit-Ergebnisse stehen allerdings noch aus. Eine Impfung gegen Hepatitis C ist derzeit noch nicht möglich.

Hepatitis D und E

Diese beiden seltenen Formen der Leberentzündung sind noch nicht ganz erforscht. Während die Hepatitis D mehr der Hepatitis B ähnelt, bei der es schwere und chronische Verläufe gibt, ist die Hepatitis E am ehesten mit der Hepatitis A zu vergleichen und hinterlässt meist keine Folgen.

Stauungsleber

Wenn das Herz schwach ist und das Blut nicht mehr kräftig durch den Körper pumpen kann, oder wenn durch die Veränderung einer Herzklappe ein »Engpass« entstanden ist, dann gibt es Stauungen des Blutflusses. Sind die Probleme in der rechten Hälfte des Herzens, dort, wohin das Blut aus dem ganzen Körper zurückströmt, dann treten solche Stauungen nicht nur in den Beinen auf (»Wasser in den Beinen«), sondern auch in anderen Organen, vor allem in der Leber. Sie vergrößert sich und liegt wie ein prall gefüllter Schwamm in ihrer Kapsel, die gedehnt wird und schmerzt. Für die Leberzellen ist das ein unangenehmer Zustand und viele von ihnen gehen dadurch kaputt. Hält die Stauung über Jahre an, dann kann daraus ebenfalls eine *Zirrhose* entstehen. Die Symptome gehen zurück, wenn der Körper entwässert und das Herz dadurch entlastet wird.

Parasiten in der Leber

Infektionen mit Keimen oder Würmern, die sich dann in der Leber festsetzen, sind gar nicht so selten.

- **Der Hundebandwurm** (*Echinococcus*) benutzt den Menschen als »Zwischenwirt«. Seine Eier können mit verunreinigter Nahrung oder bei zu engem, unhygienischem Umgang mit Tieren über den Darm in die Leber gelangen und entwickeln dort große, blasenartige Gebilde, in denen die Larven heranreifen. Der Arzt sieht diese Blasen im Ultraschall – meist gibt es auch Veränderungen im Blutbild. Für eine Heilung muss der Chirurg den befallenen Teil der Leber herausschneiden.

- **Eine Amöben-Infektion**, die man sich in tropischen Ländern durch den Verzehr von ungekochten Speisen (Salat!) oder durch Trinken von nicht abgekochtem Wasser (Eiswürfel!) zuziehen kann, betrifft zunächst den Darm und verursacht massive Durchfälle. Diese hören nach Tagen oder Wochen auf. Aber jetzt können sich (innerhalb von einigen Monaten) Abszesse bilden – meist in der Leber. **Deshalb muss jede Darmkrankheit, die nach Reisen in exotische Länder auftritt, abgeklärt werden!** (Siehe auch Kapitel 17: Infektionskrankheiten, ab Seite 370.)

Gallenwege und Gallenblase

Die Galle, die bittere Galle, galt den Menschen früher als das Sinnbild der Traurigkeit und bis heute sagen wir »die Galle kommt mir hoch«, wenn wir uns über etwas fürchterlich ärgern. In Wirklichkeit ist die Galle nur einer der vielen Verdauungssäfte, die der Körper braucht, um die Nahrung aus dem Darm aufzunehmen. Sie wird in den Leberzellen gebildet, sickert in einem eigenen Gefäßsystem an die Unterseite der Leber, wo sie in einem großen Gang zusammenfließt, der im Darm, genauer gesagt: im Zwölffingerdarm endet. Seitlich an diesen Gang ist ein etwa sechs Zentimeter großer Muskelsack angeschlossen, die **Gallenblase**, die als Überlaufgefäß dient, das heißt, in der die Galle sich sammelt, wenn sie nicht sofort im Darm benötigt wird. Wenn wir sehr fetthaltige Dinge essen, wie Majonäse, Eier oder Schokoladencreme, dann entleert die Gallenblase ihren gespeicherten Inhalt in das Gangsystem und weiter in den Darm.

Die Gallenblase dient als Reservegefäß für die Galle

Die **Gallenflüssigkeit** ist eine Mischung aus Gallensäuren, Gallenfarbstoff, Cholesterin und Salzen, die mehr oder weniger beständig in Wasser gelöst sind. Dies zu wissen ist wichtig, wenn man verstehen will, wie sich Gallensteine bilden.

Wichtigste Krankheit: Gallenstein-Leiden

Wie sich die Steine bilden

Eine gewisse Veranlagung zur Steinbildung scheint erblich zu sein, oft ist aber auch der Cholesterinspiegel im Blut erhöht oder es gab früher bereits Entzündungen der Gallenblase. Jedenfalls ist eines Tages die Zusammensetzung der Gallenflüssigkeit gestört und es bilden sich »Steine«, feste Klumpen aus

Gallenkolik – Schmerz lass nach!

»Die starken Krämpfe im Oberbauch, rechts, hinter den Rippen, strahlen bis in die Schulter und in den Rücken aus. Nach einer endlos scheinenden Zeit lassen sie nach. Man denkt schon, es sei vorbei. Dann geht es wieder los, noch schlimmer als vorher. Es ist, als presse eine Faust die Eingeweide zusammen.« So schildert es eine Betroffene.

Cholesterin oder aus dem Gallenfarbstoff Bilirubin (»Pigmentsteine«). Der typische Gallensteinpatient ist »female, forty and fat«, wie die Amerikaner uncharmant sagen: »weiblich, vierzig und übergewichtig«. Man schätzt, dass die meisten Patienten mit Gallensteinen zeitlebens keine Beschwerden haben und gar nicht wissen, dass sie »steinreich« sind. Wenn Symptome auftreten, dann sind es Völlegefühl, Übelkeit und ein ziehender Schmerz unter dem rechten Rippenbogen, vor allem nach schweren Mahlzeiten. Manchmal aber trifft es den Patienten mit aller Wucht – ohne Vorwarnung erleidet er eine Kolik.

Die wellenförmigen Schmerzen entstehen, wenn ein – meist kleiner – Stein aus der Gallenblase in das Gangsystem wandert. Irgendwo bleibt er hängen und behindert den Abfluss. Der Körper versucht, durch erhöhten Druck das Hindernis zu beseitigen. Manchmal gelingt es ihm, das Steinchen durch den Gallengang bis in den Darm zu schieben. Zur unendlichen Erleichterung des Patienten sind dann die Koliken mit einem Schlag vorbei. Viel häufiger aber bleibt das Hindernis im Gang oder an der Einmündungsstelle zum Darm hängen. Wenn keine Galle mehr abfließen kann, kommt zu den Schmerzen auch noch eine Gelbsucht dazu, denn jetzt tritt der Gallenfarbstoff in das Blut über (siehe auch Seite 110, »Hilfe – ich werde gelb«).

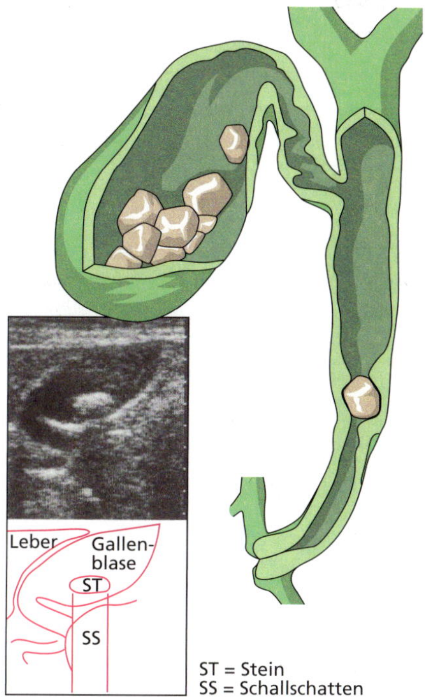

Steine in der Gallenblase und im Gallengang. Links Ultraschallbild.

Welche Behandlung ist die beste?

Patienten, denen Gallensteine Beschwerden machen, müssen behandelt werden. Zu groß ist die Gefahr, dass aus den ständigen Reizungen und Entzündungen eine Schädigung von Leber und Bauchspeicheldrüse entsteht.

Zunächst wird der Arzt wichtige Untersuchungen durchführen: Er muss wissen, ob der oder die Steine groß oder klein sind, ob sie verkalkt erscheinen und wo sie sich genau befinden.

Auf all diese Fragen geben **Ultraschall** und das **Computer-Tomogramm** meist ausreichend Antwort. Erst jetzt kann der Fachmann unter den vielfältigen Möglichkeiten, die es heute zur Behandlung des Gallenstein-Leidens gibt, die schonendste und wirkungsvollste empfehlen:

Operieren, zertrümmern oder auflösen?

- **Endoskopische Operation:** Der schonende, »minimal invasive« Eingriff der Gallenblasen-Entfernung mittels winziger Instrumente, die durch Schläuche in den Bauch geschoben werden, ist inzwischen zur Standard-Methode geworden. Er bietet beträchtliche Vorteile: kleine Narben, kurzer Klinikaufenthalt, fast nie die Notwendigkeit einer Nachbehandlung. Aber Vorsicht! Der Operateur muss in der Methode wirklich erfahren sein. Nachfragen!
- **Auflösen der Steine durch Medikamente:** Funktioniert nur bei kleineren Cholesterinsteinen. Dauer: 6 bis 24 Monate! Erneute Steinbildung häufig.
- **Auflösen durch Spülung** mit einer Ätherflüssigkeit durch einen Katheter, der in die Gallenblase gelegt wird. Zwei bis drei Tage Klinikaufenthalt. An sich eine elegante Methode, aber auch hier bilden sich die Steine häufig wieder.
- **Zertrümmern mit Ultraschall-Stoßwellen:** Die Methode ist, im Gegensatz zur Zertrümmerung von Nierensteinen, umstritten, da die Trümmer der Steine in den Abflusswegen stecken bleiben können. Nachbehandlung (auch Operation) fast immer nötig.
- **Klassische »offene« Operation:** Heute fast nur noch bei Komplikationen wie Verwachsungen oder bei Steinen in den Gallengängen notwendig.
- **Steinentfernung aus dem Gallengang** oder aus der Einflussstelle des Gallengangs in den Darm per Endoskop durch den Magen: gute Methode, wenn der Stein dort den Abfluss behindert.

Wie lebt man ohne Gallenblase? Bestens. Allerdings muss der Patient lernen, die wirklich fetten Speisen zu meiden. Sonst aber gibt es keine Einschränkungen. Der Arzt wird außerdem empfehlen, das Cholesterin im Blut zu normalisieren. Nicht durch Fasten (das kann auch zu einer Eindickung der Galle führen!), sondern durch Erhöhung des Ballaststoff-Anteils in der Nahrung, durch Erhöhung des Gemüseverzehrs und eine Reduzierung von Fleisch, Eiern und Butter.

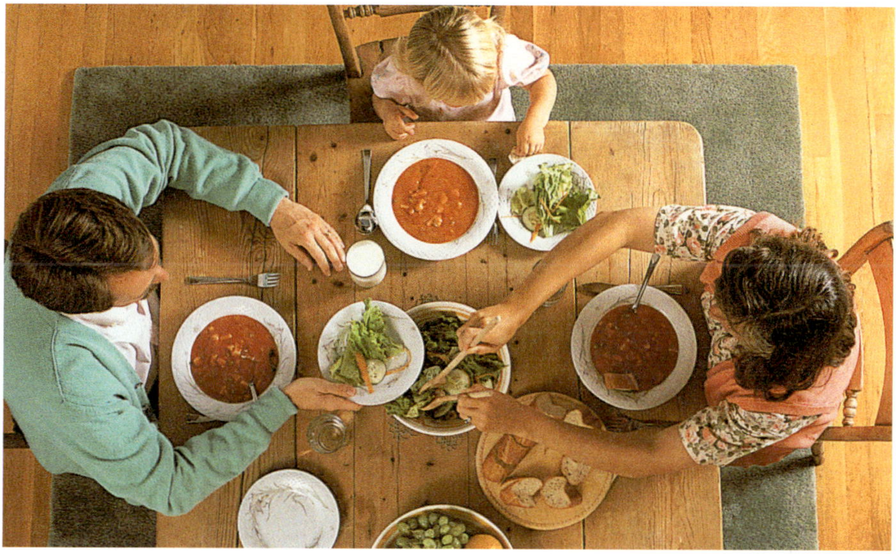

Leichte, fettarme Kost ist günstig bei Gallenbeschwerden.

Entzündung der Gallenblase

Die häufigste Begleiterkrankung eines Gallenstein-Leidens ist die akute oder chronische Entzündung der Gallenblase. Ein direkter Zusammenhang ist verständlich – bedeutet doch das Vorhandensein der Steine eine ständige Reizung der Gallenblasenwände und meist auch einen gestörten Abfluss. Dazu kommen in den meisten Fällen noch bakterielle Infektionen mit aufsteigenden Keimen aus dem Darm. Es gibt allerdings auch Entzündungen, ohne dass Steine nachweisbar sind.

Die Zeichen der Entzündung sind oft die gleichen wie bei symptomatischen Gallensteinen: Schmerzen im rechten Oberbauch, vielleicht nicht so kolikartig, starker Berührungsschmerz, dazu Fieber, manchmal sogar Schüttelfrost.

Eine Gallenblase, deren Wände eitrig entzündet waren, wird, selbst wenn die akute Entzündung mit Hilfe von Antibiotika zum Abklingen gebracht werden kann, selten wieder ganz in Ordnung kommen. Deshalb sind die meisten Ärzte der Meinung, dass die beste Behandlung auf lange Sicht eine Entfernung des Organs ist. Manchmal muss man dies sofort, im akuten Stadium tun, manchmal kann man sich Zeit lassen, bis das Gewebe sich wieder einigermaßen normalisiert hat. Da eine akute Entzündung der Gallenblase eine schwere Erkrankung darstellt (wie beim Blinddarm droht ein »Durchbruch«, das Platzen der Gallenblase), ist der Patient zunächst im Krankenhaus am besten aufgehoben.

Die Bauchspeicheldrüse – ein Organ mit zwei Gesichtern

Wenn man Sie fragte, wo sich Ihre Bauchspeicheldrüse befindet – wüssten Sie es? Richtig, im Bauch – aber wo? Das kleine Organ – die Ärzte nennen es *Pankreas* – ist nur 13 bis 15 Zentimeter lang und 3 Zentimeter dick und liegt quer im Oberbauch tief hinter dem Magen. Es sieht aus wie eine dicke, gelbe Zunge. Das Wort »Drüse« bedeutet, dass etwas produziert und ausgeschieden wird. In diesem Fall sind das die hochwirksamen Verdauungssäfte, Enzyme, die gebraucht werden, um Fette, Kohlehydrate und Eiweiß aus der Nahrung im Darm aufzuspalten. Diese Säfte werden von Millionen kleiner Zellen hergestellt, die schlauchförmig um einen freien Gang angeordnet sind, der die Flüssigkeit weiterleitet in den Hauptgang, der wiederum zusammen mit dem Gallengang in den Darm mündet.

Betrachtet man ein Gewebestück einer Bauchspeicheldrüse unter dem Mikroskop, dann erkennt man sofort, dass zwischen den vielen Drüsenringen immer wieder andersartige Zellhaufen liegen, fast wie Inseln in einem Meer. Das ist dem Berliner Gewebeforscher Professor *Paul Langerhans* bereits 1869 aufgefallen. Von ihm bekamen die »Inseln« dann ihren Namen. Erst viel später erkannten die Wissenschaftler, dass auch die Inselzellen etwas herstellen und direkt ins Blut abgeben. Man nannte diesen Stoff *Inselhormon* oder *Insulin*.

Das ist also das lebenswichtige Insulin, das eine so entscheidende Rolle im Zuckerstoffwechsel spielt. (Sie erfahren mehr darüber im Kapitel 13: Hormone und Stoffwechsel, ab Seite 276.)

Krankheiten der Bauchspeicheldrüse

Das größte Problem bei den Verdauungssäften besteht darin, dass sie in der Lage sind, Fett und Eiweiß aufzulösen, und somit auch körpereigenes Gewebe »auffressen« können. Das geschieht tatsächlich immer dann, wenn eine Entzündung die Schutzmechanismen der Zellen außer Kraft setzt.

Akute Pankreatitis

Pankreatitis bedeutet »Entzündung der Bauchspeicheldrüse«. Sie zeigt sich in sehr intensiven, bohrenden Bauchschmerzen, die zwischen Brustbein und Nabel einsetzen und meist gürtelförmig bis in den Rücken ausstrahlen. Sie sind auch für den Arzt nicht immer klar von den Schmerzen zu unterscheiden, die eine Gastritis, ein Magengeschwür oder ein Gallenstein verursachen können. Die sichere Diagnose ergibt sich erst aus den Laborwerten und dem Ultraschall.

Die häufigste Ursache sind Gallensteine! Legt sich nämlich ein Gallenstein an die Mündung des Ausflussganges, genau da, wo auch der Pankreasgang endet, dann können die Säfte nicht mehr in den Darm fließen und stauen sich zurück bis zu den Drüsenzellen, die sich unter dem Druck entzünden. Das Gleiche geschieht, wenn der Gang durch einen Tumor verlegt wird.

Alkohol ist eine weitere wichtige Ursache, vor allem Alkohol-Exzesse mit »harten« Getränken oder die Mengen, die chronische Alkoholiker zu sich nehmen. Es gibt noch Dutzende von anderen Gründen für eine Entzündung des Organs, sie spielen aber keine so wichtige Rolle.

Zur Behandlung muss der Patient meist in eine Klinik überwiesen werden. Er darf dort einige Tage lang absolut nichts essen oder trinken und wird dafür über eine Vene ernährt. Zusätzlich bremst man durch Medikamente die Magensäure-Produktion – weil die wiederum die Bauchspeicheldrüse zur Arbeit anregt – und gibt zusätzlich Antibiotika. Auf diese Weise versuchen die Ärzte unter allen Umständen zu verhindern, dass eine Selbstverdauung einsetzt, wobei sich dann riesige Blasen – *Pseudo-Zysten* – im Gewebe bilden, die das ganze Organ zerstören. In diesem hochgefährlichen und sehr schmerzhaften Zustand kann ein Chirurg manchmal noch rettend eingreifen, indem er die zerstörten Teile entfernt und für das restliche Organ einen guten Abfluss schafft.

Chronische Pankreatitis

Warum bei manchen Patienten eine chronische Entzündung entsteht, oft mit ständigen Schmerzen, ist nicht bekannt. Erst wenn ungefähr 80 Prozent des Gewebes nicht mehr funktionieren, wird auch die Verdauung der Nahrung zunehmend schwieriger. Die Patienten scheiden große Mengen fettig glänzender Stühle aus, als Zeichen für einen unzulänglichen Fettabbau, sie sind appetitlos und nehmen ab. Durch eine mangelhafte Insulinproduktion kann auch ein Diabetes auftreten. Glücklicherweise gibt es für solche Fälle Insulin und die fehlenden Pankreas-Enzyme als Medikamente. Ob ein Patient mit einer schwer geschädigten Bauchspeicheldrüse längere Zeit überlebt, hängt davon ab, ob er alles meidet, was die Drüse weiter belastet, also Alkohol und schweres Essen. Eine Pankreas-Transplantation ist für manchen dieser Patienten die letzte Chance.

Gürtelförmige Bauchschmerzen: Verdacht auf eine Pankreas-Erkrankung

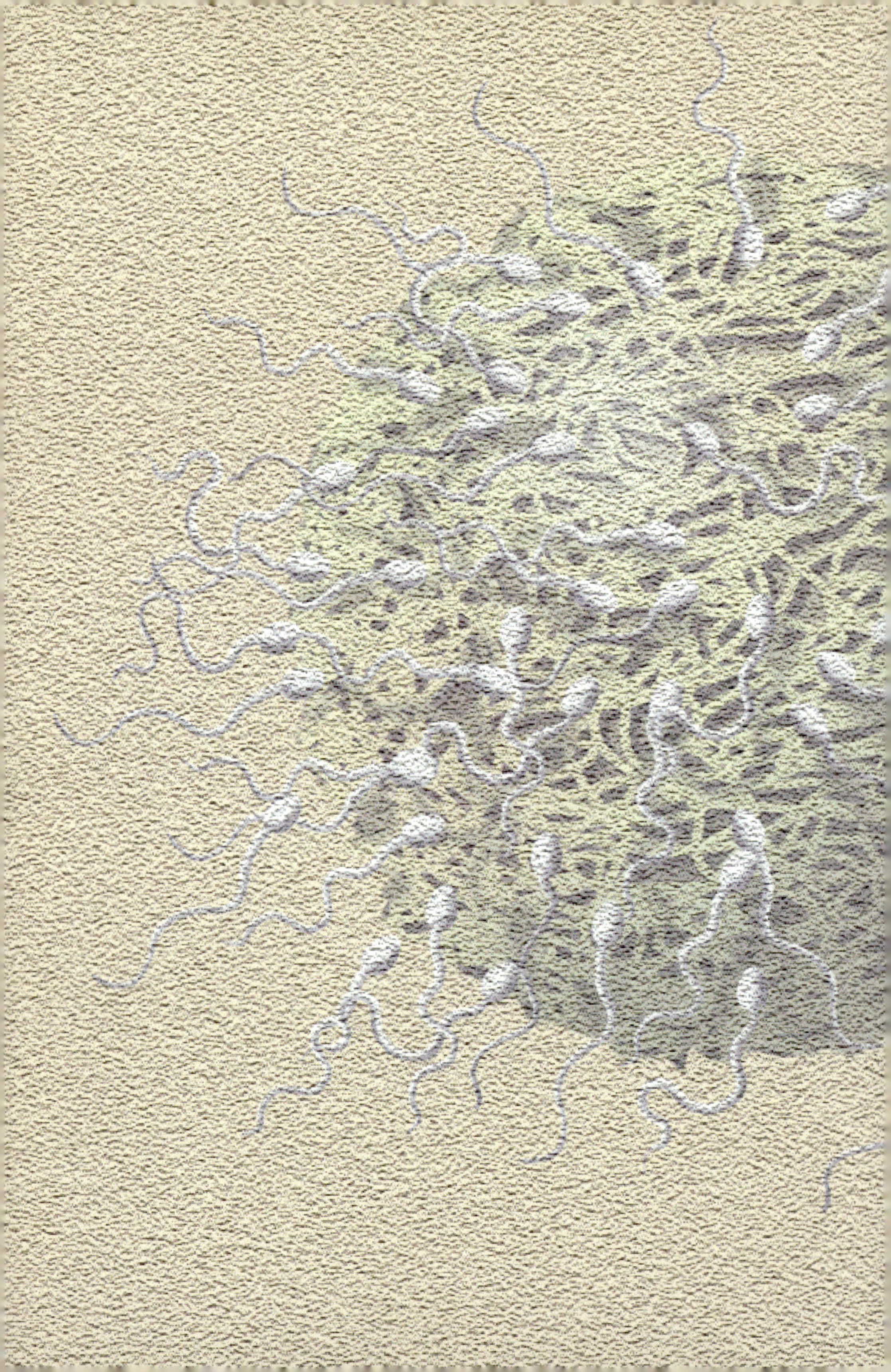

KAPITEL 6

Sex und Fortpflanzung

- Das Prinzip Weiblichkeit: Was geschieht im Körper einer Frau zwischen zwei Regelblutungen, und wie kommt es zu einer Schwangerschaft?
- Das Prinzip Männlichkeit: Was passiert bei einer Erektion und beim Orgasmus?
- Verhütung
- Künstliche Befruchtung
- Die wichtigsten Krankheiten der Sexualorgane

Der Sexualtrieb ist eine der stärksten Kräfte, die das menschliche Leben bestimmen. Und er ist keineswegs auf den Geschlechtsakt und die Fortpflanzung beschränkt. Alles, was wir unternehmen, jedes Streben nach Erfolg und Macht, die Art, wie wir uns in der Gemeinschaft behaupten, wird auch vom Geschlechtstrieb beeinflusst, offen oder »sublimiert«, das heißt gezügelt und geformt von sittlichen Ansprüchen, die wir unserer Erziehung verdanken.

Das Prinzip Weiblichkeit

Ein Mädchen erlebt die erste Regelblutung. Es weiß noch nicht viel von den Vorgängen im Körper, die dazu geführt haben und die sich nun Monat für Monat wiederholen werden, 35 bis 40 Jahre lang, nur unterbrochen von den Zeiten, in denen eine Schwangerschaft besteht. All das aber geschieht nur, um eben diese Schwangerschaften zu ermöglichen. Und so verändert sich der Körper einer Frau in ständigen Zyklen wie der Mond in seinen Phasen. Oft hat man dieses ständige Erneuern, dieses Wechselspiel von Hormonen, von inneren Veränderungen und die damit zusammenhängenden Stimmungen als das Geheimnisvolle am weiblichen Wesen benannt. Nun, es bleibt geheimnisvoll, auch wenn wir ein wenig Klarheit in das so rätselhaft scheinende Geschehen bringen.

Das Leben der jungen Frau wird geprägt von Monatszyklen

Ich möchte mit der Beschreibung der weiblichen Geschlechtsorgane beginnen.

Die Geschlechtsorgane der Frau

Die inneren und äußeren **Schamlippen** zeigen den Eingang zur **Scheide.** Unmittelbar davor mündet die Harnröhre und noch etwas weiter vorne liegt die *Klitoris* – »Kitzler« sagt der Volksmund –, die empfindlichste Stelle für sexuelle Reize. Die Scheide ist ein elastischer Schlauch, ausgekleidet mit einer robusten Haut, die einen besonderen Schleim produziert. Seine Zusammensetzung bietet Schutz vor Infektionen und wirkt als Gleitmittel beim Geschlechtsakt.

In die Scheide ragt der untere Teil der **Gebärmutter**, der Muttermund, durch den ein dünner Kanal hinaufführt in die Höhle des Uterus, wie die Mediziner die Gebärmutter nennen. Hier münden auch die beiden **Eileiter**, die

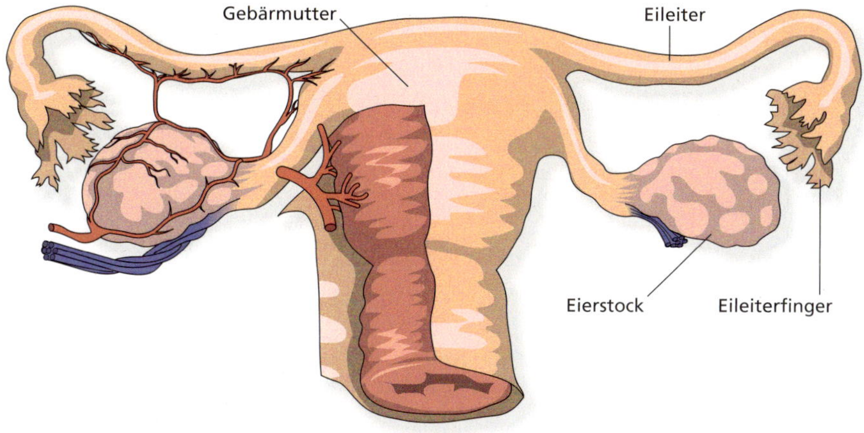

Die Eierstöcke sind mit der Gebärmutter durch Gänge verbunden, an deren Ende trichterförmige Erweiterungen das reife Ei auffangen.

die Verbindungsröhren zu den **Eierstöcken**, den *Ovarien*, sind. Unter dem Einfluss von Hormonen, vor allem von Östrogen, entwickelt sich in einem Eierstock jeden Monat eine der vielen Eizellen bis zur vollen Reife und »springt« dann, ungefähr 12 Tage nach Beginn der letzten Blutung, aus ihrer Hülle an die Oberfläche des Eierstocks, ein Vorgang, den viele Frauen als »Mittelschmerz« spüren. Gleichzeitig ist in der Gebärmutter die Schleimhaut gewachsen. Sie wartet darauf, einem befruchteten Ei ein gutes Nest zu bieten, in dem es sich wohl fühlen und wachsen kann.

Der spannende Moment: Wird das Ei befruchtet?

Die Eizelle wird nach ihrem Austritt aus dem Eierstock von den beweglichen »Fingern« am Ende des Eileiters eingefangen und wandert nun langsam in Richtung Gebärmutter. Jetzt aber kommt der spannende Moment: Begegnet das Ei männlichen Samenzellen, die nach dem Geschlechtsakt von der Scheide aus nach oben geschwommen sind, und gelingt es einem dieser *Spermien*, in das Innere der Eizelle zu gelangen und sich dort mit dem Zellkern zu vereinen, dann entsteht in diesem Moment ein neues Leben und die Schwangerschaft beginnt.

Auch wenn dieses winzige Wesen in den ersten Tagen nur aus einem Zellhaufen besteht, sendet es bereits eigene Hormone aus, die dazu beitragen, dass die Schleimhaut in der Gebärmutter weiterwächst, denn dort wird es neun Monate lang mit allem Nötigen versorgt werden. Das bedeutet aber auch: Die Periode bleibt aus. Wird das Ei nicht befruchtet, dann stößt die Gebärmutter

28 Tage im Leben einer Frau

1. – 5. Tag
Menstruation: Die Gebärmutter-Schleimhaut wird abgestoßen.
- **Hormone:** Östrogen und Gelbkörperhormon (Progesteron) niedrig
- **Stimmung:** Schmerzen, Unbehaglichkeit, leichte Ermüdbarkeit

5. – 12. Tag
Im Eierstock reift ein Ei: In der Gebärmutter baut sich die Schleimhaut wieder auf.
- **Hormone:** Östrogen steigt steil an.
- **Stimmung:** Bestens. Unter der Östrogeneinwirkung mehr Lust auf Sex

12. – 14. Tag
Eisprung: Das reife Ei wandert im Eileiter Richtung Gebärmutter. Idealer Befruchtungstermin. Die bisherige Hülle des Eis (Follikel) verwandelt sich zum »Gelbkörper«.
- **Hormone:** Östrogen hoch, Gelbkörperhormon noch niedrig
- **Stimmung:** Gut. Manchmal leichter »Mittelschmerz«

14. – 28. Tag
Das Nest wird bereitet: Sehr stark ausgebildete Schleimhaut in der Gebärmutter. Wenn keine Befruchtung erfolgt ist, muss in den letzten Tagen alles wieder abgebaut werden.
- **Hormone:** Östrogen und Gelbkörperhormon zunächst sehr hoch, ab Tag 25 abfallend
- **Stimmung:** Zunächst gut. Gegen Ende dieser Phase kann der Körper Flüssigkeit einlagern; die Brust spannt. Man fühlt sich »aufgeschwemmt«.

(Die Daten beziehen sich auf einen 28-Tage-Zyklus. Bei etwas kürzeren oder längeren Zyklen sind die Angaben entsprechend zu modifizieren.)

die nicht benötigte Schleimhaut nach einigen Tagen ab, dabei kommt es zu Blutungen: Die Frau hat ihre »Periode«, ihre Menstruation. Und alles beginnt von neuem.

Derzeit bitte keine Schwangerschaft – die Verhütungsmethoden

Wenn Sie den Aufbau und die Funktion der weiblichen Organe und die zyklischen Veränderungen kennen, dann verstehen Sie auch sofort die Möglichkeiten, die es gibt, um eine Schwangerschaft zu verhüten.

1. **Der Zeitpunkt** des Geschlechtsverkehrs: Da die Tage, an denen eine reife Eizelle zur Verfügung steht, sehr begrenzt sind und da Spermien – im All-

gemeinen! – im weiblichen Körper nur drei Tage lebendig und aktiv bleiben, scheint es doch eine relativ einfache Sache zu sein, die bewussten Tage zu vermeiden. Da es mit Temperaturmessen (an den Tagen um den Eisprung steigt die Basaltemperatur) und mit der Prüfung des Scheidenschleims (zeigt Ihnen der Gynäkologe) eine Möglichkeit gibt, den Zeitpunkt der höchsten Fruchtbarkeit – meistens ist es der 9. bis 15. Tag nach Beginn der Periode – zu bestimmen, bräuchte man nur in diesen Tagen zusätzlichen Schutz. Aber Vorsicht! Die Zeitpunkt-Methode ist extrem unsicher! Eine Frau ist keine Maschine und es sind schon sehr viele Babys aufgrund fehlerhafter Berechnungen oder einfach als Laune der unpünktlichen Natur entstanden.

Die Zeitpunkt-Methode ist sehr unsicher!

2. **Die Unterbrechung des Aktes** und das Zurückziehen des Penis vor der Samenausstoßung (*Coitus interruptus*) ist eine alte, ungeliebte Methode, die angeblich noch sehr häufig angewandt wird. Bei einer Wiederholung des Sexualaktes wird es dann besonders problematisch, weil auch nach einer Reinigung die Spermien noch an allen möglichen Geschlechtsteilen vorhanden sein können. Außerdem treten manchmal Samenzellen unbemerkt schon vor dem eigentlichen Erguss aus dem Penis aus.
3. **Für eine Barriere zwischen Ei- und Samenzellen** gibt es einige Möglichkeiten. Die bekannteste ist das Kondom oder Präservativ. Es hat zusätzlich noch den Vorteil, dass es – als einzige Methode! – gegen geschlechtlich übertragbare Krankheiten, also auch gegen AIDS und Hepatitis B schützt. Es gibt aber auch hier einige Unsicherheiten, nicht nur, wenn das Material reißt. Vor allem bei einer Wiederholung des Verkehrs (natürlich mit einem neuen Kondom) können Spermien »entschlüpfen«. Die Einführung eines »Diaphragmas«, das den Muttermund abdichten soll, ist zwar relativ sicher, für die meisten Frauen aber eine zu lästige Angelegenheit.

   Kondome verhindern nicht nur Schwangerschaften, sondern auch die Übertragung von Geschlechtskrankheiten

   Das Benützen von Gels und Cremes, die in die Scheide eingeführt werden, um die Spermien abzutöten oder am Weiterwandern zu hindern, ist eine relativ sichere Methode, kann aber bei empfindlichen Frauen zu Entzündungen führen.
4. **Die Verhinderung der Entwicklung** der befruchteten Eizelle durch eine »Spirale«, einen Kupferdraht-Plastik-Anker, der in die Gebärmutter eingebracht wird und dort jahrelang bleiben kann, gilt als sicher. Manche Experten behaupten, dass durch eine ständige Reizung der Schleimhaut keine Einnistung der Eizelle erfolgen kann; andere haben nachgewiesen, dass bereits die Befruchtung verhindert wird. Diese Art der Empfängnisverhütung ist zwar zuverlässig, es kommt jedoch öfter zu Entzündungen,

auch der Eileiter, die eine später gewünschte Schwangerschaft eventuell unmöglich machen. Außerdem klagen manche Frauen über starke Periodenblutungen und Schmerzen.

5. **Die Eizellen an der Reifung hindern** kann die hormonhaltige »Pille«. Zweifellos sind diese *Ovulationshemmer* für die meisten Frauen immer noch das Mittel der Wahl. Problematisch wird es, wenn in der Familie eine Neigung zu Thrombosen besteht oder wenn die Betreffende raucht. Pille plus Rauchen – da sind die Komplikationen vorprogrammiert. In jedem Fall sollte man Blutdruck, Leberwerte und die Gerinnungswerte des Blutes regelmäßig überwachen.

Die Pille ist nichts für Raucherinnen!

6. **Verhütung für immer** bei Frauen, die aus triftigen Gründen keine Kinder mehr haben möchten, wird durch eine Sterilisations-Operation erreicht. Dabei werden mit einem kleinen endoskopischen Eingriff die Eileiter unterbunden. Eine neuere Methode, bei der die Eileiter durch die Gebärmutter mit einem flüssigen Kunststoff ausgegossen werden, der nach einigen Minuten erhärtet, hat den Vorteil, dass dieser Pfropf wieder entfernt werden kann, wenn doch noch einmal ein Kinderwunsch besteht. Noch ist die Methode im Versuchsstadium, übrigens auch bei Männern, wo die Samenleiter auf die gleiche Weise blockiert werden können.

Welche Methode Sie für sich wählen, muss eine Sache zwischen Ihnen, Ihrem Partner und Ihrem Frauenarzt bleiben, der Sie natürlich noch viel eingehender beraten kann.

Ein Kind entsteht – neun Monate Erwartung

Die Periode ist ausgeblieben, der Busen fühlt sich ein wenig praller an; jetzt sollten Sie zu Ihrem Frauenarzt gehen oder zumindest in die Apotheke, um einen Schwangerschaftstest machen zu lassen. Und dann in eine Buchhandlung, um sich einen guten Band über Schwangerschaft, Geburt und Babys zu besorgen. Denn dieses wichtige, herrliche, aufregende, oft aber auch problembeladene Thema im Leben einer Frau umfassend abzuhandeln, übersteigt die Möglichkeiten dieses Gesundheitsbuches. Deshalb hier nur einige allgemeine Informationen:

Anfangs kann man sich das gar nicht richtig vorstellen. Das befruchtete Ei ist also in die Gebärmutter gewandert und als es dort ankam, war es keine Eizelle mehr, sondern ein Häufchen von bereits unterschiedlichen Zellverbänden, die sich aus den zwei, vier, acht, sechzehn, zweiunddreißig, vierundsechzig Zellen herausgebildet haben.

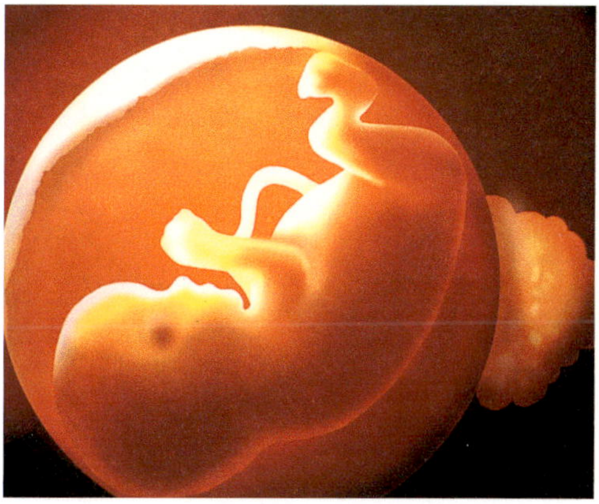

*Drei Monate altes Baby (*Fötus*), das in seinen Eihäuten schwimmt. Es misst jetzt ca. 13 cm.*

Das Baby entwickelt sich rasant

Innerhalb von zwölf Tagen hat sich das kugelförmige Gebilde fest in der Gebärmutter eingenistet und macht in den nächsten zwei Wochen fantastische Entwicklungen durch, denn nach ungefähr einem Monat – die Periode wäre jetzt zwei Wochen überfällig – besitzt der kleine *Embryo*, wie das Winzwesen heißt, bereits ein Herz, die Vorstufe der Augen und kleine Knospen, aus denen sich innerhalb weniger Wochen die Gliedmaßen entwickeln.

Acht Wochen nach der Befruchtung existiert bereits eine gut funktionierende Versorgungsleitung – die Nabelschnur – zwischen der *Placenta,* dem stark durchbluteten Mutterkuchen, der sich aus der Gebärmutterschleimhaut entwickelt hat, und dem sich rasend rasch weiter entwickelnden Wesen, das jetzt bereits ca. 30 Millimeter misst.

Nach vier Monaten – jetzt spürt die künftige Mama bereits ein leichtes Krabbeln und Stupsen im Bauch – ist das Kind bereits 18 cm groß, hat Hände, Füße und ausgeprägte Gesichtszüge.

Nach 4 Monaten misst das kleine Wesen 18 cm und sieht schon aus wie ein Mensch

Nach sieben Monaten ist das Baby voll entwickelt, im Grunde auch bereits außerhalb des mütterlichen Uterus lebensfähig und alles, was es in den kommenden acht Wochen jetzt noch tun muss, ist wachsen und Gewicht zulegen. Immer häufiger gelingt es den Ärzten – zuständig sind die Neugeborenen-Spezialisten (*Neonatologen*) –, auch Winzlinge großzuziehen, die vor dem 7. Schwangerschaftsmonat geboren werden. Voraussetzung dafür ist unter anderem ein Geburtsgewicht von ungefähr 750 Gramm!

Was Sie tun können, um ein gesundes Kind zu bekommen

Bei aller Vorfreude stellen sich in jeder Schwangerschaft auch immer wieder Ängste ein, Ängste vor der Belastung des eigenen Körpers und dem Verlust der guten Figur, Ängste vor der Geburt und vor allem vor dem Gedanken, das Kind könne irgendwie nicht gesund sein. Diese Ängste sind normal und verständlich. Hier einige Tipps, wie Sie ihnen begegnen können:

1. **Ärztliche Überwachung vom ersten Monat an.** Schwangerschaft und Geburt sind »natürliche« Dinge und keine Krankheiten, völlig richtig. Lassen Sie es aber nicht darauf ankommen, dass Risikofaktoren für Sie oder das Kind nicht rechtzeitig erkannt werden. Gehen Sie zu allen Kontrolluntersuchungen! Nur dann kann Ihr Arzt früh genug feststellen, wenn etwas nicht stimmt, zum Beispiel ob ein Schwangerschafts-Diabetes oder -hochdruck, Blutarmut oder die Gefahr vorzeitiger Wehen vorliegt.

   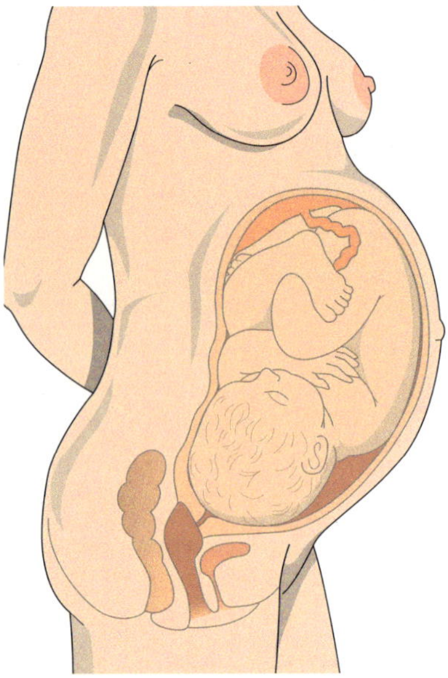

   Achter Schwangerschaftsmonat: das Baby ist bereits lebensfähig.

   Wenn Sie über 38 Jahre alt oder der Vater des Kindes über 40 ist, sollten Sie eine Untersuchung des Fruchtwassers erwägen. Die Möglichkeit von Missbildungen oder genetischen Fehlern wächst mit dem Alter der Eltern. Die Untersuchung ist mit den heutigen modernsten Methoden kein größeres Risiko für die Schwangerschaft. Wenn Sie aber entschlossen sind, auch ein behindertes Kind aufzuziehen – und ich kenne mehrere Eltern, die mit ihren mongoloiden Kindern glücklich sind –, dann können Sie sich diese Untersuchung selbstverständlich ersparen. Das heißt, ganz stimmt das nicht, denn einige Defekte können die Spezialisten jetzt schon im Mutterleib korrigieren. Das sind aber meist Fehlentwicklungen, die man in den späteren Monaten der Schwangerschaft auch im Ultraschall sehen kann. Besprechen Sie das Thema mit Ihrem Arzt.

2. **Rauchen und Alkohol** sind in der Schwangerschaft absolut und unbedingt verboten! Nicht einmal das »Gläschen Sekt« ist gestattet, seit man weiß, wie stark ungeborene Kinder unter Alkohol im mütterlichen Blut leiden. Und wer in der Schwangerschaft raucht, beeinträchtigt leichtfertig die Entwicklung des Babys. Man hat nachgewiesen,
   - dass der »Mutterkuchen« (Placenta), der für die ungehinderte Zufuhr von Sauerstoff und Nahrung für das wachsende Kind zuständig ist, schrumpft, wenn sich die Blutgefäße durch Nikotin verengen;
   - dass damit die Gefahr einer Frühgeburt dramatisch steigt;
   - und dass Rauchen auch die Gehirnentwicklung des Ungeborenen beeinträchtigt.

Die Gelegenheit ist ideal, sich jetzt das Rauchen ein für allemal abzugewöhnen, da es auch später für »mitrauchende« Kinder eine Gefährdung darstellt – Asthma, Allergien und andere Lungenerkrankungen sind bei Kindern von Raucherinnen (und Rauchern!) deutlich häufiger.

3. **Vorsicht mit Medikamenten!** Auch und gerade wenn Sie erst den Verdacht haben, schwanger zu sein, sollten Sie dies dem Arzt, der Sie zum Beispiel wegen einer Bronchitis behandelt, oder auch dem Apotheker, bei dem Sie ein Schmerzmittel kaufen wollen, unbedingt sagen. Vor allem in den ersten Wochen der Schwangerschaft ist das Kind gefährdet, wenn Sie Tabletten einnehmen, die in den kindlichen Entwicklungsvorgang eingreifen könnten. (Auch nicht alle so genannten »Naturheilmittel« sind unbedenklich.) Andererseits gibt es eine Reihe von Medikamenten, auch Antibiotika, bei denen eine Schädigung des Embryos ausgeschlossen wurde. Und oft ist es notwendig und richtig, dass auch eine Schwangere mit Medikamenten behandelt wird. Nur muss das Ihr Arzt entscheiden!
   Schwangere dürfen nicht oder nur im äußersten Notfall geröntgt werden. Deshalb sollten Sie den Arzt oder die Assistentin auf jede mögliche Schwangerschaft noch vor einer Röntgenaufnahme hinweisen!

4. **Was soll ich essen?** Nicht zu viel! Der Hunger ist groß (wenn ihn nicht gerade das Schwangerschaftserbrechen vertreibt, unter dem man in den ersten Monaten manchmal fürchterlich leidet). Die Hemmungen fallen – »schließlich muss ich jetzt zwei ernähren« –, und erst nach der Geburt kommt der Katzenjammer und die Einsicht, dass Abnehmen schwieriger ist als Zunehmen. Wenn Sie sich ausrechnen, dass ein Kind bei der Geburt drei bis vier Kilo wiegt, wenn Sie dann Fruchtwasser (bis zu zwei Liter) und das allgemein vermehrte Blut und Gewebewasser (nochmal ca. sieben Liter, je nach Körpergröße) dazurechnen, dann kommen Sie auf ungefähr 15 Kilogramm, die Sie im Idealfall am Ende Ihrer Schwangerschaft mehr wiegen sollten. Natürlich kommt es nicht auf ein paar Pfund hin oder her an, aber für Sie ist die körperliche Belastung, die jede Schwangerschaft darstellt, geringer, wenn Sie nicht allzu sehr zulegen.
   Andererseits sollten Sie keine Angst haben, wenn Sie einfach nicht richtig essen können. Ich meine nicht die Magersucht, die auch in der Schwangerschaft vorkommen kann (als Ausdruck der Angst oder der Ablehnung des Kindes) und die als Krankheit angesehen werden muss, sondern ich meine das Völlegefühl und Sodbrennen, unter dem manche Schwangere leiden, weil der Magen stark nach oben gedrückt ist. Glücklicherweise nimmt sich das wachsende Baby, was es braucht, auch wenn es der Mutter nicht so gut geht.

Die Zusammensetzung der Ernährung kann man mit ein paar grundsätzlichen Regeln beschreiben: Viel frisches Gemüse, viel Obst, viele Nahrungsmittel, die Kalzium enthalten (Milch, Käse, Joghurt, Quark), viele Vollkornprodukte und auch genügend Eiweißstoffe, wie sie in Eiern, Fleisch oder Fisch enthalten sind. Meiden Sie: Zucker und Süßigkeiten (die Zähne sind in der Schwangerschaft ohnehin gefährdet, da sich das Kind dort Kalzium für den Knochenbau holt, wenn es sonst nicht genügend bekommt), schwer Verdauliches – fette Speisen und Braten –, zu viel Salz. Getränke mit Kohlensäure sind nicht so günstig, vor allem in den letzten Monaten, weil die Platzverhältnisse in Magen und Darm ohnehin beengt sind und Blähungen dann doppelt unangenehm sein können. Den berühmten Gelüsten, die manche Schwangere überfallen, soll man ruhig nachgeben. Meist enthalten die begehrten Speisen irgendwelche Stoffe, die der Körper gerade braucht.

5. **Achten Sie auf Ihre Venen!** Durch die Erhöhung des Druckes im Bauchraum und durch die hohen Östrogenwerte während der Schwangerschaft besteht eine erhöhte Thrombosegefahr. Zumindest Krampfadern bleiben oft nach der Entbindung zurück. Sie sollten sich deshalb rechtzeitig Kompressionsstrümpfe – am besten bis zur Leiste – verschreiben lassen und sie tagsüber ständig tragen. Dies gilt vor allem, wenn schon bei Ihrer Mutter erweiterte Venen oder gar »offene Beine« aufgetreten sind, oder wenn Sie schon vor der Schwangerschaft Krampfadern hatten.

6. **Gymnastik und Sport** sind gut für Schwangere. Man muss sich nur im Laufe der Zeit etwas umstellen und selbstverständlich Sportarten mit hohem Sturzrisiko wie Alpin-Ski oder gar Drachenfliegen von Anfang an lassen. Dasselbe gilt für Übungen, die starke Dehnung oder eine besondere Kreislaufbelastung verursachen (Geräteturnen, Tennis, Squash usw.). Mit der Zeit wird man ohnehin auf sanftere Bewegungsarten übergehen. Dass jeder sportliche Ehrgeiz in diesen Monaten unsinnig und leichtsinnig ist, versteht sich von selbst.
   Eine Spezialgymnastik, die gleichzeitig der Geburtsvorbereitung dient, ist sehr empfehlenswert. Oft sind bei solchen Kursen auch die Männer einbezogen, die bei bestimmten Übungen mithelfen können und lernen, wie sie ihre Partnerin während der Geburt unterstützen können.

Die Geburt: Drama, Wunder, Glücksgefühle

Frauen sind Heldinnen. Auch eine normal ablaufende Geburt – und dazu gehören 95 Prozent aller Fälle – erfordert ein großes Maß an Mut, Kraft und

Ausdauer. Zwar ist man am Ende der neun Monate, wenn einem alle Leichtigkeit abhanden gekommen ist, ehrlich froh, dass nun das Ende des dicken Bauches, der Rückenschmerzen und des Watschelgangs in Sicht ist. Dennoch hat die Vorstellung, dass da ein Kind aus dem eigenen Körper herauskommen wird, etwas Beängstigendes, vor allem für eine Erstgebärende.

Was geschieht? Gegen Ende der 40. Schwangerschaftswoche kommen die Wehen in Gang. Das heißt, die Gebärmutter beginnt, erst sanft, dann immer intensiver, sich zusammenzuziehen und damit das Kind in seiner Fruchtblase nach unten, in Richtung Muttermund, zu schieben. Unter diesem Druck erweitert sich der Geburtskanal, und das Kind tritt tiefer ins Becken, mit dem Köpfchen voraus. Irgendwann, je nachdem, ob es eine erste Geburt ist oder ob schon andere Babys den Weg vorbereitet haben, ist der Muttermund so erweitert, dass die »Austreibungsphase« beginnt. Spätestens zu diesem Zeitpunkt ist auch die Fruchtblase geplatzt und nun muss die Gebärende bei jeder Wehe »mitpressen«, während Hebamme oder Arzt dem Kind Hilfestellung beim Durchtreten durch die Damm-Muskulatur geben.

Den Moment, in dem der Kopf geboren wird, empfindet die Mutter als intensiven Schmerz, dafür ist unmittelbar danach das Gefühl der Erleichterung grenzenlos und mit nichts zu vergleichen, was eine Frau sonst erlebt. Der Rest des Kindes folgt fast mühelos, die Nabelschnur wird abgeklemmt und jetzt muss das Kind selbst atmen. Etwas später löst sich die Nachgeburt (der Mutterkuchen), aber da ist die junge Mama meist schon intensiv mit ihrem neuen Baby beschäftigt.

Niemand kann sich der emotionalen Wirkung einer Geburt entziehen

Niemand, der Zeuge einer Geburt wird, kann sich der emotionalen Kraft dieses wunderbaren Geschehens entziehen. (Im Geburtshilfe-Praktikum hat uns Medizinstudentinnen der Moment, in dem ein Kind geboren wurde, jedesmal fast umgehauen, und wir haben, meist zusammen mit der Mutter, hemmungslos geheult vor Begeisterung.)

Merkwürdigerweise erinnern sich Mütter nur selten an die doch sehr heftigen Schmerzen, die das Gebären über viele Stunden verursachen kann. Schmerzen, die man allerdings nicht unbedingt ertragen muss. Die moderne Medizin bietet viele Möglichkeiten, sie zu mildern oder ganz zu verhindern, ohne dass das Kind darunter leidet.

Die Medizin ist auch gerüstet, bei einer Risikogeburt oder bei Fällen, in denen das Kind falsch liegt, eingreifen zu können, notfalls mit einem Kaiserschnitt – einer Eröffnung der Gebärmutter von außen, die dem Baby oder der erschöpften Mutter den Weg durch den Geburtskanal erspart. Übrigens: Hausgeburten würde ich nur empfehlen, wenn ein erstklassiges Krankenhaus im Notfall in kurzer Zeit erreichbar ist.

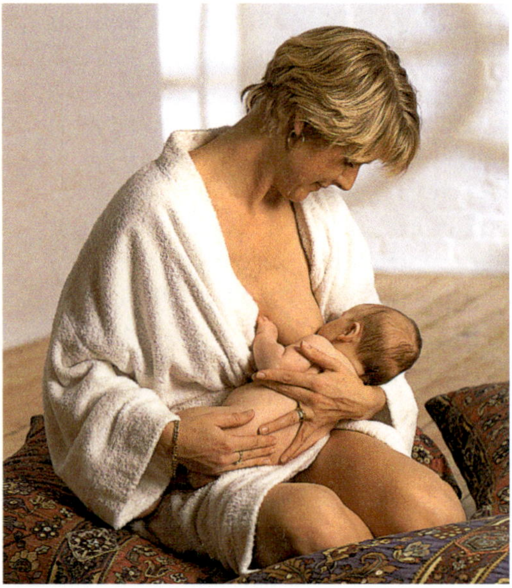

Stillen macht Spaß – und für das Baby ist es die gesündeste Ernährung.

Die Tage und Wochen nach dem großen Ereignis erlebt die junge Mutter meist total gestresst. Ihr Hormonspiegel ändert sich völlig, so dass gar nicht selten eine richtige Depression entsteht; das Stillen kommt erst nach und nach in Gang; die Organisation des Lebens mit einem kleinen, schreienden, schlafraubenden Wesen ist mühsam. (Und oft gibt es noch Probleme mit dem Partner, der verwundert feststellt, dass jemand anderer ihm den Platz Nummer 1 im Leben seiner Frau streitig macht.) Nur Mut, möchte man sagen – das gibt sich alles wieder. Ein guter Kinderarzt und eine liebevolle Freundin oder Mutter sind jetzt die besten Helfer.

Die weibliche Brust – Kinderglück und Männertraum

Die weibliche Brust: prachtvoll und praktisch

Ich vermute, dass kein menschlicher Körperteil, ausgenommen das Gesicht, so verehrungsvoll und auf so vielfältige Weise von Künstlern aller Jahrhunderte abgebildet wurde wie die weibliche Brust. Ob als stillende Mutter Gottes, als Aphrodite, als machtvolle Führerin Frankreichs oder als Fruchtbarkeitsgöttin – die nackten Brüste, klein oder groß, je nach Zeitgeschmack, waren und sind Sinnbild für Anmut und Schönheit und der Mittelpunkt so manchen berühmten Gemäldes.

Gottlob, möchte man sagen. Denn wären da nicht der Reiz der Rundung, die empfindsamen Hautnerven und die sexuelle Signalwirkung, Eigenschaften also, die die Brust zu einem erotischen Körperteil machen, dann wäre sie nur in den wenigen Monaten von Bedeutung, in denen sie ihre eigentliche Funktion erfüllt: als eine große, Milch produzierende Drüse.

Das Wachstum der Brustdrüse beginnt in der Pubertät. In der Schwangerschaft vergrößert sich unter dem Einfluss der erhöhten Hormonproduktion die Zahl der Drüsenzellen und der Ausführungsgänge. Die Milchbildung beginnt schon in den letzten Schwangerschaftswochen und steigert sich nach der Geburt durch die Ausschüttung eines Neurohormons, des *Prolactins*. Die

Milch stellt eine Nährlösung dar, die durch ihre ideale Zusammensetzung, das heißt durch die ausgewogenen Anteile von Fett und Eiweiß, durch Spurenelemente, Vitamine und Immunstoffe, ideal geeignet ist, um ein Baby zu ernähren.

Sie wissen es sicherlich, aber ich möchte es der Vollständigkeit halber ansprechen: Alle Experten sind sich einig, dass Babys, die Muttermilch bekommen – möglichst lange bekommen! –, besser gedeihen und vor Infektionen besser geschützt sind als Flaschenkinder. Und dass die Frauen selbst davon profitieren – es gibt unter ihnen weniger Brustkrebsfälle. Von der durch das Stillen intensivierten Mutter-Kind-Beziehung in den ersten Monaten gar nicht zu reden.

Keine Angst vor Wechseljahren

So um das 50. Lebensjahr herum ändert sich etwas im weiblichen Körper: Die Wechseljahre beginnen und damit Unregelmäßigkeiten der Periode, Schweißausbrüche, manchmal Depressionen, Reizbarkeit – und der Sex macht, auch wegen der trockeneren Scheide, auf einmal auch keinen solchen Spaß mehr. Schuld an allem ist das Nachlassen der Östrogenproduktion in den Eierstöcken. Für viele Frauen, die ja heutzutage nach der Statistik noch weitere dreißig Lebensjahre vor sich haben, voll im Beruf oder in der Familie tätig sind und vielleicht bisher ein reges Sexualleben hatten, ist die Erkenntnis, biologisch nun zum »alten Eisen« zu gehören, oft ein ziemlicher Schock.

Aber auch für jene, die ohne große körperliche oder seelische Beschwerden bleiben, stellt sich die Frage, ob sie jetzt die fehlenden Hormone, also die Östrogene, ersetzen sollten. Jahrelang hat man die Östrogen-Ersatz-Therapie den Frauen als Jungbrunnen empfohlen, durch den sie eine weichere Haut, besser durchblutete Geschlechtsorgane, zartere Arterien und festere Knochen behalten sollten. Inzwischen hat das große Umdenken eingesetzt. In Langzeitstudien, an denen Zehntausende von Frauen beteiligt waren, hatte es sich nämlich herausgestellt, dass der mögliche Schaden der Östrogenbehandlung den Nutzen deutlich überstieg. Herz-Kreislaufkrankheiten hatten nicht abgenommen, im Gegenteil, die Zahl der Thrombosen und Schlaganfälle war angestiegen. Vor allem aber hatte das Risiko, an Brustkrebs zu erkranken, nach ca. fünf Jahren deutlich zugenommen.

So muss die Entscheidung darüber, ob eine Frau Östrogene nehmen sollte, doppelt sorgfältig abgewogen werden. (Siehe Abschnitt Östrogenmangel-Syndrom – wer darf und wer sollte besser nicht, Seite 145.) Eines aber ist sicher: Das Leben als aktive, auch sexuell aktive Frau muss – egal, ob Sie Hormone nehmen oder nicht – durch die Menopause überhaupt nicht beeinflusst werden.

Hoden – Penis – Prostata: Die Mechanismen der Männlichkeit

Alles scheint wunderbar einfach. Mann begegnet Frau. Seine Sinne signalisieren ihm: hübsch, anziehende Figur, richtiges Alter, erregend. Sein Trieb ist erwacht und wird ihn – wenn wir jetzt einmal alle gesellschaftlichen Rituale überspringen – dazu befähigen, im richtigen Moment Erektion und Samenerguss zu erleben, um damit das zu tun, was die Natur zur »Erhaltung der Art« von ihm verlangt. Es ist eigentlich erstaunlich, dass die Voraussetzungen für diesen so wesentlichen Akt höchst kompliziert sind.

Beginnen wir bei der Anatomie: Wichtigstes Organ für die Definition der Männlichkeit – im biologischen Sinn – sind die **Hoden.** Sie liegen als pflaumen- oder eiförmige Gebilde im Hodensack – dem *Scrotum* – und produzieren die männlichen Hormone, ohne die weder Lust noch Sexualleben möglich wären. Außerdem reifen in ihnen Samenzellen, die **Spermien**, die das Erbgut des Mannes enthalten und die beim Geschlechtsakt ausgestoßen werden. Bis dahin haben sie allerdings noch einen weiten Weg zurückzulegen. Er führt sie durch die den Hoden aufliegenden **Nebenhoden**, durch die **Samenleiter** hinauf in den Bauchraum. Dann gleiten sie in einem großen Bogen hinter der Harnblase und durch die **Prostata** hinab in die **Harnröhre**, die dort aus der Blase kommt und durch den Penis führt. An ihrem Ende werden die Samenzellen beim Orgasmus aus dem Penis herausgeschleudert.

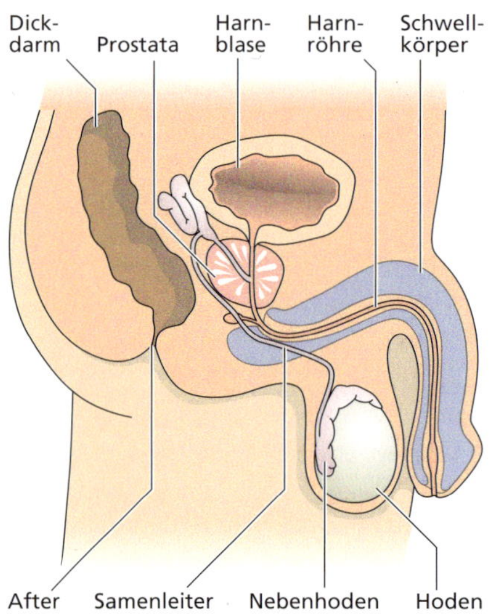

Die Spermien reifen im Hoden und werden durch die Samenleiter zur Prostata und zur Harnröhre befördert.

Der **Penis**, das männliche Glied, in allen Kulturen als Symbol für Kraft und Herrlichkeit des Mannes gefeiert, stellt sich, medizinisch betrachtet, als ein relativ einfaches Gebilde dar. Er besteht aus den so genannten »Schwellkörpern«, die die Harnröhre umgeben und die sich, im Falle der sexuellen Erregung, wie ein Schwamm mit Blut füllen, das durch einen besonderen Mechanismus nicht sofort zurückfließen kann.

Die Schwellkörper sind damit gestaut, der Penis prall und fest, das heißt, er ist »erigiert«: Das Eindringen in die weibliche Scheide ist jetzt möglich. Der Geschlechtsakt endet nach kürzerer oder längerer Zeit mit dem Austreten der Samenflüssigkeit (*Ejakulation*) aus dem Glied.

Man hält es kaum für möglich: Ein Milliliter der männlichen Samenflüssigkeit enthält zwischen 40 und 120 Millionen Spermien! Sie sind sehr beweglich, dank eines fadenförmigen Schwanzes, der sie peitschenartig vorwärts treibt (mit einer Geschwindigkeit von ungefähr zwei Millimetern pro Minute). In ihrem »Kopf« tragen sie die Hälfte des Erbmaterials, das durch die Vereinigung mit einer Eizelle zur Urzelle eines neuen Menschen wird.

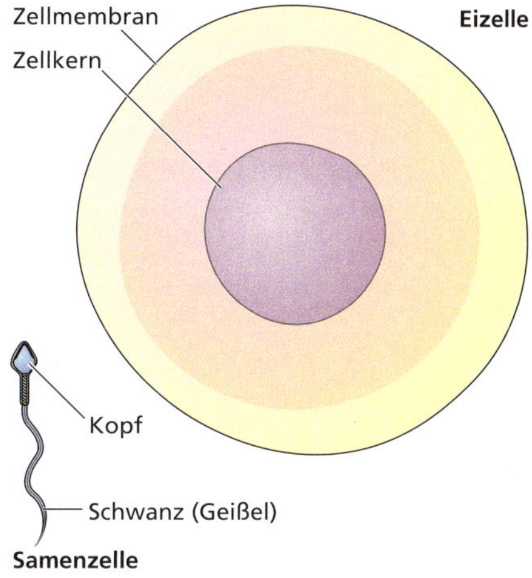

Nur eine Samenzelle kann die weibliche Eizelle befruchten.

Was passiert beim Orgasmus?

Durch die Erregung der Nervenbahnen beim Geschlechtsverkehr und durch zusätzliche sinnliche Anregungen kommt es beim Mann schließlich zum reflexartigen Samenerguss: Muskeln im Beckenboden, in den Samenleitern und in der Harnröhre befördern die Samenzellen zusammen mit Prostata-Flüssigkeit durch das Glied nach außen. Danach strömt das Blut aus den Schwellkörpern – der Penis erschlafft.

Auch bei Frauen gibt es eine Blutstauung während der sexuellen Erregung. Diese Blutansammlung in den Sexualorganen bewirkt eine Flüssigkeitsausscheidung in der Scheide, die dadurch feucht und gleitfähig wird. Zu einem bestimmten Zeitpunkt setzen dann unwillkürliche Kontraktionen der Beckenbodenmuskulatur ein, die den Höhepunkt des Sexualaktes darstellen, danach flaut die Erregung, wie beim Mann, ab. Für die Befruchtung spielt es allerdings keine Rolle, ob die Frau zu einem Orgasmus kommt oder nicht.

Störungen der Sexualorgane

Impotenz – kein Problem mehr?

Unter dem Begriff »Impotenz« versteht man zweierlei Arten von »Unvermögen«: einmal die Unfähigkeit zu zeugen, also die **Unfruchtbarkeit**; zum anderen die Unfähigkeit, den Geschlechtsakt zu vollziehen, also die **Erektionsschwäche** des Gliedes. Die Ursache für die Unfruchtbarkeit des Mannes – die in ungefähr 40 Prozent der Fälle Grund für die Kinderlosigkeit eines Paares ist – besteht meistens in der mangelnden »Qualität« der Samenzellen. Sie sind entweder zahlenmäßig zu gering oder zu wenig beweglich oder sie weisen Fehlbildungen auf. (Mehr über Unfruchtbarkeit lesen Sie auf Seite 138.)

Die Erektion ist ein störanfälliges Manöver

Das Aufrichten und Steifwerden des männlichen Glieds ist, wie alle Körperfunktionen, vom Gehirn gesteuert, kann aber nur durch ein perfektes Zusammenspiel von Nerven, Muskeln und Blutgefäßen erfolgen. Es ist damit in all seinen Komponenten störanfällig. Deshalb auch die ständige Furcht der Männer, es könne irgendwann nicht mehr richtig »funktionieren«. Tatsächlich gibt es eine Reihe von »Systemfehlern«, die zu einem Versagen der Erektion führen.

Bei Erektionsstörungen wird der Arzt – zuständig ist der *Urologe* – den Hormonstatus überprüfen und die Durchblutung der Gefäße mit Ultraschall untersuchen. Vor allem wird er den Patienten ausführlich über sein bisheriges Sexualleben befragen. Wenn nämlich ein älterer Herr eine neue große Liebe hat und nicht mehr so häufig und so ausdauernd verkehren kann, wie er dies von seinen großen Lieben vor dreißig Jahren erinnert, dann hilft oft ein aufklärendes Gespräch oder eines der folgenden Hilfsmittel.

Lange Zeit galt als einziges (ein wenig brutales, aber wirksames) Mittel, um eine sichere Erektion zu erhalten, die **SKAT**-Methode. Dabei wird mit einer feinen Kanüle eine durchblutungsfördernde Substanz direkt in die Schwellkörper gespritzt. Die Betroffenen oder ihre Partner lernen die Injektionstechnik meistens rasch und sind relativ zufrieden.

Bei sehr schweren Fällen, in denen auch das SKAT-Verfahren keine Ergebnisse brachte, gab es dann immer noch die Möglichkeit, eine **Penisprothese** einzusetzen. Das ist ein sinnvoll konstruiertes weiches Röhrchen, das mit einer ebenfalls implantierten Mini-Pumpe mit Flüssigkeit gefüllt wird und so bei Bedarf das Glied stützt.

Im Frühjahr 1998 schlug dann, einer Bombe gleich, **Viagra®** ein.

Viagra® – mit dem Wirkstoff *Sildenafil* – hilft bei Erektionsschwächen, das ist unbestritten. Ungefähr 70 Prozent der Männer, die vorher Versagensangst

Einige Ursachen von Erektionsstörungen

- **Psychische Probleme** – Schuldgefühle, Kränkungen, unbewusste Ablehnung der Partnerin, Angst vor »Versagen« – beeinflussen die Nerven und können so die Übertragung des notwendigen Signals und damit die Erektion verhindern.
- **Veränderungen der Blutgefäße** sind nach Meinung der Fachärzte der häufigste Grund für Erektionsstörungen. Diabetes, Rauchen, Hochdruck oder andere Faktoren, die zur Arteriosklerose führen, verändern die Penisarterien, so dass das schnelle Einströmen des Blutes in die Schwellkörper behindert ist.
- **Ein Mangel an Hormonen**, vor allem an *Testosteron*, dem männlichen Sexualhormon, das in den Hoden produziert und durch ein Steuerhormon des Gehirns angeregt wird.
- **Nervenschäden** durch Krankheiten, durch Querschnittslähmung oder nach Verletzungen der Penisnerven, zum Beispiel nach einer radikalen Prostataoperation.
- **Drogen wie Heroin oder Methadon und chronischer Alkoholmissbrauch.**
- **Bestimmte Medikamente**, darunter Psychopharmaka und einige Hochdruckmittel (Arzt fragen!).

oder -gewissheit hatten und denen (sowie deren Partnern) damit ein großer Teil ihrer Lebensfreude abhanden gekommen war, gaben an, in einem Zeitraum von einer bis vier Stunden nach Einnahme der Pille wieder zu einer normalen, lang andauernden Erektion zu kommen.

Die **Nebenwirkungen** müssen allerdings unbedingt beachtet werden: In Kombination mit Medikamenten, die die Gefäße erweitern, wie zum Beispiel *Nitropräparate* oder so genannte *Calziumantagonisten* (nicht zu verwechseln mit den üblichen Kalziumtabletten), ist Viagra® lebensgefährlich, weil massive Blutdruckabfälle drohen. Wer Viagra® nehmen will, sollte vorher unbedingt einen Arzt, am besten einen Internisten, aufsuchen und die Einnahme mit ihm besprechen. Das bei manchen Menschen auftretende Kopfweh beruht auf der Eigenschaft des Wirkstoffs, die Gehirngefäße leicht zu erweitern.

Wie Viagra® und ähnliche Mittel wirken

Um die Botschaft »Entspannen – Blut hereinlassen« von den Nerven an die kleinen Muskeln der Penis-Schwellkörper zu übermitteln, bedarf es eines chemischen Botenstoffs. Während der Botenstoff vorhanden ist, sind die Muskeln entspannt, lassen das Blut in die Schwellkörper strömen und lösen damit eine Erektion aus. Dann wird der Botenstoff wieder abgebaut und zwar durch ein spezielles Enzym. Hier setzt nun Viagra® an. Es blockiert dieses Enzym. Der Botenstoff kann weiter wirken, die Erektion bleibt bestehen.

Auch wenn nur noch geringste Mengen des wichtigen Botenstoffs produziert werden, wie dies zum Beispiel bei Nervenstörungen der Fall ist, reichen sie aus, sofern eben der Abbau-Prozess längere Zeit verhindert wird.

Das Mittel scheint übrigens auch bei psychisch bedingter Impotenz zu wirken – wohl weil es die Versagensangst nimmt.

Warum bekommen wir kein Kind?

Männer können oft bis ins hohe Alter Kinder zeugen

Wenn eine Frau trotz ungeschützten Verkehrs keine Kinder bekommt, ist dies in ganz vielen Fällen eine schwere Belastung für sie und ihren Partner. Merkwürdigerweise wissen die Paare oft zu wenig über die fruchtbaren Tage und verhalten sich in ihrem Sexualleben »unzweckmäßig«. Aber selbstverständlich gibt es schwer wiegende Ursachen bei Mann und Frau, die eine Befruchtung und »Einnistung« der weiblichen Eizelle verhindern können. In 40 Prozent der Fälle liegt das Problem beim Mann (ich vermeide sehr bewusst das Wort »Schuld«, weil man davon in diesem Zusammenhang nicht sprechen kann).

Zunächst einmal ein Frage-Antwort-Spiel, bei dem Sie Ihr Wissen über das Thema Empfängnis überprüfen können.

Unfruchtbar? An wem liegt es?

- **Wann ist eine Frau fruchtbar?** Im Prinzip zwischen dem 9. und 15. Tag ihres Zyklus, sofern der ca. 28 Tage dauert. 9. Tag heißt 9. Tag nach Beginn der letzten Periode! Leider kann man sich auf diese Zeit nicht verlassen, vor allem nicht darauf, dass außerhalb dieser Tage keine Schwangerschaft eintreten kann! Bei einem Geschlechtsverkehr zwischen dem 11. und dem 13. Tag ist die Wahrscheinlichkeit, dass es zu einer Befruchtung kommt, nach den Statistiken am größten. Bei längeren oder kürzeren Zyklen verschieben sich die Tage entsprechend. Wenn man jetzt noch einkalkuliert, dass Samenzellen in Gebärmutter oder Eileitern bis zu drei Tage lang lebendig bleiben können, dann erweitert sich der fragliche Zeitraum noch einmal.
- **Wann ist der Mann fruchtbar?** Im Prinzip immer – sofern seine Samenzellen in Ordnung sind. Im Gegensatz zu den Frauen können Männer auch noch im höheren und hohen Alter Kinder zeugen – allerdings nimmt dann auch die Gefahr, dass das Baby Erbschäden hat, etwas zu.
- **Woran liegt es, wenn der Mann zeugungsunfähig ist?** Meistens an den Hoden, die zu wenige oder schlecht bewegliche Spermien produzieren. Wobei

die Zahl der Samenzellen sehr starken Schwankungen unterworfen ist und beispielsweise nach einer fieberhaften Erkrankung deutlich sinkt (übrigens auch schon nach einem längeren heißen Bad!). Ursachen für die Fehlfunktion der Hoden können Hormonstörungen, aber auch durchgemachte Krankheiten (Geschlechtskrankheiten oder Mumps zum Beispiel) sein. Viel seltener gibt es Störungen beim Transport der Samenzellen vom Hoden bis zur Harnröhrenmündung.

Ein heißes Bad vermindert die Zahl der Spermien!

- **Welche Probleme gibt es bei der Frau?** Mehrere: Die Produktion oder Reifung der Eizellen bleibt aus (Hormonstörungen oder krankhafte Veränderungen der Eierstöcke).
  Die Eileiter sind nicht frei durchgängig, so dass weder die männlichen Spermien noch ein befruchtetes Ei sie passieren können.
  Veränderungen in der Gebärmutter (zum Beispiel ein Myom) verhindern die Einnistung der befruchteten Eizelle.
  Es besteht eine Abwehr des weiblichen Immunsystems gegen die »fremden« Samenzellen.

Da die Prüfung der Samenqualität des Mannes die einfachste Untersuchung ist, wird der Facharzt damit beginnen, wenn er einem kinderlosen Paar helfen will.

Künstliche Befruchtung – ein mühevoller Weg

Die männliche Fruchtbarkeit lässt sich oft durch Hormonbehandlungen verbessern. Das Gleiche gilt für Störungen in der Produktion von weiblichen Eizellen, wenn sie auf hormonellen Gründen beruhen. Auch Eileiterverschlüsse und andere Empfängnishindernisse lassen sich behandeln.

Wenn jedoch auf natürlichem Weg keine Schwangerschaft zu erreichen ist, bleibt noch die »künstliche Befruchtung«. Dabei werden entweder männliche Samenzellen direkt in die Gebärmutter eingeführt (um ihnen den mühsamen Weg durch den Scheidenschleim zu ersparen), oder die Befruchtung von Ei und Spermium erfolgt im Reagenzglas – *in vitro*, wie der Fachausdruck heißt. Die befruchtete Zelle verpflanzt man dann in die Gebärmutter und hofft, dass sie sich dort entwickelt. Obwohl positive Ergebnisse dieser *In-vitro-Fertilisation* (»Befruchtung im Reagenzglas«), kurz **IVF**, eigentlich recht häufig sind – man rechnet nach einer solchen Prozedur in 25 bis 30 Prozent der Fälle mit einer Schwangerschaft –, ist die Sache selbst für die Betroffenen belastend. Es sind meist nicht die Eingriffe (die Ärzte müssen sich mit einer endoskopischen Operation durch die Bauchdecke oder die Gebärmutter die Eizellen aus den Eierstöcken holen), sondern die Hormonbehandlungen vorher und nachher, das enervierende Warten, ob es »geklappt« hat, und die Enttäuschung, wenn alles umsonst war. Aus diesem Grund wird den Paaren dringend eine psychologische Begleitung für die Zeit empfohlen, und nicht wenige haben nach dem ersten oder zweiten vergeblichen Versuch entnervt aufgegeben oder sich dann doch um ein Adoptivkind bemüht.

Häufige Krankheiten der weiblichen Geschlechtsorgane

Seien Sie bloß kein Vorsorge-Muffel!

Jede, absolut jede Frau mit Verstand wird zu regelmäßigen Untersuchungen zu ihrem Frauenarzt gehen. Das ist *die* große Chance, Krankheiten der Sexualorgane (und keineswegs nur Krebs) rechtzeitig behandeln zu können. Zugegeben, es macht keinen Spaß, sich auf den berühmten gynäkologischen Stuhl zu setzen. Es macht auch keinen besonderen Spaß, wenn Ihr Arzt in Ihre Scheide schaut und einen Abstrich von der Schleimhaut macht. Es ist andererseits aber auch nicht wirklich schlimm. *George Nicolas Papanicolaou* hieß der Wissenschaftler, der diesen Test erfand. Die Bewertung der Zellen, die dabei abgestreift werden, kann mit hoher Wahrscheinlichkeit frühe Veränderungen in dem Teil der Gebärmutter aufzeigen, der am anfälligsten für Tumore ist. Dazu hat man jetzt mit der Ultraschall-Scheidensonde noch ein zusätzliches Instrument, das Unregelmäßigkeiten an den Eierstöcken erkennen lässt (und wirklich nicht weh tut!). Zu einer Vorsorgeuntersuchung gehören auch die Beurteilung der Brüste und die kleinen Briefchen, auf die Sie in den folgenden Tagen etwas Stuhl streichen müssen, um verdeckte Blutungen im Darm zu erfassen.

Also: Alles halb so schlimm und von größtem Nutzen!

Krankhafte Veränderungen der Brust

Harmlos: Mastopathie

Bei vielen Frauen bilden sich in und zwischen den Drüsengängen der Brust Bindegewebsstränge oder kleine Zysten, die als Verdichtungen getastet werden können. Obwohl diese Veränderungen gutartig und harmlos sind, erschweren sie doch dem Arzt – und auch Ihnen – die Beurteilung der Brust.

Deshalb wird man Ihnen in einem solchen Fall zu weiteren Untersuchungen in kürzeren Abständen raten, um nichts zu übersehen. Der Arzt kann mit Ultraschall eine Menge erkennen – eine Mammographie kann er Ihnen aber doch nicht immer ersparen. (Mammographien sollten ab dem 45. Lebensjahr zunächst in Abständen von zwei bis drei Jahren, später dann jährlich vorgenommen werden. Es ist immer noch die sicherste Methode, um bösartige Geschwülste im Frühstadium zu erfassen, und mit den neuesten Geräten hat die Strahlenbelastung stark abgenommen.)

Entzündung der Brust

Eine *Mastitis*, wie der Arzt die Entzündung der Brustdrüse nennt, kommt hauptsächlich bei der stillenden Wöchnerin vor. Die einschießende Milch staut sich in den Drüsengängen und löst so Entzündungen aus. Manchmal ist die Ursache auch eine bakterielle Infektion, die von wunden Stellen der Brustwarzen ausgeht.

So sollten Sie Ihre Brust untersuchen

Veränderungen im Gewebe der Brust können total harmlos sein oder ein erstes Zeichen für nicht so harmlose Krankheiten bedeuten.

Sie sollten Ihre Brust gut kennen und sie regelmäßig, das heißt mindestens einmal im Monat – am besten gleich nach der Periode – abtasten. Das macht man im Sitzen, vor einem Spiegel bei guter Beleuchtung. Betrachten Sie zuerst die Brüste ohne sie zu berühren und achten Sie dabei auf Unregelmäßigkeiten der Haut, vor allem, ob die Haut an irgendeiner Stelle nicht glatt, sondern eingezogen erscheint. Dann berühren Sie die Brustwarzen und kontrollieren, ob die Haut drumherum keine Verhärtungen aufweist.

Jetzt streichen Sie mit der Hand – rechte Hand für die linke Brust und umgekehrt – von der Seite zur Mitte hin, beginnend an der Achselhöhle, Streifen für Streifen über das Gewebe, schön langsam und aufmerksam. Mit der anderen Hand halten Sie den Busen etwas hoch, so dass die untersuchende Hand den ganzen Drüsenkörper befühlen kann. Danach kommt die andere Seite dran.

Jede Unregelmäßigkeit zeigen Sie dem Frauenarzt, der dann entscheidet, ob man weitere Untersuchungen anschließen muss.

Knoten in der Brust

Jeder Knoten muss so lange als bösartig gelten, bis das Gegenteil erwiesen ist! Aber nur mit der Ruhe: Die weitaus größte Zahl der Knoten in der Brust stellt sich als gutartig heraus. Dennoch sollten Sie Knoten grundsätzlich entfernen lassen, es sei denn, Ihr Arzt ist sicher, dass man sie lassen kann. Aber auch in diesem Fall keine Östrogene nehmen! (Alles über Brustkrebs im Kapitel 18: Krebskrankheiten, ab Seite 375.)

Das betrifft die Unterleibsorgane

Entzündungen

Ausfluss aus der Scheide ist das wohl häufigste Symptom bei einer Entzündung im Bereich der Scheide, des Uterus oder auch der Eileiter. Es kann sich um eine Infektion handeln – *Trichomonaden* gelten als die häufigsten Erreger –, es kann sich aber bei älteren Frauen auch um einen Mangel an Östrogenen handeln, der zu einer Reizung der Scheidenschleimhaut geführt hat. Auch das manchmal sehr belastende Jucken, das ältere Frauen an der *Vulva* – dem Scheideneingang – verspüren, ist Ausdruck der hormonellen Veränderungen. Da aber auch eine Krebskrankheit so beginnen kann, müssen auch alte Damen bei allen Beschwerden zum Frauenarzt gehen (übrigens sind Vorsorgeuntersuchungen in höherem Alter mindestens genauso wichtig wie für Jüngere!).

Auch Omas brauchen Frauenärzte!

Eine Entzündung der Eierstöcke verursacht Bauchschmerzen und Fieber und oft kann man sie nur schwer von einer Blinddarmentzündung unterscheiden. Antibiotika sind bei einer solchen Erkrankung wichtig, denn nach unzureichend behandelten Infektionen in diesem Bereich kann es zum Verschluss des Eileiters kommen und damit eventuell zur Unfruchtbarkeit.

Geschlechtskrankheiten

Sie sind, trotz Aufklärung und Antibiotika, immer noch eine reale Gefahr. Sowohl die ***Gonorrhoe*** – der »Tripper« – als auch die ***Syphilis*** – oder »Lues« – sind nach wie vor weit verbreitet. Die Ärzte fürchten sogar, dass diese Krankheiten sich wieder stärker verbreiten werden, da sich immer mehr Resistenzen gegen die übliche antibiotische Behandlung zeigen. Vor allem die *Syphilis* ist, wenn sie nicht rechtzeitig erkannt und geheilt wird, eine entsetzlich heimtückische Krankheit, weil sie nach Jahren, in denen der Patient nichts von ihr spürt oder sieht, zu Zerstörungen in Gehirn und Rückenmark führt. Erstsymptome: Geschwüre am Penis oder am Scheideneingang, wobei die Infektion der Frau oft unsichtbar bleiben kann!

Die *Gonorrhoe* macht sich meist durch einen eitrigen Ausfluss bemerkbar.

Bei Ausbreitung der Krankheit sind dann auch Gebärmutter (eventuell mit Blutungen) und die Eileiter beteiligt. Versäumt man die rechtzeitige Behandlung, drohen Verklebungen der Eileiter (Gefahr der Unfruchtbarkeit!), Gelenkentzündungen und Hepatitis.

Eine Infektion mit ***Chlamydien*** gilt als die am weitesten verbreitete Geschlechtskrankheit. (Bis zu 5 Prozent aller sexuell aktiven jungen Leute sind angeblich infiziert!) Die kleinen Organismen verursachen bei Mann und Frau Entzündungen der Harnröhre; bei den Frauen setzen sie sich oft in der Gebärmutter und in der Scheide fest und können auch ein Kind bei der Geburt anstecken und zu Augenentzündungen führen. Auch hier ist die Behandlung mit geeigneten Antibiotika wirkungsvoll.

Schutz vor Geschlechtskrankheiten bieten nur Kondome

Die Infektion mit dem HI-Virus ist nach wie vor für jeden Betroffenen eine Tragödie. Selbst mit den neuesten Behandlungsmethoden (die auch eine starke Belastung für den Patienten darstellen) gelingt es meist nicht, den Ausbruch der **AIDS-Krankheit** zu verhindern, jedenfalls derzeit noch nicht. Die größten Hoffnungen setzen die Wissenschaftler auf die Entwicklung eines Impfstoffes, an dem in vielen Forschungszentren gearbeitet wird (siehe auch Kapitel 11: Immunsystem, ab Seite 259). Die einzige Möglichkeit, eine Ansteckung mit Geschlechtskrankheiten sicher zu verhindern, wenn man sexuell aktiv sein möchte, ist der konsequente Gebrauch von Kondomen.

Endometriose

Unter *Endometrium* versteht man die Schleimhaut der Gebärmutter. Aus noch nicht wirklich geklärten Gründen finden sich bei dieser Krankheit Gewebestückchen dieser Schleimhaut an allen möglichen Stellen außerhalb des Uterus, zum Beispiel an den Eierstöcken, an der Blase, im Darm oder sonstwo im Bauchraum. Das Problem ist, dass sie den Monatszyklus mitmachen und dass die Zellen gegen Ende des Zyklus ebenfalls stark wachsen. Während der normalen Periode gibt es auch an diesem Gewebe Blutungen in die Bauchhöhle oder in zystische Gebilde. Die Folge: Bauchschmerzen; manchmal auch Unfruchtbarkeit. Die Behandlung erfolgt durch Abtragung des Endometriose-Gewebes im Rahmen einer Bauchspiegelung. Durch Tabletten, die die Östrogenbildung verhindern, kann man schwer erreichbare Schleimhautstücke auch »austrocknen«.

Myome

Myome sind gutartige Wucherungen des Muskelgewebes, aus dem die Gebärmutter besteht. Sie können sich an der Außen- oder Innenschicht oder aber auch zwischen den Muskelschichten bilden und nehmen manchmal riesige Ausmaße an – bis zu Kindskopf-Größe. Sie können starke Blutungen verursachen und Schwangerschaften verhindern. Nach den Wechseljahren schrumpfen sie meist. Sie entarten nicht, aber man muss sie, wenn sie größer sind, doch operativ entfernen.

Blutungen in der Menopause

Alle Blutungen, die nach dem Eintritt der Wechseljahre auftreten, müssen abgeklärt werden! Ausnahme: So genannte Abbruch-Blutungen, die aufgrund der Einnahme von Östrogen-/Gestagentabletten als natürliche Abstoßung der Gebärmutterschleimhaut gelten können. Für alle anderen Fälle gilt: Krebsgefahr! – so lange, bis durch eine *Ausschabung* bewiesen ist, dass nichts Bösartiges vorliegt.

Blutungen ernst nehmen – sie können Warnzeichen sein

Bei einer Ausschabung (*Abrasio*) führt der Arzt unter Narkose durch Scheide und Gebärmutterhals einen scharfen, kleinen »Schaber« ein und trägt vorsichtig die ganze Schleimhaut der Gebärmutter ab. Diese wird danach genauestens auf bösartige Zellen untersucht.

Eierstock-Zysten

Sie bilden sich häufig aus den Säckchen, in denen die Eizellen reifen. Man sieht sie im Ultraschall und manchmal kann man sie auch durch die Bauchdecke tasten. Meistens bilden sie sich innerhalb von ein paar Wochen wieder zurück. Wenn nicht oder wenn sie sehr groß werden, kann man sie bei einer Bauchspiegelung entfernen.

Die Diagnose *Polyzystisches Ovar* bedeutet: viele Zysten im Eierstock. Bei dieser Krankheit ist oft die normale Reifung von Eizellen nicht möglich.

Bauchhöhlen-Schwangerschaft

Wenn eine befruchtete Eizelle den Weg in die Gebärmutter nicht findet, kann sich eine Schwangerschaft auch einmal im Eileiter oder an den Eierstöcken entwickeln, zumindest bis zu einer gewissen Größe. Es besteht dabei von Anfang an die Gefahr, dass der Eileiter platzt und es zu lebensgefährlichen Blutungen in den Bauchraum kommt. Symptome: Plötzliche starke Unterbauchschmerzen, Kreislaufschwäche. Sofort den Notarzt rufen, der Sie per Krankenwagen in die Klinik bringen wird. Eine Erhaltung der Schwangerschaft ist nicht möglich.

Östrogenmangel-Syndrom

Syndrom bedeutet: vielerlei Krankheitszeichen. Genau das trifft auf die Situation zu, in der sich viele Frauen in und nach den Wechseljahren befinden. Keineswegs alle – denn eine ganze Reihe von ihnen spüren vom langsamen Nachlassen der Östrogenproduktion ihrer Eierstöcke ziemlich wenig, außer dass die Periode ausbleibt. Für andere hingegen beginnt jetzt eine wahre Leidenszeit, die auch zeigt, wie sehr Hormone in das gesamte Geschehen im Körper eingreifen.

Östrogene – Wundermittel oder Teufelszeug?

»Vegetative« Zeichen wie plötzliche Hitzewallungen, Schweißausbrüche, Herzklopfen, Schlafstörungen, schlechte Laune bis hin zu richtigen Depressionen, Lustlosigkeit, vor allem in Bezug auf sexuelle Aktivität, sind typisch. Die Haut erscheint dünner, auch im übertragenen Sinn, und in einer ganzen Reihe von Fällen beginnt ein deutlicher Verlust an Knochenmasse, der in einigen Jahren zu einer Osteoporose werden kann.

Was tun?

Das Zauberwort hieß Östrogene. Inzwischen aber hat sich herausgestellt, dass die Einnahme dieser Hormone mit Risiken behaftet ist, sodass man sie keineswegs allen Frauen mit klimakterischen Beschwerden empfehlen kann.

Östrogene – wer darf und wer sollte besser nicht?

Günstige Wirkungen:

- *Hilft bei Menopausen-Depressionen*
- *Verhindert Hitzewallungen und Schlafstörungen*
- *Hält die Geschlechtsorgane geschmeidig*
- *Hilft manchmal gegen Harninkontinenz*
- *Stabilisiert während der Einnahmedauer die Knochenfestigkeit*
- *Führt möglicherweise zu einem geringeren Darmkrebsrisiko*
- *Lässt die Haut – durch Wassereinlagerung – straffer erscheinen*

Ungünstige Wirkungen:

- *Schlecht bei Venenerkrankungen (Thrombosegefahr!)*
- *Höheres Schlaganfallrisiko*
- *Deutlich höheres Brustkrebsrisiko (vor allem wenn man zusätzlich Gestagene einnehmen muss)*
- *Gefährdungen nehmen mit der Dauer der Einnahme zu*
- *Keine positiven Wirkungen auf Herz, Kreislauf und Gehirn*

Was folgt daraus?

- *Keine Östrogene, wenn in der Familie Brustkrebs oder Krebs der Eierstöcke vorgekommen ist*
- *Keine Östrogene, wenn man an Krebs erkrankt war, auch wenn alles vorbei ist und die Östrogen-Rezeptoren negativ waren*
- *Keine Östrogene bei Krampfadern oder wenn man womöglich schon einmal eine Thrombose hatte*
- *Bei starken Wechseljahr-Beschwerden und wenn die genannten Einschränkungen nicht zutreffen, kann man Östrogene einnehmen (bei erhaltener Gebärmutter zusätzlich Gestagene), aber so kurz wie möglich (ca. ein bis zwei Jahre) und in möglichst geringer Dosierung. Vorher Mammographie und jedes halbe Jahr Untersuchung beim Frauenarzt*
- *Bei aktivem Sexleben genügen meist östrogenhaltige Scheidenzäpfchen, um die Trockenheit der Sexualorgane zu verhindern. Die Wirkung auf den übrigen Körper ist minimal.*
- *Die Knochenfestigkeit kann man durch genügend Kalzium plus Vitamin D erhalten. Bei deutlicher Minderung der Knochendichte helfen Medikamente vom Typ der Bisphosphonate*

(Über Anzeichen bösartiger Krankheiten der weiblichen Sexualorgane und ihre Behandlung erfahren Sie mehr in Kapitel 18: Krebskrankheiten, Seite 375.)

Wichtige Krankheiten der männlichen Geschlechtsorgane

Infektionen

Genau wie bei den Frauen spielen Infektionen, also die sexuelle Übertragung von Bakterien und Viren nach wie vor eine große Rolle, auch als mögliche Ursache späterer Unfruchtbarkeit des Mannes. Das häufigste erste Symptom ist die **Harnröhren-Entzündung** (*Urethritis*), die sich durch gelblichen Ausfluss und Brennen beim Wasserlassen bemerkbar macht. **Gonorrhoe** (*Tripper*) oder **Chlamydien-Infekte** machen fast achtzig Prozent aller derartigen Erkrankungen aus. Sie treten drei bis vier Tage nach der Ansteckung auf und müssen so rasch wie möglich vom Facharzt – dem *Urologen* – diagnostiziert und be-

Wie die männlichen Organe untersucht werden

- **Körperliche Untersuchung:** Nach dem Prinzip »Beschauen und Betasten« wird der Arzt Penis und Hoden auf mögliche Krankheitszeichen prüfen, die Lymphknoten der Leisten befühlen und dann mit Hilfe des behandschuhten Fingers durch die Wand des Enddarms die Prostata abtasten (beschauen kann er die natürlich nicht).
- **Zelluntersuchungen** von Samenflüssigkeit sind wichtig für die Beurteilung der Fruchtbarkeit; im Urin findet man damit Hinweise auf entzündliche Erkrankungen.
- **Sonografie:** Bei der Untersuchung mit der Ultraschall-Sonde sollte die Harnblase zunächst gefüllt sein, weil sich damit Prostata und die Wände der Blase besser darstellen lassen. Nach dem Wasserlassen wird kontrolliert, ob sich eventuell noch ein »Restharn« in der Blase befindet. Mit Ultraschall werden auch die Hoden und die Nieren geprüft.
- Eine **Blasenspiegelung** wird nötig, wenn verdächtige Befunde vorliegen, zum Beispiel Wandunregelmäßigkeiten der Blase oder Blut im Urin. Der Arzt führt dazu ein dünnes Endoskop durch die – betäubte – Harnröhre bis in die Blase und kann dort die Schleimhaut begutachten und Gewebeproben entnehmen. Wenn erforderlich, wird diese Untersuchung auch auf die Harnleiter – die Schläuche zwischen Nieren und Blase – ausgedehnt.
- **Röntgenuntersuchung oder Computertomographie** ergänzen die Untersuchungsmöglichkeiten.

handelt werden. Können sich die Keime nämlich weiter verbreiten, dann entzünden sich zunächst weitere Sexualorgane – die Nebenhoden oder die Prostata –, später kommt es zu schmerzhaften Gelenkschwellungen. Selbstverständlich muss auch die Partnerin mitbehandelt werden.

Bei der gefährlichen **Syphilis** (*Lues*) ist das erste Anzeichen – ungefähr drei Wochen nach der Ansteckung – meist ein schmerzloses Geschwür am Penis, oft begleitet von Lymphknotenschwellungen in der Leiste. Dieses Geschwür heilt nach 4 bis 6 Wochen von selbst ab. Das zweite Stadium beginnt kurz danach mit einem allgemeinen Ausschlag, der aber auch nur sehr schwach sein kann und ein Zeichen dafür ist, dass die Erreger sich bereits im Körper ausgebreitet haben. Man kann nur hoffen, dass sich der Patient spätestens jetzt in ärztliche Behandlung begibt und damit die ganzen schrecklichen Spätschäden mit Beteiligung des Gehirns und Rückenmarks verhindert.

(Die auf sexuellem Weg erfolgende Übertragung von Hepatitis oder AIDS können Sie in Kapitel 5: Leber, Gallenblase und Bauchspeicheldrüse, ab Seite 111, bzw. in Kapitel 11: Immunsystem, ab Seite 253 nachlesen.)

Das Leiden an der Prostata

Fast kein Mann entgeht dieser Plage des höheren Alters: der Vergrößerung der Prostata mit den möglichen Folgen einer Abflussbehinderung des Urins oder dem gelegentlichen unfreiwilligen Harnabgang. Da diese Krankheit oft nicht richtig verstanden wird, hier Antworten auf die wichtigsten Fragen.

Frage: Wozu braucht man eigentlich die Prostata?
Antwort: Die ungefähr kastaniengroße Drüse (früher sagte man auch *Vorsteherdrüse*) liegt direkt unterhalb der Harnblase und umgibt wie eine Manschette die Harnröhre, die von dort aus bis zur Spitze des Penis führt. Sie produziert eine schleimige Flüssigkeit, die – zusammen mit den Samenzellen – beim Orgasmus ausgestoßen wird. Dass sie sich im mittleren und höheren Alter vergrößert, liegt an hormonellen Umstellungen des Körpers.
Frage: Ist eine Prostatavergrößerung gefährlich?
Antwort: Zunächst nicht. Durch ihre anatomische Lage kann sie aber die Harnröhre einengen und den Verschlussmechanismus der Blase behindern. Die Folge sind Entleerungsstörungen, das heißt, ein Rest des Harns bleibt in der Blase, die sich daraufhin infizieren kann. Bei stärkeren Abflussbehinderungen können sogar die Nieren durch den Rückstau erkranken. Das Problem ist also nicht die Vergrößerung der Prostata, sondern die Verlegung der Harnröhre, wobei es große Drüsen gibt, die den Harnabfluss nicht stören, und andere, die bereits bei einer geringen Volumenzunahme einen deutlichen Widerstand für die Blasenentleerung darstellen.

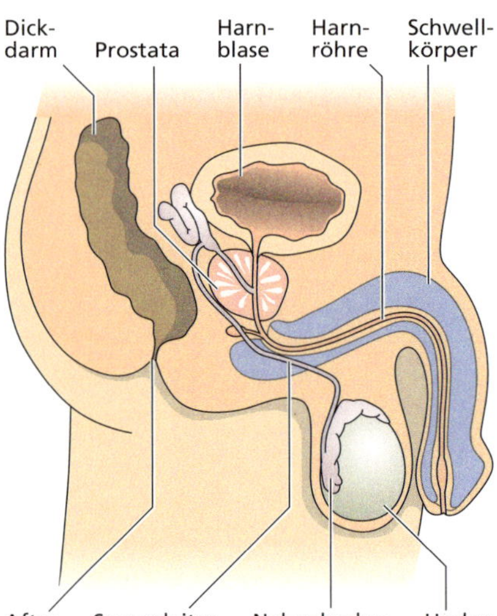

Eine Vergrößerung der Prostata behindert den Abfluss des Urins aus der Blase.

Die Strategien bei der **Behandlung der Prostatavergrößerung** sind sehr unterschiedlich, je nachdem, ob es bereits zu einer Abflussbehinderung gekommen ist oder nicht. Im Allgemeinen werden auch Schulmediziner zunächst pflanzliche Mittel einsetzen, die man über längere Zeit ohne Nebenwirkungen einnehmen kann. Besonders bewährt haben sich Extrakte aus Kürbiskernen und Auszüge von der Sägepalme oder von Brennesseln. Bei weiter fortgeschrittenen Fällen können die Ärzte zwei weitere Substanzen verordnen: Entweder einen *Alpha-1-Blocker*, der die Muskulatur der Blase und der Prostata

Tipp

Warum Vorsorge so wichtig ist

In erster Linie natürlich, um eine Krebskrankheit zum frühestmöglichen Zeitpunkt feststellen und behandeln zu können. Bei Männern geht es da vor allem um Nieren-, Blasen-, Prostata- und Darmkrebs. Aber auch junge Männer, die eine Veränderung an einem Hoden bemerken, sollten so schnell wie möglich zum Facharzt – zum Urologen – gehen. Gerade Hodenkrebs wird heute in bis zu 95 Prozent aller Fälle geheilt! Da aber auch andere Krankheiten oft zu Beginn nur wenig Beschwerden machen, ist auch zu ihrer rechtzeitigen Behandlung die Vorsorgeuntersuchung ganz wichtig.

entspannt und dadurch den Harnfluss erleichtert; oder das Medikament *Finasterid*, das die Prostata auf hormonelle Weise verkleinert. Beide Mittel haben gewisse Nebenwirkungen (bei *Finasterid* kann es Erektionsstörungen geben), eine ausführliche Beratung durch den Arzt ist deshalb ganz wichtig. Wenn die Prostata jedoch zu einem wirklichen Hindernis für die Entleerung der Blase geworden ist, dann muss sie chirurgisch verkleinert werden. Die Abtragung des überflüssigen Gewebes durch die Harnröhre ist eine bewährte Methode, die in 90 Prozent der Fälle wirksam ist. Komplikationen wie Blutungen, spätere Harnröhrenverengung oder womöglich Impotenz sind selten geworden. Eine Reihe neuer Behandlungsmethoden ist seit Jahren in der Erprobung, darunter eine Überwärmungstherapie der Drüse oder die Verkleinerung des Organs durch Laserstrahlen. Auch das Einsetzen von kleinen Drahtgittern, die die Harnröhre offen halten sollen, wird auf die langfristige Wirksamkeit überprüft. Alle diese Alternativen zur Operation sind aber, nach Meinung der Experten, noch nicht wirklich ausgereift.

(Zum Thema Prostatakrebs lesen Sie bitte Kapitel 18: Krebskrankheiten, ab Seite 391.)

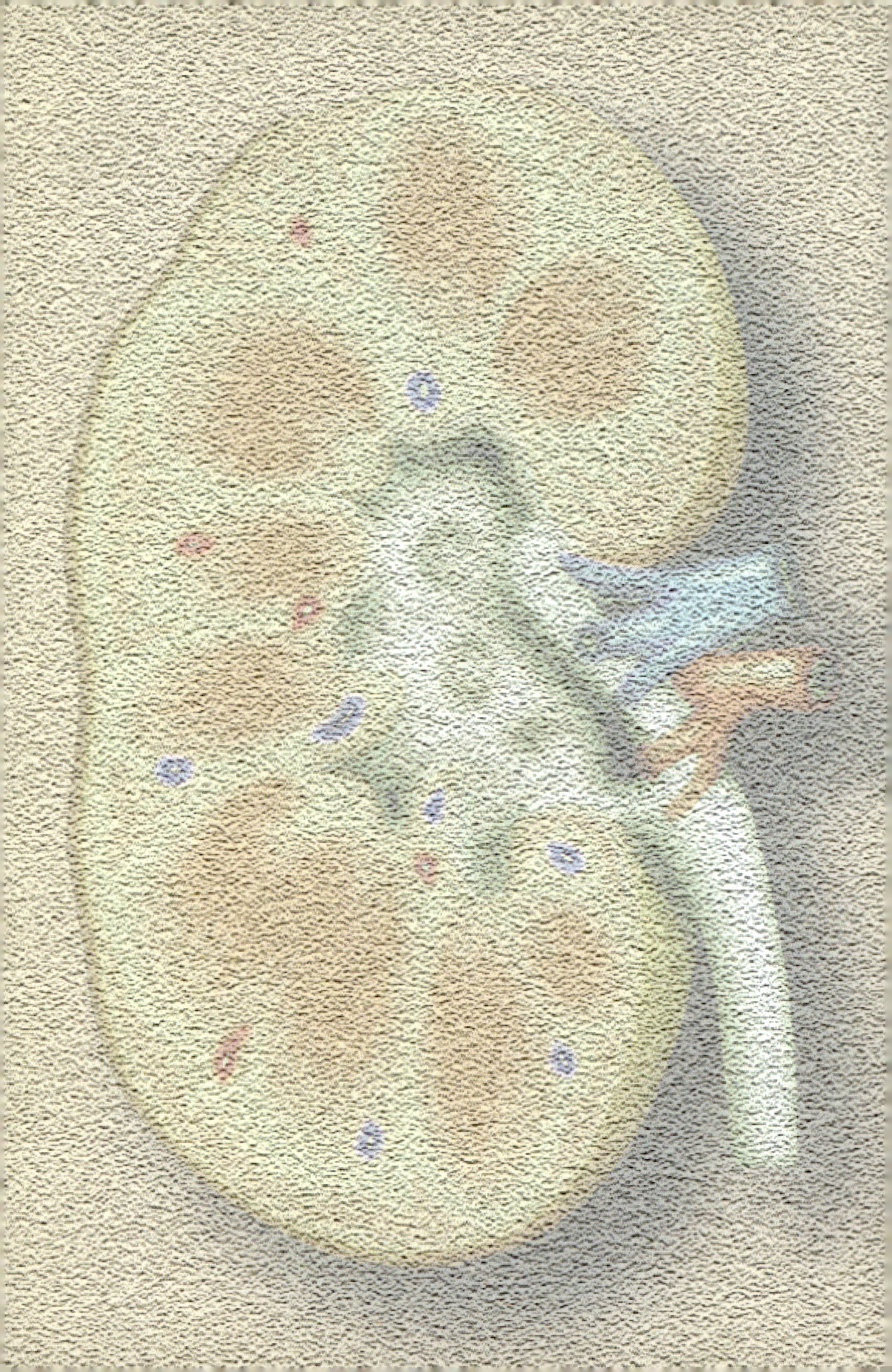

KAPITEL 7

Nieren und Harnwege – ein geniales Entsorgungssystem

15 Mal pro Stunde strömt das gesamte Blut durch die Nieren

- Wie funktioniert diese Filteranlage und wie hält man sie gesund?
- Wie entstehen Nierensteine?
- Dialyse oder neue Niere?
- Probleme beim Wasserlassen
- Inkontinenz: Schluss mit dem Tabu!

Der Blick in eine gewaltige Kläranlage: Die Nieren

Sie haben sich wahrscheinlich noch keine großen Gedanken über Ihre Nieren gemacht. Verständlich. Wie Magen und Darm funktionieren, das kann man spüren. Die Niere spürt man normalerweise nicht. Beim Wasserlassen fällt uns höchstens auf, dass der Urin mal heller und mal dunkler aussieht und gelegentlich – zum Beispiel nach einem Spargelessen – anders riecht. Woher aber kommt der Urin?

In der Abbildung der Niere erkennen Sie im Wesentlichen zwei Elemente: eine äußere, breite Gewebezone (die eigentliche Filteranlage) und eine Sammelstation, das Nierenbecken, in dem der herausgefilterte Harn zusammenströmt. Genaueres sieht man unter dem Mikroskop: Das Blut, das ja alle Schlackenstoffe zunächst aufnimmt, wird in winzige Knäuel aus Gefäßschlingen – sie heißen Nierenkörperchen oder *Glomerula* – geleitet. Dort sickert Flüssigkeit – Blutplasma – mit den gelösten Schadstoffen durch die Gefäßwände und wird in einem hauchdünnen Röhrchen aufgefangen. Die Arterienknäuel sind zwar nur 1/5 Millimeter groß, aber wir haben über zwei Millionen davon und verfügen damit über eine riesige Filtrationsfläche.

Der erste Harn fließt nun in einer langen Schleife durch das dünne Röhrchen, das man *Tubulus* nennt. Auf diesem Weg wird er ziemlich eingedickt, das heißt, Wasser wird ihm entzogen, und mit dem Wasser gelangen auch Salze und wichtige Mineralien zurück ins Blut – nicht aber die Schadstoffe. Am Ende der Schleife ist der Harn, der jetzt hauptsächlich »Giftmüll« enthält, ziemlich konzentriert und fließt nun hin zu Sammelröhren, von dort ins Nierenbecken, dann durch den Harnleiter in die Blase. Wenn die Blase gefüllt ist, verspüren wir einen Drang und entleeren Urin und damit die Stoffwechselabfälle.

Die Nieren filtern das gesamte Blut ungefähr 15 Mal in der Stunde

Die beiden Nieren werden pro Minute von etwa 1,2 Litern Blut, pro Tag also von 1700 Litern durchströmt! Daraus filtern die Glomerula – die Blutgefäßknäuel – in jeder Minute 120 Milliliter »Primärharn«, der zum allergrößten Teil wieder zurück in die Gefäße gelangt, so dass die Menge an Harn, die wir täglich ausscheiden, um die 1,5 Liter beträgt. (Zusätzlich verdunstet Flüssigkeit durch die Atemluft und durch die Haut.)

Die Nieren müssen aber noch weitere Aufgaben bewältigen: Sie sind verantwortlich dafür, dass die Gesamtmenge der Körperflüssigkeit konstant bleibt, sie kontrollieren den Mineralhaushalt und sie sind an der Regulierung des Blutdrucks beteiligt.

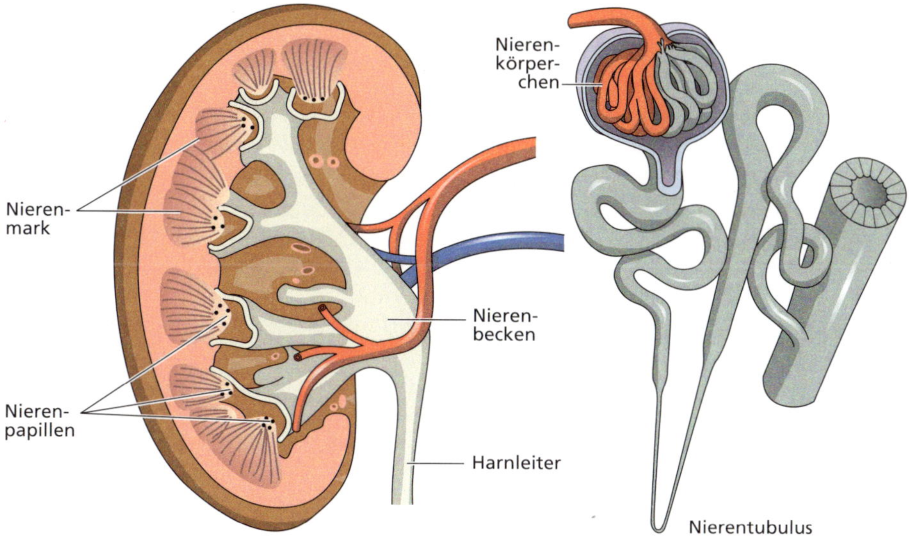

Die eigentliche Filterzone ist das Nierenmark, das aus Millionen von Nierenkörperchen und dem ableitenden Röhrensystem (rechts) besteht. Der Urin fließt dann ins Nierenbecken und zum Harnleiter.

Die Nieren versagen – Giftalarm!

Die eigentlichen Filter in der Niere sind die Wände der Nierenkörperchen – eine Million in einer Niere (die für die Entgiftung des ganzen Körpers völlig ausreicht, die zweite Niere ist sozusagen »Reserve«). Damit wird verständlich, dass die größte Gefahr für unsere Nieren Krankheiten sind, die diese kleinen Gefäßkugeln zerstören. Dazu gehört der Bluthochdruck und der Diabetes, die Zuckerkrankheit.

Wenn die Filter nicht mehr funktionieren, besteht höchste Alarmstufe im Körper

Wenn die Nieren nicht mehr richtig arbeiten, wenn also viele Glomerula zugrunde gegangen sind oder die Filtration durch ihre Wände nicht mehr klappt, dann bedeutet das sofort einen alarmierenden Zustand für den ganzen Organismus. Die Stoffe, die eigentlich mit dem Harn ausgeschieden werden sollten, sind jetzt in erhöhten Mengen im Blut nachweisbar, zum Beispiel Stickstoff-Verbindungen. Bei einer sehr starken Abnahme der Nierenleistung, beim Nierenversagen also, erstickt der Mensch in einer Giftbrühe, die den Körper nicht mehr verlassen kann – er stirbt an Urämie. Oder sagen wir besser, er müsste sterben, wenn die Ärzte nicht die »künstliche Niere« erfunden hätten.

Für gesunde Nieren kann man etwas tun

- **Das Wichtigste: Viel, wirklich viel trinken.** Frauen neigen eigentlich immer dazu, zu wenig Flüssigkeit zu sich zu nehmen, und bei alten Menschen ist es noch schlimmer. Pro Tag sollten Sie 2 Liter trinken, bei schweißtreibendem Sport oder großer Hitze sogar noch mehr. Was Sie trinken, ist nicht so wichtig; Mineralwasser und Früchte- oder Kräutertees (möglichst ohne Zucker oder Süßstoff) haben allerdings den Vorteil, den Körper nicht mit Kalorien zu belasten.
- **Nehmen Sie Harnwegsinfekte ernst!** Schon eine leichte Blasenentzündung mit Brennen beim Wasserlassen und Schmerzen im Unterbauch kann, wenn die Bakterien in den Harnleitern hochsteigen, Ihre Nieren schädigen. Meistens bekommt man dann zusätzlich Fieber und Schmerzen seitlich im Rücken. Also gehen Sie lieber gleich zum Arzt, bevor sich da Schlimmeres entwickelt.
- **Nehmen Sie Schmerzmittel nur gezielt und kurzfristig**! Viele Menschen haben sich einfach angewöhnt, bei den geringsten Befindlichkeitsstörungen Tabletten einzunehmen, und sind der irrigen Ansicht, diese Mittel wären, da sie frei verkäuflich sind, harmlos. Sie unterschätzen das Suchtpotenzial, das derartige Medikamente haben. Nach zehn bis vierzehn Jahren haben sie damit ihre Nieren zerstört. Enthalten die Tabletten *Phenacetin*, dann geht es noch rascher. **Achtung:** Diese Warnung hat nichts mit der Therapie bei einer chronischen Schmerzkrankheit zu tun, bei der die Patienten längerfristig Schmerzmittel brauchen. Die Spezialisten setzen dabei Medikamente ein, die keine Nierenschäden verursachen.
- **Wenn Sie zu hohen Blutdruck haben,** leiden die Blutgefäße insgesamt, ganz besonders aber die kleinen Kapillaren in den Nierenkörperchen. Obwohl die Nieren selbst einen Mechanismus zur Blutdruckregelung besitzen, sind sie gegen einen länger bestehenden hohen Gefäßdruck machtlos. Die kleinen Gefäßknäuel werden steif, verkalken und verlieren ihre Filterfunktion. Sie müssen also unbedingt dafür sorgen, dass Ihr Blutdruck den Idealwert von 120/80 nicht oder nicht wesentlich übersteigt. Das gilt erst recht, wenn bereits erste Zeichen für eine Nierenschädigung (z.B. eine Eiweißausscheidung im Urin) vorhanden sind. Ihr Arzt muss Sie dann mit speziell nierenfreundlichen Hochdruckmitteln behandeln.
- **Diabetes gut einstellen!** Diabetes ist der zweite große Feind der Nieren. Diese versuchen zunächst, den erhöhten Zuckergehalt des Blutes durch eine erhöhte Filtrationsleistung und eine größere Flüssigkeitsausscheidung auszugleichen. (Deshalb die großen Harnmengen bei schlecht eingestelltem Diabetes.) Mit der Zeit verändern sich jedoch die Filterzellen und sterben ab. Nur wenn der Diabetes optimal eingestellt wird, sind Schäden an den Nieren zu vermeiden oder zumindest hinauszuzögern.
- **Verhindern Sie Nierensteine!** (Mehr darüber ab Seite 157.)

Wichtige Erkrankungen der Niere

Es gibt Warnzeichen, die auf eine Erkrankung der Nieren hinweisen. Sie sollten, neben den üblichen Vorsorgeuntersuchungen, die auch eine Beurteilung des Urins einschließen, bei den geringsten Auffälligkeiten sofort einen Internisten oder einen Urologen aufsuchen. Er kann mit Untersuchung, Ultraschall und Labor bereits grundsätzlich feststellen, ob der Verdacht auf eine Erkrankung der Nieren oder der ableitenden Harnwege besteht. Hier die wichtigsten Symptome:

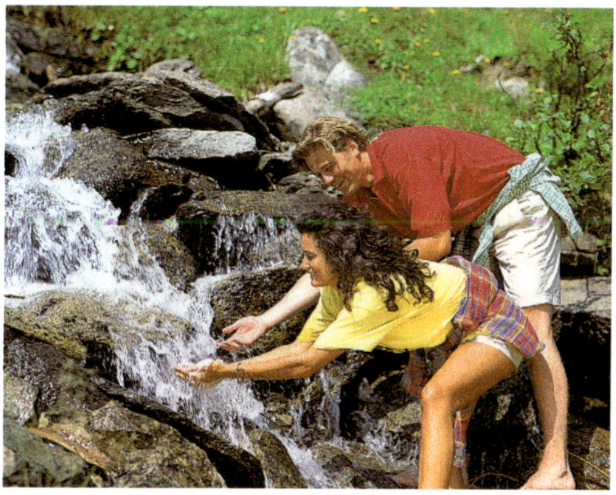

Wasser, Flüssigkeit ist der wichtigste Stoff für unseren Körper.

- Schwellungen um die Augen, vor allem am Morgen
- Wassereinlagerung in Unterschenkel und Knöchel (kommt auch bei Venen- und Herzkrankheiten vor!)
- Plötzlich auftretender hoher Blutdruck
- Müdigkeit, Leistungsabfall, Fieber
- Trüber oder schäumender Urin, Blut im Urin
- Schmerzen im Rücken unterhalb der Rippen
- Kolikartige Schmerzen, die vom Rücken bis zur Leiste ausstrahlen

Frage: Wie kommt es zu Schwellungen und Ödemen?
Antwort: Wenn die Nieren entzündet sind, funktionieren die »Filter« nicht mehr richtig. Sie lassen dann auch normale Blutbestandteile durch, vor allem Eiweißmoleküle, die der Körper mit dem Urin verliert. Zu wenig Eiweiß im Körper bedeutet aber, dass Flüssigkeit nicht mehr in den Blutgefäßen »festgehalten« wird und in das Gewebe austritt. Der Arzt spricht von einem ***Nephrotischen Syndrom***.

Frage: Was hat der Blutdruck mit den Nieren zu tun?
Antwort: An den kleinen Gefäßkugeln, den Nierenkörperchen, befinden sich winzige Messzellen, die ständig den Blutdruck in den Nierengefäßen überwachen. Sinkt dieser Druck ab, zum Beispiel bei einer Herzschwäche, dann geben sie ein Hormon an den Körper ab, das die Blutgefäße verengt und damit den Blutdruck steigen lässt. Sind die Nieren krank oder sind sie nach Infektionen der Nierenbecken narbig geschrumpft (*Schrumpfniere*), dann

zwingen diese Messzellen den Körper zu ständig erhöhten Blutdruckwerten. Erfreulicherweise gibt es Medikamente, die die Bildung solcher Hormone verhindern und den Blutdruck damit normalisieren. Oft aber muss man eine Schrumpfniere operativ entfernen.

Frage: Was haben Müdigkeit und Fieber mit der Niere zu tun?
Antwort: Bei einer Entzündung des Nierengewebes (*Nephritis*) ist, wie bei jeder Entzündung, der ganze Körper betroffen. Zusätzlich ist die Filterfunktion gestört und damit das Gleichgewicht der Salze und Mineralien im Körper. Sehr häufig kommt es auch zu einer Blutarmut, weil ein wichtiges blutbildendes Hormon in der Niere nicht erzeugt werden kann. Am häufigsten sind bei einer Entzündung die *Glomerula*, die Nierenkörperchen, betroffen, deshalb der Name *Glomerulonephritis* für eine Krankheit, die immer besorgniserregend ist.

Frage: Was kann man im Urin erkennen?
Antwort: Sehr viel.

1. Die ausgeschiedene Harnmenge sollte in einer Relation zur Trinkmenge stehen. (Ausnahme: Bei Sport und Hitze verliert man mehr Flüssigkeit durchs Schwitzen.)
2. Schäumender Urin bedeutet Verdacht auf Eiweiß-Verlust.
3. Trüber Urin bedeutet Verdacht auf Harnwegsinfektion.
4. Blut im Urin ist ein Hinweis auf Blasen- oder Nierensteine, kann auch ein erstes Zeichen für Krebs sein.
5. Der Arzt kann unterm Mikroskop das so genannte Sediment analysieren – die mit dem Harn ausgeschiedenen Zellen und Kristalle – und damit Stoffwechselkrankheiten, Nierenschädigungen und Bakterien oder Pilze nachweisen.

Frage: Was bedeuten Schmerzen in der Nierengegend?
Antwort: Ob es wirklich die Niere ist, wenn es seitlich im Oberbauch oder Rücken wehtut, kann eigentlich nur ein Arzt beurteilen. Die Gallenblase oder der Dickdarm liegen auch in dieser Gegend. Schmerzen plus Fieber plus Krankheitsgefühl legen allerdings sehr den Verdacht auf eine Entzündung des Nierenbeckens nahe.

Nierenbecken-Entzündungen sind gefährlich

Wann aus einem banalen Harnwegsinfekt oder einer Blasenentzündung eine Nierenbecken-Entzündung, eine *Pyelonephritis*, wird und warum, kann man nicht genau sagen. Üblicherweise wird sie durch Bakterien verursacht, die aus der Blase zu den Nieren hochsteigen. Meistens ist es eine dramatisch und rasch einsetzende Erkrankung mit hohem Fieber, Schüttelfrost, Übelkeit, eventuell auch Erbrechen und starker Druckschmerzhaftigkeit im Bereich der Nieren. Im Urin findet der Arzt massenhaft weiße Blutkörperchen und oft auch Blut. Bevor eine rasche Antibiotika-Behandlung eingeleitet wird, muss man Urin für eine Bakterienbestimmung gewinnen, um notfalls die antibakterielle Therapie gezielt umstellen zu können, falls innerhalb von 1–2 Tagen keine Besserung eintritt.

Nach der Behandlung einer Nierenbecken-Entzündung: Kontrolluntersuchung!

Extrem wichtig ist – und dafür ist vor allem auch der Patient verantwortlich –, dass nach einer Besserung und Entfieberung die Antibiotika wie vorgeschrieben weiter genommen werden. Einige Tage nach Beendigung der Therapie muss der Urin noch einmal untersucht werden, um sicherzugehen, dass die gefährliche Infektion wirklich ausgeheilt ist. Zu häufig passiert es, dass zwar die Symptome verschwinden, die eitrigen Entzündungen jedoch weiter bestehen und die Niere langsam zerstören.

Jetzt ahne ich, was Frauen mitmachen, wenn sie Kinder auf die Welt bringen!« Der 38-jährige Patient krümmte sich vor Schmerzen. Er war in die Praxis gekommen, weil er am Morgen plötzlich starke Krämpfe im Bauch verspürte. Der Arzt untersuchte ihn vorsichtig. Seine Bauchdecken waren gespannt, man konnte einen deutlichen Druckschmerz in der rechten Flanke und im Unterbauch auslösen. Im Ultraschallgerät sah der Doktor, dass das rechte Nierenbecken gestaut war, dass also ein Abflusshindernis zwischen Niere und Harnblase lag. Die Urinprobe enthielt etwas Blut. Damit stand die Diagnose fest: Nierensteine, genauer gesagt, ein Nierenstein, der in den Harnleiter gerutscht war und jetzt dort festsaß, während der Körper »krampfhaft« versuchte, ihn in Richtung Blase zu schieben. Während der Patient eine krampflösende Spritze erhielt, stöhnte er: »Wieso hat sich bei mir ein Stein gebildet?«

Nierensteine und wie man sie behandelt

Der Urin, der in der Niere entsteht, enthält viele in der Flüssigkeit gelöste Mineralstoffe. Wird die Konzentration dieser Stoffe, etwa der Harnsäure, zu hoch, dann bilden sich kleine Kristalle im Harn, die sich an der Wand des Nierenbeckens festsetzen. Um diesen »Kristallisationskern« herum bilden sich mit der Zeit neue Schichten – der Stein wächst. Irgendwann füllt er einen Teil des Nierenbeckens aus, wenn er sich nicht vorher löst und in die Blase wandert.

Neben *Kalziumoxalat-Steinen* sind *Harnsäure-Steine* am häufigsten. Sie entstehen, wenn der Körper mit bestimmten Eiweiß-Substanzen nicht fertig wird und ein Überschuss an Harnsäure im Blut vorhanden ist, was neben den Steinen auch zu Gicht führen kann.

Die meisten Steine liegen friedlich in der Niere, ohne dass sie Beschwerden verursachen. Oft entdeckt man sie nur zufällig bei einer Routineuntersuchung.

Nierensteine können sehr schmerzhafte Koliken auslösen

Solche Steine brauchen nicht behandelt zu werden, wenn sie nicht einen Stau im Nierenbecken oder Harnleiter verursachen. Etwas völlig anderes ist es, wenn die Steine sich im Abflusstrakt verfangen. Eine Nierenkolik mit ihren wellenförmigen Krämpfen ist wirklich sehr schmerzhaft. Zunächst wird der zu Hilfe gerufene Arzt nur krampflösende Medikamente geben, die gleichzeitig die Harnleiter erweitern. Dann muss er entscheiden, ob man zuwarten kann, in der Hoffnung, dass der Stein auf natürlichem Weg – das heißt mit dem Harn – abgeht oder ob ein Urologe eingreifen muss. Tagelang sind solche Patienten dann damit beschäftigt, große Mengen zu trinken, zu laufen, zu hüpfen und Treppen zu steigen – lauter Maßnahmen, die den Stein in die Blase befördern sollen. Wenn das nicht gelingt, dann muss der Experte eingreifen: In erster Linie kommt dann eine »Stoßwellen-Zertrümmerung« in Frage, vor allem, wenn der Stein noch im Nierenbecken liegt. Dabei werden von außen gebündelte Ultraschallwellen auf den Stein gerichtet, der unter diesem Energiestoß zerspringt. (Die winzigen Teilchen, in die er dabei zerspringt, gehen durch die Harnwege ab.) Ist das Konkrement im Harnleiter eingeklemmt, so versucht man eine »Schlingen-Extraktion« durch die Blase. Nur im Notfall, bei starken Blutungen oder wenn die Niere gefährdet erscheint, muss operiert werden.

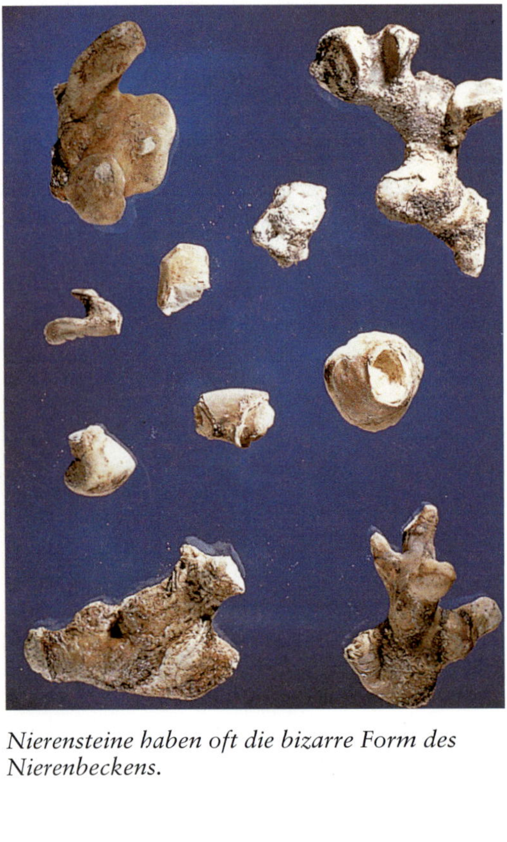

Nierensteine haben oft die bizarre Form des Nierenbeckens.

Nie wieder Nierensteine

Eine Vorbeugung gegen die Bildung von weiteren Steinen ist vor allem dann wirksam, wenn es gelungen ist, den ersten Stein aufzufangen und ihn zu untersuchen, weil die Ursache dann viel gezielter behandelt werden kann.

Ist es ein **Kalzium-Oxalatstein**, wird zunächst der Kalzium-Stoffwechsel untersucht. Auch wenn der Arzt keine Auffälligkeiten findet, kann man durch Medikamente die zu hohen Konzentrationen im Harn beeinflussen. Zusätzlich sollten die Patienten bestimmte Speisen mit hohem Gehalt an *Kalzium* (Milchprodukte) und an *Oxalsäuren* (Spinat, Tomaten, Rhabarber, Schokolade) nur in kleinen Mengen essen.

Das Vorhandensein von **Harnsäuresteinen** weist immer auf eine Stoffwechselstörung hin. Harnsäure entsteht unter anderem beim Abbau von tierischem Eiweiß, genauer gesagt von Purinen, die in den Zellkernen vorkommen. Bei entsprechender Veranlagung ist der Körper nicht in der Lage, große Mengen an Fleisch, Fisch, Meeresfrüchten, aber auch Bier oder Wein zu verarbeiten. Der Harnsäurespiegel im Blut ist dann zu hoch (über 5,5 Milligramm/Prozent) und verursacht Gicht und Nierensteine. Auch hier gibt es Medikamente und auch hier ist das Einhalten einer vernünftigen Diät (selten Fleisch, keine Innereien, wenig Alkohol) von großer Bedeutung.

**Die wichtigste Verhaltensregel aber heißt:
Viel trinken!**

Chronisches Nierenversagen – welche Hoffnungen gibt es?

Der Maßstab für die Nierenleistung ist die Menge an Flüssigkeit, die durch die Nierenkörperchen (*Glomerula*) gefiltert wird. Wenn diese Leistung zurückgeht, kann entweder eine akut einsetzende Entzündung daran schuld sein, oder es handelt sich um eine sich über Jahre hinziehende, schleichende Schädigung.

Erstaunlicherweise können die Nieren ihre Funktion lange aufrechterhalten, auch wenn die Zahl der funktionstüchtigen Filterkügelchen abnimmt. Sie entwickeln dann Anpassungskünste, die bewirken, dass nicht nur die Entgiftung klappt, sondern auch das Gleichgewicht im Wasser- und Mineralhaushalt weiter erhalten bleibt.

Was können Sie tun, um Ihren kranken Nieren zu helfen? Selbstverständlich muss ein Arzt (der Spezialist heißt *Nephrologe*) jeden einzelnen Patienten individuell beraten. Im Allgemeinen aber heißt es:

- *Genügend trinken! Ihr Arzt sagt Ihnen, wie viel.*
- *Eine eiweißreduzierte Diät einhalten (pro Tag ungefähr 0,6 Gramm pro Kilogramm Körpergewicht), die die angeschlagenen Nieren schont. (Andere diätetische Maßnahmen verordnet Ihnen Ihr Arzt in Abhängigkeit von den jeweiligen Laborergebnissen.)*
- *Den Blutdruck, der bei einer Nierenerkrankung oft sehr hoch sein kann, konsequent auf Normalwerte einstellen.*
- *Wenn Sie Medikamente für andere Krankheiten brauchen, muss die Dosierung der verminderten Ausscheidung angepasst werden – mit dem Arzt besprechen!*
- *Sie sollten rechtzeitig die Möglichkeit der Dialysebehandlung ins Auge fassen.*

Was bedeutet Dialyse?

Die Erfindung der »künstlichen Niere«, einer Maschine zur »Blutwäsche«, war der erste gelungene Versuch, ein Körperorgan durch ein künstliches zu ersetzen. Das Gerät hat seither Millionen von Menschen am Leben erhalten, die sonst an Nierenversagen gestorben wären. Das Prinzip klingt einfach: Das Blut wird mittels einer Pumpe durch einen Apparat geleitet, der mit speziellen Membranen versehen ist. Während das Blut an diesen Membranen vorbeiströmt, findet ein Übertreten der Schadstoffe durch die Poren der Membran auf die andere Seite statt, wo eine salzhaltige Flüssigkeit die Schlacken aufnimmt. Zellen und Eiweißmoleküle konnen diese poröse Haut nicht durchqueren und werden dem Körper mit dem Blut wieder zugeführt.

In der Praxis ist dieses Verfahren nicht ganz so unkompliziert. Trotzdem können viele Betroffene diese Blutwäsche relativ problemlos auch als »Heimdialyse« durchführen. Bei einer Blutwäsche muss der Patient meist drei Mal pro Woche, jeweils vier bis fünf Stunden lang, an die Maschine angeschlossen werden.

Auch wenn die Betroffenen außer in den Dialysezeiten ein fast normales Leben führen können – es gibt sogar viele Ferienorte, wo ein Dialysezentrum die Kranken betreut –, so sehnen sich die Patienten doch nach einem Leben ohne den Zwang zu regelmäßigen Blutwäschen. Vielen von ihnen kann geholfen werden – durch die Transplantation einer fremden Niere.

Eine neue Niere – welch ein Glück!

Für die Transplantation – das heißt die Verpflanzung – einer Niere müssen zwei Voraussetzungen gegeben sein:

1. Es muss eine Spenderniere zur Verfügung stehen.
2. Das in Aussicht stehende Organ muss bezüglich Blutgruppe und Gewebemerkmale dem des Empfängers so ähnlich wie nur überhaupt möglich sein.

Obwohl viele Menschen einen Organspende-Pass bei sich tragen, der bestimmt, dass im Falle eines plötzlichen Todes die Nieren (oder andere Organe) entnommen und einem Fremden eingesetzt werden dürfen, ist der Mangel an Spendernieren noch immer sehr groß. (Die Angst, dass eine Organentnahme an einem »nicht wirklich toten« Menschen erfolgen könnte, ist völlig unberechtigt. Die Vorschriften sind äußerst streng und absolut sicher.) In zunehmendem Maße sind Menschen dazu bereit, bei passenden Blutkennzeichen eine ihrer Nieren für das eigene Kind, einen eigenen Elternteil oder ein Geschwister zur Verfügung zu stellen. Kein Zweifel – das ist eine großzügige Entscheidung, weiß doch niemand, ob er seine zweite Niere nicht doch noch selbst braucht oder ob es bei der Operation Komplikationen gibt (die allerdings sehr selten auftreten).

Helfen Sie – besorgen Sie sich einen Organspende-Pass!

Andererseits ist die Gewebeübereinstimmung zwischen Eltern und Kindern oft ideal, und die gefürchteten Abstoßungsreaktionen, bei denen sich die Immunsysteme von Spender und Empfänger gegenseitig bekriegen, bleiben dabei weitgehend aus. Sonst müssen die Patienten nämlich zeitlebens Medikamente zur Unterdrückung dieser Reaktionen einnehmen.

Übrigens: Die »neue« Niere wird meist in den Unterbauch, hinter den Hüftknochen eingesetzt und dort mit den Blutgefäßen einerseits und der Harnblase andererseits verbunden. Dadurch ist die Operation einfacher, und die Ärzte können das Organ leichter überwachen.

Die Harnblase – ein empfindlicher Muskelsack

Ich muss ständig Wasser lassen und habe brennende Schmerzen dabei.« Die Patientinnen, die mit dieser Klage in die Praxis kommen, wissen meist selbst, worauf diese Symptome hinweisen: Entzündung der Harnröhre und der Harnblase. Findet man dann im Urin Bakterien und weiße Blutkörperchen, steht die Diagnose fest. Infektion, meist mit Darmkeimen, die durch die relativ kurze weibliche Harnröhre in die Blase gelangen konnten. Männer haben es da besser.

Entzündungen der Blase werden meist durch Darmbakterien verursacht

Füllen – Halten – Entleeren: So funktioniert die Harnblase

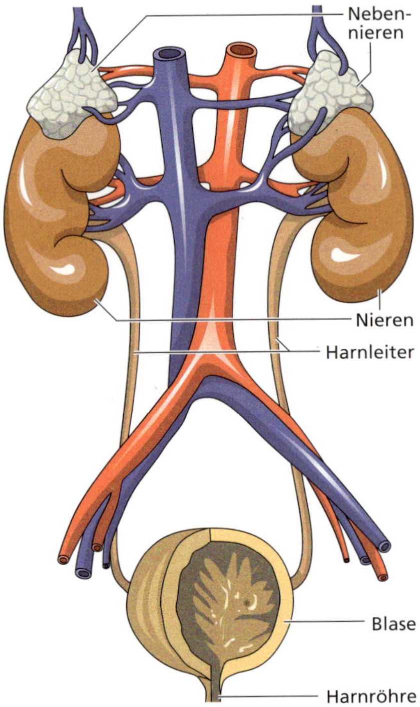

Der Urin fließt durch die Harnleiter in die Blase, die über die Harnröhre entleert wird.

Die Harnblase liegt als dehnbarer Ballon hinter dem Schambein direkt auf der Muskelplatte, die den Beckenboden bildet. Ihre Wände werden von einem dichten Netz elastischer Muskelfasern umspannt; ungefähr in halber Höhe des Organs münden die Harnleiter, durch die der Urin aus den beiden Nieren fließt. Am unteren Pol der Blase ist die trichterförmige Ausflussöffnung durch zwei Muskelringe fest verschlossen. Ist die Harnblase gefüllt, dann melden die Nerven in den Muskelwänden dem Gehirn: *Achtung – voll!* Das Gehirn leitet die Nachricht weiter zu unserer Bewusstseinsebene: Wir wissen, dass wir einen Harndrang haben. Wenn wir dann an einem geeigneten Ort sitzen (oder stehen), erschlaffen durch unseren Willen der Beckenboden und die Schließmuskeln, die Blasenwände hingegen ziehen sich zusammen, und durch die Harnröhre fließt der Inhalt im Schwall oder Strahl nach außen.

Sie werden verstehen, dass die Harnblase nur »dicht« ist, solange die Kraft, die der Beckenboden und die Schließmuskeln aufbringen, größer ist als das Gewicht und der Füllungsdruck der vollen Blase. Erschlafft der Beckenboden – zum Beispiel nach Schwangerschaften –, so kann es zu einer »Blasenschwäche«, zur Inkontinenz kommen.

Alles über Inkontinenz

Unter Blasen-Inkontinenz – dem unwillkürlichen Abgang von Harn – leiden etwa drei bis vier Millionen Menschen in Deutschland, meist Frauen. Die Dunkelziffer ist hoch, denn das Thema ist immer noch tabu.

Wer leidet an Inkontinenz?
In der Mehrzahl Frauen, vor allem nach dem 50. Lebensjahr. Durch Schwangerschaften, aber auch durch Östrogenmangel in der Menopause wird der Beckenboden schlaff und hält die Blase nicht mehr richtig. Vor allem der Verschlussmechanismus leidet. Ältere Patienten haben oft nervenbedingte Funktionsstörungen.

Welche Arten von Inkontinenz gibt es?
- Stress-Inkontinenz (hat nichts mit dem normalen Begriff »Stress« zu tun): Der Verschlussmechanismus ist defekt; bei Husten oder Niesen oder bei voller Blase gehen kleinere oder größere Harnmengen ab. Typisch nach Schwangerschaften oder in der Menopause.
- Drang-Inkontinenz: Der gesamte Blasenmuskel ist überaktiv. Der Patient hat ständig das Gefühl zu »müssen«. Diese Form der Erkrankung kann auch psychosomatisch bedingt sein und tritt auch bei Abflussbehinderungen (z.B. Prostatavergrößerung) auf.
- Reflex-Inkontinenz: Das Zusammenspiel der einzelnen Mechanismen ist nervlich gestört oder ganz aufgehoben – zum Beispiel bei Querschnittslähmungen.

Wer hilft bei Inkontinenz?
Der Frauenarzt, der Urologe, Selbsthilfegruppen, spezielle Beratungsstellen.

Gibt es eine Heilung?
In den meisten Fällen kann das Leiden sehr gebessert werden. Wichtig ist eine umfassende Diagnose und die Feststellung, welche Inkontinenz vorliegt. Danach sollte man mit ärztlicher Überwachung
- einen Infekt ausschließen,
- Beckenboden-Training zuerst bei einer Fachkraft, dann konsequent auch alleine durchführen,
- eine Östrogen-Substitution (nur auf Anraten des Frauenarztes!) beginnen,
- eventuell Hilfsmittel wie Pessare ausprobieren,
- bei Versagen all dieser Maßnahmen eine Operation erwägen.

(Die Adressen von Selbsthilfegruppen und Buchempfehlungen finden Sie im Anhang ab Seite 438.)

Gegen Tabus, Furcht und Vorurteile

Warum ist Harn- (und genauso Stuhl-)Inkontinenz dermaßen tabuisiert? So sehr, dass Menschen sich scheuen, darüber mit ihrem Arzt zu sprechen. Dass

Patienten sich lieber selbst einen ständigen Hausarrest verordnen, ihre ganzen sozialen Kontakte vernachlässigen und letztendlich verlieren, statt Hilfe bei Experten zu suchen? Dass junge Frauen, die vielleicht gerade ihr zweites Kind geboren haben, sich durch dieses Leiden als Behinderte fühlen, Sexualität aus Angst vor entsprechenden »Unfällen« nicht mehr zulassen und oft damit ihre Partnerschaft gefährden? Die Gründe sind wahrscheinlich zahlreich.

Sicherlich besteht bei den meisten Patienten die Überzeugung, dass körperliche Versehrtheit bei anderen das Gefühl von Ekel auslöst. Dazu kommt bei der Inkontinenz noch die gedankliche Verbindung mit »Unreinheit«, mit Geruch oder Schmutz, die bei den Betroffenen selbst ein Gefühl der Scham auslöst. Diese Scham kann oft erst durch psychologische Hilfen überwunden werden. (Hervorragendes leisten übrigens in diesem Zusammenhang die **Selbsthilfegruppen**.)

Blasenschwäche ist kein Schicksal

Dabei ist Inkontinenz in fast allen Fällen behandelbar und in vielen Fällen heilbar. Diese Tatsachen sind jedoch weitgehend unbekannt. Es wäre schön, wenn man den geplagten Patienten das Wissen um die Behandelbarkeit ihres Leidens besser vermitteln könnte. Und die Erkenntnis, dass Blasenschwäche kein Schicksal ist! Also Mut – vertrauen Sie sich in einer derartigen Situation Ihrem Hausarzt oder Frauenarzt an.

Harnwegsinfekte gründlich behandeln!

Ich kenne niemanden, vor allem keine Frau, die noch nie eine Harnwegsinfektion gehabt hätte. Vor allem sexuell aktive Frauen sind durch die anatomische Nachbarschaft von Scheide und Harnröhre in Gefahr, dass Bakterien in die Blase verschleppt werden (weshalb die Ärzte früher auch von »Flitterwochenkrankheit« sprachen). Bei Männern verursachen hauptsächlich Abflusshindernisse, zum Beispiel eine Prostata-Vergrößerung, Blaseninfektionen.

Eine solche Entzündung – sie verursacht Brennen beim Wasserlassen und ständigen Harndrang – ist normalerweise leicht zu behandeln: viel trinken und drei Tage Antibiotika nehmen, die speziell auf Darmbakterien wirken. Problematischer wird es, wenn sich diese Infektionen mehrfach wiederholen. Das liegt dann entweder an der schlechten Angewohnheit, Toilettenpapier von hinten nach vorne, statt von vorne nach hinten zu benützen (nur einmal, dann weg damit!) und damit ständig neue Keime an die Harnröhre zu schieben, oder aber es sind Problemkeime beteiligt, die durch die übliche Behandlung nicht abgetötet werden. (Natürlich gibt es auch anatomische Gründe für die Infektionsneigung – ein Urologe kann das heraus-

Harnwegsinfekte – nicht nur in den Flitterwochen

finden und behandeln.) In jedem Fall muss bei wiederholten Infektionen eine genaue Untersuchung der Harnröhre und des Urins erfolgen. Dabei müssen folgende Fragen abgeklärt werden:

- *Warum kommt es zur wiederholten Infektion?*
- *Welcher Keim liegt vor?*
- *Womit kann man diesen Keim am besten bekämpfen?*

Das Risiko einer erneuten Infektion kann man reduzieren. Hier einige Tipps:

Tipp

So vermeiden Sie Harnwegsinfektionen

- Schützen Sie sich vor Unterkühlung; wechseln Sie Badeanzüge sofort nach dem Baden.
- Waschen Sie den Intimbereich nicht übertrieben häufig; verwenden Sie nur milde Seife, keine Intimsprays.
- Versuchen Sie innerhalb von 15 Minuten nach jedem Geschlechtsverkehr Wasser zu lassen.
- Benützen Sie zur Empfängnisverhütung keine Scheidenzäpfchen oder Gels.
- Benützen Sie Toilettenpapier nur von vorne nach hinten.
- Verzichten Sie beim Bad in der Wanne auf Schaum- oder Badeölzusätze (sie können die Harnröhre reizen).
- Tragen Sie Baumwoll-Unterhöschen und wechseln Sie sie ständig.
- Trinken Sie täglich 2 1/2 Liter Flüssigkeit.

(Prostataleiden werden im Kapitel 6 ab Seite 148 beschrieben; über Krebskrankheiten der Niere und des Harnsystems lesen Sie in Kapitel 18 ab Seite 398.)

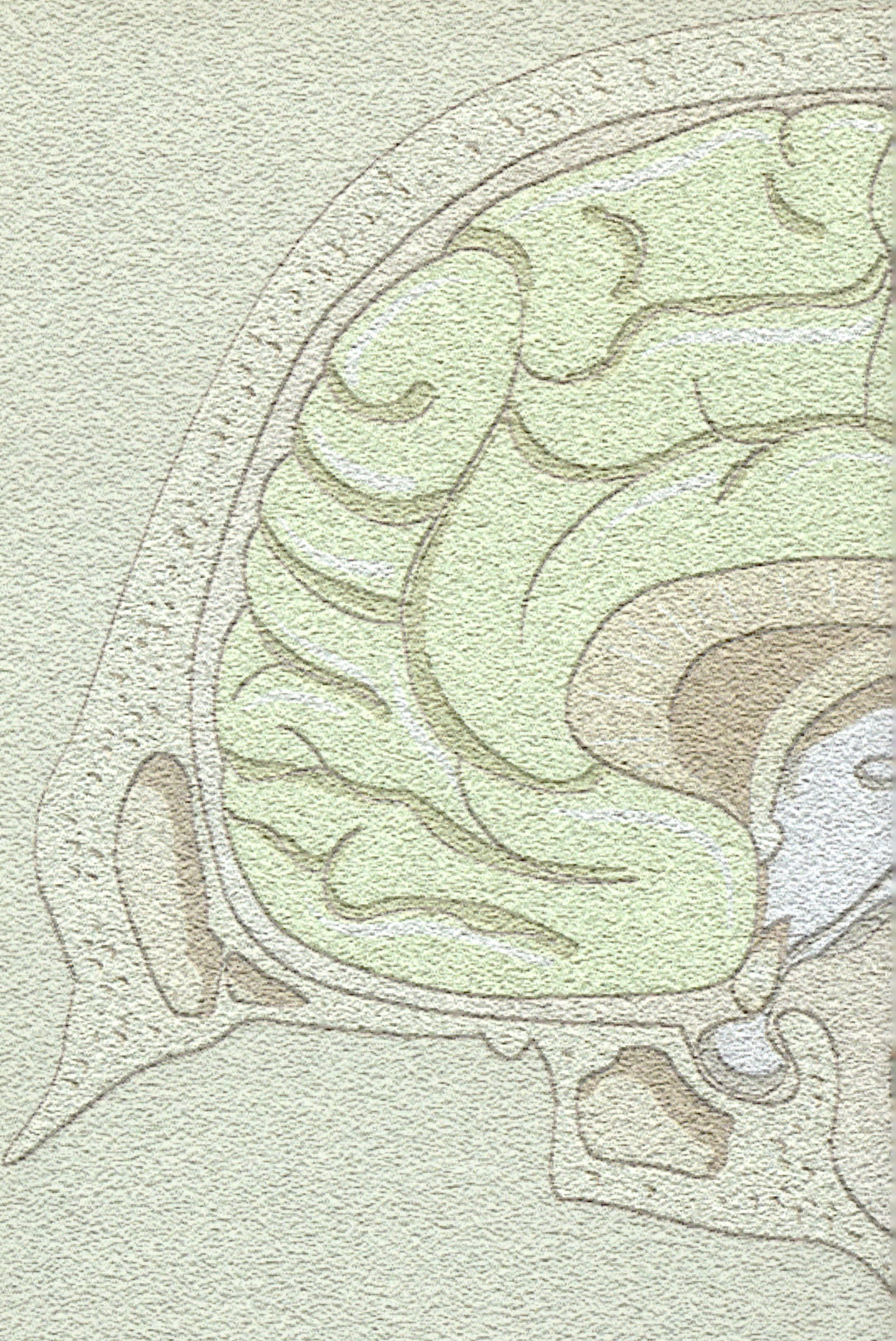

KAPITEL 8

Gehirn und Nervensystem

Gehirn und Nerven – leistungsfähiger als die modernsten Computer und Datennetze

- Wie kann man das Denken sichtbar machen?
- Was heißt »erinnern«?
- Was passiert während des Schlafs?
- Alles über Kopfschmerzen, Hirnleistungsstörungen, die Alzheimer- und die Parkinson-Krankheit
- Was tun bei Nervenschmerzen?

Macht über den Körper, über Gedanken und Gefühle

In unserem Gehirn bilden mehr als 100 Milliarden Nervenzellen untereinander ein enges Geflecht; die Ausläufer dieser Zellen, die Nervenfasern, ergäben aneinander gelegt eine Strecke von 1,6 Millionen Kilometern! Mit Hilfe dieser Nervenfasern und bestimmter Überträgerstoffe werden blitzschnell Informationen in alle Hirnbereiche geschickt und von ihnen abgerufen.

Stellen Sie sich folgende Situation vor: Sie sitzen am Steuer Ihres Autos, ein Ball rollt auf die Fahrbahn. Was tun Sie? Natürlich bremsen Sie, ganz instinktiv, denn Sie verbinden »Ball« mit »Kind« und »Gefahr«. In der halben Sekunde, die zwischen dem Auftauchen des Balles und dem »automatischen« Bremsen vergeht, läuft in Ihrem Körper ein Gewitter von Hirnaktivitäten ab: Die Augen haben Straße und Ball erfasst, bilden sie auf der Netzhaut ab. Die Netzhautzellen verwandeln die Bilder in elektrische Ströme, die dann über Nervenbahnen zum Sehzentrum im hinteren Teil des Gehirns geleitet werden. Von dort breitet sich die Information in

In Ihrem Kopf arbeitet das effektivste Datennetz der Welt

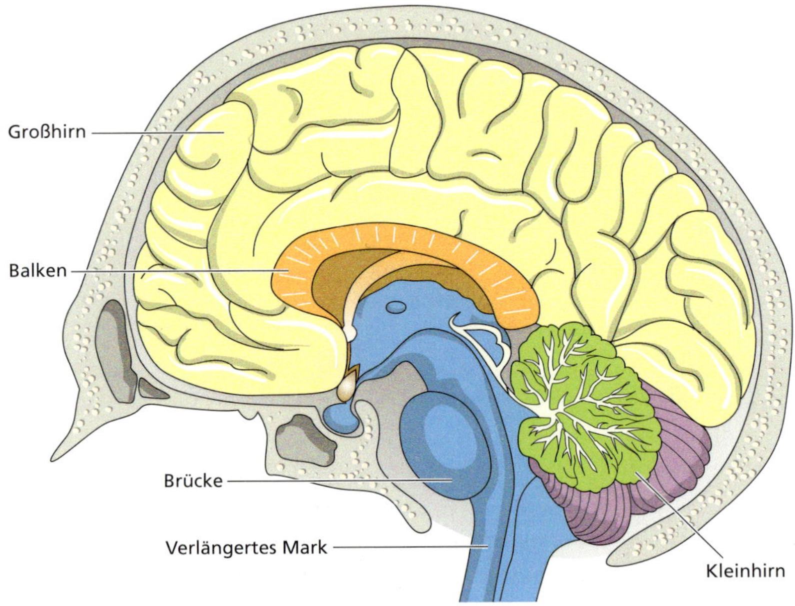

Das Gehirn besteht aus verschiedenen Strukturen, die jeweils unterschiedliche Aufgaben haben, jedoch alle miteinander verbunden sind.

Die Vernetzung von Fakten und Gefühlen

Richtung Hirnrinde, ins Großhirn, aus. Erst jetzt dringt die Situation in Ihr »Bewusstsein«, das heißt, Sie »erkennen« den Ball auf der Straße. Gleichzeitig setzt Ihr Gedächtnis ein, verbindet »Ball« und »Straße« und erinnert sich an die Verknüpfung Ball-Straße-Kind-Gefahr.

Inzwischen haben Hunderttausende von Gehirnzellen die Information Straße-Ball-Kind erhalten und gemeinsam eine Entscheidung getroffen: BREMSEN! Ein Impuls schießt zum Bewegungszentrum der linken Gehirnhälfte, die für das rechte Bein und den rechten Fuß zuständig ist, die Zellen werden elektrisch aktiviert und nun rast der Befehl: FUSS AUF DIE BREMSE! mit einer Geschwindigkeit von über 400 Stundenkilometern durch die Bahnen des Rückenmarks bis hin zu den Nerven der Beinmuskeln. In einer konzertierten Aktion heben Sie den Fuß und pressen ihn auf das Bremspedal: Der Wagen steht. – Eine verrückte Geschichte, nicht wahr?

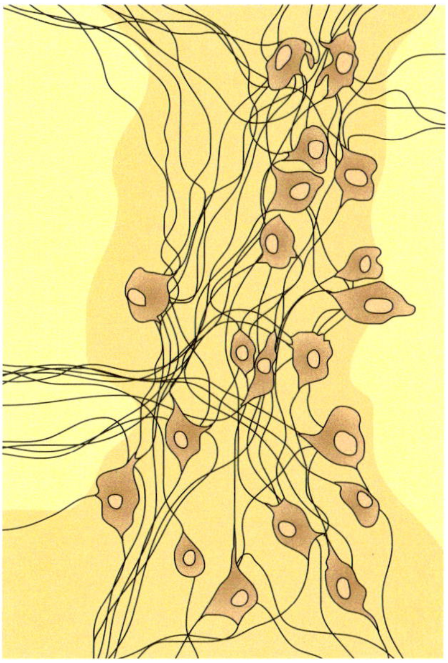

Das Geflecht der Hirnzellen sorgt für perfekte Kommunikation.

Auch das tiefe Gefühl der Erleichterung, das Sie überkommt, wenn Ihr Auto noch vor dem Kind hält, entsteht im Gehirn. Selbst wenn Sie selbst nie einen Unfall hatten, so sind doch in Ihrem Bewusstsein all die Schreckensmomente gespeichert, von denen Sie irgendwann gelesen oder erzählt bekommen haben. Es kann sogar sein, dass in diesem Moment Schrecken und Angstgefühle aus Ihrer Kindheit, an die Sie nie mehr gedacht hatten, gegenwärtig werden, denn Sie haben unbewusst alle Bilder und Gefühle von frühester Zeit bis heute in Ihrem Gedächtnis – das heißt in Gehirnzellen – gespeichert, und manchmal, im Traum oder in einem Augenblick intensivster Spannung, kommen die Bilder aus den Tiefen der Erinnerung an die Hirnoberfläche und ins Bewusstsein.

Noch etwas hat dieser Moment der Angst bewirkt: Die Nerven, die den Herzschlag, die Atmung, die Körpertemperatur und all die anderen unbewussten Körperfunktionen regulieren – man nennt sie die *Autonomen Nerven* – werden ebenfalls in solche Spannungssituationen einbezogen. So kommt es, dass Sie jetzt, nachdem das Kind gerettet ist, ein wahnsinniges Herzklopfen verspüren, und eine Untersuchung Ihres Blutes in dieser Sekunde einen extrem hohen Spiegel an Stress-Hormonen, vor allem Adrenalin, zeigen würde.

Auch dies ist ein Zeichen dafür, dass die einzelnen Hirnbereiche zwar spezialisiert sind auf bestimmte Aufgaben, gleichzeitig aber ständig aus allen anderen Gebieten Nachrichten erhalten.

Das Denken sichtbar gemacht

Die Übermittlung von Nachrichten zwischen Hirnzellen erfolgt, wie schon erwähnt, durch elektrische Impulse. Zur Übertragung von einer Nervenfaser zur anderen bedarf es aber zusätzlich eines »Botenstoffes«, der die Berührungspunkte, die *Synapsen*, aktiviert. Verliert das Gehirn die Fähigkeit, solche Botenstoffe zu bilden, dann sind die Bewegungsabläufe, aber auch Denken und Fühlen gestört – wie bei der *Parkinson'schen Erkrankung* (siehe Seite 184).

Das kann man sehen: Denken verbraucht Energie

Denken bedeutet: Das Gehirn nimmt eine Zeit lang keine äußeren Reize wahr, sondern verbindet Informationen aus den eigenen Speichern. Bei neuen Untersuchungstechniken wie **PET** (**P**ositronen-**E**missions-**T**omographie – siehe Techniken zur Untersuchung des Gehirns) können die Gedanken dadurch sichtbar gemacht werden, dass bestimmte Gehirnbereiche, die in die Gedanken einbezogen sind, kurz »aufleuchten«.

Mit den gleichen Methoden hat man auch bestätigen können, dass die beiden Großhirnhälften unterschiedliche Funktionen haben. In der rechten Hirnhälfte ist die gefühlsmäßige Wahrnehmung angesiedelt, die Fähigkeit, Musik und Malerei zu genießen und intuitiv zu handeln. Die linke Hälfte bewältigt die verstandesmäßigen, analytischen Aufgaben. Sie ist für Sprache, für vernunftbetonte Entscheidungen zuständig. (Bei Linkshändern scheint es umgekehrt zu sein.)

Techniken zur Untersuchung des Gehirns

EEG = Elektroenzephalogramm: Mit Hilfe von Elektroden, die auf der Kopfhaut liegen, werden die elektrischen Ströme des Gehirns gemessen und aufgezeichnet. Bei verschiedenen Krankheiten sind die Hirnstromkurven verändert und geben ein Bild über Ort und Art der Störung. Ungefährlich und schmerzlos.

CT = Computertomographie: Röntgenstrahlen durchdringen Schicht für Schicht das Gehirn in verschiedenen Ebenen. Im Computer werden die Aufnahmen zusammengesetzt und ergeben damit dreidimensionale Bilder von der Innenstruktur. Sehr aussagekräftig bei Blutungen oder Tumoren. Gewisse Strahlenbelastung. Schmerzlos, aber für Ängstliche nicht sehr angenehm – man wird in eine »Röhre« geschoben.

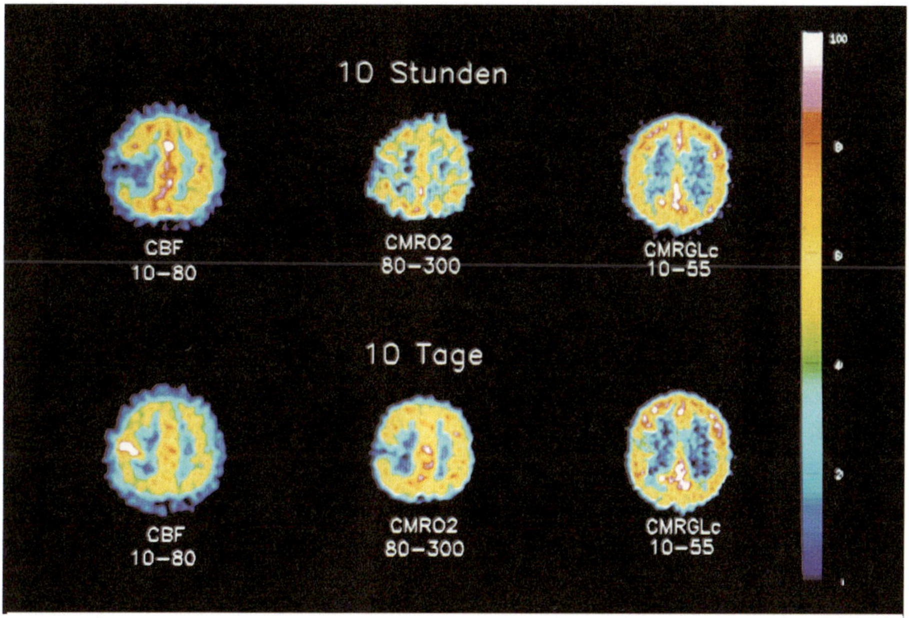

PET-Bilder erleichtern die Diagnostik von Hirnschäden. Hier Aufnahmen 10 Stunden und 10 Tage nach einem Schlaganfall.

NMR = Kernspintomographie: Ebenfalls schichtweise Aufnahmetechnik. Anders als beim CT sind es hier starke Magnetfelder, die für kurze Zeit die Moleküle der Organe »in Reih und Glied« ausrichten und damit unterschiedliche Bilder der verschiedenen Körperstrukturen entstehen lassen. Sehr gute Informationen über krankhafte Details der Organe. Keine Strahlenbelastung. Starke Lärmerzeugung während der Untersuchung, schmerzlos.

Doppler-Sonographie: Ultraschall-Untersuchung zur Bewertung der Durchblutung in den hirnversorgenden Gefäßen. Harmlos, schmerzlos.

PET = Positronen-Emissions-Tomographie: Zeigt Aktionen des Gehirns. Bei dieser Technik macht man sich die Tatsache zunutze, dass in den jeweils aktivsten Hirnregionen am meisten Sauerstoff und Nährstoffe verbraucht werden. Man injiziert radioaktive Glucose und kann dann mit Spezialkameras die Standorte aktiver Nervenzellen aufzeichnen. Ungefährlich.

Lumbalpunktion: Um Rückenmarksflüssigkeit (*Liquor, Nervenwasser*) zu gewinnen, schiebt der Arzt eine feine Kanüle zwischen die Rückenwirbel bis in den Schlauch, der die Nervenbahnen des Rückenmarks umschließt. Sehr wichtig zur Diagnostik infektiöser Krankheiten des Gehirns. Nicht angenehme, aber im Allgemeinen nicht schmerzhafte Untersuchung; gelegentlich Kopfschmerzen danach.

Das Gehirn lernt nie aus

Der Mensch besitzt bereits bei der Geburt alle seine Hirnzellen (obwohl die Forschung jetzt Beweise erbracht hat, dass er unter bestimmten Umständen auch später noch welche bilden kann). Aber erst im Verlauf der ersten Lebensmonate und -jahre werden sie miteinander »verschaltet«, das heißt, Milliarden von Nervenverbindungen werden aktiviert. Die Schaltstellen nennt man »Synapsen«. Je größer die Zahl dieser Querverbindungen, desto stärker werden die Zellen angeregt und mit Wissen, Gefühlen und Erinnerungsvermögen gefüllt – der Mensch wird geprägt. Lust und Schmerz eines kleinen Kindes hinterlassen besonders tiefe, dauerhafte Eindrücke in den Zellen, und auch die Lernfähigkeit ist in den ersten Jahren am größten. Aber glücklicherweise können wir auch noch im Alter lernen – es dauert nur ein wenig länger –, dadurch neue Querverbindungen aufbauen und das Gehirn leistungsfähig erhalten. So erklärt es sich, dass viele Menschen über 80 ein blendendes Gedächtnis und eine rasche Auffassungsgabe haben. Beneidenswert? Machen

So verbessern Sie Ihre geistigen Leistungen

Erst muss der Körper fit werden! Normalisieren Sie Gewicht, Blutdruck, Cholesterin und Blutzuckerwerte – Ihr Arzt hilft Ihnen dabei. Tägliches körperliches Training (zum Beispiel 30 Minuten flottes Spazierengehen) aktiviert Gehirnzellen und schützt die Gefäße.

Machen Sie Schluss mit dem Rauchen! Nikotin und die 2000 chemischen Stoffe, die Sie inhalieren, sind pures Gift für Ihre Hirndurchblutung. (Siehe auch Seite 55.)

Fernsehen ja – aber nicht als Gewohnheit! Sendungen sollten Sie sich nur anschauen, wenn Sie so konzentriert sind, dass Sie am nächsten Tag Inhalt und Einzelheiten nacherzählen können. Machen Sie sich während der Sendung Notizen.

Schreiben Sie Tagebuch! Ihre Wahrnehmungsfähigkeit wird gestärkt, und Sie prägen Erlebnisse fester in Ihr Gedächtnis.

Nehmen Sie keine Schlaftabletten! Vor allem solche aus der Reihe der *Diazepine* haben eine fatale Langzeitwirkung auf Ihr Gedächtnis.

Öfter mal was Neues! Routine ist Gift für Ihre geistige Beweglichkeit. Interessieren Sie sich für neue Dinge – und wenn es nur die Rechenaufgaben Ihrer Enkel sind.

Trauen Sie sich alles zu! Ein neues Kochrezept, eine neue Frisur, einen neuen Kurs an der Volkshochschule und – wenn es sich ergibt – auch einen neuen Partner!

Sie es ihnen doch nach, beschäftigen Sie Ihre grauen Zellen und bleiben Sie geistig fit!

Was heißt »erinnern«?

Das menschliche Gedächtnis muss Informationen sammeln, aufbewahren und auf Abruf wieder freigeben können. Man darf sich diesen Vorgang aber nicht als starres Schema vorstellen, nach dem bestimmte Daten – über persönliche Erlebnisse, gelerntes Wissen, optische Eindrücke, Musik, Gedanken – in einem Speicher abgelegt und bei Bedarf unverändert wieder hervorgeholt werden. Schon die Aufnahme eines Geschehens ins Gedächtnis erfolgt recht willkürlich. Je höher die gefühlsmäßige Bedeutung eines Erlebnisses, desto größer ist die Chance, dass es gespeichert wird. Manche Forscher behaupten, dass Gedächtnis ohne Emotion überhaupt nicht denkbar ist, wobei positive Erlebnisse im Vergleich zu negativen besser gespeichert werden. Auch beim Abruf der aufbewahrten Erinnerungen gibt es Ungenauigkeiten, merkwürdigerweise sogar bei wichtigen Dingen, die wir selbst erlebt haben und auf deren korrekte Wiedergabe wir Stein und Bein schwören würden.

Wie haben Sie Ihren Partner kennen gelernt? Ist Ihre Erinnerung wirklich korrekt? Fragen Sie einmal nach!

Man nimmt deshalb an, dass Erinnern kein Hervorkramen von fest definierten Wahrheitskörnchen aus den Gedächtniszellen ist, sondern dass es sich immer um eine schöpferische Tätigkeit des Geistes handelt, dessen nachträgliche Erkenntnisse und Urteile automatisch mit einfließen, wenn ein alter Tatbestand aufgerufen wird. Auf diese Weise kann sich die Wiedergabe von gespeicherten Erinnerungen im Laufe der Zeit stark verändern.

Noch eine wichtige Information über Gehirnfunktionen möchte ich Ihnen geben: Obwohl man ziemlich genau weiß, dass die Gefühle hauptsächlich in einem kleinen Bezirk im Inneren des Gehirns, dem *Mandelkern*, ablaufen und gespeichert sind, so können diese Gefühle durch die Vernetzung der Gehirnzellen untereinander auch einen entscheidenden Einfluss auf andere Hirnfunktionen, also auf die Steuerung der Körperorgane und auf das Denken ausüben. Deshalb gibt es so viele Krankheiten mit seelischer Ursache. Psychosomatische, also seelisch-körperliche Krankheiten nennt sie die Medizin (siehe Kapitel 15: Seele und Körper, Seite 321).

Gefühle können die Körperfunktionen beeinflussen

Geheimnisvoller Schlaf

Warum werden wir müde? Warum wachen wir erfrischt wieder auf? Warum träumen wir? Die Forscher haben das, was im Schlaf in unserem Gehirn vor sich geht, noch längst nicht enträtselt. Sie wissen aber, dass das Bewusst-

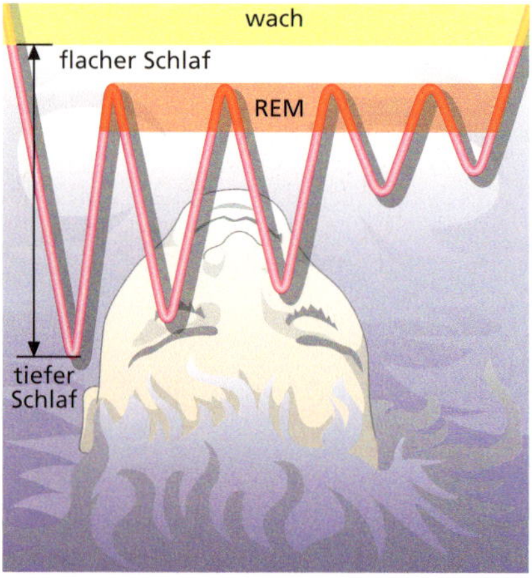

Zwischen Einschlafen und Erwachen durchläuft das Bewusstsein viele Schlafphasen.

sein vom Moment des Einschlafens bis zum morgendlichen Erwachen eine Berg- und Talfahrt durchläuft: von den Tiefschlaf-Phasen der ersten zwei Stunden hinauf in die Bereiche des REM- oder Traumschlafs (REM = Rapid-Eye-Movement = schnelle Augenbewegungen, die während des Traumes hinter geschlossenen Lidern stattfinden), in dem Gedanken, Erinnerungen und Sinneseindrücke des Tages zu Träumen verknüpft werden, während der Körper völlig entspannt ist; dann wieder hinunter in die Bereiche der tiefsten Ruhe, zurück in den Traumbezirk und so fort bis zum Morgen.

In dieser Zeit ist das Gehirn höchst aktiv. Es ordnet die gespeicherten Informationen, verbindet sie sinnvoll und löscht alle, die es als unwichtig und entbehrlich erkennt. Am nächsten Morgen ist es bereit für neue Eindrücke. Behindert man diese Ordnungstätigkeit durch mehrtägigen Schlafentzug, dann gerät es in Panik; der Mensch wird verwirrt, »verrückt«.

Warum träumen wir?

Im wachen Zustand wird das Gehirn fast ununterbrochen mit Informationen aus der Außenwelt überflutet, die über unsere Sinne ins Bewusstsein dringen. Sobald wir einschlafen, kommt der Informationsfluss aus den Sinnesorganen zum Stillstand. Die wirkliche Welt blendet sich aus – der Geist betritt eine Welt innerer Wahrnehmungen, den wir Traumzustand nennen. Über das Wesen der Träume ist, nicht erst seit *Sigmund Freud* und seinen Traumdeutungen in der Psychoanalyse, unendlich viel nachgedacht worden. Ob es Wünsche oder Befürchtungen sind, die wir wachen Sinnes nicht wahrhaben wollen, ob es Spiegelbilder unseres wirklichen Lebens sind oder Geschichten, die beim »Aufräumen« der täglichen Informationsfülle aus den »Schubladen« quellen – die Wissenschaft der Traumforschung steht wohl erst am Anfang.

Träumen wir, um zu vergessen?

Schlafstörungen

Nicht schlafen zu können, lange Nächte hindurch auf das erlösende Hinüberdämmern warten und gleichzeitig befürchten zu müssen, dass es ein vergebliches Warten sein wird, ist eine Qual. Fehlender Schlaf ist ein Problem für viele, das auch die Ärzte ernst nehmen müssen. Da es Krankheiten gibt, die zu Schlafstörungen führen, wie Schilddrüsen-Überfunktionen oder Herzrhythmusstörungen, wird man zunächst diese Ursachen ausschließen. Auch seelische Befindlichkeitsstörungen, zum Beispiel Depressionen, können den Schlaf verhindern. (Über das Schlaf-Apnoe-Syndrom und seinen gestörten Schlafrhythmus lesen Sie in Kapitel 2: Das Wunder der Atmung, Seite 54.)

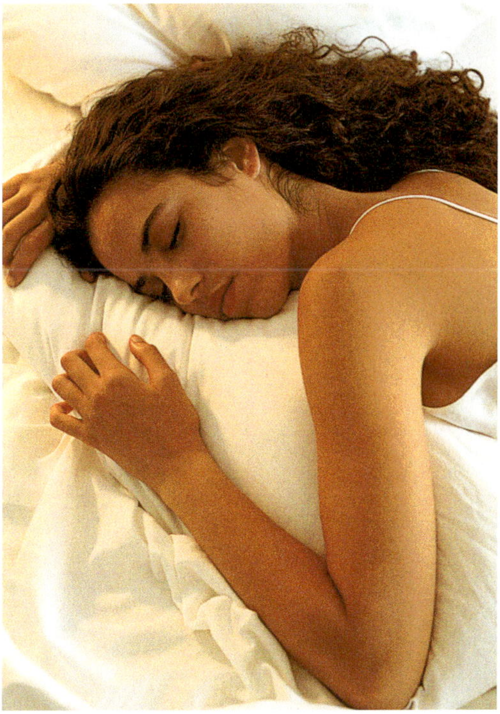

Im Schlaf ordnet das Gehirn die Informationen des Tages.

Ein Fall aus meiner Praxis:
»Ich weiß nicht, was mit mir los ist. Seit einigen Wochen leide ich unter ständigem Schwindel. Ich bin müde, interesselos und ohne Lebensfreude. Einmal bin ich morgens im Bad einfach umgefallen, zusammengebrochen.«

Ich untersuchte die 75-jährige Dame. Herz und Kreislauf sowie die Arterien, die das Gehirn versorgen, waren unauffällig, ebenso alle neurologischen Befunde. Welche Medikamente nahm sie ein? Nur die Herztabletten, die man ihr verordnet hatte. »Sonst nichts?« – »Nein, das heißt, abends nehme ich manchmal eine Schlaftablette, aber nur eine!« Das war's: Die Patientin hatte sich Schlaftabletten besorgt, weil sie, wie viele ältere Menschen, unter Einschlafproblemen litt. Die Tabletten hatten eine viel zu lange Wirkdauer, auch wegen des langsameren Abbaus im Körper älterer Menschen. So war sie nicht nur den halben Tag lang noch benommen, sondern ihr natürlicher Tag-Nacht-Rhythmus war durcheinander geraten. Kein Wunder also, dass sie am Abend nicht einschlafen konnte und der Teufelskreis mit einer Schlaftablette aufs Neue begann.

Den meisten Schlafproblemen liegt keine Krankheit, sondern ein unzweckmäßiges Verhalten der Schlafsuchenden zugrunde. Im Zweifelsfall sollte man die Untersuchung in einem **Schlaflabor** erwägen, wo während einer oder mehrerer Nächte Schlaf- und Wachzeiten, Schlaftiefe und das Herz-Kreislauf-System überwacht werden.

Bei schweren Schlafstörungen kann eine Überwachung im Schlaflabor weiterhelfen

Tipp

Lerche oder Eule? – Tipps für einen besseren Schlaf

- Finden Sie heraus, ob Sie eine »Lerche« sind, deren natürlicher Schlafrhythmus um sechs Uhr morgens endet, oder ob sie zu den »Eulen« gehören, also spät müde werden und spät erwachen. Richten Sie nach Möglichkeit Ihr Schlafverhalten danach!
- Wie viel Schlaf brauchen Sie wirklich? Sorgen Sie sich nicht, wenn Sie zu den Kurzschläfern (sechs bis sieben Stunden) gehören. Ihr Gehirn schafft es eben in kürzerer Zeit, Ordnung zu schaffen und sich für neue Eindrücke bereit zu machen.
- Gehen Sie nicht mit vollem Bauch und nicht nach einem aufregenden Horrorfilm ins Bett!
- Ein Glas Wein oder Bier kann schlaffördernd wirken. Bei größeren Mengen werden Sie jedoch durch die giftigen Alkohol-Abbauprodukte geweckt, mit klopfendem Herzen und trockener Zunge.
- Lernen Sie Entspannungstechniken, zum Beispiel *Autogenes Training* und *Progressive Muskelentspannung nach Jacobson.*
- Schlaftabletten machen allesamt süchtig, wenn man sie nicht nur ein oder zwei Mal nimmt. Nach dem Absetzen sind die Probleme dann noch größer. Übrigens verursachen Schlaftabletten auch Gedächtnisstörungen! *Baldrian* und *Johanniskraut* gelten als unbedenklich, genauso wie *Verveine (Eisenkraut)* oder andere schlaffördernde Tees.

Krankheiten des Gehirns

Kopfschmerzen

Immer noch glauben viele von Kopfschmerz geplagte Menschen, man sei dagegen machtlos. Über 70 Prozent der Deutschen leiden im Laufe ihres Lebens wenigstens zeitweise an quälendem Kopfweh, viele davon jahrzehntelang. Umso erstaunlicher ist es, dass sich die Betroffenen so oft in ihr vermeintliches Schicksal fügen, statt sich dagegen aufzulehnen und kompetente Hilfe zu suchen. Natürlich spreche ich nicht von vorübergehenden Nackenschmerzen, die oft eine Virusinfektion ankündigen. Ich spreche auch nicht von den Folgen eines rauschenden Festes, und ich meine genauso wenig den gelegentlichen Druck im Kopf, wenn man viel gearbeitet oder wenig geschlafen hat. Ich meine die ständig wiederkehrenden Schmerzzustände, die die Patienten selbst und ihre Umgebung zermürben, die den Lebensmut mindern und gar nicht selten zu einer Depression führen. Bevor ich auf die häufigsten Arten des chronischen Kopfschmerzes eingehe, hier einige wichtige Tipps:

Der richtige Umgang mit Kopfschmerzen

1. Kopfschmerz muss man nicht erdulden, Kopfschmerz ist **behandelbar!**
2. Überlegen Sie sich mögliche **Ursachen** für Ihre Beschwerden: Sind Ihre **Augen** gesund? Wenn nicht, ist die Sehschärfe optimal korrigiert? Stimmt der **Blutdruck**? Ist der **Arbeitsplatz** körperfreundlich? (Bei Computer-Arbeit: Können Sie aufrecht und entspannt sitzen? Steht der Bildschirm in der richtigen Entfernung? Machen Sie regelmäßig Pausen, in denen Sie sich strecken und recken?)
3. Lernen Sie **Entspannungsübungen!** (Krankenkassen und Volkshochschulen bieten Kurse zum Nulltarif.)
4. Führen Sie einen **Kopfschmerzkalender**, in den Sie täglich Lokalisation, Art und Stärke des Schmerzes eintragen! Damit können Sie sehen, an welcher Art von Kopfschmerz Sie leiden. Das ist wichtig für die Behandlung!

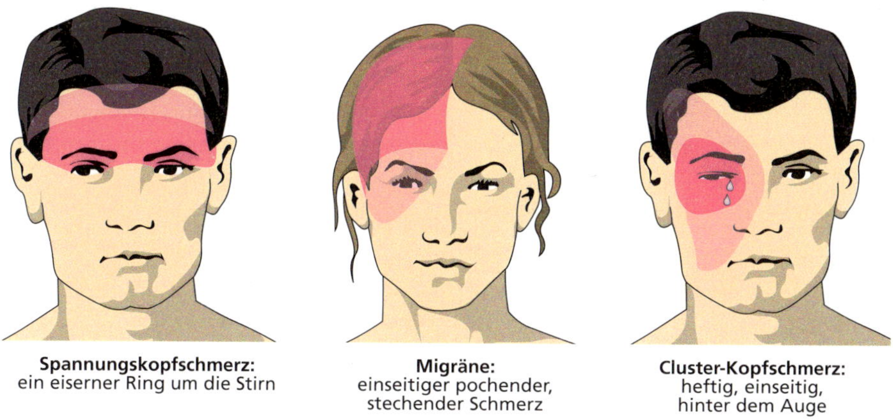

Am Anfang einer Kopfschmerzbehandlung muss eine exakte Diagnose gestellt werden.

Spannungskopfschmerz

Im Gegensatz zur Migräne wird der Spannungskopfschmerz als ein beidseitiger, dumpfer oder ziehender Schmerz im Bereich von Stirn (»eiserner Reifen«) oder Nacken empfunden. Man kennt zwei Formen: *Episodisch* nennt man den Schmerz, der jeweils Stunden oder – selten – auch Tage anhält, bei dem der Betroffene zwischen den Anfällen aber schmerzfrei ist. Der *chronische* Spannungskopfschmerz tritt an mehr als 15 Tagen im Monat auf, bei manchen Patienten sogar täglich. Weil die Muskulatur an Kopf und Nacken überempfindlich oder verhärtet ist, nehmen viele an, dass die Halswirbelsäule schuld ist an dem Leiden – was nicht zutrifft. Eine einheitliche Ursache hat man allerdings bis jetzt nicht gefunden. Sicherlich spielen aber Einflüsse der Umgebung eine große Rolle: Angst, Stress im Beruf, Probleme im Alltag, Depressionen. Bei manchen Betroffenen sind Fehlstellungen im Kiefer der Auslöser für Schmerzen oder eine Fehlstellung der Wirbelsäule bei schlechter Haltung am Arbeitsplatz.

38 Prozent der Bevölkerung leiden an Spannungskopfschmerz

Gegen diese Art von Kopfschmerzen verschreibt der Arzt oft Medikamente, die man sonst bei Depressionen einsetzt. Sie bewirken über die Steuerung von Hirn-Botenstoffen eine verminderte Wahrnehmung von Schmerzen. Gleichzeitig erzielen viele Patienten gute Erfolge mit Entspannungsübungen, zum Beispiel der *Progressiven Muskelrelaxation nach Jacobson*.

Sehr problematisch sind die üblichen Schmerzmittel, vor allem bei der chronischen Form, denn diese Medikamente können, wenn man sie zu oft einnimmt, wiederum Schmerzen erzeugen (siehe Seite 180).

Migräne

»Wenn ich könnte, würde ich nur Migräne-Patienten einstellen. Sie sind fantasievoll, rasch in der Auffassung, hochmotiviert und äußerst genau in ihrer Arbeit.« Die überraschende Erklärung des Personalchefs eines großen Unternehmens wird durch die neuesten wissenschaftlichen Ergebnisse bestätigt. Die hohe Sensibilität und der Leistungsdruck, unter den sich Migränepatienten selbst setzen, wirken andererseits oft als Auslöser ihrer Anfälle.

Unter Migräneanfällen leiden etwa 5 Prozent aller Männer und bis zu 15 Prozent der Frauen. Migränekranke haben durch einen genetischen Defekt, der sich in der Erbsubstanz nachweisen lässt, ein »überempfindliches« Gehirn. Bei starken Reizen – Stress, Klimaschwankungen, Änderungen im Hormonspiegel (typischerweise in den Tagen der Menstruation), Alkohol oder Schlafentzug – spielen die Nerven-Überträgerstoffe verrückt: Es kommt zu einer Erregung des Trigeminus-Nervs, der die Blutversorgung im Gehirn steuert. Folge sind eine Erweiterung der Hirnhautgefäße und damit die berüchtigten Schmerzattacken, die bis zu drei Tage anhalten können. Gefürchtet sind auch die Begleiterscheinungen: Augenflimmern, Taubheitsgefühle, Sprachstörungen und Lähmungen, die oft auftreten, bevor der Schmerz einsetzt.

Der typische Migräneschmerz: einseitig, stechend, pochend

Als großes Problem wird die Zunahme von chronisch wiederkehrenden Kopfschmerzen bei Kindern gesehen. Reizüberflutung (Fernsehen!) und Schulstress sind zweifellos die Hauptursachen dafür. Die Schmerzen müssen von Eltern und Kinderärzten ernst genommen werden, damit die Schulkind-Migräne nicht in ein chronisches Erwachsenen-Schmerzleiden übergeht.

(Mehr zum Thema Migräne siehe »Stufenplan zur Migränebehandlung« und Kapitel 16: Chronische Schmerzen, Seite 338.)

Es beginnt meist in den frühen Morgenstunden. Der Schmerz ist beim Aufwachen bereits da, stechend, pochend. Die Hälfte des Kopfes scheint zu platzen, die andere fühlt sich wie Watte an. Die Augen tränen, jeder Lichtstrahl gleicht einem Messer, das in die Schläfe dringt, jeder Laut einem Trommelschlag. Dazu diese schreckliche Übelkeit.

»Der Tag ist verloren«, denkt die Patientin, »ich kann ihn schon jetzt aus meinem Leben streichen. Ich werde Tabletten nehmen, in einem verdunkelten Raum liegen, keinen klaren Gedanken mehr fassen können. Ein Trost bleibt: Irgendwann, nach drei oder nach fünf oder nach zwölf Stunden, wird es vorbei sein. Dann werde ich in einen erschöpften Schlaf sinken, und morgen bin ich hoffentlich wieder ein Mensch.«

Stufenplan zur Migränebehandlung

1. **Handelt es sich tatsächlich um eine Migräne?** Wenn Sie chronische Kopfschmerzen haben, brauchen Sie zunächst einen erfahrenen Neurologen, auch wenn Ihr Hausarzt die Behandlung später übernehmen kann. Führen Sie einen Kopfschmerzkalender; versuchen Sie, die Auslöser Ihrer Anfälle herauszufinden – Schlafmangel, Klimaschwankungen, Alkohol, Ärger etc.
2. **Vermeiden Sie die Auslösefaktoren!** Man kann nicht alle Situationen, die einen Schmerzanfall hervorrufen, einfach abstellen. Man kann aber für geregelten Schlaf und für einen regelmäßigen Tagesablauf sorgen und Stresssituationen durch bewusstes Entspannen begegnen. 15 Minuten tägliches Training, zum Beispiel *Progressive Muskelrelaxation nach Jacobson* helfen Ihnen, sich im entscheidenden Moment nicht zu verkrampfen.
3. **So behandeln Sie den Anfall**: Reizabschirmung in einem stillen, dunklen Zimmer (das Gehirn muss zur Ruhe kommen). **Medikamente:** 25 Tropfen eines *Metoclopramid*-Präparats (zum Beispiel *Paspertin®* oder *Gastrosil®*), damit Magen und Darm funktionieren und die folgenden Tabletten besser aufnehmen. 15 Minuten später: 1000 mg *Acetylsalicylsäure* (zum Beispiel Aspirin®), am besten als Brausetablette (1/4 Liter nachtrinken!) oder 1000 mg *Paracetamol*, am besten als Zäpfchen. Danach sollten Sie in völliger Ruhe abwarten. Eine Wiederholung der Medikation empfiehlt sich frühestens nach 6 Stunden.

   Wenn die Anfälle damit nicht ausreichend behandelt werden können, dann sollten Sie das nächste Mal andere Medikamente wählen: Nach dem *Metoclopramid* entweder ein Mutterkorn (*Ergotamin*)-Präparat oder ein

Triptan (zum Beispiel *Sumatriptan*, Handelsname *Imigran®*). Bevor Sie aber eines dieser gefäßaktiven Medikamente nehmen, **müssen** Sie mit Ihrem Arzt sprechen.

4. **Vorbeugende Medikamente,** zum Beispiel *Betablocker*, wird man Ihnen empfehlen, wenn Ihre Migräneanfälle häufig, das heißt mehr als drei- bis vier Mal pro Monat auftreten. Durch diese Mittel kann die Zahl der Attacken vermindert werden – im günstigsten Fall bleiben Sie völlig schmerzfrei.
   Über mögliche Nebenwirkungen aller Medikamente sollten Sie ausführlich mit Ihrem Arzt sprechen!

Medikamentenkopfschmerz

Dass Schmerzmittel wie Acetylsalicylsäure (zum Beispiel *Aspirin®*) oder *Paracetamol* alleine, aber vor allem in Kombinationspräparaten, selbst Kopfschmerzen erzeugen, ist für viele Patienten schwer verständlich. Diese Medikamente müssen jedoch, um zu wirken, auch in den Hirnstoffwechsel eingreifen. Klar, dass da Veränderungen stattfinden und dass das Gleichgewicht zwischen den so wichtigen Überträgerstoffen nachhaltig gestört werden kann.

Vorsicht bei Schmerztabletten mit mehreren Wirkstoffen! Sie können Kopfschmerzen erzeugen

Bei Verdacht auf Medikamentenkopfschmerz muss der Patient zunächst alle Mittel absetzen. Viele Neurologen meinen, dass ein solches »brutales« Vorgehen besser im Krankenhaus ertragen wird. Man ist da zum einen abgeschirmt gegen den täglichen Stress, zum anderen wird den Patienten selbstverständlich geholfen, wenn die Entzugserscheinungen zu schlimm werden – allerdings nicht mit den üblichen Schmerzmitteln, sondern mit Medikamenten, die die Schmerzwahrnehmung verändern. Ich kenne mehrere Patienten, die nach zwei oder drei Wochen die Klinik verließen und von Stund an von ihren vermeintlich chronischen Kopfschmerzen geheilt waren! Wenn Sie willensstark und wirklich motiviert sind, dann können Sie den Entzug auch zu Hause durchstehen. Auch hier sollte Ihnen aber ein Arzt mit Rat und Mitteln zur Seite stehen.

Seltene Kopfschmerzformen

Cluster-Kopfschmerz wird von manchen Spezialisten auch als eine besondere Migräneform angesehen. Die heftigen Schmerzattacken – einseitig, oft in der Augenhöhle lokalisiert – treten gelegentlich, dann aber nacheinander, das heißt im »Block« auf. Die Behandlung muss der Arzt durchführen.

Als **Trigeminus-Neuralgie** bezeichnet man kurze, blitzartig einschießende, äußerst heftige Gesichtsschmerzen, deren Ursache in einer Reizung des

Trigeminus-Nervs liegt, an der Stelle, wo er durch den Schädelknochen tritt. Auslöser sind oft nur Bewegungen der Gesichtsmuskulatur beim Essen, Sprechen, Niesen usw. Die Behandlung erfolgt durch den Nervenarzt (*Neurologen*). Manchmal hilft eine Operation, die den Nerv entlastet.

Kopfschmerz als Symptom anderer Erkrankungen

Bei häufigem Kopfweh sollten Sie einen Schmerzkalender führen!

Kopfweh tritt regelmäßig als Begleitsymptom bei Erkrankung der **Nasennebenhöhlen** auf. Meist ist auch bei **Zahnschmerzen** das ganze Gebiet des Gesichtsschädels mit betroffen. Kopfschmerz ist ein wichtiges Zeichen bei einer Entzündung der Gehirnhäute (**Meningitis**) (siehe Seite 186) oder bei anderen Infektionskrankheiten, bei denen Gehirn und Hirnhäute mit betroffen sind. Eine **Gehirnerschütterung** (siehe Seite 188) kann Auslöser für – vorübergehende – Kopfschmerzen sein und ganz selten ist ein plötzlich auftretender Kopfschmerz das erste Anzeichen für einen **Gehirntumor** (siehe Seite 188).

Datum	1	2	3	4	5	6	7	8	9	10	11	12	13	14	15	16	17	18	19	20	21	22	23	24	25	26	27	28	29	30	31
Einseitig																															
Beidseitig		■	■	■									■	■							■										
Pulsierend																															
Dumpf		■	■	■									■	■							■										
Behinderung																															
Tätigkeit verstärkt																															
Übelkeit																															
Erbrechen																															
Lichtscheu																															
Lärmscheu		■	■	■									■								■										

Kopfschmerzkalender. Es gibt auch andere Vorlagen, in die noch mehr Details – zum Beispiel Medikamente – eingetragen werden können.

Sie verstehen jetzt sicher, warum das Wichtigste für Kopfschmerzpatienten zunächst eine genaue **Diagnose** ihres Leidens durch einen Facharzt ist. Ich möchte es nochmal betonen: Chronischer Kopfschmerz ist nicht vom Schicksal gewollt! Man kann und man sollte ihn behandeln. Schmerztherapeuten wissen, wie man das macht!

(Mehr über Chronische Schmerzen und ihre Behandlung im Kapitel 16, ab Seite 336.)

Die 70-jährige Patientin Maria F. kommt in die Sprechstunde: »Ich kann mir nichts mehr merken, Frau Doktor! Ich gehe in den Keller und wenn ich dort bin, weiß ich nicht mehr, was ich holen wollte. Ich schreibe mir auf, was ich Sie alles fragen möchte – und jetzt sehe ich, dass ich den Zettel vergessen habe. Ist das altersbedingt oder …« In den Augen der Patientin steht ganz klar die Angst und die Frage: Alzheimer? Beginnt so die Alzheimer-Krankheit?

Hirnleistungsstörungen: Ursachen von Vergesslichkeit

Häufigste Ursache aller Hirnleistungsstörungen sind **Veränderungen der Blutgefäße.** Die Hirnzellen sind äußerst empfindlich gegen Sauerstoff- oder Nährstoffmangel. Alle Krankheiten, die eine **Arteriosklerose** (Arterienverkalkung) verursachen, wie hoher Blutdruck, Diabetes, hohes Cholesterin, aber auch das Rauchen, schädigen die feinen Arterienwände und immer mehr Hirnzellen sterben dann ab. Die Ärzte sprechen von »Hirninfarkten« oder vom **Multiinfarkt-Syndrom.** Da das Gehirn nur funktioniert, wenn jederzeit ein freier Informationsaustausch zwischen allen Hirnzellen möglich ist, erlebt der betroffene Patient relativ früh Störungen des Denkens. Auch Persönlichkeitsveränderungen kommen vor, manche Kranke werden misstrauisch oder aggressiv.

Bei schlechter Hirndurchblutung sterben Zellen ab

Aber es gibt noch andere Ursachen für das Nachlassen der Gedächtnisleistung:

- Ein **Schlaganfall** (siehe Kapitel 1: Herz und Gefäßsystem, Seite 31)
- **Hormonstörungen**, zum Beispiel eine Unterfunktion der Schilddrüse
- Starker **Alkoholkonsum** über einen längeren Zeitraum
- **Mangel an Vitamin B12 oder Folsäure**
- **Drogen**
- **Depressionen**

Erst wenn all diese Störungen ausgeschlossen sind, muss man auch an die **Alzheimer-Krankheit** denken, vor allem dann, wenn die Symptome langsam, aber stetig zunehmen.

Übrigens: Bei Frau Maria F. war eine Depression die Ursache ihrer Beschwerden. Ein Nervenarzt bestätigte die Diagnose und behandelte sie mit entsprechenden Medikamenten. Nach ein paar Wochen spürte sie, wie ihr Gedächtnis zunehmend wieder besser funktionierte.

Die Alzheimer-Krankheit

»Ich erkenne dich nicht, weil ich dein Gesicht nicht erinnere«

Als *Aloys Alzheimer* 1906 erstmals die unheimliche »Vergessenskrankheit« beschrieb, erwähnte er »eigenartige kleine Herde« in der Hirnrinde der Patienten und machte sie für die Zerstörung der Nervenzellen verantwortlich. Heute nimmt man an, dass bei der Krankheit die Übertragung von Informationen – die an den Ausläufern der Nervenenden, an den so genannten *Synapsen* erfolgt – allmählich blockiert wird. Gibt es aber zwischen den Milliarden von Zellen keine Verbindung mehr, dann hört das Erinnern auf.

Anfangs schien sie nur ein wenig in ihrem Wesen verändert«, erzählt Herr B. über die Krankheit seiner Frau. »Sie war stiller, in sich gekehrt, konnte sich über nichts mehr richtig freuen. Wir dachten zunächst, das wäre eine vorübergehende seelische Verstimmung, die sich von selbst wieder geben würde. Ein halbes Jahr später habe ich sie zufällig beobachtet, als sie den Tisch deckte. Sie brauchte eine Ewigkeit dazu und meinte dann, es sei merkwürdig, aber sie könne sich nicht erinnern, ob sie die kleinen Teller auf die großen stellen müsse oder umgekehrt. Damals bin ich sehr erschrocken, aber dann haben wir beide darüber gelacht wie über einen Witz, und irgendwie habe ich die Sache verdrängt. Bis es nicht mehr zu übersehen war, dass ihre Fähigkeit zu denken langsam erlosch.«

Frau B. lebt heute in einem Pflegeheim. Ihr Mann hat sie bis vor kurzem noch zu Hause betreut; hat sie ins Badezimmer geführt, weil sie sich in der Wohnung nicht mehr orientieren konnte, hat ihr hundert Mal am Tag gesagt, wie spät es sei, obwohl er sah, dass sie Uhrzeit und Tagesablauf nicht mehr begriff, hat früher ihre Ängste und heute den Verlust ihrer Persönlichkeit bis zur Erschöpfung ertragen und sie in diese fremde Welt begleitet, in der kein Erkennen möglich ist, weil es kein Erinnern mehr gibt.

Wie sehr wir in unserem täglichen Leben von unserem Gedächtnis abhängig sind, mag ein kleines Beispiel belegen:

Betrachten Sie einen Bleistift, der vor Ihnen liegt. Während Sie dies tun, bietet Ihnen Ihr Gedächtnis sofort eine Fülle von Informationen an, die unter dem Stichwort »Bleistift« gespeichert sind: Länglich – Holz – Farbe – Schreiben – Buchstaben – Zeichnen – Spitzen – In die Hand nehmen usw. Der Ihnen selbstverständliche Vorgang, einen Stift in die Hand zu nehmen und zu

So kann man Alzheimer-Kranken helfen

1. **Medikamente:** Zumindest im Anfangsstadium der Krankheit scheinen Medikamente wie zum Beispiel die *Nootropica* den Gedächtnisverlust zu verlangsamen.
2. **Trainingsprogramme:** Da die Kranken unsere Welt nicht mehr verstehen, müssen wir sie in *ihre Welt* begleiten. Das ist eine Welt voller dunkler Zonen, die die Kranken ängstigen, aber auch voller vertrauter Dinge, die die Orientierungspunkte in ihrem Tagesablauf darstellen. An diesen Orientierungspunkten – noch erinnerte Melodien und Bilder, Stimmen, Berührungen – setzen die Trainingsprogramme an, deren Ziel es ist, den Patienten ihre Selbständigkeit länger zu erhalten.
3. **Psychische Unterstützung:** Der Alzheimer-Patient erlebt das Fortschreiten seiner Krankheit lange Zeit noch bewusst und in tiefer Verzweiflung mit. Der Erhalt seiner Würde muss deshalb das wichtigste Betreuungsziel sein.

Auch verwirrte Kranke besitzen eine menschliche Würde. Wir müssen sie ihnen erhalten

schreiben, funktioniert nur, weil Ihr Langzeitgedächtnis sich an die Form und die Funktion des Gegenstandes und an Ihre Fertigkeiten des Schreibens und Zeichnens erinnert und alles blitzschnell miteinander verknüpft. Wäre Ihr Gedächtnis erloschen – wie bei einem Alzheimer-Kranken –, so könnten Sie mit dem Etwas, das da liegt, absolut nichts anfangen.

Genau wie bei diesem einfachen Beispiel funktioniert das Gedächtnis, wenn Sie ein Gesicht erkennen oder eine Melodie, oder wenn Sie Auto fahren oder auch nur die Wörter auf dieser Seite lesen.

Sich etwas merken heißt: abspeichern ins Langzeitgedächtnis

Selbstverständlich speichert das Gehirn nicht alles, was durch unsere Sinne aufgenommen wird. Das meiste wird bereits nach 30 Sekunden als »unwichtig« aus dem Bewusstsein gekippt – oder wüssten Sie noch, was Sie vor fünf Minuten gesehen haben, als Sie kurz einmal aus dem Fenster schauten? (Siehe auch: Was heißt »erinnern«?, Seite 173.)

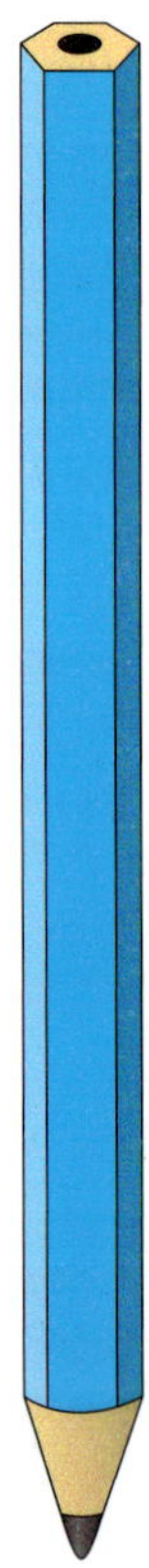

Die Parkinson-Krankheit

Die Ursachen für die Parkinson-Krankheit sind nach wie vor unbekannt. Es war *Dr. James Parkinson*, der sie 1817 erstmals beschrieb. Die Krankheit wird ausgelöst durch das Absterben von Nervenzellen im Stammhirn, die eine bestimmte Substanz – das *Dopamin* – produzieren, das notwendig ist für die Übertragung der Befehle und Informationen von einer Nervenzelle zur anderen. Besonders das Funktionieren und Zusammenwirken von Muskelgruppen bei Bewegungen wie dem Gehen, Greifen, aber auch beim Sprechen, hängen von diesem Überträger- oder Botenstoff ab. Fehlt er, dann kommt es einerseits zu einem krampfartigen Zittern von Gliedmaßen oder zur Muskelstarre; andererseits können die Bewegungen verlangsamt, der Ausdruck des Gesichtes wie eingefroren und die Gesten zeitlupenhaft erscheinen.

Parkinson-Krankheit: Es fehlt der Botenstoff Dopamin

Man erkennt Patienten mit Parkinson, deren Krankheit nicht ausreichend behandelt wird, am starren Gesicht und an den kleinen, unregelmäßigen Schritten, mit denen sie sich fortbewegen. Oft wirken sie anfangs wie auf der Stelle festgehalten, bevor sie sich mit einem Ruck nach vorne zu stürzen scheinen. Auch die Bewegungen der Hände und Arme sind nicht mehr weich und fließend, sondern zittrig, abgehackt. Im fortgeschrittenen Stadium sind auch die geistigen Fähigkeiten des Patienten eingeschränkt.

Glücklicherweise gibt es Möglichkeiten, die fehlende Überträgersubstanz als Medikament einzunehmen. Zusätzlich gibt es Mittel, welche die noch intakten Dopamin produzierenden Zellen anregen und auf diese Weise die natürliche Funktion für einige Zeit erhalten können. Meistens aber lässt die Wirkung solcher Mittel später nach. Neu ist die Methode, eine winzige Sonde im Gehirn zu verankern und durch Elektrostimulation die Ausschüttung der Überträgerstoffe zu verbessern.

Parkinson-Kranke sollten von einem erfahrenen Neurologen betreut werden, da die richtige Einstellung der Medikamente, die die Lebensqualität des Patienten bestimmt, große Erfahrung erfordert. Zusätzlich sollten die Patienten regelmäßig Bewegungsübungen unter der Anleitung einer geschulten Krankengymnastin durchführen.

Man hat Versuche unternommen, die im Allgemeinen langsam fortschreitende Krankheit zum Stillstand zu bringen, indem man den Patienten Dopamin-produzierende Gehirnzellen aus menschlichen Embryonen transplantiert hat – eine sicherlich umstrittene Methode, über deren Erfolg noch kein abschließendes Urteil möglich ist.

Übrigens: Nicht jeder Mensch, dessen Hände zittern, leidet an der Parkinson-Krankheit. Im Unterschied zu dieser kann das **Parkinson-Syndrom**, das man auch **Schüttellähmung** nennt, viele verschiedene Ursachen haben, zum Beispiel Durchblutungsstörungen, eine überstandene Entzündung oder auch eine Verletzung des Gehirns. Und wenn die 80-jährige Nachbarin ein wenig mit dem

Nicht jedes Zittern bedeutet Parkinson!

Kopf wackelt, so ist dies vielleicht ein Zeichen für eine langsam nachlassende Produktion von Hirn-Botenstoffen, aber noch längst keine Parkinson-Krankheit.

Multiple Sklerose

Multiple Sklerose – MS – ist eine geheimnisvolle Krankheit, die meistens Menschen in jüngerem Alter – 20 bis 40 Jahre – befällt. Sie beginnt typischerweise mit Sehstörungen oder Muskelschwäche in einem oder beiden Beinen, und häufig bilden sich die Symptome nach ein paar Tagen oder Wochen wieder von selbst zurück. Bei den folgenden »Schüben« aber sind die Ausfälle schlimmer und es bleiben Lähmungen zurück. Der weitere Verlauf ist sehr unterschiedlich. Bei manchen Kranken kommt es im Lauf der Jahre zu einem völligen körperlichen und oft auch geistigen Verfall; andere erleben einen gutartigen Verlauf der Krankheit mit seltenen, milden Attacken, die über viele Jahre keine wesentliche Behinderung bedeuten.

Ursache für die Nervenausfälle sind Entzündungen, die die Nervenscheiden, also die Schutzschicht der Nerven, zerstören. Wenn man ein Kernspin-Tomogramm von Gehirn und Rückenmark der Betroffenen betrachtet, dann erkennt schon der Laie merkwürdige weißliche Flecken, Zeichen für die narbigen Veränderungen in den Organen. Noch kennen die Experten die Ursachen für die Krankheit nicht. Sie vermuten als Auslöser eine Virusinfektion, der dann ein Angriff des körpereigenen Immunsystems auf die Nervenzellen folgt.

Die Neurologen behandeln die Krankheit deshalb mit Medikamenten, die das Immunsystem verändern (modulieren), zum Beispiel mit *Kortison* oder *Interferonen*. Neu sind die Versuche, mit so genannten *Statinen* die Entzündungsvorgänge zu mildern. Ziel ist es, die Schwere und Häufigkeit der Schübe zu reduzieren.

Infektiöse Krankheiten des Gehirns

Eitrige Meningitis, die bakterielle Entzündung der **Hirnhäute**, ist eine lebensbedrohliche Erkrankung. *Meningokokken* sind bei Jugendlichen die häufigsten Erreger und sie sind gefürchtet, weil sie so leicht von einer Person zur anderen übertragen werden, so dass es zu Epidemien kommen kann. Sie können mit Antibiotika gut behandelt werden, sofern dies rechtzeitig geschieht.

Meningitis bedeutet Lebensgefahr!

Auch Viren können eine Hirnhautentzündung verursachen. Die Symptome ähneln denen der bakteriellen Meningitis, sind aber meist nicht so bedrohlich. Die sichere Diagnose ist nur durch eine Untersuchung der Rückenmarksflüssigkeit möglich.

Bernd S. ist mit seiner Schulklasse unterwegs. Die fünfzehn- und sechzehnjährigen Jugendlichen verbringen mit ihren Lehrern eine Woche in Rom. Bernd ging es schon auf der Hinfahrt nicht so gut und er hat sich entsprechend geärgert, ausgerechnet jetzt eine Erkältung zu haben. Fünf Tage sind sie durch die Stadt gelaufen, am letzten Abend bekommt er hohes Fieber und Schüttelfrost. Am nächsten Morgen müssen sie ihn fast in den Zug tragen, so heiß und schwach fühlt er sich und dazu hat er rasende Kopfschmerzen. Seine Freunde betreuen ihn, legen kalte Tücher auf seine Stirn und versuchen, ihm etwas Wasser einzuflößen. Sein Kopf ist starr nach hinten gebogen und er stöhnt vor Schmerzen. Kurz vor Modena verdreht er die Augen und ist nicht mehr ansprechbar.

Seine Lehrerin macht das einzig Richtige: Sie stoppt den Zug mit der Notbremse. Dann fährt sie mit ihm im Notarztwagen zur nächsten Klinik. Bernd konnte gerettet werden und er wird keine bleibenden Schäden davontragen. Seine Mitreisenden wurden ebenfalls noch im Zug mit Medikamenten behandelt und blieben gesund.

Bei der ***Encephalitis*** – der **Entzündung des Gehirns** – sind nicht nur die Hirnhäute, sondern die Zellen des Gehirns selbst betroffen. Auffallend sind dabei Schläfrigkeit, Bewusstseinsveränderungen, Verwirrtheit und Krampfanfälle. Auch hier ist eine Infektion mit Viren die häufigste Ursache. Gefürchtet ist die Encephalitis als Komplikation nach Masern oder Zeckenbissen (siehe auch Kapitel 17: Infektionskrankheiten, ab Seite 351).

Eine Sonderform ist die ***Creutzfeld-Jakob-Erkrankung***, die mit der **Rinderseuche BSE** zusammenzuhängen scheint. Durch den Befall mit so genannten *Prionen*, entarteten Eiweißkörpern, gehen Hirnzellen in großer Zahl zugrunde, so dass das Gehirn im Endstadium porös wie ein Schwamm aussieht. Leider kennt man noch keine Behandlung für die Krankheit.

Die **Kinderlähmung** ***(Polio)*** spielt durch die konsequente Impfung aller Kinder bei uns keine Rolle mehr. Wichtig bleibt ein ausreichender Impfschutz auch im Erwachsenenalter bei Auslandsreisen.

Zerebrale Krampfanfälle (Epilepsie)

Krampfanfälle entstehen, wenn das im Gehirn normalerweise herrschende Gleichgewicht zwischen Erregung und Hemmung elektrischer Impulse gestört ist. Es kommt zu einem Gewitter von elektrischen Entladungen mit unsinnigen, unkontrollierbaren Wirkungen auf den ganzen Körper. Dabei können kurze, harmlose Muskelzuckungen, aber im schlimmsten Fall auch ein »*grand mal*« (»großes Übel«)-Anfall mit schwersten Krämpfen und Bewusstlosigkeit ausgelöst werden.

Die Ursachen sind vielfältig: Hirnschäden bei der Geburt, ein schwerer Unfall, der Narben im Gehirn hinterlassen hat, oder eine familiäre Veranlagung. Als harmlos gelten kurze Krampfanfälle, die Kleinkinder manchmal bei hohem Fieber haben.

Hirntumoren

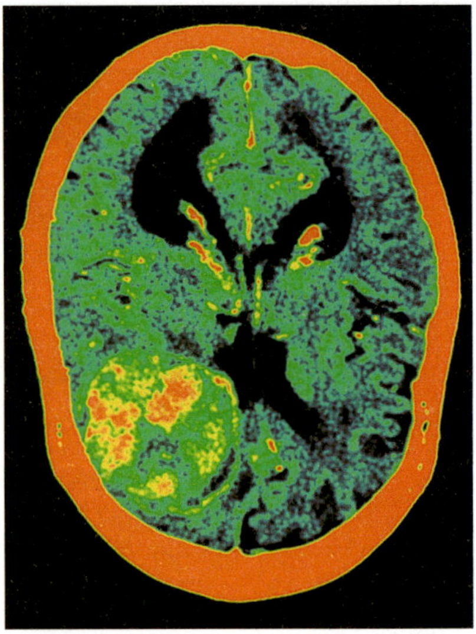

Im linken hinteren Hirnabschnitt hat sich ein großer Tumor gebildet.

Die Diagnose »Hirntumor« bedeutet verständlicherweise für den Betroffenen einen fürchterlichen Schock. Die ersten Zeichen, die den Patienten beunruhigen, sind meist Nervenausfälle, also Störungen im Bewegungsapparat oder Taubheitsgefühle. Seltener treten plötzlich Kopfschmerzen oder ein Krampfanfall auf. Nach diesen Symptomen kann man aber noch nicht beurteilen, ob es sich um eine **gutartige** Wucherung handelt, zum Beispiel um ein **Meningiom**, das fast immer gut operiert werden kann, oder ob es ein **bösartiger Tumor** oder eine **Tochtergeschwulst** von einem anderen Krebsgeschwür des Körpers ist. Auch dann kann man oft mit Chemo- oder Strahlentherapie einen Stillstand, manchmal sogar die Heilung erreichen.

Verletzungen des Gehirns

Gehirnerschütterung

Fast jeder Mensch erlebt irgendwann einmal einen Unfall – einen Sturz von der Leiter, vom Fahrrad, beim Skifahren, einen Zusammenstoß mit einem Auto –, nach dem er benommen, vielleicht für eine kurze Zeit sogar bewusstlos ist. Wenn er wieder zu sich kommt, bemerkt er eine gewisse Übelkeit, muss sich erbrechen. Genau dies sind die Zeichen für eine Gehirnerschütterung:

Schlag auf den Kopf, Benommenheit oder Bewusstlosigkeit, Übelkeit, eventuell Erbrechen.

»Harte« Männer sagen dann: macht nichts, es geht schon wieder. Das ist ein großer Irrtum! Das Gehirn mit seinen empfindlichen Zellen wird durch den Stoß zunächst einmal völlig durcheinander gebracht.

Gehirnerschütterungen ernst nehmen!

Es treten Funktionsstörungen auf, die sich manchmal auch bemerkbar machen: Der Moment vor und während des Unfalls ist aus dem Gedächtnis verschwunden, die Ärzte sprechen von *retrograder Amnesie*. Es ist verständlich, dass es eine ganze Zeit dauert, bis sich die geschädigten Zellen und Zellverbindungen wieder regeneriert und ihre Speicher wieder in Ordnung gebracht haben.

Wichtig: Nach einer Gehirnerschütterung sollte der Betroffene mindestens eine, besser noch zwei Wochen ruhig und von äußeren Reizen (auch Fernsehen!) abgeschirmt verbringen. Damit verhindert er auch am ehesten die typischen wochen- bis monatelangen Nachbeschwerden wie Kopfschmerzen, Schwindel, rasche Ermüdbarkeit und allgemeinen Mangel an Energie.

Gehirnblutung

Wenn bei einer Kopfverletzung durch die plötzliche Erschütterung ein Blutgefäß reißt – meist sind es die Gefäße der Hirnhäute –, dann kann es zu einer Sickerblutung kommen, die sich zwischen Schädeldecke und Gehirnmasse zu einem immer größeren Bluterguss entwickelt, zu einem **subduralen Hämatom** (sub = unter, Dura = harte Hirnhaut). Die äußeren Zeichen der lebensgefährlichen Komplikation sind meist zunehmende Benommenheit Stunden oder sogar Tage nach dem Unfall bis hin zur Bewusstseinstrübung. In diesem Zustand kann nur eine schnelle Diagnose – am einfachsten mit einem *Computer-Tomogramm* – und dann ein Absaugen des ausgetretenen Blutes durch ein kleines Loch in der Schädeldecke den Patienten retten. Nur bei ganz kleinen Blutergüssen ohne stärkere Symptome kann man abwarten und hoffen, dass der Körper selbst die Blutgerinnsel beseitigt.

Frage: Woran erkennt man eine Gehirnerschütterung?

Antwort: An Benommenheit oder Bewusstlosigkeit, Übelkeit, eventuell Erbrechen. Nicht immer bestehen Gedächtnisstörungen.

Achtung! Bei Blutungen aus Ohr oder Nase kann ein Schädelbruch oder ein Bruch des Schädelbasisknochens vorliegen! Der Patient muss sofort in eine Klinik!

Frage: Woran erkennt man eine Blutung zwischen Gehirn und Schädeldecke?

Antwort: Es entwickelt sich – langsamer oder schneller – eine Änderung im Bewusstsein oder der Wachheit des Patienten. Die Veränderung kann auch noch nach Tagen auftreten! Auch hier besteht **Lebensgefahr!**

Das Nervensystem – ein Netzwerk von Botschaften

Während das Gehirn als Herrscher, Ordner und Gestalter von Körper und Geist regiert, sind die Nerven, die den Körper überall durchziehen, Signalstrecken, die in jeder Sekunde Tausende von Nachrichten über die Befindlichkeit des Menschen melden und gleichzeitig Tausende von Aufträgen aus dem Zentrum an die einzelnen Organe überbringen. Dabei geht es sowohl um Befehle, die dem Willen unterstehen – wie zum Beispiel die Augen- und Muskelarbeit, die nötig ist, um diesen Text zu schreiben –, als auch um unwillkürliche Tätigkeiten, wie Herzschlag oder Atmung oder die Verengung oder Erweiterung der Hautgefäße, um die Körpertemperatur konstant zu halten. Die speziellen Nervenstränge, über die diese automatischen Funktionen reguliert werden, nennt man das **vegetative Nervensystem.**

Die Nervenbahnen beginnen an der Stelle, wo das Gehirn ins Rückenmark übergeht. Aus dem Rückenmark, das als daumendicker Strang durch die Wirbelsäule verläuft, treten jeweils zwischen zwei Wirbeln zu beiden Seiten Nervenstränge aus, die sich etagenweise im Körper verzweigen. Wenn Sie zum Beispiel jemandem die Hand geben wollen, so läuft der Befehl »Hand ausstrecken« über Nerven, die aus der Halswirbelsäule kommen und sich als Nervus radialis bis in die Fingerspitzen verbreiten, genauer: bis zu den entsprechenden Muskeln, die sich prompt zusammenziehen und die Hand dadurch bewegen. Schlagen Sie sich andererseits mit dem Hammer auf den Daumen, dann treffen Sie dabei Nervenfasern, die das Signal »Au!« in entgegengesetzter Richtung den Arm entlang und am 6. Halswirbel in den Wirbelkanal leiten. Hier geschieht nun etwas Merkwürdiges:

Motorische Nerven erteilen den Muskeln Befehle; *sensible* Nerven melden Berührung, Schmerz und Temperatur ans Gehirn

Das Gehirn, das heißt unser Bewusstsein, erfährt zwar augenblicklich, dass sich hier ein Unglück ereignet hat. Aber noch bevor es darauf reagieren kann, hat das Notsignal im Rückenmark einen Reflex ausgelöst, sozusagen einen Kurzschluss zwischen eingehenden und ausgehenden elektrischen Impulsen. Das Signal rast wieder in umgekehrter Richtung und zieht den Daumen blitzartig weg. Diese Blitz-Umschaltung im Rückenmark nennt man einen **Reflexbogen.**

Eine Reihe von Nerven kommt nicht aus dem Rückenmark, sondern zieht direkt vom Gehirn durch Öffnungen in der Schädelbasis zu den Organen. Man nennt sie deshalb **Hirnnerven.** Sie versorgen vor allem den Kopf und die

Sinnesorgane und haben deshalb Namen wie Sehnerv, Riechnerv, Hörnerv, usw. Der *Trigeminus-Nerv* gehört dazu, der so massiv schmerzen kann, und auch der *Nervus Facialis,* der für die Gesichtsmuskulatur zuständig ist.

Schäden am Netzwerk

Fällt ein Nervenstrang aus, der in Richtung Muskeln zieht, dann ist der betroffene Muskel nicht mehr bewegungsfähig – er ist gelähmt. Die Ursache für solche Ausfälle kann entweder im Rückenmark liegen – zum Beispiel ein Bandscheibenvorfall oder ein Tumor. Es kann aber auch sein, dass entlang der Strecke, die der Nerv außerhalb des Wirbelkanals zurücklegt, eine Schädigung der Nervenfasern – vielleicht durch einen Unfall – eingetreten ist.

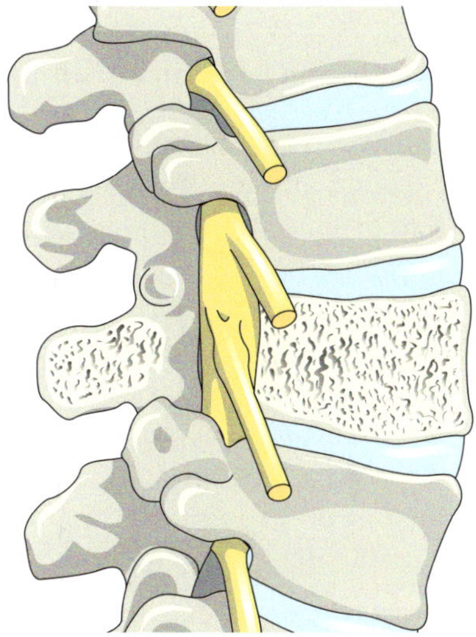

Aus dem Rückenmark entspringen Nervenbündel, die jeweils einen bestimmten Bereich des Körpers versorgen.

Wenn eine Nervenleitung betroffen ist, die Signale aus der Peripherie zum Gehirn überträgt – die Mediziner sagen eine *sensible Bahn* –, dann bedeutet ein Ausfall, dass ich von der betreffenden Stelle nichts mehr erfahre, nichts spüre. Sie ist »taub«, wie tot. Das Gefühl »taub« kann ich allerdings auch haben, obwohl der Finger oder der Fuß und seine Nerven völlig in Ordnung sind. Die Leitungsunterbrechung muss dann irgendwo unterwegs stattgefunden haben, womöglich im Rückenmark oder im Gehirn.

Sie sehen, dass es bei Störungen von Empfindung oder Muskelkraft außerordentlich wichtig ist herauszufinden, wo genau diese Störung liegt. Der Spezialist für Nervenkrankheiten, der Neurologe, hat dazu mehrere Möglichkeiten:

Nervenstörungen erkennen

- *Bei der* ***klinisch-neurologischen Untersuchung*** *werden Reflexe, Muskelkraft, Empfindung und die Koordination von Nervengruppen (im Stehen oder Gehen) überprüft.*

- *Die Bestimmung der **Nervenleitgeschwindigkeit** und die **Elektromyographie** (Messung der elektrischen Muskel-Entladungen) geben Auskunft über den Ort von Nervenschädigungen.*
- *Die **Kernspin-Tomographie (NMR)** erstellt Bilder vom Rückenmark und vom Gehirn.*
- *Ergänzend werden noch **Laborwerte** bestimmt, um entzündliche Prozesse zu erkennen.*

Querschnittslähmung – Schnitt durch das Leben

Durch Verkehrsunfälle, bei einem unglücklichen Sturz oder bei Sportverletzungen kann die Wirbelsäule brechen und das Rückenmark gequetscht oder durchtrennt werden. Die Folgen sind schrecklich: Lähmungen und Verlust der Empfindungsfähigkeit in den unteren Körperteilen, oft auch schwere Störungen der Blasen- und Darmfunktion. Die Auswirkungen sind umso schlimmer, je höher die »Bruchstelle« im Rückenmark liegt. Bei Teilverletzungen gibt es die Möglichkeit, dass sich Nervenbahnen wieder erholen. Ein Zusammenwachsen von Nerven, die im Rückenmark durchtrennt wurden, ist aber bis jetzt nicht möglich. (Allerdings haben Forschergruppen, die an diesem Problem arbeiten, mit wachstumsfördernden Hormonen erste Erfolge in dieser Richtung gemeldet. Hoffen wir auf die Zukunft.)

Querschnittgelähmte Patienten bedürfen einer unglaublichen Energie, um danach wieder ein einigermaßen »normales« Leben führen zu können. Ein ständiges Training der verbliebenen Fähigkeiten, die Gewöhnung an den Rollstuhl und andere Hilfsmittel, die Verhinderung von Folgeschäden wie zum Beispiel Harnwegsinfekten und vor allem der Umgang mit der psychischen Belastung verlangen von Betroffenen und Angehörigen sehr viel Disziplin und Kraft.

Ich kenne Patienten, die sich nach einem solch einschneidenden Trauma Mut und Heiterkeit bewahrt haben. Ich bewundere sie.

Brennende Füße – ein Alarmsignal

Brennen, Kribbeln, »Ameisenlaufen«, Pelzigkeits- und Schwellungsgefühle sind typische Zeichen für eine Erkrankung der *peripheren* Nerven, also der Nerven in Armen und Beinen. Manchmal kommen auch noch Muskelkrämpfe dazu, als Zeichen dafür, dass nicht nur die Empfindungsnerven, sondern auch die *motorischen* Fasern (die die Befehle an die Muskeln übertragen) betroffen sind. Besonders in der Nacht kann es zu starken Beschwerden kommen, die die Patienten zum Arzt treiben, um sich ein Schlafmittel ver-

Die Nerven toben: Zeichen für eine Polyneuropathie

schreiben zu lassen. Der wird zunächst einmal versuchen festzustellen, warum der Betroffene diese Symptome hat.

Die ***Polyneuropathie*** (Poly = viel; neuro = Nerven; pathie = krank), die Erkrankung vieler Nerven also, kann sehr unterschiedliche Gründe haben.

Ursachen für Nervenschmerzen

Hier die wichtigsten von vielen möglichen Gründen für eine Schädigung der Nerven:

- **Diabetes**
- **Alkoholkrankheit**
- **Infektionen** (Zeckenbiss-*Borreliose, AIDS, Gürtelrose*)
- **Bestimmte Medikamente** (einige *Zytostatica*, aber auch manche Mittel gegen Depression und bestimmte Antibiotika können solche Nervenschädigungen auslösen)

In der Behandlung geht es vor allem darum, die schädigenden Stoffwechselstörungen und Gifte zu beseitigen, zum Beispiel Diabetes optimal einzustellen bzw. auf Alkohol zu verzichten. Dazu sollen Vitamin-B-Präparate eine günstige Wirkung auf die kranken Nerven haben. Bei sehr starken Missempfindungen wird man auch Schmerzmittel brauchen (siehe Kapitel 16: Chronischer Schmerz, ab Seite 336).

Die ruhelosen Beine

Eine merkwürdige Krankheit quält ungefähr ein bis zwei Prozent der Bevölkerung: das *Restless-Legs-Syndrom* (Syndrom der ruhelosen Beine). Diese Kranken erleben, dass immer dann, wenn ihr Körper sich in einem Ruhezustand befindet – vor allem abends und nachts beim Schlafen, aber auch bei Autofahrten oder im Flugzeug –, ihre Beine sich unkontrolliert bewegen. Sie können nicht still gehalten werden, sondern zucken, kribbeln, verkrampfen sich und hindern die Patienten damit am Schlafen. Bei zwei Dritteln der Betroffenen kann keine auslösende Ursache gefunden werden; bei den übrigen zeigen sich verschiedenartige Störungen im Stoffwechsel oder in der Nierenfunktion. Da offenbar die Botenstoffe im Gehirn eine Rolle bei der Erkrankung spielen, wird sie mit gutem Erfolg durch Medikamente (*Dopamin-Agonisten*) behandelt, die anregend auf diese Botenstoffe wirken.

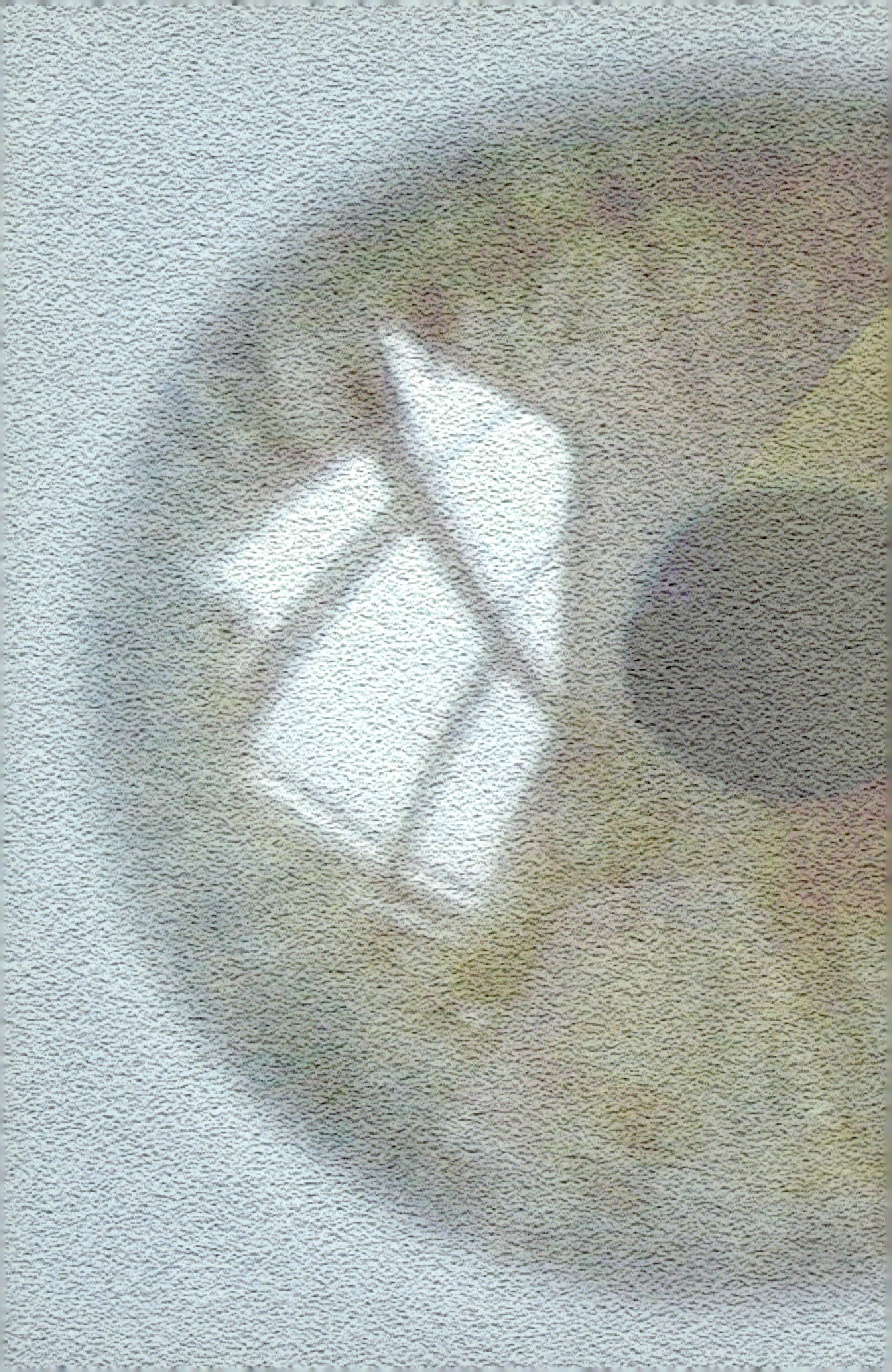

KAPITEL 9

Das Reich der Sinne

Unsere Sinne, unsere Fähigkeit zu sehen, zu hören, zu schmecken, zu riechen und zu tasten erschließen uns die Welt. Sie ermöglichen uns, Beziehungen zu anderen Menschen aufzunehmen und unsere eigene Persönlichkeit zu entwickeln. Wie arbeiten die einzelnen Sinnesorgane und wovor müssen wir sie schützen?

Sehen

Ein roter Apfel. Er liegt unter einem Baum, auf einer Wiese. Wie kommt dieser Apfel in meinen Kopf? Denn da steckt er nun: Ich sehe ihn, ich denke, er sei von diesem Baum gefallen. Ich überlege, ob ich ihn aufheben soll.

Ein roter Apfel …

Den Weg zu beschreiben, den der Apfel genommen hat, bis er »in meinem Kopf«, also in meinem Bewusstsein war, erklärt vielleicht am einfachsten, was sehen und erkennen heißt.

Der Apfel sendet Lichtstrahlen aus. Die hat er natürlich nicht selbst erzeugt – seine Schale reflektiert die Sonne, das Tageslicht. Seine Schale ist rot, das heißt, die Strahlen, die er aussendet, sind rot. Diese Strahlen treffen auch auf meine Augen. Sie durchqueren die durchsichtige *Hornhaut*, die das Auge schützt, gehen vorbei an der *Iris* – der *Regenbogenhaut* (die die Farbe der Augen bestimmt) – und hinein in das schwarze Loch, die Öffnung, die wir *Pupille* nennen. Dahinter treffen sie auf die *Linse*, die dafür sorgt, dass das Bild, welches jetzt im Auge entsteht, scharf ist, indem sie sich, je nach der Entfernung zwischen dem Apfel und mir, runder oder flacher macht. Danach passieren die Strahlen den ebenfalls durchsichtigen *Glaskörper* und treffen endlich auf das eigentliche Sehorgan, die *Netzhaut*.

In der Netzhaut wird das Licht von einer dreifachen Schicht aus Nervenzellen empfangen, die die Aufgabe haben, Lichtstrahlen in Elektroimpulse umzusetzen,

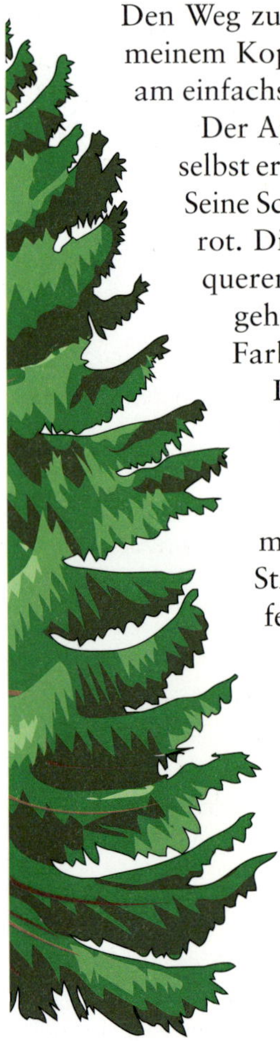

Wir sehen einen Baum, weil er das Tageslicht auf seine bestimmte Art widerspiegelt. Die Lichtstrahlen, die von ihm ausgehen, treffen auf unsere Augen, durchqueren Hornhaut und Linse und bilden den Baum auf der Netzhaut ab.

die wiederum durch die Ausläufer dieser Zellen – den eigentlichen Sehnerv – direkt ins Gehirn übermittelt werden.

Da die Zellen aber nicht nur Licht, also Helligkeit, senden müssen, sondern auch Farben, gibt es unterschiedliche Zellen für diese verschiedenen Aufgaben.

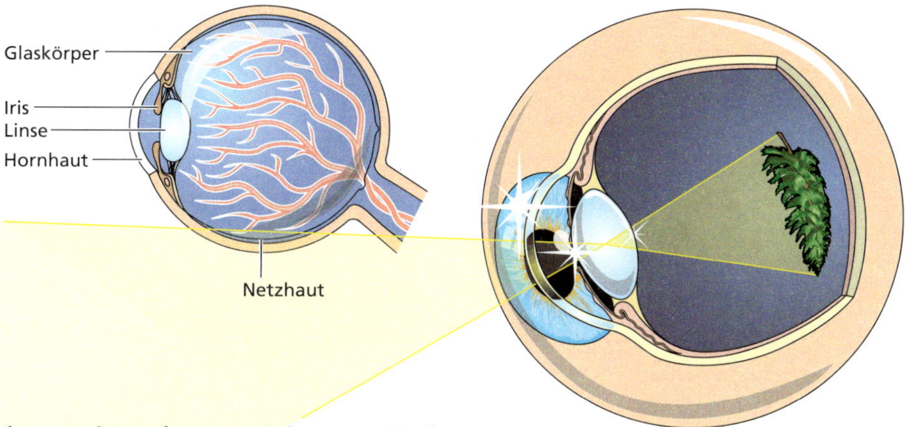

Stäbchen und Zapfen zum Sehen von Farben

Um Farben zu unterscheiden und die Welt farbig zu sehen, besteht die Schicht der Netzhaut, in der die Lichtstrahlen in elektrische Energie umgesetzt werden, aus speziellen *Photorezeptoren* in Form von *Stäbchen* und *Zapfen*. 120 Millionen dieser Stäbchen-Zellen sind zuständig für das Hell-dunkel-Sehen und für das Sehen in der Dämmerung, ungefähr sechs Millionen Zapfen-Zellen nehmen die Farben wahr und zwar getrennt nach den Grundfarben Rot, Grün und Blau. Jeder Zapfen hat seine Lieblingsfarbe, die er besonders gut in Elektroenergie umwandelt; alle Zellen zusammen sind in der Lage, sämtliche Regenbogenfarben zu erfassen.

Die *Lichtempfindlichkeit* der Netzhaut ist unglaublich wandelbar. Wenn Sie im Sommer aus dem grellen Sonnenlicht in einen dunklen Raum gehen, dann dauert es zwar eine ganze Zeit, bis sich das Auge an die Dunkelheit gewöhnt hat – das Maximum der Anpassung ist erst nach einer halben Stunde erreicht –, dafür kann es aber noch bei minimalen Lichtverhältnissen klar und farbig sehen, vorausgesetzt, die Zellen enthalten genügend *Vitamin A*, das sie zu dieser Umwandlung von Licht in elektrische Impulse benötigen.

Bleiben wir beim roten Apfel. Die von ihm ausgehenden Strahlen sind jetzt umgewandelt worden in elektrische Nervenimpulse, die in den *Sehnerven* beider Augen durch das Gehirn zum Hinterkopf ziehen. Dort, im *Sehzentrum,* werden die Impulse wieder zusammengesetzt zu einem Bild. Und jetzt bewährt es sich, dass wir seit unserer Geburt gelernt haben, Gegenstände zuzuordnen, ihnen Namen zu geben für eine Wiedererkennung. Das Sehzentrum, das zunächst nur die Informationen klein-klein-Kugel-rot-rot-rot-grün usw. erhält (das allerdings in jeder Sekunde zigmillionen Mal), weiß blitzartig: »roter Apfel«.

Das mit der »Kugel« möchte ich noch erklären. Wir haben zwei Augen. Das bedeutet, dass in jedem Auge ein Abbild des angeschauten Gegenstandes entsteht, wobei sich die Abbilder ganz leicht voneinander unterscheiden, weil der jeweilige Blickwinkel ein etwas anderer ist. So gelangen geringfügig unterschiedliche Nervenimpulse von den beiden Augen zum Sehzentrum. Aus diesen feinen Unterschieden konstruiert das Sehzentrum das *räumliche, dreidimensionale Sehen* und weiß dadurch: Der Apfel ist eine Art von Kugel.

Dank der geringen Unterschiede, mit denen beide Augen einen Gegenstand betrachten, entsteht das räumliche Sehen

Für Menschen, die ein Auge verloren haben, ist es sehr schwierig, räumlich zu sehen oder die Flugbahn eines Balles oder die Geschwindigkeit eines Autos zu erkennen, auch wenn mit der Zeit das verbliebene Auge lernt, die Dinge rasch »abzutasten«, und das Sehzentrum aus den vielen Einzelinformationen auch die dreidimensionale Form erfasst.

Bewegte Objekte und Geschwindigkeit stellen die höchsten Anforderungen an unser Sehvermögen. Stellen Sie sich vor, ein Rennfahrer rast mit 300 Stundenkilometern in einem Pulk von anderen Fahrern um den Nürburgring. In Bruchteilen von Sekunden muss er jeweils reagieren auf das, was der Computer in seinem Kopf ihm an Informationen bezüglich Strecke, Kurven und Verhalten der Kollegen meldet. Die Informationen verdankt er den Augen und dem Sehzentrum, die zusammen gelernt haben, auch in solchen Extremsituationen Sinneseindrücke in Wahrnehmung zu übersetzen.

Was das Auge alles kann

- **Nah- und Fernsehen:** Durch kleine Muskeln verstellt sich die Linse im Augeninneren, je nachdem, ob ein Gegenstand in größerer Ferne oder in der Nähe angeschaut wird. Dadurch entsteht immer ein scharfes Bild auf der Netzhaut. Man nennt das *Akkommodation.*
- **Im Dunkeln und im Hellen sehen:** In der Dunkelheit öffnet sich die Pupille und lässt so viel Licht wie möglich ins Auge fallen; bei Helligkeit verengt sie sich. Zusätzlich können sich die Nervenzellen der Netzhaut auf hell oder dunkel umstellen. Die Medizin spricht hier von *Adaptation.*
- **Farben sehen:** Während die Stäbchen der Netzhaut hell-dunkel weitermelden, können die *Zapfen* Farbsignale empfangen und an die Zentrale im Gehirn weitergeben.

- **Räumlich sehen:** Durch die Entfernung der beiden Augen voneinander treffen zwei verschiedene Bilder eines Gegenstandes im Sehzentrum ein. Die Unterschiede ergeben für uns die räumliche Beschaffenheit des Gegenstandes.
- **Panorama sehen:** Auch wenn wir einen Gegenstand ganz genau betrachten – und die Augen auf ihn *fokussieren*, das heißt scharf stellen –, so nehmen wir unbewusst doch auch das Drumherum wahr, das, was im übrigen Gesichtsfeld geschieht.
- **Tränen erzeugen:** Die Tränenflüssigkeit entsteht in den *Tränendrüsen*, unter dem oberen Augenlid. Sie ist von größter Bedeutung für die Augen, denn sollte sie versiegen, so würde die Hornhaut austrocknen und der Reinigungsmechanismus nicht mehr funktionieren. So aber gelangt bei jedem Lidschlag (20 000 Mal pro Tag!) ein wenig Spülflüssigkeit auf den vorderen Teil des Auges. Wird zu viel Tränenflüssigkeit erzeugt, dann fließt der Überschuss durch Tränenkanälchen am innersten Punkt des Auges hinunter in die Nase und den Rachen.

Wichtige Krankheiten der Augen

Farbenblindheit

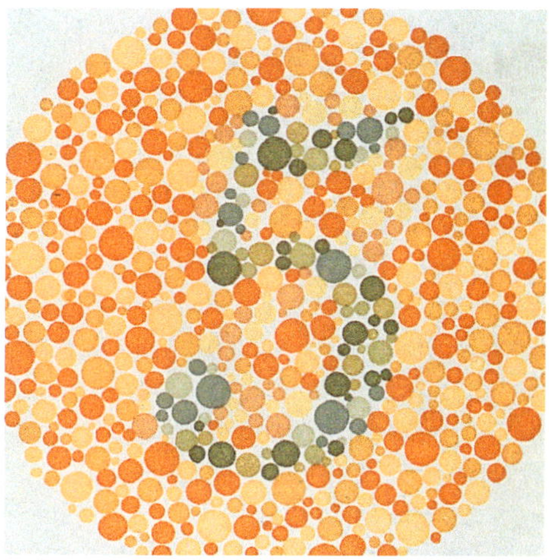

Menschen mit Rot-Grün-Blindheit können die Ziffer (5) nicht unterscheiden.

Das Nicht-Erkennen von Farben ist eine fast immer angeborene Störung, die die *Zapfen-Zellen* der Netzhaut betrifft. Fehlen sie ganz, dann sehen die Betroffenen überhaupt keine Farbe; fallen sie teilweise aus, dann handelt es sich meist um eine *Rot-Grün-Blindheit*, das heißt, diese Menschen können Rot nicht von Grün unterscheiden. Im täglichen Leben merken sie fast nichts davon, sie haben sich unbewusst angepasst und beurteilen auch Verkehrsampeln richtig, weil sie die Position von Rot und Grün kennen. Etwas anderes ist es, wenn sie einen Beruf ergreifen wollen, der Farbtüchtigkeit voraussetzt. Von Lokomotivführern, Piloten, Schiffskapitänen, Malermeistern und in vielen anderen Berufen verlangt man zu Recht den Nachweis der präzisen Farberkennung.

Bindehautentzündung (*Konjunktivitis*)

Die häufigste Augenkrankheit ist eine Entzündung der äußeren Augenhaut. Schon wenn Sie Zwiebeln schneiden, bewirken die scharfen Dämpfe eine leichte Reizung dieser Haut, das Gleiche gilt für das Baden in stark gechlortem Wasser und unzählige andere Ursachen. Meistens braucht man nichts weiter zu tun, die Entzündung klingt nach kurzer Zeit wieder ab.

- *Wenn ein* ***Fremdkörper*** *ins Auge geraten ist, eine Fliege oder eine Wimper, spült man am besten das Auge mit viel Wasser; wenn das die Sache nicht beseitigt, kann man vorsichtig das Lid anheben und versuchen, mit einem – nicht fusselnden – Tuch den Fremdkörper zu entfernen. Keine spitzen Gegenstände in die Nähe der Augen bringen!*
- *Bei Bindehautentzündung als Folge von zu* ***starker Sonneneinstrahlung*** *(zum Beispiel bei Gletschertouren) oder nach Höhensonnen-Bestrahlung ohne richtige Schutzbrille bitte sofort zum Augenarzt!*
- *Gegen die* ***allergische Bindehautentzündung*** *gibt es gute Augentropfen.*
- *Alles, was nach* ***eitriger Entzündung*** *aussieht, gehört in die Hände des Augenarztes. Das gilt auch für so genannte* ***Gerstenkörner.***

Schielen

Kleine Kinder müssen das Sehen erst lernen

Den Schiefstand eines Auges durch die Schwäche oder falsche Länge eines Augenmuskels nennt man Schielen. Es tritt häufig im Kleinkindalter auf, zu einem Zeitpunkt, da die Kinder überhaupt erst sehen lernen, das heißt, wenn die Programmierung des Sehzentrums und das beidäugige Sehen geübt werden. Da die Bilder, die die beiden Augen eines Schielenden dem Gehirn liefern, so unterschiedlich sind, dass sie beim besten Willen nicht zur Deckung gebracht werden können, werden die Informationen, die aus dem schief stehenden Auge kommen, kurzerhand unterdrückt. Das Kind bemerkt nicht, dass eines seiner Augen gar nicht sehen lernt, und später, mit fünf oder sechs Jahren, kann man daran nichts mehr ändern.

Es ist also außerordentlich wichtig, dass der Augenarzt von Anfang an dafür sorgt, dass auch das schielende Auge sehtüchtig wird. Er wird dafür immer wieder einmal das gute Auge abdecken, so dass das Kind, um überhaupt etwas zu sehen, das kranke Auge anstrengen muss und es dadurch funktionstüchtig macht. Später ist es dann leichter möglich, durch eine Operation die Augenmuskeln zu korrigieren und das Schielen zu beseitigen.

Kurzsichtigkeit (*Myopie*)

Kurzsichtigkeit gilt als Volkskrankheit. Immer mehr Menschen in den Industrieländern leiden daran; in Europa sind es ungefähr 35 Prozent, in Fernost noch viel mehr.

Beim Kurzsichtigen ist der Augapfel zu lang. Das Bild von weiter entfernten Gegenständen ergibt deshalb auf der Netzhaut kein scharfes Bild. Forscher haben herausgefunden, dass zwar viele Kurzsichtige den Fehler geerbt, die meisten ihn jedoch erst in der Jugend erworben haben: Kinder, die mit dem Kopf beim Lesen und Schreiben zu nahe an der Schrift sind, zwingen ihre Augen ständig zu einem »Nachregulieren«. Das regt den Körper an, das Augenwachstum zu beschleunigen. Damit entsteht der zu lange Augapfel und damit die Kurzsichtigkeit. Um scharf zu sehen, müssen Kurzsichtige eine Brille oder Kontaktlinsen tragen.

Kinder sollten einen Leseabstand von mindestens 30 Zentimetern einhalten

In den letzten Jahren ist viel über Operationen berichtet worden – auch mit dem Laserstrahl –, bei denen die Hornhaut abgeflacht wird. Damit wäre eine bleibende Korrektur zu erreichen. Die Langzeitergebnisse dieser Operationen sind aber noch nicht so gut, dass sich die Methoden bereits durchgesetzt hätten. Vor allem hat man Angst vor Hornhautnarben, die das Licht brechen und das Sehvermögen beeinträchtigen können. Damit aber wäre den Patienten erst recht nicht geholfen.

Weitsichtigkeit (*Hyperopie*)

Sind es bei der Kurzsichtigkeit die weit entfernten Gegenstände, die nicht mehr scharf erkannt werden können, so hat der Weitsichtige Schwierigkeiten mit den nahe gelegenen Objekten. Schuld daran ist eine zu wenig krümmungsfähige Linse. Am häufigsten tritt dieser Fehler altersbedingt – etwa nach dem 40. Lebensjahr – auf, weil die Linse zu diesem Zeitpunkt starrer, weniger elastisch wird. Das ist dann der Moment, in dem die erste »Lesebrille« fällig wird. Später braucht man oft eine *bifokale Brille*, das heißt eine starke Korrektur für das Scharfsehen naher Gegenstände und eine leichtere Korrektur zum Autofahren, Fernsehen oder für ähnliche Aktivitäten. Es gibt auch Kontaktlinsen, die zweierlei optische Korrekturen bieten.

Linsentrübung (*Grauer Star oder Katarakt*)

Die Linse des Auges beginnt praktisch vom Zeitpunkt der Geburt an zu altern. Ihr *Kern* wächst, wenn auch sehr, sehr langsam, während die elastische Rinde immer dünner wird. Im Alter von ca. 70 Jahren gibt es fast keine elastische Zone mehr um den Kern herum. Die Trübung, das heißt das Auftreten von fleckigen oder streifigen, oft grauen Schatten in der sonst glasklaren Linse tritt meist im Alter auf und wird von den Patienten anfangs gar nicht bemerkt. Erst wenn es zu Blendeffekten (ähnlich einer schmutzigen Autoscheibe bei Gegenlicht) oder zu einer allgemeinen Sehschwäche kommt, erkennen die Betroffenen, dass etwas nicht stimmt. Wenn keine Therapie erfolgt, kommt es zur Erblindung – denn wenn keine Lichtstrahlen mehr an die Netzhaut dringen können, ist es aus mit dem Sehen.

Linsentrübungen können auch bei Stoffwechselkrankheiten, vor allem bei *Diabetes*, und dann auch schon in jüngeren Jahren, auftreten.

Die **Therapie** bestand früher darin, dass der Arzt die Linse herausnahm und durch eine unendlich dicke Brille ersetzte. Seit mehreren Jahren ist dieses Vorgehen durch eine höchst effektive und elegante Methode abgelöst worden: Der Operateur macht bei lokaler Betäubung (Sie spüren nichts dabei!) einen winzigen Schnitt ins Augeninnere, verflüssigt die alte, unbrauchbar gewordene Linse durch Ultraschall, saugt die Reste ab und setzt an ihre Stelle eine neue Kunststofflinse. Auf diese Weise bleiben der ganze Halteapparat und die Muskeln, die die Linse krümmen oder flacher machen, erhalten. Oft brauchen die Patienten hinterher nicht einmal mehr eine Lesebrille!

Augenlinsen ersetzen: heute eine elegante und effektive Therapie

Erhöhter Druck im Augeninneren (*Grüner Star oder Glaukom*)

Wenn Sie bei geschlossenem Auge durch das obere Augenlid sanft auf den darunter liegenden Augapfel drücken, spüren Sie, dass er sich prall elastisch anfühlt. Einem Patienten mit einer plötzlichen Erhöhung des Innendrucks tut diese Berührung weh und man spürt einen harten, unelastischen Augenball. Wie kann es zu einer Druckerhöhung im Augeninneren kommen? Zwischen den vorderen Teilen des Auges und der Linse gibt es zwei kleine Kammern, die mit dem *Augenwasser* gefüllt sind. Das Wasser, ungefähr 2 Kubikmillimeter in der Minute, wird in Zellen der Augeninnenhaut gebildet und fließt in den Augenwinkeln wieder ab in Richtung Venensystem, also in die Blutgefäße. Wenn dieser Abfluss nicht funktioniert, staut sich das Wasser und der Druck steigt.

Erhöhter Augendruck bedeutet immer Gefahr für das Auge!

Da alle Teile im Augeninneren, vor allem aber die Netzhaut und ihre Sehnerven, außerordentlich empfindlich sind, kann es sein, dass bei plötzlich steigendem Druck Schäden entstehen, die nicht mehr heilbar sind. Die Folge: Das Auge erblindet. Man sollte deshalb ab dem 40. Lebensjahr regelmäßig und bei Schmerzen oder Sehstörungen *sofort* zum Augenarzt gehen. Manchmal geht es hier um Stunden!

Krankheiten der Netzhaut (Retinopathien)

Die Netzhaut – die Ärzte sagen *Retina* – besteht nicht nur aus den Sehzellen, sondern hat zu deren Sauerstoffversorgung eine *Aderhaut*, in der die feinen Blutgefäße, *Arterien* und *Venen*, sich verzweigen. Der Arzt kann – durch die Spiegelung des *Augenhintergrundes* (tut nicht weh!) – diese Gefäße genau betrachten. Bei länger bestehendem *hohem Blutdruck* verändern sie sich, schlängeln sich stärker und bewirken kleine Blutungen und Netzhautschäden. Ähnliches passiert beim *Diabetes*, bei dem die allgemeinen Blutgefäßveränderungen im Auge besonders ausgeprägt sind. Das ist, neben dem Verlust der Nierenfunktion, der schlimmste Spätschaden der Zuckerkrankheit, denn er kann, trotz Hilfe durch den Augenarzt und Einsatz von Laser und Medikamenten, zur Erblindung führen.

Plötzliche Lichtblitze und schwarze Flecken sieht der Patient, wenn sich die Netzhaut von ihrem Untergrund, der *Aderhaut*, abhebt, das heißt, wenn durch einen Riss eine *Netzhautablösung* entsteht.

Von einer *Makuladegeneration* spricht man, wenn der runde Fleck in der Netzhaut, in dem die meisten Sinneszellen liegen und mit dem man deshalb am besten sieht, trübe, bzw. von Adern und Bindegewebe »verdunkelt« wird. Ursache ist in erster Linie die Alterung des Gewebes. In vielen Fällen kann der Augenarzt mit dem Laserstrahl diese Trübungen wieder beseitigen. Oft aber gibt es keine wirksame Hilfe, und das Sehvermögen des Betroffenen bleibt eingeschränkt.

Hornhautverletzungen

Die Hornhaut ist eigentlich ein robuster Teil des Auges. Bei Verletzungen wächst sie ganz gut wieder zusammen. Das größte Problem liegt darin, dass sie völlig klar, durchsichtig und frei von Narben bleiben muss, damit die Lichtstrahlen ohne Abweichung hindurchtreten können.

Deshalb fürchtet man Infektionen wie *Herpes* und *Herpes zoster (Gürtelrose)*, die beide auch das Auge befallen und zu Hornhautnarben führen können. Man sollte daher bei allen Entzündungen, Bläschen, Pusteln, die sich auch nur in der Nähe des Auges bilden, sofort zum Arzt gehen! Sind Narben entstanden, hilft oft noch eine *Hornhaut-Transplantation*.

Schützen Sie Ihr Augenlicht!

Verlassen Sie sich nicht darauf, dass Ihren Augen nichts fehlt, solange Sie einigermaßen sehen können. Gerade bei den Augen kommt es auf die rechtzeitige Behandlung an! Hier einige Tipps:

- **Gehen Sie schon mit kleinen Kindern zum Augenarzt.** Er kann feststellen, ob das Sehvermögen sich normal entwickelt und die wichtigsten Strukturen der Augen in Ordnung sind. Gehen Sie vor allem mit Kindern zum Augenarzt (oder zu einem spezialisierten Optiker), die als *Legastheniker*, das heißt als »leseunbegabt« gelten. Oft steckt eine kleine Anomalie der Augen dahinter, die die Kinder daran hindert, die Buchstaben richtig zu erkennen.
- Sorgen Sie unbedingt dafür, dass Kinder (und auch Sie selbst!) den optimalen **Leseabstand** von mindestens 30 cm einhalten. Sonst droht Kurzsichtigkeit!
- Lassen Sie Ihr **Sehvermögen** einmal jährlich testen. Das gilt vor allem für ältere Menschen, deren Sicherheit auch von ihrer Sehleistung abhängt.
- Tragen Sie **bei grellem Licht eine Sonnenbrille**, vor allem bei Aufenthalt in großen Höhen und im Schnee. Schauen Sie niemals mit ungeschützten Augen in die Sonne – die Netzhaut kann dabei verbrennen!
- Lassen Sie ab dem 40. Lebensjahr regelmäßig den Augendruck messen.

Hören

Ein Kind weint. Die Mutter hebt den Kopf, wendet ihn ein wenig. Sie hört, woher das Weinen kommt und läuft in diese Richtung. Das Ohr sagt ihr: Da ist ein Geräusch. Das Geräusch ist ein Weinen. Es klingt, als wäre es mein Kind, das weint.

Das menschliche Ohr ist ein wunderbares, genial konstruiertes Organ, das uns eine besondere Beziehung zur Welt ermöglicht, indem es uns Sprache, Musik und die Laute der Natur und der Tiere erkennen lässt. Ein Organ, das allerdings auch durch den immer heftigeren Lärm um uns herum gefährdet ist.

Wie unser Gehör funktioniert, lässt sich gut an dem Beispiel des weinenden Kindes und der lauschenden Mutter aufzeigen:

Das Kind erzeugt beim Schreien eine Schallwelle, die sich nach allen Seiten gleichmäßig durch die Luft ausbreitet. Sie erreicht das äußere Ohr der Frau, also ihre *Ohrmuschel* und den *Gehörgang*, die so gebaut sind, dass sie die Schallwelle »einfangen«, bündeln und in Richtung auf das Innere des

Im Text erfahren Sie, wie die Übertragung von Geräuschen bis zum Hörzentrum funktioniert.

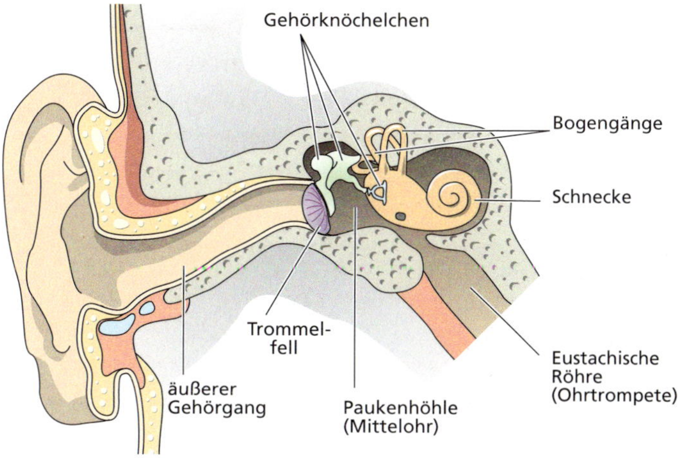

Ohres lenken. (Viele Tiere, zum Beispiel Fledermäuse, haben verhältnismäßig riesige Ohren, mit denen sie auch Schallwellen empfangen, die wir längst nicht mehr hören können.)

Am Ende des Gehörgangs erreichen die Wellen das *Trommelfell* und versetzen es in leichte Schwingungen. Auf der anderen Seite des *Trommelfells*, im *Mittelohr*, werden die Schwingungen, die das »Weinen« erzeugt hat, auf drei winzige Knöchelchen übertragen – sie heißen, nach ihrer Form, *Hammer, Amboss* und *Steigbügel*. Diese Gehörknöchelchen sind durch Gelenke so miteinander verbunden, dass der letzte der kleinen Knochen, der *Steigbügel*, jetzt schon mit stärkerem Druck hin- und herschwingt und diese Bewegungen auf eine *Membran* am *Fenster zum Innenohr* überträgt.

Im Mittelohr wird der Schall verstärkt und in mechanische Schwingungen verwandelt

Im Innenohr, das wie eine Schnecke gebaut und mit einer Lymphflüssigkeit gefüllt ist, breiten sich die Signale als Wellen fort, die über die feinen Härchen der Sinneszellen hinwegspülen. Durch sie werden die mechanischen Schwingungen in Elektroimpulse umgewandelt und über die Nerven der *Hörbahn* an das Gehirn, genauer, an das *Hörzentrum* gemeldet. Es gibt Sinneszellen, die stärker auf die hohen Töne, andere, die eher auf dunkle Töne reagieren; zusammen ergibt das Impulse, die dem Gehirn genau den Klang vermitteln, den dieses weinende Kind erzeugt hat.

Dass die Mutter auch noch hörte, woher das Geräusch kam, verdankt sie der Tatsache, dass sie zwei Ohren hat. So gering der Unterschied auch sein mag – jedes Ohr meldet den Ton jeweils ein wenig verändert ans Gehirn. Das genügt, um daraus eine »Schallrichtung« zu erkennen.

Das feine Gehör

Sicherlich – es gibt Tiere, deren Hörvermögen um das Tausendfache besser ist als unseres. Dennoch ist es erstaunlich, dass wir innerhalb der für uns hörbaren Schallfrequenzen – zwischen dem tiefen, tiefen Ton von 16 Hertz und dem ganz hohen von 20 000 Hertz – feinste Unterschiede machen können, was den Klang, also die Mischung der Töne betrifft. Sie erkennen die Stimme Ihres Freundes sogar am Telefon (das Klangdetails nur sehr grob wiedergibt). Ein Dirigent, der mit seinem Orchester probt, hört in all dem akustischen Durcheinander, wenn das Horn einen Viertelton zu tief bläst – den Viertelton filtert sein Gehör unter all den anderen Tönen als *falsch* heraus; dass es das Horn war, erkennt er aus der Zusammensetzung des Klangs, aus den *Obertönen*. Das funktioniert allerdings nur, wenn man überhaupt ein gutes Gehör hat und wenn es systematisch geschult wurde. Wobei die »Schulung« sich weniger auf die Sinneszellen bezieht als auf das Gehirn, wo die Töne analysiert und bewusst gemacht werden. Übrigens: Man hat festgestellt, dass bei Kindern mit der Schulung des Gehörs auch die Intelligenz zunimmt!

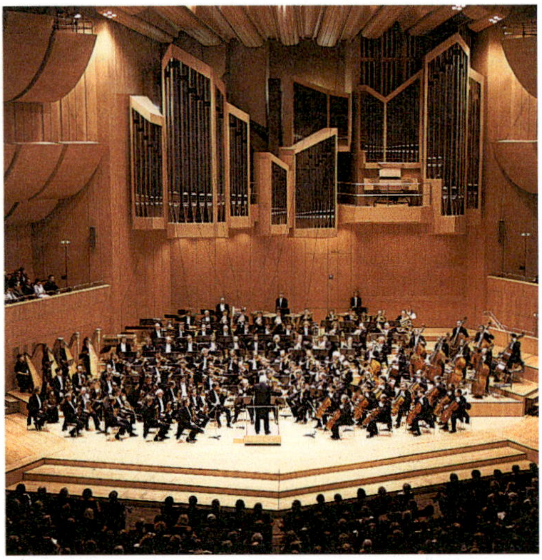

Ein Dirigent kann im Orchesterklang einzelne Instrumente heraushören.

Es ist eine Tragödie, dass so viele, vor allem so viele junge Menschen einem Lärmpegel ausgesetzt sind, bzw. sich freiwillig aussetzen, der ihr Hörvermögen für den Rest ihres Lebens schädigt. Die Ohrenärzte kritisieren nicht nur Pop-Konzerte und Discos, obwohl deren Beschallung, vor allem wenn man in Lautsprechernähe steht, zu Verletzungen der Hörzellen führen kann. Sie warnen hauptsächlich vor Kopfhörern, deren Benutzer sich im wahrsten Sinn des Wortes zudröhnen lassen, nicht ahnend, dass sie dann später für viele Berufe, die ein feines Gehör verlangen – Piloten, Musiker, Simultanübersetzer –, ungeeignet sind.

Dass in manchen Industriebetrieben der Lärmpegel trotz aller Vorschriften immer noch viel zu hoch ist, sollte in jedem einzelnen Fall durch deutliche Proteste von Seiten der Beschäftigten abgestellt werden.

Wichtige Krankheiten des Ohres siehe ab Seite 209.

Schützen Sie sich vor Lärm

Das Gras wachsen hören, auch noch im Alter – schön wär's. Leider kann Ihnen das niemand garantieren. Wohl aber können Sie vermeiden, dass Sie das Gehör unnötig belasten und eine vorzeitige Degeneration Ihres Hörsinnes selbst verschulden.

- Ist für Sie **»laut« gleich »super« gleich »Energie«**? Falls Sie diese Frage bejahen, dann programmieren Sie Ihr Gehirn schnellstens um. Krach erzeugt – neben Gehörschäden – durch die Ausschüttung von Stresshormonen auch schwere Defekte im Immunsystem.
- Wenn Sie zu **Techno-Partys**, in **Discos** und zu **Rockkonzerten** gehen – was Ihnen herzlich gegönnt sei –, dann nehmen Sie sich *Ohropax* mit und stopfen Sie es sich in die Ohren. Sie hören damit bestimmt noch alles, aber eben nicht mehr in einer Dezibelstärke, die die Hörnerven schädigt.
- Vermeiden Sie vor allem **Knall-Verletzungen**, die üble Wirkungen haben, weil sie das Ohr so plötzlich treffen, dass es die eingebauten Schutzmaßnahmen (zum Beispiel Anspannen des Trommelfells etc.) nicht mehr mobilisieren kann. Stellen Sie sich zum Beispiel an Silvester nicht direkt neben die Batterien der Feuerwerkskörper!
- Sprechen Sie mit Ihren Kindern über die Folgen, die lautes **Kopfhörer-Hören** haben kann.
- Suchen Sie sich und Ihrer Familie eine **stille Wohnung**. Nichts bedeutet – in meinen Augen – einen größeren Luxus als ein lärmarmes Wohnen, auch wenn dadurch längere Wege zum Arbeitsplatz und andere Nachteile entstehen. Notfalls sollte man in Lärmschutz-Fenster investieren.

Der Gleichgewichtssinn

Jeder, der eine Schiffsreise bei stürmischer See gemacht hat, jeder der eine Fahrt in einer jener Vergnügungsmaschinen auf dem Rummelplatz mit aberwitzigen Drehungen, Beschleunigungen, Überschlägen erlebt hat, weiß, was passiert, wenn das Gleichgewichtsorgan nur noch »Chaos« meldet: Es wird einem ziemlich schlecht. Manche Leute – zu denen auch ich gehöre – haben ein derart empfindliches Organ, dass sie als Beifahrer bei einer normalen kurvigen Autofahrt nicht einmal kurz in ein Buch schauen können, ohne dass sie ein mulmiges Gefühl bekommen. Sobald das Gehirn nicht mehr die gekrümmte Straße und die Landschaft wahrnimmt, kann es die Signale aus dem Innenohr nicht mehr zuordnen und schlägt Alarm.

Die Astronauten, denen in der Schwerelosigkeit das Gleichgewichtsorgan völlig durcheinander gerät, können ihre Sinne allerdings trainieren. Anfangs haben auch sie mit Schwindel und Übelkeit zu kämpfen.

Ein Teil des Ohrs, das Gleichgewichtsorgan, hat die Fähigkeit, uns genaue Informationen über unsere Lage im dreidimensionalen Raum zu geben. Wenn wir uns bewegen, müssen wir ja jede Bewegungsform, also auch ein schnelles Drehen oder Laufen, durch die Muskeln so steuern, dass wir nicht umkippen. Dabei hilft uns der Gleichgewichtssinn.

Selbst wenn wir ruhig und gerade dastehen, kontrolliert er das *statische Gleichgewicht* und reagiert bei jedem kleinsten Schwanken, das den Körper in ein anderes Verhältnis zur Schwerkraft bringt.

Die Astronauten überlisten den Gleichgewichtssinn

Das Gleichgewichtsorgan, das dicht neben dem Innenohr liegt, besteht aus drei hohlen Bögen, die jeweils im rechten Winkel zueinander in den drei Ebenen des Raums angeordnet sind. In den Bogengängen befinden sich die Sinneszellen, die mit kleinen »Härchen« besetzt sind und von Flüssigkeit (*Endolymphe*) umspült werden. Schon das Schwappen der Flüssigkeit bei Lageänderungen erzeugt Sinnesreize an den Nervenzellen, die über den *Gleichgewichtsnerv* ständig ans Gehirn gemeldet werden. Zusätzlich sitzen auf den Härchen noch winzige Kristallkugeln – *Otolithen* (von *Oto* = zum Ohr gehörend, und *Lithos* = Stein) –, die schon bei den geringsten Kopfbewegungen auf den Sinneszellen rollen und sie zu elektrischen Impulsen anregen.

Das Gehirn ist also dauernd damit beschäftigt, zwischen Informationen des Gleichgewichtsorgans, dem, was die Augen melden, und dem Spannungszustand der einzelnen Muskeln zu koordinieren, um uns ein sicheres Bewegen im Raum zu ermöglichen.

Schwindel

Unter Schwindelattacken leidet fast jeder irgendwann einmal. Es ist ein schreckliches Gefühl, wenn sich alles um einen herum dreht wie im Karussell – beim so genannten *Drehschwindel* –, oder wenn man glaubt, auf einem schwankenden Boot zu stehen, während der Horizont von einer Seite auf die andere kippt – typisch für den *Schwankschwindel*. Für Ärzte ist es gar nicht so einfach, den Grund für das jeweilige Schwindelgefühl zu erkennen.

Hier einige Hinweise:

- **Gutartiger, lageabhängiger Schwindel:** Er entsteht im Gleichgewichtsorgan, wo die Kristallkügelchen (*Otolithen*) durcheinander geraten sind. Typisch: Bei Lageänderung des Kopfes oder des Körpers setzt anfallsartig ein heftiger Drehschwindel ein, oft begleitet von Übelkeit und Erbrechen. Diese häufigste aller Schwindelarten ist harmlos und kann sehr gut durch krankengymnastische Lagerungsübungen behoben werden.

- **Entzündung der Gleichgewichtsnerven:** Drehschwindel über Tage hinweg, ebenfalls mit Übelkeit verbunden. Die Ursache ist meistens eine Viruserkrankung. Der Hals-Nasen-Ohren-Arzt behandelt mit Medikamenten, die das Gleichgewichtsorgan beruhigen.
- **Störungen im Hirnstamm und im Kleinhirn,** wo die Fasern der Gleichgewichtsnerven enden, bewirken Dreh- oder auch Schwankschwindel. Durchblutungsstörungen in diesem Bereich – sehr selten auch einmal ein Tumor – sind die Ursachen.
- **Psychisch bedingter Schwankschwindel** ist ein häufiges Symptom bei sehr gestressten oder auch bei depressiven Menschen. Im Grunde ist es eine harmlose Krankheit, die den Betroffenen aber zunächst große Angst macht. Man muss die Patienten gründlich untersuchen, um sicher zu sein, dass kein organisches Leiden dahintersteckt. Dann aber kann man mit Verhaltenstherapie den Schwindel fast immer beseitigen.
  (Über die **Ménière'sche Erkrankung** lesen Sie ab Seite 212.)

Wichtige Krankheiten des Ohrs

»Verstopfte« Ohren

Es beginnt mit dem Gefühl, Watte im Ohr zu haben. Wenn Sie am oder hinter dem Ohr drücken, gibt es manchmal vorübergehend ein klares Hören, bevor das dumpfe Gefühl wieder einsetzt. Der unangenehme Druck kann mehrere Ursachen haben:

Auf keinen Fall mit einem Wattestäbchen in den Gehörgang fahren!

- **Ohrenschmalz** (*Cerumen*) im Gehörgang. Die normalen Absonderungen der Haut können Klumpen bilden, die das Hören beeinträchtigen. Die Ohrenärzte wollen nicht, dass Sie solche Ohrenschmalz-Bröckchen selbst herausholen. Die Gefahr der Verletzung (auch des Trommelfells) ist zu groß. Auch die normale Reinigung der Ohren sollte nicht auf den Gehörgang ausgedehnt werden. Sie schieben mit den berühmten Wattestäbchen die Bakterien nur ins Ohr hinein!
- **Der Druckausgleich funktioniert nicht.** Wenn man mit einer leichten Erkältung in ein Flugzeug steigt, besteht immer die Gefahr, dass man mit »tauben« Ohren ankommt. Normalerweise gleicht der Körper die raschen Luftdruckänderungen in der Maschine ohne weiteres aus. Er hat dafür einen kleinen Gang – die Eustachische Röhre – zwischen Mittelohr und Rachenraum, durch den die Druckverhältnisse hinter dem Trommelfell

denen, die vor dem Trommelfell herrschen, angeglichen werden. Bei Erkältungen kann dieser Gang zugeschwollen sein, der Ausgleich funktioniert nicht mehr. Oft hilft ein tiefes Gähnen oder ein Schlucken mit zugehaltener Nase, um das Mittelohr wieder zu belüften.

- **Flüssigkeit im Mittelohr** (***Serotympanon***). Wenn der Druckausgleich durch die *Eustachische Röhre* nicht stattfindet, dann kann es zu entzündlichen Flüssigkeits-Absonderungen im Mittelohr kommen. Sie merken das an Änderungen des »Watte«-Gefühls, wenn Sie den Kopf zur Seite oder nach unten beugen. Ohrenarzt aufsuchen! Meist ist das Problem durch milde, entzündungshemmende Mittel zu beheben. Nur in wenigen, hartnäckigen Fällen muss die Flüssigkeit durch das Trommelfell abgesaugt werden.
- Auch ein **Hörsturz** kann mit diesem Symptom beginnen (mehr dazu ab Seite 212).

Mittelohr-Entzündung

Eine Mittelohr-Entzündung – Schrecken vieler Mütter und Kinder – ist eine meist sehr schmerzhafte Infektion, die durch Bakterien oder Viren im Rahmen einer allgemeinen Infektion der oberen Luftwege verursacht wird. Auch bei Scharlach oder Masern kann es zu einer »begleitenden« Entzündung des Mittelohres kommen. Wenn man (vorsichtig!) auf den Eingang des Gehörgangs drückt, verstärkt sich der Schmerz. Der Arzt wird bei eitrigen Infektionen in jedem Fall Antibiotika geben, um zu verhindern, dass Knocheneiterungen entstehen, das Trommelfell platzt und sich Narben bilden, die dann wieder zu einer Einschränkung der Schall-Leitung und damit zur Schwerhörigkeit führen können. Bei narbiger Schädigung des Trommelfells kann man allerdings inzwischen durch eine Operation – eine **Tympanoplastik** – das Hörvermögen wiederherstellen.

Schwerhörigkeit (Hypakusis)

Der Ohrenarzt unterscheidet zwei Arten der Schwerhörigkeit:

Schall-Leitungsstörungen, im Mittelohr und bei der Weitergabe der mechanischen Schwingungen an das Innenohr.

Ein Grund für Schall-Leitungsstörungen ist die *Mittelohr-Entzündung* (siehe oben), die in ein chronisches Stadium übergehen kann, wenn sie nicht sorgfältig behandelt wird. Die Mittelohr-Knöchelchen können in Mitleidenschaft gezogen und die Übertragung der Klangwellen zum Innenohr dadurch ganz oder teilweise unmöglich werden.

Eine andere häufige Ursache ist die *Otosklerose*: eine oft altersbedingte

Einschränkung der Beweglichkeit der Gehörknöchelchen. Auch diese Krankheit kann durch raffinierte Operationstechniken und Transplantate meist gut behandelt werden.

Schall-Empfindungsstörungen, also Defekte an den eigentlichen Sinneszellen im Innenohr (die die Aufgabe haben, die Schallwellen in elektrische Energie umzuwandeln und zum Gehirn zu leiten), haben in den letzten Jahren erschreckend zugenommen. Das liegt nicht so sehr an der Lärmbelastung in den Industriehallen, an Flugzeugtriebwerken und Ähnlichem – die von Industrielärm verursachten Schäden sind seit Erlass entsprechender Gesetze und Vorschriften über das Tragen von Ohrenschützern um die Hälfte zurückgegangen. Es liegt an den übermäßigen Belastungen im Freizeitbereich (Disco, Rockkonzerte, Techno-Partys) die die Ohren vor allem junger Menschen auf Dauer kaputt dröhnen. 25 bis 30 Prozent der 18- bis 20-Jährigen haben nach neuen Studien bereits eine verminderte Hörfähigkeit.

Jeder vierte Zwanzigjährige hat Hörschäden

Geschädigte Sinneszellen erholen sich manchmal wieder. Aber eben nur manchmal. Für die anderen bleibt später nur der Gebrauch eines Hörgeräts.

In Zukunft: unsichtbare Hörgeräte

Im Gegensatz zum Tragen einer Brille ist die Notwendigkeit, ein Hörgerät zu benutzen, immer noch mit großen psychologischen Problemen (»alt«, »gebrechlich«) verbunden. Das liegt sicherlich auch daran, dass die Geräte bisher oft nicht einwandfrei funktionierten (peinliche Rückkoppelungsgeräusche!) und dass sie die natürlichen Fähigkeiten des Ohres nur unzureichend imitieren konnten. Vor allem die **Auswahl** der Töne, die sie verstärkten, entsprach meist nicht denen, die der Träger des Apparates hören wollte. In einer lärmerfüllten Umgebung, in der das normale Ohr die Sprache des Gegenübers mühelos »herausfiltert«, hoben sie den Pegel der Begleitgeräusche oft zu stark an. Es ist außerordentlich wichtig, dass die Patienten, denen der Arzt ein Hörgerät verschrieben hat, von einem erstklassigen Akustiker betreut werden (am besten durch das Geschäft, in dem sie das Gerät bekommen). Sie müssen sich darauf gefasst machen, dass die so wichtige Feinabstimmung manchmal mehrere »Sitzungen« in Anspruch nimmt, bevor der Apparat auch wirklich befriedigend arbeitet.

Die Hörgeräte werden immer raffinierter

In jüngster Zeit ist ein ganz neuartiges Gerät in Serie gegangen, das Tübinger Wissenschaftler zusammen mit einem Techniklabor entwickelt haben. Es ist das erste System, das ganz ins Ohr und die umliegenden Knochen implantiert werden kann. Ein Miniatur-Mikrofon liegt unter der Haut des Gehörgangs, seine Elektroimpulse werden auf einen Wandler übertragen, der die entsprechend verstärkten Schwingungen im natürlichen Hörbereich ans Innenohr weiterleitet. Der Apparat kann dann mit einer Fernbedienung von außen stufenweise geregelt und auf die jeweiligen Geräuschsituationen eingestellt werden.

Hörsturz

Als Hörsturz wird vom Ohrenarzt ein plötzlich einsetzender, *einseitiger* Verlust der Hörfähigkeit als Folge einer akuten Veränderung der Durchblutungsverhältnisse im Innenohr bezeichnet. Plötzliches schlechtes Hören kann viele Ursachen haben – Virusinfekte (vor allem *Mumps)*, Stress, selten auch Tumoren oder eine Erkrankung des Hörnervs –, wobei jedes dieser Krankheitsbilder unterschiedlich behandelt werden muss. Ein typischer *Hörsturz* sollte – sofort! – mit durchblutungsfördernden Infusionen therapiert werden.

Ménièresche Erkrankung (akute Schwindelanfälle mit Hörminderung)

Bei dieser häufig auftretenden Krankheit verspüren die Patienten plötzlich (oft beim Aufwachen) einen fürchterlichen Drehschwindel, Übelkeit – mit oder ohne Erbrechen – und Ohrgeräusche oder eine Verminderung der Hörfähigkeit. Ursache sind wahrscheinlich Änderungen in der Zusammensetzung der Flüssigkeit (*Endolymphe*), die um die sehr empfindlichen Sinneszellen des Gleichgewichtsorgans und des Innenohres fließt. Mit guter Blutdruckeinstellung, Infusionen zur Förderung der Durchblutung und Mitteln gegen den Schwindel klingen die Symptome meist rasch ab. Leider tritt diese Störung bei manchen Patienten regelmäßig wieder auf; in solchen Fällen besteht auch die Gefahr einer bleibenden Schwerhörigkeit.

Ohrgeräusche (*Tinnitus*): Der Verlust der Stille

Tinnitus ist eine seit langem bekannte Krankheit, die in jedem Jahrhundert neu beschrieben wurde. Eine Reihe berühmter Menschen litt darunter. So weiß man von **Martin Luther**, dass er am 6. Juli 1527, im Alter von 43 Jahren, an heftigem Ohrensausen und Schwindel erkrankte und dass ihn das Toben in den Ohren sein restliches Leben lang nicht mehr verlassen hat. Luther sah darin ein Werk des »*zottichten Gesellen aus der Höllen*«. Auch **Vincent van Gogh** soll daran gelitten haben und sich – dies ist allerdings nicht verbürgt – deshalb sein Ohr abgeschnitten haben.

Es ist schwer, ein Leben ohne Stille auszuhalten

Die Ärzte wissen bis heute nicht, warum die Sinneszellen plötzlich wirre Impulse an das Hörzentrum leiten, das sie dann in ungeordnete, schrille

Töne umsetzt. Manchmal gibt es eine konkrete Ursache: das Pochen des Blutes, beispielsweise, wenn sich eine Ader im Kopf erweitert hat, oder das Reiben des Kiefergelenks bei unbewussten Knirsch- und Kaubewegungen. In den meisten Fällen kann jedoch kein Grund gefunden werden. Man nimmt an, dass Schädigungen der Sinneszellen und des Hörnervs die Auslöser sind für das Leiden. Oft ist auch das benachbarte Gleichgewichtsorgan betroffen, so dass es zu Schwindelanfällen kommen kann. Obwohl die Ärzte immer wieder versuchen, die »falschen« Geräusche durch chirurgische Eingriffe am Innenohr zu beseitigen, um für den Patienten wieder Stille und Frieden herzustellen, haben sie bis heute keinen entscheidenden Erfolg damit gehabt.

Die Tatsache, dass seelische Spannungszustände die Ohrgeräusche auslösen oder verstärken können, deutet darauf hin, dass es sich in erster Linie um Störungen handelt, die von den Nerven ausgehen.

Klingeln, zischen, rasseln, pochen, brausen – so und anders schildern Patienten die Geräusche, die sie ständig hören, tagsüber und auch nachts, als qualvolle akustische Untermalung ihres ganzen Lebens. Sie wollen keine Musik mehr hören, sie können lautes, fröhliches Lachen nicht mehr ertragen. Sie haben Mühe, sich auf ihre Alltagsprobleme zu konzentrieren. Ihre Gefühle stumpfen ab, ihre Versagensängste steigern sich ins Unermessliche. Depressionen und sogar Selbstmordgedanken drohen.

Hilfe bei Ohrgeräuschen

Die Behandlung des chronischen Tinnitus beschäftigt die Heilkundigen schon seit Jahrtausenden. Die Babylonier rieten ihren Kranken: »*Wenn die Hand des Geistes einen Mann ergreift und seine Ohren singen, sollst du Myrrhe zerreiben, in Wolle einrollen, mit Zedernblut besprenkeln und einen Zauberspruch darüber sprechen …*«

Die moderne Therapie des Tinnitus könnte einen Zauberspruch ganz gut gebrauchen, denn sie stellt Arzt und Patient vor große Probleme. Obwohl es durchaus Behandlungserfolge gibt, muss der Betroffene zunächst mit der Tatsache fertig werden, dass eine Heilung unwahrscheinlich ist und dass es vor allem darum geht, mit der Krankheit zu leben.

- **Medikamente:** Durchblutungsfördernde Mittel sowie Substanzen, die eine gewisse psychische Dämpfung verursachen, sind die derzeit am häufigsten verwendeten Arzneien. Sie sollten nur unter ärztlicher Kontrolle eingesetzt werden.

- »**Masker**« sind so etwas wie Hörgeräte, die individuell auf den Patienten programmierte Töne aussenden, die die Geräusche des Innenohrs neutralisieren oder überlagern können. Diese von außen kommende Tonquelle wird als angenehm empfunden.
- Mit **Akupunktur** haben Hals-Nasen-Ohren-Ärzte manchmal gute Erfolge.
- **Psychotherapeutische Verfahren** sollen dazu beitragen, den Leidensdruck zu relativieren und die Ohrgeräusche aus dem Mittelpunkt des Lebens zu entfernen. Oft verringert sich damit auch die wahrgenommene Lautstärke der Geräusche.
- **Selbsthilfegruppen** wie die *Tinnitus-Liga* kennen nicht nur alle ärztlichen und psychologischen Tricks bei der Behandlung der Beschwerden, sondern sie helfen ihren Mitgliedern auch, ihre chronische Behinderung zu bewältigen. (Adresse siehe Anhang ab Seite 438.)

Das Geschmacksempfinden

Die Zunge

Eigentlich sollte man Geschmacks- und Geruchsempfindung zusammen beschreiben. Zu eng sind die beiden Sinne miteinander verbunden, vor allem, wenn es darum geht, eine Speise oder ein Getränk zu beurteilen.

Allerdings hat die Zunge noch andere Aufgaben, als Auskunft darüber zu geben, wie etwas schmeckt.

In erster Linie ist sie ein Muskelpaket, außerordentlich beweglich und verformbar (wenn auch nicht so geschmeidig wie die Zunge eines Frosches, die beim Fliegenfang Zentimeter aus dem Maul schnellen kann). Sie ist aber beweglich genug, um eine wichtige Funktion bei der Sprachbildung zu haben – die Konsonanten c, d, l, n, s, t und z können ohne sie nicht, andere nur ungenügend ausgesprochen werden (versuchen Sie es einmal!) – und um beim Schlucken den Bissen den nötigen Schubs in die Speiseröhre zu geben.

Die Zunge ist auch ein ganz besonders feines Tastorgan (das brauche ich niemandem zu erklären – Stichwort »küssen«) und, wie gesagt, ermöglicht sie es uns, den Geschmack unserer Speisen zu analysieren. Schwer vorstellbar, aber wahr: Der Verlust des Geschmackssinns (nach einem Schlaganfall oder bei Alkoholikern) ist für betroffene Patienten sehr schwer erträglich. Wenn alles, was sie essen, nur noch »wie Stroh« schmeckt, bedeutet das auch für Leute, die vorher keine Gourmets waren, eine große Beeinträchtigung ihres Lebensgefühls.

Süß, sauer, salzig, bitter

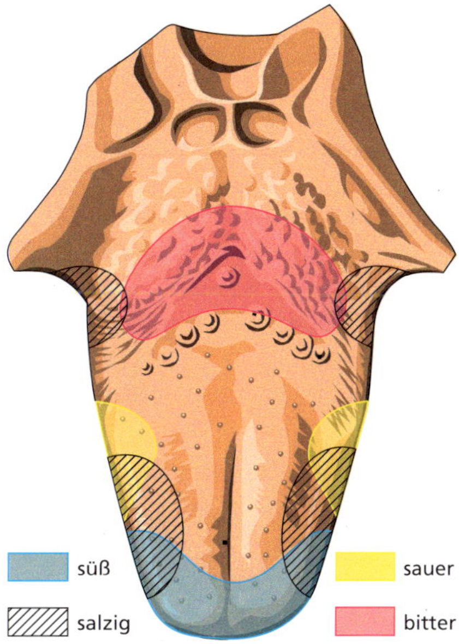

Die Sinneszellen der Zunge sind jeweils auf eine Geschmacksrichtung spezialisiert.

Wenn Sie sich die Zungenoberfläche im Spiegel ansehen, erkennen Sie, dass sie ungleichmäßig und nicht wirklich glatt ist. Beim Drüberstreichen fühlt sie sich zwar nicht so rau an wie die einer Katze oder einer Kuh, aber man spürt die Unregelmäßigkeiten. Unter dem Mikroskop sieht die Zunge aus wie ein dichter Tannenwald. Hunderttausende von winzigen »Bäumchen« (*Faden-Papillen*) wachsen aus dem Untergrund – sie entsprechen den »Tastfingern«, reagieren also auf Berührungsreize –, dazwischen ragen große Pilze (*Wall-Papillen*) heraus, deren Stiele von einer kleinen Mauer umgeben scheinen. Genau dort, wo diese »Mauer« beginnt, sitzen in der Tiefe die eigentlichen *Geschmacksknospen*, die die Fähigkeit haben, die unterschiedlichen Moleküle, die die Geschmacksrichtungen süß, sauer, salzig und bitter vermitteln, wahrzunehmen und dieses Erkennen an die zuständigen Nerven weiterzuleiten.

Den Geschmackssinn kann man trainieren

Die Geschmackszellen an der Spitze der Zunge erkennen »süß«, die an den vorderen Seitenpartien »salzig«, weiter hinten seitlich sind die Empfänger für »sauer« und im hintersten mittleren Abschnitt melden die Rezeptoren, wenn sie mit »bitteren« Geschmacksstoffen in Verbindung kommen.

Aus diesen vier Grundwahrnehmungen lassen sich dann so unterschiedliche Köstlichkeiten wie Trüffel, Paprika, Kartoffeln, Milch oder Honig definieren. Vorausgesetzt, aber das gilt für alle Sinnesorgane, die entsprechenden Gehirnzentren wurden irgendwann einmal richtig geschult.

Die Geschmackszellen werden ständig von einer neutralisierenden wässrigen Flüssigkeit umspült, so dass sie, sobald sie einen Bissen analysiert haben, sofort wieder bereit sind für den nächsten. Nur vier Wochen beträgt ihre Lebenszeit; dann werden sie von nachwachsenden neuen Zellen ersetzt. Die Erfahrung von Lieblingsspeisen und ihrem Geschmack aber bleibt im Gehirn bewahrt.

Der Geruchssinn

Jemanden riechen können

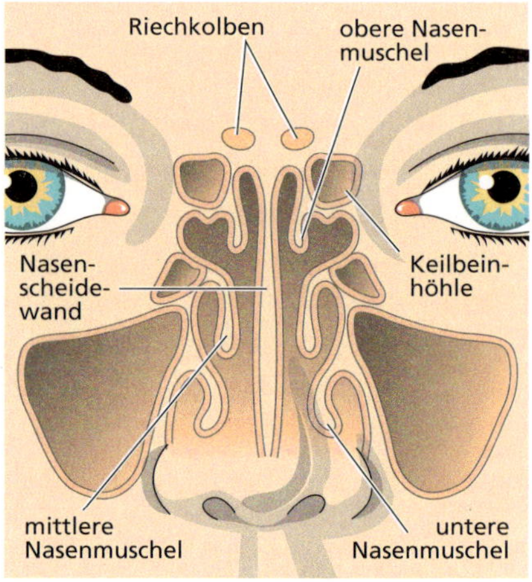

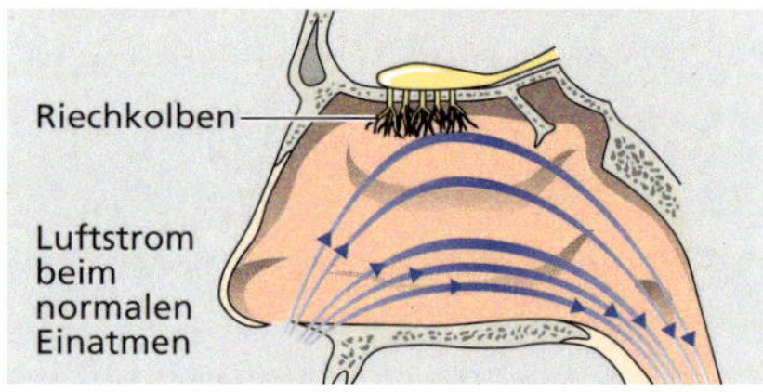

Beim »Schnuppern« leiten wir die Luft an die Riechkolben heran.

Im Kapitel 2: *Die Atmung* haben Sie die **Nase** kennen gelernt als ein Labyrinth von Räumen, durch die die Luft auf ihrem Weg in die Lunge streicht, Räume, in denen sie erwärmt und befeuchtet wird. Diese Luft trägt ständig kleinste Partikel mit sich, die Geruchsstoffe enthalten – je nachdem, wo sie herkommt. Die Luft um eine Bäckerei herum ist voll von Molekülen, die vom Brot, den Brezen und Nusshörnchen stammen. Die Luft, die kurz zuvor über die Schultern einer gepflegten Frau strich, trägt mit sich den Geruch von *Pheromonen* (Duftstoffen, die in der Haut eines jeden Menschen gebildet werden und charakteristisch für ihn sind) und vielleicht zusätzlich noch Partikel von einem Parfüm.

Gut riechen bedeutet einen sexuellen Reiz aussenden

Wissenschaftler haben herausgefunden, dass Gerüche einen sehr starken Einfluss auf uns haben, obwohl wir uns ihrer gar nicht immer bewusst sind. Gerade Beziehungen zu anderen Menschen – sich verlieben, sexuell auf jemanden reagieren – hängen zu einem großen Teil davon ab, ob die Duftstoffe, die den Betreffenden umgeben, für uns angenehm erregend sind. Nicht umsonst heißt es ja auch, man könne einen Menschen »nicht riechen«, wenn uns jemand unsympathisch ist.

Begabt zum Schnuppern

Die Sinneszellen, die Duftmoleküle aufnehmen und zur Hirnrinde melden, sind mit kleinen *Riechhärchen* ausgestattet, die frei im Luftstrom pendeln und die Geruchsbestandteile »herausfiltern«. Besondere Rezeptoren – der genaue Mechanismus ist noch nicht ganz klar –, an denen solche Moleküle andocken, erzeugen in der Zelle einen Impuls, der weitergeleitet wird zu Nervenzentren, den so genannten Riechkolben, die dann die Weiterleitung des Reizes in verschiedene Gehirnbereiche übernehmen. Dabei ist es auffällig, dass die Informationen der Geruchszellen auch an Hirnregionen gemeldet werden, die mit Erinnerungen und seelischen Prägungen in Verbindung gebracht werden. Auch dies scheint ein Beweis dafür zu sein, wie stark wir gefühlsmäßig auf Düfte reagieren.

Die Sinneszellen, von denen wir zehn Millionen besitzen, liegen ganz oben in den Nasenhöhlen, und wenn wir etwas genauer riechen möchten, müssen wir die Luft stärker nach oben ziehen – wir müssen **schnuppern.**

Unser Riechvermögen ist im Vergleich zu dem vieler Tiere unendlich gering. Andererseits kann der Mensch eine große Vielfalt von Gerüchen unterscheiden, wenn er ein begabtes Organ hat und seine Geruchswahrnehmungen systematisch trainiert. Parfüm-Designer oder Weintester sind hochbezahlte Berufe, die eine solche Begabung zur Erkennung von komplizierten Aromen voraussetzen.

Schon ein einfacher Schnupfen kann die ganze Riechfähigkeit lahm legen. Verständlicherweise, denn die geschwollene Nasenschleimhaut verhindert, dass Geruchsstoffe bis zu den Sinneszellen vordringen. Sollte aber der Geruchssinn ohne Grippe und laufende Nase verloren gehen, dann kann dies auch ein Zeichen einer Schädigung des zuständigen Gehirnnervs sein.

KAPITEL 10

Haut und Haare

Die Haut ist die Visitenkarte gegenüber unserer Umgebung. Deshalb möchten wir alle eine schöne, jugendliche Haut haben. Man kann einiges tun, um dieses vielschichtige Organ lange Zeit gesund und zart zu erhalten. Wichtig ist aber auch, Hautkrankheiten rechtzeitig zu erkennen.
Volles, glänzendes Haar ist nicht nur Frauen wichtig – immer mehr Männer machen sich Gedanken über die Vorbeugung von Haarausfall.

Die Haut: Schuppenpanzer und Samtgewand

Betrachten Sie einen Moment lang Ihre Haut: glatt, weich, ein feines, kaum sichtbares Netzmuster, kleine Haare, ein paar farbige Flecken vielleicht, die Blutgefäße schimmern darunter. Nichts Auffälliges also? Von wegen! Unsere Haut ist ein wahres Wunderwerk. Sie schützt mit ihrem insgesamt eineinhalb Quadratmeter großen, weichen Hornpanzer gegen Nässe, Austrocknen, Hitze und Strahlen. Sie dient der Temperaturregelung im Körper mit Hilfe von Schweißbildung und Wärmeabstrahlung. Sie wirkt durch das Unterhaut-Fettgewebe als Isolierschicht und als Energiespeicher und wehrt mit ihrem Säuremantel sowie den Immunzellen Fremdstoffe und Bakterien ab.

Gleichzeitig ist sie ein Sinnesorgan mit besonders vielen und feinen Nervenzellen, die unseren Tastsinn ermöglichen. Und, nicht zu vergessen, aus ihr wachsen die Haare – Schönheits- und Sexsymbol.

Um Probleme mit der Haut zu verstehen, sollten Sie sich zunächst einmal ihren Aufbau genauer betrachten:

Die oberste Schicht – die *Epidermis* – ist zwar nur ca. einen Millimeter dick, sie bildet aber den eigentlichen Schutzwall gegenüber der Umwelt. In ihrer Tiefe liegen die *Basalzellen,* aus denen ständig neue Hornzellen gebildet werden, die in ungefähr 28 Tagen an die Hautoberfläche wandern. Wenn sie dort ankommen, werden die alten Zellen als Hautschuppen automatisch abgestoßen. Zwischen den *Basalzellen* findet man die *Melanozyten,* die das schwarze *Melanin* produzieren und als kleine Körnchen an das Gewebe in ihrer Umgebung abgeben. Die Zahl der melaninbildenden Zellen bestimmt unsere Hautfarbe. Und wenn Sie im Sommer am Strand liegen und am Abend vergnügt feststellen, dass Sie »braun« geworden sind, dann bedeutet das nichts anderes, als dass besonders viel *Melanin* gebildet wurde, als wichtiger Schutz gegen das Sonnenlicht. Sehr hellhäutige Menschen haben nur eine geringe Zahl von *Melanozyten.* Sie sind daher nicht in der Lage, eine solide Pigment-Schutzschicht gegen die Sonne zu bilden und müssen sich darum viel mehr vor Sonnenstrahlen in Acht nehmen.

Helle Haut bedeutet: wenig Schutz vor Sonnenlicht

Unter der *Epidermis* liegt die viel dickere *Dermis,* auch *Lederhaut* genannt, mit den Schweiß- und Talgdrüsen, den Haarwurzeln, den Blutgefäßen, den Nerven und den elastischen Fasern. Darunter wiederum befindet sich das *Unterhaut-Fettgewebe.*

Die Schweißdrüsen brauchen wir zur Regelung der Körpertemperatur. An

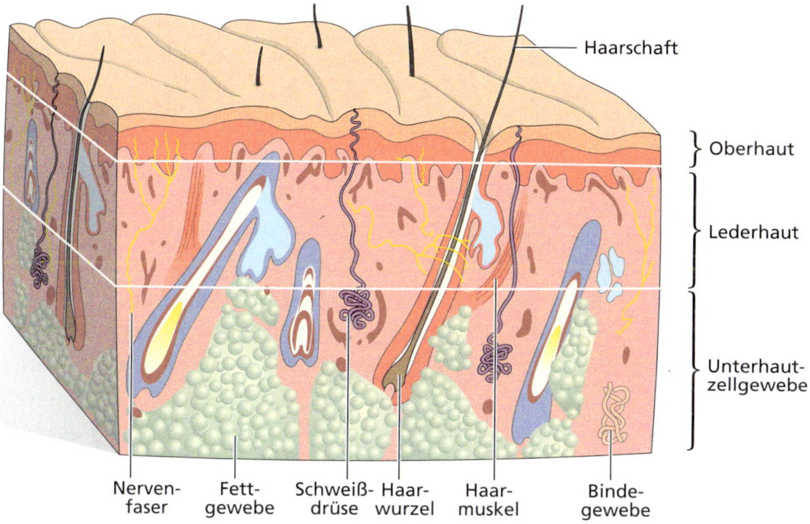

Die Haut – natürliche Barriere zwischen Körper und Umwelt – schützt vor Nässe, Hitze und Strahlen. Gleichzeitig ist sie ein feines Tastorgan.

heißen Tagen geben sie bis zu zwei Liter Flüssigkeit pro Stunde an die Hautoberfläche ab und kühlen den Körper durch die Verdunstung. Die gleichmäßige Körpertemperatur wird allerdings auch noch durch einen anderen Mechanismus garantiert: Bei angenehmen Außentemperaturen sind die Hautmuskeln entspannt, die Blutgefäße liegen dann an der Oberfläche und können dort Wärme abstrahlen. Wenn es kalt ist, ziehen diese Muskeln das Gewebe zusammen – zu einer »Gänsehaut« – und verhindern dadurch die rasche Auskühlung.

Die »Gänsehaut« schützt den Körper vor Auskühlung

Zur Abwehr von Schadstoffen und von Bakterien bildet die Haut mit Hilfe der Talgdrüsen eine dünne Schutzschicht, die mit ihrem leicht sauren Geschmack – der Arzt sagt Säuremantel – gegenüber Krankheitserregern abweisend wirkt. Sollten dennoch Bakterien oder Viren unter die Haut dringen, zum Beispiel bei einer Verletzung, dann warten dort krakenähnliche Immunzellen auf sie, fangen sie ein und vernichten sie.

Die unendlich feinen Empfindungsnerven der Haut ermöglichen uns einen ausgeprägten Tastsinn. Ob Sie spüren, wenn ein Windhauch über Ihr Gesicht streicht, oder ob Sie in der Tiefe Ihrer Manteltasche Münzen voneinander unterscheiden können, ohne sie zu sehen – die Fähigkeit zu berühren und berührt zu werden ist ein wichtiger Teil unseres Lebens.

Dazu bietet die gesunde Haut mit ihrer samtig-matten Oberfläche auch noch einen wunderbaren Anblick und beim Anfassen ein sinnliches Vergnügen – und das nicht nur bei Babys...

Dieses zarte Gebilde gilt es nun zu schützen und zu pflegen.

Das liebt die Haut

Wie war das mit der Eselsmilch? Schon Kleopatra, die sich einer besonders feinen Haut rühmte, hat angeblich gern darin gebadet. Gute Idee, möchte man sagen, denn die Mischung aus Proteinen, Fett und Vitaminen, die als zarte Schicht auf ihrem Körper blieb, wenn sie dem Bad entstieg, bekam der Haut zweifellos besser als die Detergentien, die wir heute als »Duschgels« verwenden.

Hier ein paar Tipps für einen liebevollen Umgang mit Ihrer Haut:

Die Haut soll beim Waschen nicht entfettet werden

- **Reinigen – aber wie?** Duschen ist besser als baden, weil der »Säuremantel« – die Schutzschicht, die die Haut selbst produziert – dabei erhalten bleibt. Vor allem dann, wenn Sie keine entfettenden Schaumgels verwenden, sondern eine milde Seife. Hautärzte meinen, dass Sie auch das Einseifen auf das hygienische Minimum beschränken können, es sei denn, Sie verrichten eine ausgesprochen schweißtreibende oder staubige Arbeit. Für die Gesichtshaut, die besonders empfindlich ist, brauchen Sie eigentlich gar keine Seife (Kaminkehrer einmal ausgenommen). Es gibt sehr gute Reinigungsöle, die mit weichen Papiertüchern entfernt und dann mit viel Wasser abgespült werden.

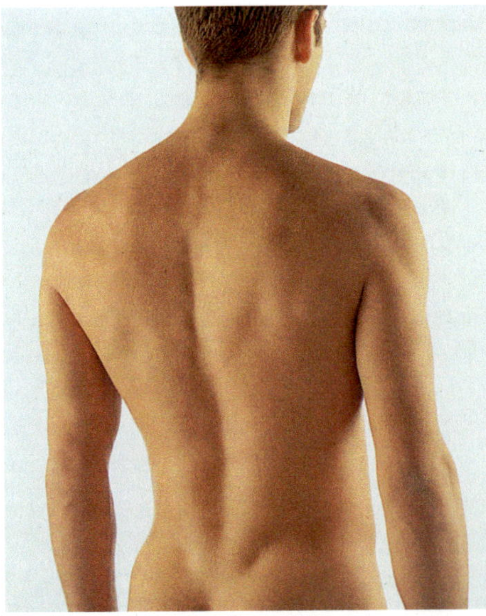

Schöne Haut wirkt erotisch.

- **Lotionen, Cremes und Öle:** Die Marketing- und Werbefachleute, die die Kosmetikfirmen beraten und die uns suggerieren, dass gerade diese oder jene neuartige Creme der Haut ewige Jugend verschafft, gehören zu den besten ihrer

Branche. Das sollte man nicht vergessen und die Versprechungen mit gesunder Skepsis lesen.
Was können diese Produkte wirklich? Ohne Zweifel bieten sie der Haut einen Schutz vor Umweltbelastungen. Sie gleichen die Sprödigkeit der Hautoberfläche wieder aus, die bei Anwendung all der herrlichen Reinigungsmittel entstanden ist, die wir aufgrund ähnlicher Werbestrategien gekauft haben. Eine wirksame Regeneration der elastischen Fasern, eine Verjüngung der *Basalzellen* und eine bleibende Erhöhung des Flüssigkeitsgehalts der Haut – alles Dinge, die eine Umkehrung des Altersvorgangs bedeuten würden – kann man von diesen Mitteln leider nicht erwarten. Dazu müssten sie Hormone, zum Beispiel Östrogen, oder *Tretinoine* enthalten. In diesem Fall wären sie aber keine Kosmetika mehr, sondern Medikamente, also verschreibungspflichtig. Dennoch: Wenn Ihr Leitungswasser hart ist, wenn Sie von Natur aus eine trockene Haut haben, dann sind die Fett-Wasser-Emulsionen, aus denen die Cremes meist bestehen, sicherlich von Nutzen. Für sehr raue Stellen kann ich die Verwendung von *Melkfett* empfehlen, das es in Apotheken gibt.

- **Auf Zigaretten verzichten!** Das Rauchen lässt Sie leider sehr schnell sehr alt aussehen. Die mit dem Zigarettenrauch inhalierten Stoffe schädigen vor allem die feinen Hautgefäße und bewirken dadurch eine chronische Unterversorgung der Haut mit Sauerstoff und Nährstoffen. Die typische Raucherhaut ist schlaff und durchsetzt von netzartigen, oberflächlichen Fältchen.

- **Feuchtigkeit von innen.** Was Ihre Haut wirklich braucht, ist Feuchtigkeit. Die kann sie aber nicht – oder nur in kleinsten Mengen – von außen her aufnehmen, sondern die muss der Körper selbst in die verschiedenen Hautschichten abgeben. Dabei helfen zwei Faktoren: Bei Frauen speichert das Gewebe mehr Wasser, wenn genügend Östrogene gebildet werden, also in der Zeit vor der Menopause. Später gibt es die Möglichkeit, durch pflegende Cremes Feuchtigkeit wenigstens in die obersten Schichten der Haut zu schleusen. Zum anderen helfen Sie der Haut, elastisch zu bleiben, wenn Sie genügend, besser noch, wenn Sie viel trinken. (Vor allem ältere Menschen leiden oft an einem chronischen Flüssigkeitsmangel, weil das Durstgefühl nicht mehr so stark empfunden wird.)

- **Make-up und dann eine gründliche Reinigung.** Im Gegensatz zu den Bronze- oder Goldanstrichen von Zirkusartisten, die die Haut quasi »versiegeln« und damit die Ausführungsgänge von Schweiß- und Talgdrüsen verstopfen, ist ein normales Make-up, also eine Pudercreme, nicht schädlich.

Im Gegenteil: Sie hilft, die Gesichtshaut vor Umwelteinflüssen zu schützen. (Aus Großmutters Zeiten spukt immer noch die Warnung herum, die Haut könne darunter »nicht atmen« – was immer das sein sollte.) Da sich Puder und Make-up durch die Hautfette und den Schweiß nach einer gewissen Zeit zersetzen, sollten Sie jedes Make-up spätestens nach 12 Stunden mit einem sanften Reinigungsmittel – Öl oder Lotion – entfernen. Dann mit viel Wasser nachspülen.

Haut und Sonne – eine unendliche Geschichte

Trotz aller Schutzcremes: Sonne lässt die Haut schneller altern

Eigentlich braucht der Körper Licht, Luft und Sonne. Er bildet beispielsweise nur mit Hilfe des Sonnenlichts das wichtige *Vitamin D* in der Haut. Erstaunlich, dass es erst Anfang des 20. Jahrhunderts schicklich wurde, sich ohne schweißtreibende Bekleidung im Freien zu bewegen. Diese Errungenschaft galt damals als eine Art Kulturrevolution. Und dennoch – das wohlige Gefühl, das wir nach einem Urlaubstag mit Meer, Strand und Sonne haben, das Empfinden von Schönheit, wenn uns aus dem Spiegel eine gebräunte Sommerhaut entgegenschaut, bezahlen wir mit dem früheren Altern der Haut und mit der Gefährdung durch Hautkrebs.

Mehr über Hautalterung, kosmetische Behandlungen und Schönheitsoperationen finden Sie im Kapitel 14: Vererben, Altern, Jungbleiben.

Was nützen die Sonnenschutzmittel?

Sie verhindern, sofern man hohe Lichtschutzfaktoren wählt, den Sonnenbrand, eine Folge der *UVB-Strahlen*. Sie verhindern – wahrscheinlich – damit auch ein erhöhtes Krebsrisiko. (Es gibt allerdings eine Reihe von Forschern, die vermuten, dass gerade die Sonnenschutzmittel an den stark gestiegenen Krebsfällen schuld sind: Durch das Verhindern des Sonnenbrandes hielten sich gefährdete – hellhäutige – Menschen viel länger unter den energiereichen Strahlen auf und begünstigten dadurch die Zellveränderungen. Sie warnen auch nachdrücklich vor Sonnenstudios!)

Unbestritten ist, dass die Sonnenschutzmittel nicht oder nur geringfügig vor den *UVA-Strahlen* schützen, das heißt vor einer Schädigung der tieferen Schichten der Haut, in denen die Hauterneuerungszellen, die elastischen Fasern und die kleinen Blutgefäße liegen. Um diese Hautschichten zu schonen, muss man tatsächlich die Sonne meiden – vor allem angesichts der stark geschrumpften schützenden Ozonschicht – oder sich ihr immer nur ganz kurz aussetzen. Pech für uns Sonnenfreunde!

Häufige Hautkrankheiten

Die Haut ist unsere Visitenkarte. Das gilt auch für den Besuch beim Arzt, der tatsächlich viele innere Erkrankungen bereits beim Betrachten der Haut erkennen kann.

Gelbsucht gehört natürlich dazu, das Vorhandensein von »Leberssternchen« bei Zirrhose, Hautverdickungen bei einer Schilddrüsenunterfunktion, Knötchen bei chronischem Gelenkrheuma und die typisch blass-gelbliche Farbe der Haut bei Blutarmut.

Von den eigentlichen Hautkrankheiten gehören einige zu den häufigsten Erkrankungen überhaupt.

Die 17-jährige Schülerin saß vor mir wie ein Häufchen Elend. Dabei war sie ausgesprochen hübsch, groß, schlank, wunderschöne dunkle Augen. Nur ihre Gesichtshaut sah ziemlich schlimm aus: Pickel, Pusteln, Rötungen – die typischen Zeichen der Akne. »Meine Mutter versucht, mich zu trösten. Sie sagt, das gehe irgendwann von alleine weg. Aber was nützt mir das? Ich will jetzt leben, so wie die anderen. Aber ich gehe nicht mehr aus, nicht mehr in die Disco, nicht mehr zum Sport. Von meinem Freund habe ich mich getrennt, weil ich ihm ersparen wollte, mich mit diesem Gesicht zu küssen.«

Akne ist heilbar

Es gibt tatsächlich wenig Trost für ein junges Mädchen – oder einen jungen Mann – mit einer Aknehaut. Oft entstehen so starke Minderwertigkeitsgefühle und Depressionen, dass das ganze spätere Leben davon beeinflusst wird.

Fast jeder Teenager leidet zu irgendeinem Zeitpunkt an einer leichten Form der Akne. Ursache ist ein Ungleichgewicht zwischen männlichen und weiblichen Hormonen, wie es besonders in der Pubertät auftritt. Denn in dieser Lebensphase ist der komplizierte Mechanismus der Hormonsteuerung noch nicht richtig eingespielt. Bei jungen Mädchen gelangen dabei oft größere Mengen männlicher Geschlechtshormone, so genannter *Androgene,* ins Blut. Sie beeinflussen unter anderem auch die Haut, vor allem die *Talgdrüsen.* Die dadurch verstärkte Talgproduktion führt zur Verstopfung der Ausführungsgänge. Es bilden sich Hornschichten – *Mitesser* oder *Komedonen* –, unter denen Bakterien wuchern, die die Talgdrüsen infizieren und eitern lassen.

Eine wichtige Rolle spielen dabei auch Erbfaktoren, die die Ansprechbarkeit des Gewebes auf männliche Hormone bestimmen und damit das Auftreten einer Akne-Erkrankung unter Umständen begünstigen.

So wird Akne behandelt

In der Akne-Therapie hat es in den letzten Jahren bedeutende Fortschritte gegeben.

- ***Eine spezielle Diät** ist nicht erforderlich. Die früher ausgesprochenen Verbote – keine Schokolade, kein Fett, kein Kaffee und Ähnliches – haben sich als unwirksam erwiesen. Empfohlen wird allerdings eine ausgewogene und vitaminreiche Ernährung.*
- ***Die äußerliche Behandlung** der befallenen Stellen ist wichtig und sollte in einer Hautarztpraxis durchgeführt werden, wo auch die entsprechenden Lotionen verschrieben werden.*
- ***Die allgemeine Therapie der Akne** junger Frauen erfolgt in Form einer bestimmten »Pille«, die nicht nur empfängnisverhütend wirkt, sondern gleichzeitig den Einfluss der männlichen Hormone auf die Talgdrüsen hemmt. (Das Medikament muss vom Frauenarzt verschrieben werden.) Dadurch normalisiert sich die Talgproduktion, die Haut kann abheilen. Zusätzlich geben die Hautärzte bestimmte Antibiotika in geringer Dosierung, die die bakterielle Entzündung bekämpfen. Für Männer gibt es in schweren Fällen ein sehr wirksames Mittel, das Isotretinoin (das Frauen wegen der Gefährdung eines werdenden Kindes nur bei absolut gesicherter Empfängnisverhütung einnehmen dürfen). Die Patienten müssen dabei wegen möglicher Nebenwirkungen ärztlich überwacht werden. Durch neuartige Laserbehandlungen kann man die Narbenbildung und die damit verbundenen seelischen Belastungen viel besser verhindern, als dies bisher möglich war.*

Allergische Hauterkrankungen: 1. Kontaktekzem

Der juckende rote Fleck am Bauch, die chronische Entzündung in der Ellenbeuge, das nässende Ekzem am Ohrläppchen, die roten Streifen, die unter einem Wundpflaster entstehen – all das sind jeweils Folgen einer Reaktion der Haut auf bestimmte Stoffe, die bei den Betroffenen eine Allergie auslösen.

Der rote Fleck am Nabel ist ganz typisch für eine Unverträglichkeit gegenüber Jeans-Knöpfen, die Nickel enthalten. Auch die Entzündung der Ohrläppchen geht meist auf Modeschmuck zurück, der aus einer nickelhaltigen

Legierung gefertigt ist. Der Kontakt mit bestimmten Waschmitteln kann hässliche Schrunden an den Händen verursachen, Haarfärbemittel führen oft zu juckenden Ausschlägen der Kopfhaut. Die Möglichkeiten, an einem Kontaktekzem zu erkranken, sind ungezählt.

Wenn der Beruf die Haut schädigt

Die Therapie der Kontaktekzeme ist – scheinbar – sehr einfach: Man muss nur den Stoff, der diese schädliche Wirkung auf die Haut hat, vermeiden. Leicht gesagt. Jeans-Knöpfe kann man durch Auftragen von Nagellack unschädlich machen (oder sie durch andere Knöpfe ersetzen), Wundpflaster gibt es *hypoallergen*, das heißt ohne die Bestandteile, die meist schuld an der allergischen Reaktion sind. Aber was macht eine Friseurin, die im Lauf der Zeit allergisch wird gegen die Chemie, mit der sie täglich zu tun hat? Und was macht die Operationsschwester, die gegen das Material der sterilen Handschuhe Juckreiz und ein nässendes Ekzem entwickelt?

Nun, die *Berufsgenossenschaften* stehen inzwischen diesem Problem sehr aufgeschlossen gegenüber. Sie fordern, dass der Patient schon beim Verdacht einer berufsbedingten Allergie gemeldet wird, um ihn nicht weiter zu schädigen und ihm eine rechtzeitige Umschulung zu ermöglichen. Denn meistens verschlimmert sich die Anfälligkeit gegen die krank machenden Substanzen und nach der Haut werden auch andere Organe in Mitleidenschaft gezogen. Viele Ärzte schlagen deshalb vor, dass schon bei Beginn einer Lehre getestet werden sollte, ob eine Veranlagung zu allergischen Reaktionen besteht – um nicht von Anfang an im falschen, weil krank machenden, Beruf zu starten.

Berufsberatung sollte Allergien berücksichtigen

Die akute Behandlung eines Kontaktekzems besteht, wie gesagt, im Vermeiden dieses Kontaktes und durch Auftragen von entzündungshemmenden (meist auch etwas Kortison enthaltenden) Salben oder Gels. Nicht immer ist klar erkennbar, welcher Stoff die Allergie ausgelöst hat. Dann muss der Hautarzt mit umfangreichen Tests die Ursache herausfinden – eine oft langwierige und mühsame Angelegenheit.

Allergische Hautkrankheiten: 2. Neurodermitis

Neurodermitis ist eine Krankheit, über die die Wissenschaftler immer noch rätseln. Fest steht, dass es zwar die Haut ist, an der die Krankheit sich zeigt und die oft ein ganzes Leben lang empfindlich und immer wieder von Ekzemen befallen ist; die Ursachen und die Auslöser liegen aber tiefer und betreffen den ganzen Menschen.

Drei Faktoren sind an der Entstehung des chronischen Leidens beteiligt:

- Eine ererbte Neigung der Haut, auf bestimmte äußere und innere Reize mit einer veränderten Immunabwehr zu reagieren (die Mediziner sprechen von *Atopie* – das Wort bedeutet: anders reagieren); oft sind auch andere allergische Krankheiten wie Heuschnupfen oder Asthma vorhanden.
- Allergische Reaktionen auf viele Nahrungsmittel.
- Eine Tendenz, seelische Spannungen, Ängste usw. »auf der Haut« auszutragen.

Ein Anblick zum Heulen: Das zweijährige Mädchen hat eine dicke Schorfschicht im Gesicht und auf dem Kopf. Es versucht verzweifelt, sich zu kratzen, obwohl die Eltern seine Hände mit Mullbinden umwickelt haben ... Die Mutter hat Ringe unter den Augen. Sie steht nachts bis zu zehn Mal auf, um das weinende, kratzende Kind zu beruhigen.

Im Grunde ist bei Neurodermitis das Immunsystem der Haut defekt, und damit geraten alle Schutzmechanismen durcheinander. Es besteht eine mangelnde Abwehrkraft gegen Viren, Bakterien und Pilze. Die Säure- und Fettschutzschicht ist vermindert, die Funktion der Schweiß- und Talgdrüsen herabgesetzt. Typisch ist die Ausschüttung des Entzündungshormons *Histamin,* das den quälenden Juckreiz verursacht.

Wenn es nicht gelingt, die Krankheit in jungen Jahren in den Griff zu bekommen, dann besteht die Gefahr, dass die Patienten lebenslang damit zu tun haben.

Grundregeln für Neurodermitis-Kranke

1. **Ernährung:** Möglichst nur naturbelassene Nahrungsmittel. Keine Kuhmilch, kein Hühnereiweiß, keine Fruchtsäuren und kein weißer Zucker. Dafür hauptsächlich Gemüse, Salate und Vollkornprodukte (Brot, Nudeln) aus frisch geschrotetem Vollkornmehl. Nur selten tierisches Eiweiß (z.B. Rindfleisch). Genaue Vorschriften nach Austestung.
2. **Regelmäßiges Entspannungstraining** und andere Verfahren, um eine innere Harmonie des Patienten herzustellen.
3. **Vermeidung von Überforderung** und von schädlichen Umwelteinflüssen (Lärm, Stress).

Wie die Seele die Haut angreift

»Die Neurodermitis ist, so merkwürdig das klingen mag, keine Hautkrankheit im eigentlichen Sinn. Sie ist eine Erkrankung des Menschen in seiner Umwelt, bedingt durch überempfindliche Haut und hervorgerufen durch Unverträglichkeit von Nahrungsmitteln und dem Unvermögen, Spannungszustände richtig zu bewältigen. Im Gegensatz zum Gesunden gerät der Neurodermitiker bereits durch den normalen Alltag ständig unter Spannung und diese Spannung entlädt sich, für ihn und seine Umgebung oft nicht erkennbar, über seine Haut in Form von Krankheitserscheinungen«, meint *Prof. Dr. Stemmann* in dem Ratgeber ›Die aufgekratzte Seele – Neurodermitis‹, von Katharina Jung, Mathias Jung, Kreuz Verlag, Zürich 1991.

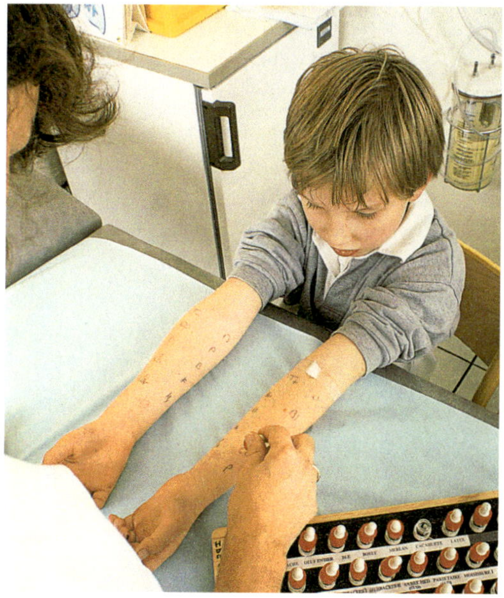

Durch Hauttests kann man eine allergische Reaktion auf bestimmte Nahrungsmittel, Pollen oder Umweltgifte herausfinden.

Verhaltenstherapie beeinflusst das Immungeschehen

Wenn man dem Patienten im Verlauf einer Verhaltenstherapie die Sprache seines Immunsystems erklärt, ihm zeigt, wie er seine vegetativen Nerven beeinflussen kann, dann erkennt er auch die jeweiligen Mechanismen, die in einer bestimmten Situation wieder zu einem Aufflammen der Erkrankung führen. Mit der Zeit lernt er, diese zu steuern, und hat damit eine echte Chance, gesund zu werden.

Schuppenflechte (Psoriasis)

Die Schuppenflechte ist eine weitere Hautkrankheit, deren Entstehung nicht wirklich geklärt ist. An verschiedenen Körperstellen kommt es bei den Betroffenen zu einer schuppigen Verdickung der Hornhaut, vorwiegend an den Knien und Ellenbogen, bei manchen Patienten aber auch über den ganzen Körper verstreut, vor allem auch auf der Kopfhaut. Erbfaktoren spielen offensichtlich eine Rolle – wenn die Eltern Psoriasis hatten, ist das Risiko groß, dass auch Kinder die Krankheit bekommen. Es scheint so, als ob wieder einmal das Immunsystem, genauer gesagt, die *T-Lymphozyten* eine entscheidende Rolle beim Ausbruch der Erkrankung spielen. Der genaue Mechanismus aber ist unklar. Die Krankheit ist häufig; sie betrifft ein bis zwei Prozent der Weltbevölkerung.

Für Patienten, die einige kleine Schuppenherde am Körper haben, ist der Leidensdruck erträglich. Anders bei Betroffenen, deren Haut von roten Flecken übersät ist. Sie kommen sich vor wie Aussätzige und spüren, dass ihre Krankheit sie gegenüber ihrer Umwelt isoliert – obwohl keinerlei Ansteckungsgefahr besteht.

Die Behandlung der Schuppenflechte bedeutet für die Betroffenen meist ein ewiges Auf und Ab von Hoffnung und Enttäuschung. Oft sind die roten Hautverdickungen für Monate oder Jahre verschwunden – dann tauchen sie plötzlich wieder auf, nicht selten als Begleiterscheinung von seelisch belastenden Situationen.

Cremes und Salben, vor allem kortisonhaltige, verlieren meist rasch an Wirksamkeit. Die Hautärzte haben sich die günstige Wirkung der Sonne zum Vorbild genommen. Sie bestrahlen die befallenen Stellen, oft auch den ganzen Körper, mit ultraviolettem Licht, nachdem sie den Patienten vorher ein Medikament gegeben haben, das die Strahlenwirkung in der Haut verstärkt (so genannte *PUVA-Therapie*).

Wenn die Krankheitszeichen sehr ausgeprägt sind oder zusätzlich Gelenkentzündungen auftreten, muss man Mittel geben, die das Immunsystem »modulieren«, das heißt verändern.

Von Warzen und Wundern

Warzen sind Hautwucherungen, die von Viren, den *Papilloma-Viren,* verursacht werden. Sie treten auf im Gesicht, in Hautfalten der Hände, an Armen und Beinen, an den Fußsohlen und im Genitalbereich. Es gibt Beweise dafür, dass gerade dort die Warzen Vorläufer für Krebs sein können; man sollte deshalb damit unbedingt zum Hautarzt gehen!

Die Unterscheidung zwischen Warzen und bösartigen Geschwülsten ist oft schwierig

Eine besonders unangenehme Form stellen die *Dornwarzen* der Fußsohlen dar. Wenn sie nicht in ihren oberflächlichen Anfangsstadien entfernt werden, wachsen sie in die Tiefe und können sehr schmerzhaft werden.

Alterswarzen sehen manchmal gefährlich aus, zerklüftet, schwarzgrau, trocken. Sie sind nicht gerade ästhetisch ansprechend, aber sie sind harmlos. Doch Vorsicht! Die Unterscheidung zwischen einer Alterswarze und schwarzem Hautkrebs ist manchmal sehr schwierig. Alle derartigen Hautgeschwülste sollten einem Arzt gezeigt werden!

Behandelt werden Warzen auf unterschiedliche Weise, je nachdem, wo sie

Warzen haben wir als Kinder zuerst als typisches Hexenmerkmal kennen gelernt. Alle Hexen haben Warzen, meistens auf der Nase. Man kann sich den Schreck vorstellen, wenn plötzlich bei einem von uns über Nacht auf einem Finger eine Warze entstanden war. Die Eltern waren hilflos. Dann kam die Großmutter mit einem Höllenstein, einem merkwürdigen Stift, der die Haut ätzte. Die Warze wurde damit betupft – alles unter großem Angstgeschrei –, sie verwandelte sich in ein schwarzes Knötchen. Am nächsten Tag war sie geschrumpft, aber, o Schreck, neben ihr war eine neue Warze gewachsen.

wachsen und welche Methode der Hautarzt vorzieht. Er kann sich zwischen chemischen Tinkturen, dem Skalpell oder dem Laserstrahl entscheiden. Eine interessante Methode möchte ich Ihnen nicht vorenthalten:

Kann man Warzen tatsächlich mit Hokuspokus entfernen?

Als Medizinstudentin hatte ich in der chirurgischen Ambulanz gelegentlich mit Warzen zu tun. Ich war absolut schockiert, als der erfahrene Oberarzt bei den gar nicht so seltenen Warzen an Kinderhänden nicht etwa das Skalpell in die Hand nahm oder sie mit dem Elektromesser anging, sondern dass er – ganz ernsthaft – begann, sie zu »besprechen«. Die Kinder sahen fasziniert zu. Am nächsten Tag waren die Warzen weg, einfach weg. Es funktionierte immer. Wie? – das weiß ich bis heute nicht.

Leberflecke – harmlos oder gefährlich?

Jede, auch die ebenmäßigste Haut hat ihre kleinen Unregelmäßigkeiten, auch schon in der Jugend. Im Lauf der Jahre verstärkt sich die Tendenz, so genannte Pigmentflecke zu bilden, und im Alter weist die Haut die typischen bräunlichen Male auf, besonders an den Stellen des Körpers, die am meisten der Sonne ausgesetzt waren: Hände und Unterarme. Die Veranlagung, Pigmentmale zu bekommen, ist bei jedem Menschen anders ausgeprägt. Auch das Vorhandensein der etwas erhabenen »Leberflecke« – medizinisch heißen sie **Naevi** – ist

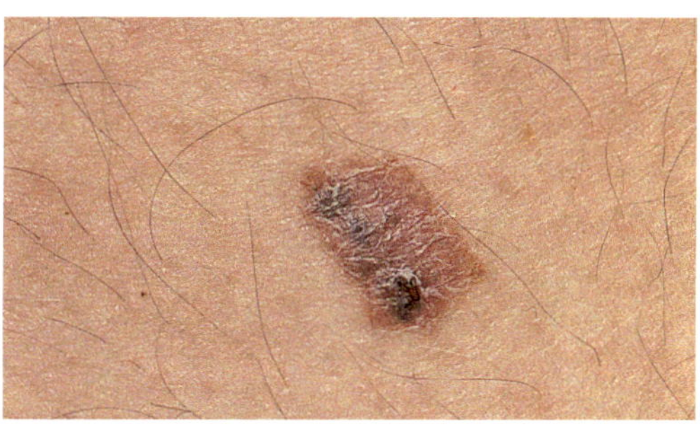

Sieht aus wie eine Warze – ist aber Hautkrebs.

zunächst erblich vorgegeben. Im Gegensatz zu den Altersflecken sind diese braunen Muttermale jedoch nicht ganz harmlos. Sie können sich im Lauf des Lebens verändern, wachsen und, vor allem bei häufiger Sonnenbestrahlung, zum *Malignen Melanom*, einem besonders bösartigen Krebs, entarten.

Die Ärzte sind deshalb außerordentlich besorgt, wenn sie Patienten mit vielen Leberflecken sehen. Sie bestehen nicht nur auf regelmäßigen Kontrollen, sondern sie raten oft auch vorsichtshalber zur Entfernung. Einige neue Methoden haben die Sicherheit der Beurteilung stark erhöht, vor allem die *Auflichtmikroskopie.*

Muttermale begutachten: das ABC der Hautärzte
Beim Betrachten eines Muttermals haben die Ärzte zunächst vier Zeichen, die den Verdacht auf Bösartigkeit ergeben:

- **A wie asymmetrisch:** Das Mal ist nicht rund, sondern unregelmäßig geformt.
- **B wie Begrenzung:** Der dunkle Fleck hat keine klaren Grenzen, sondern zeigt kleine Ausläufer in der Haut.
- **C wie Colorierung (Farbgebung):** Die Farbe auf dem Mal ist nicht gleichmäßig; es sind zum Beispiel schwarze und bläuliche Stellen auf einem hellbraunen Fleck.
- **D wie Durchmesser:** Jede Art von Wachstum, in die Breite oder in die Tiefe, macht das Muttermal verdächtig.
- Neben diesen vier wichtigen Zeichen kann der Arzt mit technischen Geräten die Stellen noch genauer betrachten: Da ist das **Auflicht-Mikroskop,** das wie eine Taschenlampe aussieht und über ein raffiniertes Linsen-/Glasfasersystem dem Untersucher eine 40fache Vergrößerung der Hautstelle zeigt. Das erlaubt ihm, viel genauer als früher zu sehen, ob die typischen Anzeichen für Bösartigkeit vorhanden sind oder nicht. Das Bild kann über eine Videoleitung auf einen großen Monitor übertragen und gespeichert werden; bei der nächsten Untersuchung steht es als Vergleichsfoto zur Verfügung.
- **Auch der Ultraschall** trägt zur Diagnostik bei. Mit seiner Hilfe kann der Arzt feststellen, wie weit das Muttermal in die Tiefe der Haut reicht. Diese Information ist wichtig, wenn es darum geht, ob der Fleck vorsichtshalber entfernt werden soll.
- **Eine Hautprobe** muss der Arzt bei jeder verdächtigen Stelle entnehmen (das geschieht unter lokaler Betäubung – tut also nicht weh).

Es geht in jedem Fall darum, einen bösartigen Hauttumor so früh wie überhaupt möglich zu erkennen. Man kann eine völlige Heilung nur in Aussicht

Kontrollieren Sie Ihre Haut regelmäßig!

- Jede kleine Wunde, die nicht in der üblichen Zeit abheilt, ist verdächtig, auch wenn sie nicht wie ein »Tumor« aussieht.
- Wenn Sie Leberflecke haben, müssen Sie zu einem Hautarzt gehen, der bestimmt, ob sie entfernt werden müssen.
- Neu entstandene Male genau beobachten; bei Unregelmäßigkeiten oder Wachstum sofort zum Arzt. Bitten Sie Ihren Partner, Ihren Rücken zu kontrollieren.
- Dunkle Flecken unter Zehen- oder Fingernägeln, von denen Sie vielleicht annehmen, dass es sich um Blutergüsse handelt, können ebenfalls Melanome sein. Untersuchen lassen!

stellen, wenn der Tumor nicht tiefer als 0,7 Millimeter in die oberste Hautschicht eingewachsen ist. Das gilt für das *Maligne Melanom*. Die anderen Hautkrebstypen wie das *Basaliom* und das *Spinaliom* sind nicht ganz so gefährlich.

Wunden richtig behandeln

Wenn Sie sich verletzt haben, die Haut blutet und womöglich noch tiefer liegendes Gewebe betroffen ist, kommt es auf ein zweckmäßiges Verhalten in den ersten Stunden nach der Verletzung an. Bei tiefen Wunden gibt es ohnehin keine Frage: Notarzt oder Sanitäter rufen und so schnell wie möglich in eine Ambulanz. Bis Hilfe kommt, müssen Sie **eine starke Blutung stillen:** am besten durch einen Druckverband (sauberes Tuch auf die Wunde, darüber einen festeren Gegenstand – notfalls Ihre eigene Faust – gefühlvoll auf die Wunde pressen). Bei einer arteriellen Gefäßverletzung an Armen oder Beinen – man sieht das am pulsierenden Austreten des Blutes – muss oberhalb der Verletzung eine Staubinde um Arm oder Bein gelegt und festgezogen werden. Jeder Gürtel oder Schal erfüllt denselben Zweck.

Gottlob sind die üblichen Wunden weniger bedrohlich. Dennoch darf man sie nicht einfach sich selbst überlassen – nach dem Motto: Die Natur wird das schon machen. Von zwei wichtigen Fragen hängt es ab, ob die Verletzung tadellos verheilen kann. Zum einen darf sie sich nicht infizieren, das heißt Bakterien müssen von ihr ferngehalten werden; zum anderen müssen die Wundränder fest, genau und ruhig aneinander liegen und zwar mehrere Tage lang.

So heilt es am besten

- Oberflächliche Wunden vorsichtig säubern, dann – wichtig! – mit einem Wundspray desinfizieren. Danach einen sterilen Verband darüber.
- Wunden, die tiefer als 1,5 Millimeter sind oder die keine glatten Wundränder haben, sollten von einem Arzt versorgt werden. Sie heilen viel besser, wenn er das Gewebe gründlich säubert, die Ränder eventuell mit Klammern oder ein paar Stichen schön aneinander heftet und dann erst steril verbindet (für diese Wundversorgung bekommt der Patient eine kleine lokale Betäubung). Eine derartige ideale Behandlung kann man aber nur in den ersten vier Stunden nach der Verletzung durchführen! Danach haben sich Bakterien in der Wunde angesiedelt und man darf sie nicht mehr schließen.
- Hundebisse dürfen nie genäht werden – die Wunde muss offen bleiben und aus der Tiefe heraus heilen (sonst gibt es üble Infektionen).
- Bei allen Wunden muss auf einen wirksamen Tetanusschutz geachtet werden (siehe Seite 361).

Infektionen der Haut

Die Haut ist dank ihrer Funktion als Schutzwall und eigener Immunabwehrzellen relativ wenig gefährdet, von Krankheitserregern befallen zu werden. Auf ihrer Oberfläche halten sich obendrein friedliche Bakterien auf, die mithelfen, schädliche Keime abzuwehren. Wenn es dennoch zu einer Invasion von Feinden kommt, so gibt es fast immer einen besonderen Grund dafür.

In den weitaus meisten Fällen ist eine Verletzung der Hautoberfläche die Eingangspforte für Bakterien oder Pilze. Krankheitskeime können sich auch entlang der Haarwurzeln einschleichen. Und manchmal schaffen es Viren, wie das *Herpes-Virus,* sich nach einer ersten Infektion im Körper zu verstecken, um dann, bei einer geschwächten Abwehr, plötzlich wieder loszuschlagen.

Volkskrankheit Fußpilz

Ein Blick genügt meistens: Bräunlichgelbe, verdickte oder verformte Nägel; wunde, nässende und schuppende Stellen zwischen den Zehen, vor allem an den zarten Häuten der vierten und fünften Zehe: die typischen Anzeichen für Fußpilz. In meiner Praxis hatte ich den Eindruck, dass fast jeder zweite Patient die Symptome aufweist. Die Hautärzte meinen, dass wohl alle Menschen Pilze in den Schuhen haben, dass aber erst dann, wenn ein Fuß anfällig ist –

Tipp

Tipps gegen Fußpilz

- Tragen Sie grundsätzlich großzügig bemessene, weiche Schuhe (bei verformten Füßen orthopädischen Schuhmacher aufsuchen – er kann Ihnen mit Spezialeinlagen Druckstellen ersparen).
- Tragen Sie nach Möglichkeit keine Gummi- oder Plastikschuhe, zumindest nicht über längere Zeit. Wenn Sie beruflich darauf angewiesen sind: die Stiefel eine Nummer größer kaufen und flauschige kochfeste Baumwollsocken anziehen, die täglich gewechselt werden sollten.
- Tragen Sie grundsätzlich gut waschbare Strümpfe und wechseln Sie sie so häufig wie möglich.
- Kaufen Sie in der Apotheke einen Haut-Desinfektions-Spray (farblos, zum Beispiel *Kodan®* oder Ähnliches). Nach jedem Besuch eines Schwimmbades, wo bekanntermaßen die Pilze auf der Lauer liegen, sollten Sie sich gut abtrocknen, die Füße zuletzt. Danach sprayen Sie die Füße mit dem Desinfektionsmittel gründlich ein, auch zwischen den Zehen, und warten ein bis zwei Minuten, bevor Sie Ihre Strümpfe und Schuhe anziehen.
- Sie können vorbeugend einmal pro Woche Ihre Schuhe von innen mit dem Spray einsprühen.

durch Feuchtigkeit (beim Tragen von luftundurchlässigem Schuhwerk) oder wenn die Schuhe eng oder die Zehen verformt sind und Druckstellen entstehen –, Pilze in die Haut einwandern und sich da festsetzen können. Und wie fest!

Die Behandlung des Fußpilzes ist eine einzige Mühsal. Und selbst wenn es gelingt, Nägel und Haut völlig zur Abheilung zu bringen, ist die Wahrscheinlichkeit, dass es in Wochen oder Monaten zu einem Rückfall kommt, leider groß.

Pilze sind überall. Sie lieben nicht nur Schwimmbäder, sie leben auf Holzböden in der Küche, im Bad, in Gärten und Wäldern und auch auf unserer Haut. Es gibt viele unterschiedliche Pilzarten und normalerweise schaden sie uns nicht. Das ändert sich erst, wenn der Körper aus dem biologischen Gleichgewicht gerät. Durch Diabetes beispielsweise, bei dem die Abwehrmechanismen der Haut gestört sind, oder nach der Einnahme von Antibiotika, die mit den krank machenden Keimen auch die »guten« Bakterien abtöten. Außer Fußpilz gibt es auch andere Arten von Pilzbefall der Haut. Er zeigt sich durch einen flächigen, schuppenden Ausschlag, oft im Bereich des Kopfes, des Rumpfes, bei Männern auch im Genitalbereich. Die Therapie sollte der Hautarzt durchführen.

So werden Sie Fußpilze wieder los
Das große Problem bei der *Nagelmykose,* dem Pilzbefall der Nägel, ist die lange Zeit, die es dauert, bis befallene Nägel wieder gesund nachgewachsen sind. In all den Monaten können nämlich die infizierten Stellen Pilzsporen absondern, die sofort wieder zu einer Neuinfektion führen.

Der Hautarzt entscheidet, welches Medikament Sie brauchen. Sind die Nägel noch nicht mitbeteiligt, dann ist die Anwendung äußerlicher Cremes oder Lotionen meist ausreichend. Aber: Superhygiene! Alle alten Strümpfe, die man nicht kochen kann, wegwerfen. Täglich, nach Anwendung der Mittel frisch gewaschene, am besten ausgekochte Strümpfe anziehen. Den Badezimmerboden mit Sagrotan desinfizieren, Schuhe innen mit hautfreundlichem Mittel pilzfrei machen. Sind die Nägel mitbefallen: Täglich mit einem vom Hautarzt verschriebenen Anti-Pilz-Mittel lackieren, einmal pro Woche Lack und Pilzschuppen mit kleinen Papier- oder Holzfeilen (nur einmal benutzen!) abfeilen. Bei starkem Befall müssen Sie wahrscheinlich wochenlang Medikamente einnehmen, die von innen in die Nägel eingeschleust werden. Alle Faktoren, die den Pilzbefall begünstigen könnten, abstellen.

Andere häufige Infektionen der Haut

- **Wundrose (Erysipel):** Infektion mit *Streptokokken,* die eine flammend rote, schmerzhafte Schwellung am Unterschenkel, manchmal auch im Gesicht verursachen. Meist hohes Fieber. Sofort ins Krankenhaus – die Bakterien können sich nämlich im ganzen Körper ausbreiten!

- **Gürtelrose (Herpes zoster)**
  Lesen Sie ausführlich über diese Krankheit in Kapitel 17: Infektionskrankheiten (ab Seite 362) und in Kapitel 16: Chronische Schmerzzustände (ab Seite 339).

- **Herpes simplex (Fieberbläschen):** Auch bei dieser Krankheit verbirgt sich ein Virus nach einer Erstinfektion der oberen Atemwege in körpereigenen Zellen und kommt bei Abwehrschwäche wieder zum Vorschein. Die typischen Bläschen an Lippe und Wangenhaut – oder am Genitale – heilen mit speziellen Anti-Virus-Cremes schneller ab, kommen aber ebenso leicht wieder. Die Herpes-Viren sind nicht harmlos. Bei schweren Immunschwächen kann der ganze Körper, vor allem auch das Gehirn, betroffen sein. Aber keine Angst – das sind seltene Fälle.

Die Haare – Schmuck aus Horn

Wenn ich unsere kleine Katze anschaue, wie sie mit ihrem glänzenden scheckigen Fell neben mir auf dem Schreibtisch liegt, dann bedaure ich, dass unsere Ur-Ur-Urahnen irgendwann ihren Pelz verloren haben und dass wir uns jetzt nur noch mit einem Rest von Haaren auf dem Kopf schmücken können, vom Flaum auf der nackten Haut einmal abgesehen. Ich glaube, ich habe mir schon als Kind ein richtiges Fell gewünscht. Aber man soll nicht undankbar sein. Ich kann über das, was meine Großmutter und meine Mutter mir an Haaren vererbt haben, nicht klagen.

Damit ist bereits gesagt, worauf es bei den Haaren in erster Linie ankommt: auf die Gene. Nicht nur Farbe, Dicke des einzelnen Haars und die Zahl, in der sie auf dem Kopf und anderswo wachsen, ist einem in die Wiege gelegt, sondern wie lange sie, Gesundheit vorausgesetzt, dicht und ansehnlich bleiben. Das heißt nicht, dass man nichts für sie tun kann – im Gegenteil. Da gerade das Haar von Umweltgiften angegriffen wird, müssen wir es, so gut es nur geht, pflegen. (Wobei leider auch viele so genannte »Pflegemittel« einen Angriff auf die zarten Hornfäden bedeuten – lesen Sie nur einmal die Liste der Chemikalien, die in einem normalen Shampoo stecken.)

Ein Haar – was ist das eigentlich?

Frage: Woraus besteht das Haar?

Antwort: Hauptsächlich aus Horn. Im Inneren hat es eine *Markschicht,* außen ein dünnes Häutchen. Die Farbe des Haares wird durch Pigmente in der Hornschicht bestimmt.

Frage: Wie wächst es?

Antwort: Es wächst aus einem »Säckchen« in der Haut, in das die ernährenden Blutgefäße und eine oder mehrere Talgdrüsen münden. Das Wachstum erfolgt in einem ständigen Rhythmus von »wachsen« und »ruhen«. 80 % der Haare sind normalerweise in der Wachstums-Phase. Sind es weniger, dann droht allgemeiner Haarausfall.

Frage: Wie viele Haare dürfen normalerweise täglich ausfallen?

Antwort: Bis zu 100.

Frage: Wie schnell wachsen die Haare?

Antwort: 0,3 bis 0,5 Millimeter pro Tag. Das sind ungefähr 1 bis 1,5 cm pro Monat.

Frage: Wie entstehen graue oder weiße Haare?

Antwort: Im Alter hört die Erzeugung des Farbstoffes – des *Melanins* – auf. Bei plötzlichem Ergrauen befinden sich Luftbläschen im Haarinneren.

Frage: Wieso können Haare zu Berge stehen?
Antwort: Weil kleine Muskeln an die Haarwurzeln angeschlossen sind. Wenn sie sich zusammenziehen, dann richten sich die Haare steil auf.

Mit den Haaren schreibt der Körper eine Art von Tagebuch. Vieles, was sich zu einem bestimmten Zeitpunkt im Blutstrom befindet, lagert sich an der Stelle des Haares ab, die gerade im Entstehen ist, und wächst dann mit der Zeit heraus. So können Suchtstoffe wie Heroin oder Schwermetalle in den Haarabschnitten nachgewiesen und, da man den Rhythmus des Wachstums kennt, auch genau datiert werden. In der Suchttherapie oder in Kriminalfällen macht man sich dieses unbewusste »Notizbuch« zunutze.

Haarspaltereien und andere Störungen

Probleme mit den Haaren gibt es jede Menge. Schon in der Pubertät klagen viele Mädchen über »fettiges« oder »strähniges« Haar – Folge der Hormonumstellungen, die die Talgproduktion zu stark anregen und auch zu Akne oder anderen Hautproblemen führen. Bei den Jungen ist es nicht anders. Später treten dann eher Schäden an den Haaren auf, die durch Sonneneinwirkung, zu häufiges Waschen, Dauerwelle oder Färben entstehen. Das Sich-Spalten (»Spleißen«) der Haare an ihrem Ende ist immer ein Zeichen für eine starke physikalische Beanspruchung. Was man tun kann, um glänzendes, gesundes Haar zu bekommen, steht im Kasten auf Seite 239.

Was tun bei Haarausfall?

Jeder von uns hat zu irgendeinem Zeitpunkt schon mal bemerkt, dass ihm oder ihr plötzlich die Haare »büschelweise« ausgingen, und war entsprechend erschrocken. Meistens sind solche Episoden vorübergehend und bedürfen keiner großen Diagnostik oder Therapie. Bei Männern, sagen die Hautärzte ungerührt, sei die Bildung einer »Stirnglatze« normal und eine natürliche Folge ihrer männlichen Hormone. Was die Betroffenen nur sehr selten tröstet. (Es gibt inzwischen Tinkturen und Tabletten, die zumindest die noch vorhandenen Haare konservieren sollen – für wie lange, weiß man nicht.)

Nach der Geburt eines Kindes befindet sich der Körper der Mutter in einer dramatischen Hormonumstellung, und es kommt oft zu einem diffusen Haarausfall. Auch dies ist ein eher natürlicher Vorgang. Man kann sich damit trösten, dass die Haare nach einigen Monaten wieder nachgewachsen sein werden.

Etwas anders verhält es sich, wenn ohne äußeren Grund plötzlich große Mengen von Haaren im Kamm oder in der Bürste bleiben oder wenn der Fri-

Haare richtig behandeln

- Gesunde Haare wachsen aus einer gesunden Kopfhaut, die sich weder schuppig noch zu fettig anfühlen sollte. Sonst geht man besser gleich zum Hautarzt.
- Haare waschen ist wichtig – im Normalfall zwei- oder dreimal pro Woche. Sanfte Shampoos benützen (zum Beispiel solche, die für Babys hergestellt werden). Teure Shampoos sind nicht unbedingt die besten – meist zahlen Sie dabei hauptsächlich den Markennamen.
- Nicht heiß föhnen! Vor allem die Haaransätze sind temperaturempfindlich.
- Haare brauchen Luft und Feuchtigkeit. In sehr trockenem Klima oder im Winter sollte man von Zeit zu Zeit eine Öl-Feuchtigkeitspackung machen (lassen).
- Keine zu straffen Frisuren tragen! Sowohl ein fester Pferdeschwanz als auch ein strammer Knoten ziehen an den Haarwurzeln und können sie lockern.
- Haare in der prallen Sonne lieber mit einem leichten Hut oder Tuch bedecken.
- Keine harten Bürsten benützen.
- Ausgewogen und vitaminreich essen!

seur die Kundin darauf aufmerksam macht, dass die Haare auffallend dünner geworden sind.

Patienten mit einer *diffusen Alopezie*, einem allgemeinen Haarausfall, sollten folgende Untersuchungen machen lassen (am besten zunächst bei ihrem Hausarzt):

- Besteht ein Eisenmangel? Eine Blutarmut?
- Liegt eine Über-, eventuell auch Unterfunktion der Schilddrüse vor?
- Sind (bei Frauen) zu viele männliche Hormone im Blut?
- Besteht ein Mangel an Vitaminen? (Essgewohnheiten abfragen!)
- Eventuell kann der Arzt sich noch zusätzlich vergewissern, dass das Blut keine erhöhten Mengen von Schwermetallen enthält.

Wenn keine brauchbare Diagnose herauskommt, dann sollte der Hautarzt ein so genanntes *Trichogramm* – eine Untersuchung der Haarwurzeln – durchführen. Dabei zeigt sich dann, ob genügend Haare in der Wachstumsphase sind und wie das Einzelhaar unter dem Mikroskop aussieht.

KAPITEL 11

Das Immunsystem – die unsichtbare Armee

Um in einer Welt voller Gefahren überleben zu können, muss sich der Körper gegen seine äußeren Feinde, Viren und Bakterien, schützen. Er muss Mechanismen beherrschen, um mit Erregern fertig zu werden, falls sie die natürlichen Barrieren überwinden, und er muss außerdem Fehlsteuerungen im Inneren des Organismus korrigieren. Ein spannendes Kapitel unseres Lebens.

Das System verstehen lernen

Zu den vielfältigen Instrumenten, die der Körper zur Verfügung hat, um sich gegen Gefahren zu wappnen, gehören Schutzwälle ebenso wie ein Heer von Zellen, die wiederum die unterschiedlichsten Waffen zur Abwehr des jeweiligen Angreifers produzieren. Dass sich die Immunkräfte am besten mit militärischen Ausdrücken beschreiben lassen, ist kein Zufall. Die Vorgänge bei der Überwindung einer Infektionskrankheit ähneln tatsächlich einer kriegerischen Aktion.

Aber betrachten wir zunächst die einzelnen Bestandteile der Abwehrkräfte:

Barrieren gegen die Umwelt

Die Haut

Wie ein Schuppenpanzer umhüllt die Haut den Körper. Sie wirkt nicht nur als Schutz gegen Austrocknung und Unterkühlung, sondern sie stellt eine Abwehrmauer dar, die nur sehr schwer, zum Beispiel bei Verletzungen, zu überwinden ist. An ihrer Oberfläche werden ständig salzig-saure Sekrete als wirksames Desinfektionsmittel gebildet, und die kleinen Haare fegen Fremdkörper hinweg, schon bevor sie mit der Haut in Berührung kommen.

Die Schleimhäute

Die inneren »Oberflächen«, die alle Organe auskleiden, die mit der Außenwelt in Berührung kommen – die Luftwege, den Verdauungstrakt und die Scheide –, heißen Schleimhäute und sind ebenfalls bestens gerüstet, um eindringende Keime abzuwehren.

Bei jedem Atemzug, der Luft in unsere Lungen bringt, gelangen auch mikroskopisch feine Fremdstoffe und Lebewesen in die Atemwege. Solche unerwünschten Eindringlinge werden auf mehrerlei Weise unschädlich gemacht: Die groben Staubpartikel bleiben gleich am Anfang in einem Filter aus Härchen in der Nase stecken. Die Luftröhre und die Bronchien fangen mit einer Schleimschicht die Mikroorganismen ab und befördern sie wieder ins Freie. Das bewerkstelligen sie mit einer sinnvollen Einrichtung: Aus den schleimproduzierenden Zellen ragen Millionen von winzigen »Fangarmen«, die sich im Luftstrom wie Pflanzenbüschel am Meeresgrund bewegen. Sie heißen *Zilien* und sie wirbeln den Schleim und mit ihm die eingedrungenen Staubpartikel und schädlichen Keime nach oben, bevor diese das eigentliche Lungengewebe erreichen können.

Bakterien und Viren werden festgehalten und entfernt

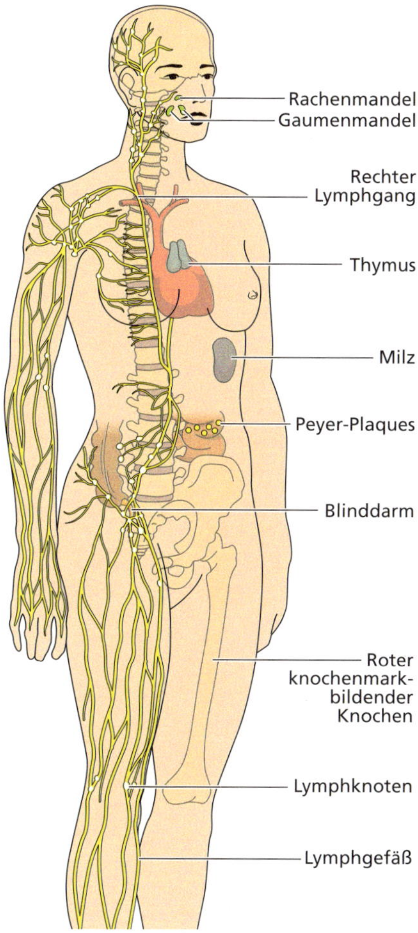

An einer starken Immunabwehr sind viele Organe beteiligt.

Bei Menschen, die längere Zeit rauchen, sind diese so wichtigen Zellen degeneriert. Sie besitzen keine funktionstüchtigen Zilien mehr. Deshalb ist bei Rauchern bereits die erste Barrikade des Immunsystems defekt, und sie leiden fast immer an einer chronischen Entzündung ihrer Atemwege sowie an häufigen Infektionen.

In der Scheide wird die Abwehr von eindringenden Schädlingen durch die Zusammensetzung des Schleims und durch eine Besiedelung mit »freundlichen« Lebewesen, der *Scheidenflora,* erreicht. Diese gutartigen Bakterien sorgen dafür, dass krank machende sich gar nicht erst ansiedeln können.

Auch in Mund und Speiseröhre sind starke Barrieren gegen schädliche Stoffe eingebaut, die wir ständig mit der Nahrung zu uns nehmen. Der Darm wird ebenfalls von freundlichen Organismen bewohnt, die dem Körper nicht nur bei der Verdauung helfen, sondern ihm auch eingedrungene Keime vom Leib halten, indem sie sie vernichten – jedenfalls so gut sie können. Wenn wir nämlich in einem tropischen Land plötzlich mit einer Unzahl neuer Bakterien konfrontiert sind, versagt das System, da es noch keine Schutzmechanismen gegen die fremden Wesen entwickelt hat. Als Folge erkranken wir dann an einer Darmentzündung und an Durchfall.

Die Wächter hinter den Barrieren

Trotz der geschilderten Barrikaden, die einer Invasion von bösartigen Keimen im Wege stehen, gelingt es Krankheitserregern doch von Zeit zu Zeit, dieses erste Hindernis zu überwinden, vor allem wenn sie in großer Zahl auf den Körper einstürmen, wie zum Beispiel bei einer Grippe-Epidemie. Sie dringen dann beispielsweise in Zellen ein, die die Luftröhre auskleiden. Die winzigen

Viren können sich zwar nicht selbst vermehren, aber sie benützen dazu die eroberten Zellen, verändern das Erbgut und zwingen die Zelle, tausendfach neue Viren zu produzieren, bis sie sich unter dem Ansturm der Eindringlinge entzündet und abstirbt. Damit aber beginnt eine gewaltige Kettenreaktion.

Eine Infektion löst eine Kettenreaktion im Abwehrsystem aus

Die ersten Wachposten, die Alarm schlagen, sind so genannte ***Dendritische Zellen*** (*dendritisch* heißt »verzweigt«, weil sie zweigförmige Ausläufer besitzen), die zu den weißen Blutkörperchen gehören und die Fähigkeit haben, eingedrungene fremde Organismen einzufangen und in ihre Bestandteile zu zerlegen. Mit diesen Fremdmolekülen eilen sie dann in die Lymphknoten und in die Milz, sozusagen ins Polizeipräsidium, um dort den gesamten Abwehrapparat gegen die speziellen Erreger zu koordinieren.

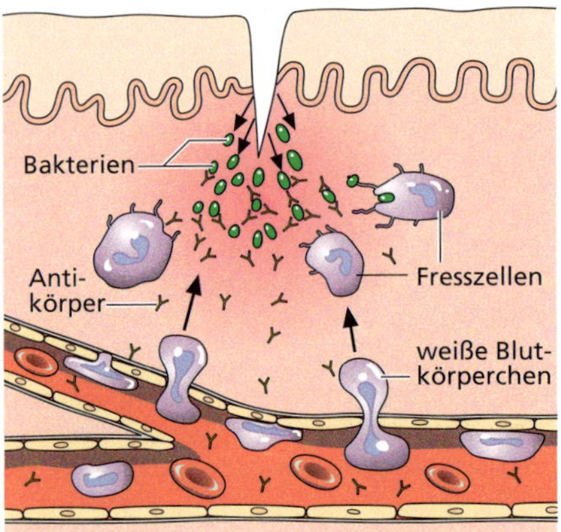

Eingedrungene Bakterien werden an Antikörper gekettet und von Fresszellen vernichtet.

Inzwischen haben die geschädigten Zellen selbst ein Hilfesignal in Form von chemischen Botenstoffen – so genannten ***Zytokinen*** – abgegeben und damit die im Blutstrom Streife fahrenden mobilen Einsatzkommandos, die ***Makrophagen*** (die ebenfalls zu den weißen Blutkörperchen gehören), herbeigerufen. Die werfen sich zunächst auf eingedrungene Viren und verschlingen sie. Dabei geben sie ebenfalls die genauen Daten des Eindringlings, seine ***Antigene,*** bekannt. Diese Daten werden nun von den eigentlichen Immunzellen, den ***Lymphozyten,*** überprüft mit der Frage: Kennen wir den Übeltäter? Kennen wir dieses Virus (oder Bakterium) oder nicht?

Hat der Körper nämlich mit dem gleichen Krankheitserreger schon einmal zu tun gehabt, dann erinnert er sich wieder daran und schickt die damals speziell auf diesen Feind programmierten Abwehrkörper in großer Zahl an den Ort der Invasion. Die ***Antikörper*** passen so genau zu den Strukturen der eingedrungenen Viren, dass sie sich wie mit Handschellen an deren *Antigene* ketten und sie dann den Fresszellen oder Phagozyten zur Vernichtung übergeben können. Wenn genügend solcher Abwehrkörper vorhanden sind, dann ist die Infektion bereits in diesem Stadium besiegt. Das ist übrigens auch das Prinzip der Impfung, über das Sie gleich noch mehr erfahren werden.

Anders steht die Sache, wenn im Blut noch keine passenden Antikörper vorhanden sind.

Verteidigung nach Maß

Die ***Lymphozyten*** gehören zu den weißen Blutkörperchen. Sie werden im Knochenmark gebildet. Viele von ihnen, die ***B-Zellen,*** reifen dort und wandern in die Lymphwege und die Lymphknoten, sozusagen in ständiger allgemeiner Alarmbereitschaft. Andere, die ***T-Zellen,*** durchlaufen noch eine Trainingseinrichtung (siehe Kasten: *Trainingslager für Immunzellen*, Seite 247), bevor sie dann als speziell geschulte Killer-Zellen auf die Angreifer losgehen können.

Die großartige Eigenschaft der Lymphozyten besteht in ihrer Fähigkeit, sich blitzschnell Waffen zu schmieden, mit denen die fremden Eindringlinge zu packen sind. Unterstützt von chemischen Substanzen des Immunsystems, deren komplizierte Namen – *Zytokine, Interferon, Komplement* – sich niemand merken muss, haken sie sich an der Oberfläche der Viren ein und nehmen an den typischen Strukturen dieser Oberfläche Maß. Dann beginnen sie rasend schnell die entsprechenden Antikörper zu produzieren – 2000 pro Sekunde! – und schleudern diese auf die Feinde. Jeder der kleinen Eiweißstoffe kann ein Virus »verhaften« und sofort von den großen Fresszellen vernichten lassen. Da auch die anderen Lymphozyten die Daten des Feindes übermittelt bekommen haben, entsteht nun im Blutstrom eine wahre Antikörperfabrik, und die große Schlacht kann beginnen.

Im Gehirn, unserer Regierungszentrale, weiß man natürlich längst, dass da eine bedrohliche Situation entstanden ist, in der es manchmal auch um Leben und Tod gehen kann. Neben der allgemeinen Großalarm-Meldung wurde auch die Temperaturzentrale benachrichtigt, die jetzt die Hebel auf »Fieber« stellt, um dadurch die Feinde weiter zu schädigen.

Die Erinnerung an den Feind bleibt

Nach sechs bis acht Tagen hat das Immunsystem die Viren vernichtet. Das Fieber geht zurück, die Überreste der eingedrungenen Viren werden von den großen *Makrophagen* weggeräumt, die Schleimhautzellen erneuern sich, Frieden kehrt ein im Körper. Wir fühlen uns wieder besser oder zumindest auf dem Weg der Genesung.

Im Kriegsrat nach der Schlacht sind aber bestimmte Lymphozyten mit der Aufgabe betraut worden, die Erinnerung an den Gegner aufzubewahren, zu speichern. Diese ***Memory-Zellen*** – vom englischen *Memory* = Gedächtnis – bleiben nun jahre- oder jahrzehntelang in Ruhestellung im Körper. Sollte der gleiche Feind noch einmal eine Invasion versuchen, dann sind sie es, die schneller und viel heftiger darauf reagieren können, praktisch innerhalb von Stunden. Damit ist der Körper vor diesem Angreifer geschützt. Er ist gegen ihn immun.

Die Daten des Gegners werden gespeichert

Ich oder Nicht-Ich – das ist die entscheidende Frage

Eine wichtige Information brauchen Sie noch, um das Immunsystem zu verstehen: Wie können die kleinen Blutzellen entscheiden, ob sie einem »Freund«, also eigenem Gewebe, oder einem »Feind«, fremdem Gewebe, zum Beispiel eingedrungenen Krankheitserregern, gegenüberstehen? Gibt es da so etwas wie eine »Losung«, ein Kennwort, das fremd von nicht-fremd unterscheiden hilft?

Tatsächlich gibt es das. Ein Teil unseres Erbmaterials sind Gene, die eine höchst komplizierte, unverwechselbare, bei jedem Menschen individuelle Markierung auf alle Zellen prägen. Die Immunzellen fragen deshalb bei jeder Begegnung mit einem verdächtigen Subjekt dieses Kennzeichen ab. Stellt es sich als ein fremdes heraus, so bedeutet das: Achtung! Feind! Das Raffinierte an diesem System ist, dass auch Erreger, die sich in die Zellen unseres Körpers geschlichen haben, wie dies Viren tun, von der Abwehr erkannt werden können, weil sie eine Spur an der Markierung der Zelle hinterlassen, die genügt, um die Zelle als gefährlich zu identifizieren.

Nach einer Transplantation bekämpft das Immunsystem oft das fremde Organ

Eine entscheidende Rolle spielen diese Vorgänge auch bei der Transplantation von Fremdorganen. Die Abstoßungsreaktionen, die Ärzte und Patienten fürchten, sind umso ausgeprägter, je unterschiedlicher die Markierungen der Zellen von Spender und Empfänger sind. Nur bei eineiigen Zwillingen sind diese Marker wirklich identisch, und zwischen ihnen gibt es auch keine derartigen Reaktionen.

In einer tragischen Verwirrung befinden sich Immunzellen, die bei der Entscheidung Ich oder Nicht-Ich zu schnell auf Nicht-Ich, also auf »Feind« erkennen: Beim Zusammentreffen von unglücklichen Umständen stürzen sie sich dann mit aller Vehemenz auf Gewebe des eigenen Körpers und lösen damit eine **Autoimmunkrankheit** aus. Doch davon später.

Wie stärkt man das Immunsystem?

Wie so vielen Organen des Körpers geht es dem Immunsystem am besten, wenn wir ihm wenigstens nicht schaden. Zumindest nicht mehr, als es Umweltvergiftung, Strahlenbelastung und all die nicht mehr vermeidbaren Schadstoffe in unserer Nahrung und Umgebung ohnehin tun. Das bedeutet, dass es nicht so wichtig ist, etwas für das Abwehrsystem zu unternehmen, als vielmehr all das zu lassen, was es noch mehr schädigt.

Von entscheidender Bedeutung ist, dass Kinder, die sich ihr Immunsystem erst nach und nach aufbauen müssen, »immunkompetent« werden. Das heißt, dass man sie bestens und mit möglichst naturbelassenen

Trainingslager für Immunzellen

Die Verantwortung, die das Immunsystem und vor allem seine Zellen für Leben und Gesundheit des Körpers tragen, ist groß. Mit einem zu schwachen oder einem überreizten Abwehrsystem ist ein Mensch ständig krank. Wohl aus diesem Grund durchlaufen die wichtigen T-Zell-Lymphozyten, die eigentlichen »Killer-Zellen«, eine intensive Schulung, bevor sie auf ihre Posten gestellt werden. Das Trainingszentrum befindet sich in der Thymusdrüse, in jenem Organ, das hinter dem Brustbein liegt. Bei Kindern ist es noch recht groß, bildet sich aber im Lauf der Jugend bis auf einen Rest zurück. In diese Drüse wandern die halbfertigen T-Zellen aus dem Knochenmark und lernen das Handwerk einer guten Immunzelle:

- Fremde Strukturen (Antigene) erkennen
- Entsprechende Antikörper produzieren
- Fremdes, zum Beispiel versteckte Viren, auch in den körpereigenen Zellen erkennen
- Krebszellen erkennen und zur Vernichtung kennzeichnen
- Eigenes Gewebe nicht angreifen

Alle Zellen, die diese Lektionen nicht kapieren – und das sind mehr als 90 Prozent –, werden gnadenlos vernichtet. Aus der Thymusdrüse freigegebene T-Zellen aber sind aufs beste für ihre Aufgaben vorbereitet.

Lebensmitteln ernährt, dass sie nicht bei jedem Wehwehchen Antibiotika erhalten (wobei ein grundsätzliches Nein zu Antibiotika genauso falsch wäre – hier muss ein guter Kinderarzt entscheiden und nicht die Weltanschauung!), dass sie ausreichend Schlaf und möglichst nicht zu viel Stress in der Schule oder zu Hause, zum Beispiel vor dem Fernseher, erleben. Und dass sie, bevor ihre eigenen Immunkräfte sie schützen können, in den ersten zwölf Lebensmonaten also, möglichst lange gestillt werden. In der Muttermilch sind nämlich jede Menge Antikörper enthalten, die ein Baby vor vielen Ansteckungen bewahren.

Das kindliche Immunsystem muss lernen

Es hat sich gezeigt, dass Kinder, die in den ersten Lebensjahren zeitweilig in einer Krippe betreut werden und sich ständig mit anderen Kindern und deren Erkältungskrankheiten auseinander setzen müssen, später weniger Allergien bekommen. Es scheint also, dass häufige Infektionen das Immunsystem in diesem Alter »schulen« und für die eigentlichen Aufgaben trainiern, so dass es später zwischen harmlosen und gefährlichen Stoffen besser unterscheiden kann.

Aber selbstverständlich können Sie auch als Erwachsener eine Menge für die Abwehrkräfte des Körpers tun:

Tipps für Ihre Abwehrkräfte

- **Ernähren Sie sich hochwertig!** Stecken Sie weniger Geld in Ihr nächstes Auto, dafür aber mehr in eine möglichst vitaminreiche Frischkost-Ernährung. Nicht jeder Bioladen ist vertrauenswürdig – viele sind es aber doch und bieten Ihnen weniger belastetes Gemüse und Obst, naturbelassene Getreideprodukte und unbestrahlte Gewürze. Damit ersparen sie den Immunzellen schon einige Abwehrkämpfe gegen Pflanzengifte. Wenn Sie dann auch noch Fertiggerichte und Büchsenkost meiden, dann erlassen Sie Ihrem Körper den Abbau von Konservierungsstoffen, Bindemitteln, Geschmacksverstärkern, denaturierten Eiweißstoffen – und wie die Wundermittel der Nahrungsindustrie noch alle heißen.

- **Lassen Sie sich von schlechtem Wetter nicht abhalten**, täglich spazieren zu gehen oder sich sonstwie regelmäßige Bewegung zu verschaffen. Die Anregung, die Muskeln und Kreislauf durch körperliche Anstrengung erfahren, kommt auch dem Immunsystem zugute. Nur Hochleistungssport mit seinen Ermüdungs- und Erschöpfungsphasen gilt bei Fachleuten als ungünstig für die Abwehrkräfte.

- **Urlaub ist gut, Sonnenbaden ist schlecht** für Ihre Immunkompetenz. Urlaub ist deshalb gut, weil Sie von Ihrer normalen Stresssituation in eine entspanntere psychische Lage kommen, jedenfalls wenn Sie den Urlaub einigermaßen vernünftig geplant haben und genießen können. Dagegen sind stundenlange Sonnenbäder nicht nur gefährlich für Ihre Haut (auch mit entsprechendem Eincremen!), sondern Sie schwächen nachweislich Ihre Körperabwehr.

- **Rauchen Sie nicht! Trinken Sie wenig Alkohol!** Auch wenn es Ihnen inzwischen vielleicht schon auf die Nerven geht, dass in fast jedem Kapitel Nichtraucher-Appelle stehen, muss ich es speziell in Bezug auf das Immunsystem noch einmal ganz klar sagen, dass die 2000 (zweitausend!) verschiedenartigen Teerprodukte, die mit einer Zigarette inhaliert werden, eine unglaubliche Belastung für den Körper darstellen. Zusätzlich verlieren die Atemwege ihren natürlichen Schutzmechanismus, so dass eine offene Eintrittspforte für Keime aller Art entsteht. Da das Immunsystem auch die Aufgabe hat, entartete Zellen zu entfernen, wird es durch die

Krebs erzeugenden Substanzen der Zigarette zusätzlich in Anspruch genommen – bis zu dem Moment, wo es einfach überfordert ist und die Abwehr zusammenbricht.
Mit dem Genuss von größeren Mengen Alkohol tritt eine Art von Lähmung in vielen Körperzellen ein. Sie betrifft auch das Immunsystem. Alkoholiker sollen zwar einen Schutzengel haben, was Verletzungen betrifft – die Schutzengel für Immunzellen müssen erst noch erfunden werden. Dass Drogenkranke eine miserable Abwehr haben, ist bekannt. Ob die Drogen selbst, die schlechte Ernährung oder die allgemeine gesundheitliche Vernachlässigung dabei die größte Rolle spielt, ist noch nicht ganz geklärt.

- **Der Einfluss der Seele auf die Abwehrkräfte** wird seit Jahren von Wissenschaftlern untersucht. Es ist wohl bewiesen, dass konfliktbeladene Menschen, vor allem, wenn sie alles »in sich hineinfressen«, ein geschwächtes Immunsystem haben und häufiger erkranken. Zugleich wehren sich fröhliche, lebensbejahende Personen offensichtlich besser gegen Infektionen, ja sogar gegen Krebs. Ihnen gelingt es auch besser, nach einem schweren Verlust, nach einem Schock also, in dem auch das Immunsystem in ein Tief gerät, wieder zur Normalisierung ihres Lebens zurückzufinden. Wenn Sie auch Ihre psychische Grundstruktur nicht plötzlich ändern können, so scheint es sich doch zu lohnen, Probleme, vor allem psychische Verletzungen in der Kindheit, im Rahmen einer Psychotherapie aufzuarbeiten.

Auch Unfälle belasten die Körperabwehr

- **Jede Operation bedeutet eine Krise** des Immunsystems. Es ist weniger die Verletzung von Gewebe, sondern die Narkose, die für Tage und Wochen zu einer Schwächung des Abwehrapparates führt. Man muss das wissen und sich entsprechend verhalten – die Operation kann man deshalb selbstverständlich nicht vermeiden.

- **Vorsicht mit immunstimulierenden Mitteln!** So angenehm es scheint, mit pflanzlichen Substanzen wie *Echinacea* (und anderen) der allgemeinen Erkältungswelle zu entkommen, Sie sollten die Medikamente, die die Bildung von Immunzellen fördern, trotzdem nur kurzzeitig anwenden. Eine längere oder zu heftige Stimulierung kann dazu führen, dass das System aus dem Gleichgewicht gerät und auch eigenes Gewebe angreift. Deshalb sind diese Mittel bei Autoimmunkrankheiten verboten! Wenn Sie sich bereits krank fühlen, dann ist es für eine solche Ermunterung der Abwehrkräfte ohnehin zu spät: Dass etwas nicht stimmt, haben Ihre heimlichen Wächter längst gemerkt, und die Abwehr läuft bereits auf Hochtouren.

Impfung: Waffen schmieden gegen Feinde

Die Erfindung der Impfung, eine der größten medizinischen Taten, verdanken wir dem englischen Landarzt Edward Jenner. *Es war die Zeit der schrecklichen Pockenepidemien. Zwar hatten schon chinesische und später türkische Medizinkundige eine Art Pockenimpfung durchgeführt, indem sie den Eiter aus Pockenpusteln gesunden Menschen in die Haut oder Schleimhaut spritzten. Danach brachen bei diesen Menschen die Pocken aus – wenn auch meist in einer abgeschwächten Form. Das war allerdings eine ziemlich brutale Maßnahme.*

Dr. Jenner hatte dagegen beobachtet, dass Frauen, die Kühe molken und sich dabei auch gelegentlich mit den für Menschen harmloseren »Kuhpocken« ansteckten, nie an den wirklichen Pocken erkrankten. So beschloss er, die Infizierung eines Gesunden mit diesen Kuhpocken zu wagen. Er entnahm einer Kuhpockenpustel auf der Hand der Melkerin Sarah N. etwas Flüssigkeit und strich sie auf einen Kratzer am Arm des achtjährigen James P. Was Dr. Jenner sich vorstellte, funktionierte tatsächlich: Der Junge bekam einen Tag lang Fieber, blieb aber gesund und war fortan gegen die gefürchtete Seuche, an der im 16. Jahrhundert 60 Millionen Menschen allein in Europa gestorben waren, immun. Man schrieb das Jahr 1796.

In dieser Geschichte sind bereits die wesentlichen Elemente enthalten, nach denen auch moderne Impfmethoden arbeiten: Der Körper, das heißt, sein Immunsystem, bekommt einen Feind vorgestellt, der allerdings vorher bereits unschädlich oder in seiner Bösartigkeit stark abgeschwächt wurde. Das weiß das Immunsystem aber nicht. Es stürzt sich auf den Eindringling und bildet seine Streitkräfte in bewährter Weise aus, indem es gegen diesen Feind spezielle Waffen, *Antikörper,* schmiedet. Bei der zweiten Impfung werden diese Waffen dann noch um ein Vielfaches vermehrt. Sollte danach tatsächlich eine Infektion mit dem richtigen Erreger stattfinden, empfängt ihn ein schwer bewaffnetes Abwehrsystem, das spielend mit ihm fertig wird. Solange der Vorrat an Antikörpern ausreicht, ist der Körper damit immun gegen diese Krankheit.

Um den Impfstoff zu gewinnen, werden Bakterien oder Viren abgetötet oder stark abgeschwächt, wobei die Struktur des Erregers, also seine Antigen-Daten, erhalten bleiben. (Siehe auch: Die Wächter hinter den Barrieren, Seite 243.)

Die Chancen nutzen

Es gibt immer noch eine große Zahl von Menschen, die gegen Impfungen skeptisch sind. Ihre Argumente gehen von »Der Natur nicht ins Handwerk pfuschen« oder »Natürliche Immunität erwerben« bis zu Ängsten vor Nebenwirkungen. Tatsächlich gibt es auch bei den modernen, strengstens kontrollierten Impfstoffen von Zeit zu Zeit Fälle von starker allgemeiner Reaktion des Körpers gegen den Impfstoff. Bei den Lebend-Impfungen kann es einmal zu einem Ausbruch der Krankheit kommen, gegen die die Impfung wirken sollte. Tatsächlich sind diese Vorkommnisse äußerst selten und keine Rechtfertigung dafür, Kindern den Schutz vor den gefürchteten Infektionskrankheiten vorzuenthalten.

»Ein Gramm Vorsorge wiegt schwerer als ein Kilo Heilung«, heißt es richtig. Wenn Sie sich vorstellen, wie schrecklich eine Tetanuserkrankung verläuft oder dass eine Infektion mit Röteln in der Schwangerschaft bei ungeimpften Frauen zur Missbildung des Kindes führen kann, dann sollte man die – teilweise verständlichen – Bedenken überwinden.

Bitte beachten Sie: Impfungen müssen an **gesunden** Menschen durchgeführt werden. Patienten mit chronischen Krankheiten, mit starken Allergien oder mit bestimmten Behinderungen sollten von einem speziellen Impfarzt betreut werden.

Über detaillierte Impfpläne und die Möglichkeiten der Immunisierung lesen Sie in Kapitel 17: Infektionskrankheiten, ab Seite 372.

Aktive und passive Immunisierung

- ***Aktive Immunisierung.*** *Eine Impfung führt, wenn sie erfolgreich ist, zu einer aktiven Immunisierung. Das heißt, dass der Körper selbst seine nötigen Waffen hergestellt hat, um eine Infektion abwehren zu können. Aber: Impfung heißt nicht automatisch Immunisierung. In einigen Fällen reagiert der Körper nicht auf die angebotenen Feinde und die Antikörperbildung bleibt ungenügend. Ihr Hausarzt sagt Ihnen, ob man ein Impfergebnis überprüfen sollte oder nicht.*
- ***Passive Immunisierung*** *nennt man die Gabe von bereits fertigen Antikörpern, die genau wie diejenigen, die der Körper selbst gebildet hat, Infektionen abwehren. Sie werden als so genannte* Immunglobuline *aus dem Blut von Menschen gewonnen, die vorher eine Impfung oder Infektion mit bestimmten Erregern durchgemacht haben. (Alle anderen Blutbestandteile und alle möglichen Verunreinigungen sind vorher entfernt worden.)*

  Die erste passive Immunisierung erfährt jedes Kind vor seiner Geburt, denn über die Plazenta wird ihm ein reichlicher Vorrat an mütterlichen Antikörpern mitgegeben. Das genügt für die ersten

vier bis sechs Monate, in denen das Baby selbst noch keine Abwehrstoffe bilden kann.
Eine passive Immunisierung wird immer dann durchgeführt, wenn die Gefahr besteht, dass man sich mit einer gefährlichen Krankheit angesteckt haben könnte, gegen die man nicht geimpft war. Routine ist dies zum Beispiel nach Verletzungen, wenn der Betroffene nicht ausreichend gegen Tetanus immunisiert scheint. Auch gegen die Zeckenbiss-Gehirnentzündung (FSME), Tollwut und andere Infektionen gibt es Immunglobuline mit den passenden Antikörpern.

Wenn das Immunsystem versagt

Angeborene Fehler im Immunsystem beruhen auf Schäden am Erbmaterial, an den Genen. Einige solcher Krankheiten, die allerdings extrem selten vorkommen, zwingen die betroffenen Kinder, in einer Isolierkammer, gleichsam in einer sterilen Welt, zu leben, weil die leiseste Infektion mit einem der üblichen Erkältungsviren für sie bereits tödlich wäre. Mit den neuen Möglichkeiten der Gentherapie gelingt es manchmal, die defekten Erbanlagen wenigstens so weit zu korrigieren, dass für diese Menschen ein einigermaßen normales Leben möglich wird.

Viel häufiger sind die Defekte im System, die man irgendwann im Lauf des Lebens erwirbt (und die manchmal sogar von der Medizin verursacht werden).

- **Unterernährung** ist einer der Gründe, warum in den Entwicklungsländern die Zahl der Infektionskrankheiten bei Kindern so hoch ist. Auch Magersüchtige gefährden sich durch ein stark geschwächtes Abwehrsystem.
- **Chemotherapie** greift neben den kranken Zellen, die vernichtet werden, auch die normalen Zellen, also auch das Immunsystem an. Alle Patienten, die auf diese Weise behandelt werden, müssen sich sehr vor Infektionen hüten.

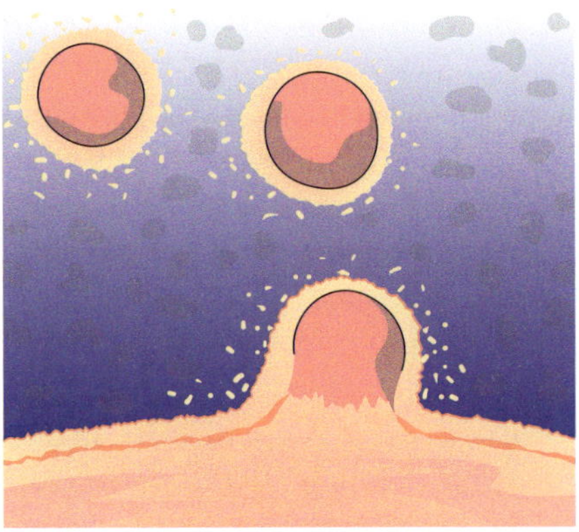

Viren schlüpfen aus der Wirtszelle.

- **Medikamente, die das Immunsystem bewusst unterdrücken,** die man nach Transplantationen und bei den so genannten Autoimmunkrankheiten einsetzen muss – zu ihnen gehört auch das *Kortison* –, verhindern einerseits die Aggression der Immunzellen gegen das eigene Gewebe, andererseits behindern sie aber das Abwehrsystem in seiner normalen Funktion. Die Patienten bleiben infektionsgefährdet.
- **Eine Entfernung der Milz,** zum Beispiel nach einem Verkehrsunfall, bedeutet, dass im Zusammenwirken der Abwehrkräfte ein wichtiges Organ künftig fehlt.

Die Immunschwäche-Krankheit AIDS

Seit 1983 das AIDS-Virus entdeckt wurde (AIDS= *Acquired Immunodeficiency Syndrom* = *Erworbenes Immunschwäche-Syndrom*), haben Tausende von Wissenschaftlern in der ganzen Welt versucht, die immer noch in fast allen Fällen zum Tode führende Krankheit zu enträtseln. Und mit Rätseln haben sie es dabei tatsächlich zu tun.

- Warum greifen diese Viren ausgerechnet das Immunsystem an?
- Warum kann es sich nicht wehren?
- Warum kommt es aber erst nach ca. 10 Jahren zu einem völligen Versagen aller Abwehrkräfte?
- Warum gelingt es nicht, einen wirksamen Impfstoff herzustellen?

Die Erklärung dieser Phänomene – soweit man sie überhaupt schon erklären kann – ist kompliziert. Ich will es aber dennoch versuchen.

1. **Viren dringen in den Körper ein.** Eintrittspforten sind die Schleimhäute (in Scheide, After, Harnröhre oder Mund). Sie werden dort von den Wächterzellen *(Dendritischen Zellen)* in Empfang genommen, festgehalten, identifiziert und zu den Zellen geschleppt, die für das Erkennen und die Auslösung des allgemeinen Alarms zuständig sind: den *T-Lymphozyten*. Nichts ist den Viren lieber, denn genau diese Zellen sind ihr eigentliches Ziel.
2. **Die Viren vermehren sich.** Die HI-Viren, wie sie auch genannt werden (von *Human Immunodeficiency Virus* = *Menschliches Immunschwäche-Virus*), schlüpfen in diese T-Zellen (und auch in viele der Fresszellen) und benützen die »Gastgeber« sofort dazu, sich nun rasend schnell zu vermehren. Das ganze Immunsystem, das wohl erstaunt ist, dass von seinen wichtigsten Zellen zwar Hilferufe, aber keine wirkliche Abwehrleistung kommt, gerät erst jetzt in einen allgemeinen Alarmzustand. Leider zu spät.
3. **Der Körper schlägt zurück – die Viren verstecken sich.** Diesen ersten Kampf – es ist die Phase der »Primärreaktion«, ungefähr 5 bis 6 Wochen

nach der Ansteckung – gewinnt der Körper. Die Viren werden geschlagen, im Blut und in den Geweben durch Antikörper zerstört, in den Lymphknoten und in der Milz zusammengetrieben. Sie ganz zu vernichten, gelingt dem Immunsystem aber nicht und das führt im Laufe der Zeit zur Katastrophe. Nach dem großen Angriff verstecken sich die überlebenden Viren in den Lymphknoten und warten ab.

4. **Die fatale Maskerade.** Normalerweise gelingt es den Abwehrkräften, eine gewonnene Schlacht gegen Krankheitserreger so gründlich zu beenden, dass kein Feind mehr zurückbleibt. Die AIDS-Viren aber besitzen die Fähigkeit zur Tarnung. Im Schutz der Lymphknoten und anderer Lymphorgane, wohin sie sich unerkannt zurückgezogen haben, beginnen sie sich heimlich wieder zu vermehren. Ein Teil von ihnen wird daraufhin gestellt, vernichtet, die anderen machen weiter, unablässig.
5. **Das Immunsystem ermattet.** Nach einigen Jahren scheinen die Verteidigungszellen einfach nicht mehr die Kraft zu haben, sich weiter der ständig neu anflutenden kleinen Feinde zu erwehren. Vor allem die *T-Zell-Lymphozyten*, auf die es ja ankäme, haben sich erschreckend vermindert, viele von denen, die noch vorhanden sind, weisen Schwächen auf. Spätestens zu diesem Zeitpunkt – oft auch schon früher – beginnen die Ärzte, die neuesten Anti-Virus-Medikamente einzusetzen. Sie erreichen so eine starke Verminderung der »Viruslast« und können dadurch die gefürchteten Folgen der Immunschwäche – Fieberschübe, Infektionen wie Lungenentzündungen oder Hautgeschwülste – verhindern oder zeitlich weit hinausschieben. Noch viel effektiver scheint eine Therapie sofort nach der Ansteckung zu sein. Aber meistens wissen die Betroffenen nichts von der Gefahr, in die sie sich begeben haben.
6. **Fünf Prozent bleiben Sieger gegen AIDS.** Die Entwicklung von Impfstoffen scheiterte bisher vor allem an den fast unendlichen Verwandlungsmöglichkeiten, die das HI-Virus so schwer fassbar machen. Es gibt inzwischen aber hochwirksame Medikamente, die die Viren angreifen, ihre Zahl stark vermindern und Lebensqualität und Lebenserwartung deutlich verbessert haben. Eine Gruppe von Patienten aber ist den Wissenschaftlern immer noch ein Rätsel: Bei ungefähr fünf Prozent aller Infizierten scheinen Immunsystem und allgemeines Befinden auch nach 15 oder mehr Jahren noch in Ordnung, obwohl die Viren nicht aus ihrem Gewebe verschwunden sind. Haben sie das Glück gehabt, ein genetisch geschwächtes Virus zu erwischen? Haben sie selbst Abwehrkräfte entwickelt, die uns noch nicht klar sind? In den nächsten Jahren werden wir darüber mehr erfahren.

Rätselhaft: Warum bleiben manche Menschen gesund?

Allergien: Das Immunsystem spielt verrückt

Das Wort *Allergie* kommt aus dem Griechischen und bedeutet »anders reagieren«. Das trifft den Tatbestand genau. Bei bestimmten Menschen verhält sich das Immunsystem eigenartig. Beim ersten Kontakt mit Stoffen, die eigentlich harmlos sind, zum Beispiel Blütenpollen, Staub oder Katzenhaaren gerät der Körper des Allergikers in Aufruhr. Er bildet gegen diese Substanzen Antikörper – die *Immunglobuline E* –, die dann auf den vermeintlichen Feind lauern. Die Mediziner sagen, der Körper ist »sensibilisiert«. Kommt es tatsächlich zu einem neuen Kontakt, dann bricht das Chaos aus. Die Antikörper stürzen sich auf die Stoffe, krallen sich an ihnen fest und signalisieren den Zellen ihrer Umgebung *Wir haben sie! Alarm!* Daraufhin gibt es eine starke Reaktion des ganzen Gewebes mit Augentränen, geröteter Haut, verschwollenen Bronchien, einem Asthmaanfall oder Entzündungen an anderen Körperstellen.

Allergiker müssen auch Detektive sein

Acht Millionen leidende Allergiker

Die Neigung, Allergien zu bekommen, scheint vor allem vererbt zu sein. Zusätzlich nimmt man aber auch an, dass die wachsende Umweltvergiftung das normalerweise »vernünftige« Immunsystem verwirrt und zu solchen Fehlreaktionen verleitet.

Ob **Heuschnupfen,** ob quälende chronische **Hautekzeme** – zum Beispiel **Neurodermitis** –, ob **Asthma** oder eine schwere Berufskrankheit wie die **Mehlstauballergie** der Bäcker –, immer ist ein Fehlverhalten des Immunsystems die Ursache für lange Leiden und hohe Kosten. Bei manchen Menschen spielen sich die Entzündungsvorgänge im Darm ab. Sie sind dann empfindlich gegen bestimmte Nahrungsmittel und wissen oft jahrelang nicht, warum sie unter Blähungen und ständigen Bauchschmerzen leiden. Die Zahl der Substanzen, die allergische Reaktionen hervorrufen können, ist unermesslich groß. Neben den erwähnten Pollen sind es vor allem Hausstaubmilben, bestimmte Früchte, Fischeiweiß und Tierhaare, häufig auch Schimmelpilze, die die gefürchteten Folgen hervorrufen. Arzt und Patient müssen oft wie Detektive vorgehen, um herauszufinden, wogegen der Körper allergisch ist, denn die wichtigste Behandlung besteht im Vermeiden jeglichen Kontaktes mit dem *Allergen,* dem krankmachenden Stoff. (Siehe auch Kasten *Achtung Pollenflug!* auf Seite 257.)

Während eine allergische Reaktion im allgemeinen eine vorübergehende Behinderung darstellt, gibt es Situationen, in denen die Allergie lebensbedrohlich wird. Wer gegen Bienengift allergisch ist, kann nach einem Stich, vor allem, wenn ein Blutgefäß direkt getroffen ist, einen schweren *Anaphylaktischen Schock* erleiden, ein minutenschnelles Reagieren des ganzen Immunsystems, bei dem es zu Blutdruckabfall und dem starken Anschwellen der

Atemwege kommt. Ein anderes Beispiel, die bedrohliche Situation eines Mannes, der in einen See voller Fichtenpollen tauchte, habe ich Ihnen im Kapitel 2, Die Atmung, geschildert.

Durch starke Allergien gefährdete Menschen sollten deshalb immer, vor allem aber im Urlaub, Notfall-Medikamente bei sich haben.

Medikamente für den allergischen Notfall

- Ein schnell wirkendes *Antihistaminicum*
- Flüssiges Kortison
- *Adrenalin* als Inhalations-Spray (gibt es über Internationale Apotheken) oder als Fertigspritze
- Ein schnell wirkendes Asthmamittel

Diese stark wirkenden Medikamente müssen selbstverständlich von Ihrem Hausarzt gut geheißen und verschrieben werden. Auch die richtige Dosierung sagt er Ihnen.

Bei manchen Allergenen, also Stoffen, auf die Sie allergisch reagieren, besteht die Möglichkeit, das Immunsystem zu besänftigen. Man nennt das ***Hyposensibilisierung oder Immuntherapie.*** Durch wiederholte Injektionen kleinster und dann immer größerer Mengen des betreffenden Allergens – zum Beispiel von Gräser-Pollen – in die Haut, gewöhnen sich die Immunzellen langsam an die Substanz und geraten nicht mehr in Panik, wenn im Frühling die Wiesen blühen. Diese Behandlung muss ein Facharzt für allergische Krankheiten *(Allergologe)* durchführen.

Eine andere Art der Besänftigung des Immunsystems kann durch **seelische Beeinflussung** geschehen. Patienten, die unter Asthma leiden, wissen ganz genau, dass Stress und Ärger ihre Krankheit verstärken können. Bei kleinen Kindern, die unter der allergischen Hautkrankheit *Neurodermitis* leiden, konnte man beweisen, dass Konfliktsituationen zwischen Mutter und Kind, vor allem Trennungsängste, die so quälend juckenden Ekzeme verstärken. Nach einer stressmindernden Verhaltenstherapie wurde die Haut der Kinder deutlich besser, manche waren danach völlig beschwerdefrei.

Übrigens scheint es Beweise dafür zu geben, dass Kinder, die in den ersten Lebensmonaten und -jahren vielen Bakterien und Viren ausgesetzt waren – zum Beispiel in einem Hort oder auf einem Bauernhof –, besser gegen Allergien gefeit sind, als solche, die »behütet« aufwuchsen und oft Antibiotika bekamen. Das Immunsystem, nimmt man an, muss möglichst früh beschäftigt werden.

Tipp

Achtung Pollenflug! So können Sie sich schützen

Heuschnupfen, Augen- und Atemwegsentzündungen überfallen alljährlich im Frühling und Sommer Millionen von Menschen, die gegen bestimmte Blütenstäube allergisch sind. Auch wenn in vielen Fällen nur harmlose Symptome auftreten, sollte man den Zustand doch ernst nehmen, da sich aus dem Heuschnupfen im Lauf der Jahre ein chronisches Asthma entwickeln kann. Das können Sie dagegen tun:

- Finden Sie unbedingt heraus, wogegen Sie allergisch sind! Der Facharzt – Hautarzt oder Allergologe –, kann durch einen Hauttest feststellen, welche Gräser- oder Baumblütenpollen bei Ihnen die Immunreaktion auslösen.
- Vermeiden Sie den Kontakt mit diesen Pollen. Wenn die betreffenden Gräser oder Bäume blühen oder wenn der Wetterdienst den entsprechenden Pollenflug ansagt, sollten Sie, vor allem bei trockenem Wetter, nach Möglichkeit in geschlossenen Räumen bleiben und sich auf keinen Fall in blühende Wiesen legen. Verbringen Sie Urlaub in dieser Zeit möglichst am Meer oder im Gebirge.
- Durch eine *Immuntherapie* in den Wintermonaten kann Ihr Immunsystem an bestimmte Pollen so gewöhnt werden, dass die Reaktionen nur noch sehr schwach oder gar nicht mehr auftreten.
- Es gibt gute Medikamente gegen allergische Reaktionen der Nase und der Bronchien. Sprays oder Tabletten haben heute fast keine Nebenwirkungen mehr. Facharzt fragen!
- Der Deutsche Allergie- und Asthmabund gibt regelmäßig gute Informationen und Tipps. (Adresse siehe Anhang, Seite 438.)

Autoimmunkrankheiten: Der eigene Körper als Feind

Bei ihren ständigen Patrouillengängen durch die Organe müssen die Immunzellen immer wieder entscheiden, ob die Dinge, denen sie begegnen, zum eigenen Körper gehören oder nicht. Dafür untersuchen sie die Markierungszeichen, die auf allen Zellen wie Stempel erkennbar sind (siehe Seite 246).

Es kann nun passieren, dass diese Marker sich geringfügig verändert haben, etwa nach einer Virusinfektion, als sich Viren vorübergehend in die Zellen geschlichen hatten. Da die Immunzellen darauf dressiert wurden, rigoros und brutal vorzugehen, wenn ihnen irgendetwas verdächtig erscheint, beginnen sie, in blindem Eifer mit Antikörpern auf die eigenen Organe loszuschlagen. (Diese Situation scheint beim so genannten *Diabetes I* einzutreten, bei dem die *Insulin*-produzierenden Zellen der Bauchspeicheldrüse nach und nach absterben.)

Auch bei einer ständigen Überreizung des Immunsystems besteht die Gefahr, dass die *T-Zell-Lymphozyten* in völliger Verwirrung auf Zellen losgehen, die zum Körper gehören und die also normalerweise vor Angriffen geschützt sind.

Als eine der wichtigsten Voraussetzungen für eine derartige Entgleisung des Immunsystems gelten erbliche Veranlagungen, die aber noch nicht ganz entschlüsselt werden konnten.

Hier noch einige häufige Autoimmunerkrankungen:

Systemischer Lupus erythematodes (SLE)

Die Krankheit wird auch *Wolfsröte* oder *Schmetterlingsröte* genannt, weil sie oft mit einer schmetterlingsförmigen rötlichen Färbung der Gesichtshaut einhergeht. Es ist eine heimtückische Erkrankung mit sehr unterschiedlicher Schwere und Dauer. Die Angriffe des Immunsystems richten sich auf fast alle Gewebearten des Körpers (es gibt auch eine Form, die nur die Haut betrifft), und die Patienten spüren neben allgemeiner Schwäche und Müdigkeit vor allem Gelenk- und Muskelschmerzen. Man muss sehr auf die Nieren aufpassen und die »Schübe« mit Medikamenten behandeln, die das Immunsystem unterdrücken. Da man den Patienten die Krankheit oft nicht ansieht, leiden sie zusätzlich auch noch am Unverständnis ihrer Umgebung. Deshalb sind Selbsthilfegruppen für viele Betroffene sehr wichtig (Adressen siehe Anhang, Seite 438).

Gelenkrheumatismus (Chronische Polyarthritis)

Bei dieser Krankheit entzünden sich zunächst die Innenhäute der Gelenke, meistens als erstes die an Hand- und Fußgelenken. Die Zerstörung setzt sich dann auch bei den Knorpeln fort und führt zu schmerzhaften Verformungen der Finger und Zehen. (Alles Weitere darüber lesen Sie im Kapitel 3: Der Bewegungsapparat, ab Seite 75.)

Sklerodermie

Diese Erkrankung gehört zur Gruppe der *Kollagenosen,* also zu Krankheiten, bei denen das Bindegewebe sich verändert. Der Name bedeutet wörtlich *Hautverhärtung*. Tatsächlich verdicken und versteifen sich die elastischen Schichten der Haut, zunächst an den Fingern und im Gesicht. Später kann die Krankheit auch auf die Speiseröhre und andere innere Organe übergreifen.

Eine Heilung gibt es bis heute nicht; manchmal bildet sich die Krankheit nach einigen Jahren spontan wieder zurück. Eine Behandlung der Symptome, etwa der Durchblutungsstörungen, kann den Patienten Erleichterung verschaffen.

Über **Diabetes mellitus** als Autoimmunkrankheit erfahren Sie alles wichtige im Kapitel 13: Hormone und Stoffwechsel, ab Seite 276.

Raketen gegen Krebs

Die vielfältigen Aufgaben des Immunsystems schließen auch Wachsamkeit gegenüber Zellen des eigenen Körpers ein, die sich ungewöhnlich verhalten oder verändert haben. Auch aus diesem Grund ist es für jeden von uns so wichtig, dass das Abwehrsystem optimal funktioniert. Man hat nachgewiesen, dass gerade das unkontrollierte Wachstum von Krebszellen die Immunpolizei auf den Plan ruft. Wenn sie die Zellen rechtzeitig erkennt, setzt sie deren wilder Vermehrung ein rasches Ende, indem sie sie mit Raketen aus Eiweißstoffen regelrecht beschießt. Diese Raketen verwunden die bösartigen Zellen so empfindlich, dass bei ihnen ein Programm zur Selbstvernichtung anläuft, das heißt, die getroffenen Zellen sterben ab. Manche Krebsarten scheinen allerdings ein raffiniertes Raketenabwehrsystem zu besitzen, denn sie können die Immunraketen mit besonderen Stoffen »abschießen«, noch bevor sie den tödlichen Treffer erhalten. Es gibt noch eine Reihe anderer Angriffsmethoden, mit denen das Immunsystem Krebszellen bekämpft. Sie sind noch längst nicht alle entschlüsselt.

Einem geschwächten Abwehrsystem kann es allerdings passieren, dass es die Tumorzellen zunächst übersieht. Ab einer gewissen Tumorgröße aber wird es schwierig für eine Immunabwehr.

In zunehmendem Maße versuchen die Krebsforscher, sich die Killer-Eigenschaften der Immunzellen zunutze zu machen. Sie entnehmen sie dem Körper, vermehren sie im Reagenzglas und führen sie dann wieder in die Blutbahn ein in der Hoffnung, dass sie gemeinsam stark genug sind, die entarteten Krebszellen zu besiegen. Bei einer anderen Methode züchtet man speziell auf eine Tumorart gerichtete Antikörper, die in den Stoffwechsel der Krebszellen eingreifen und die Vermehrung beenden. (Mehr zum Thema Krebs in Kapitel 18, ab Seite 356.)

KAPITEL 12

Das Blut

- Warum ist das Blut rot?
- Wieso hört es wieder auf zu bluten, nachdem man sich verletzt hat?
- Wozu braucht man Lymphgefäße?
- Blutgruppen: Wer verträgt sich mit wem?
- Wie behandelt man Anämie?
- Was bedeuten eigentlich die Blutwerte?

Die Blutzellen

Auf den ersten Blick sieht Blut aus wie eine gleichförmige rote Flüssigkeit. Erst unter dem Mikroskop wird sichtbar, dass in einem hellen, durchsichtigen Medium äußerst interessante Gebilde herumschwimmen. Die meisten von ihnen sehen aus wie rote Scheiben mit einer etwas blasseren Mitte. Dazwischen erkennt man größere Bälle mit bunten Kernen, die manchmal an eine Hantel, in anderen Fällen an eine Blume erinnern. Einige dieser Bällchen haben rote oder violette Tupfen. Und dann sind da noch sehr kleine, unregelmäßig geformte Bestandteile, die eher wie Schuppen aussehen.

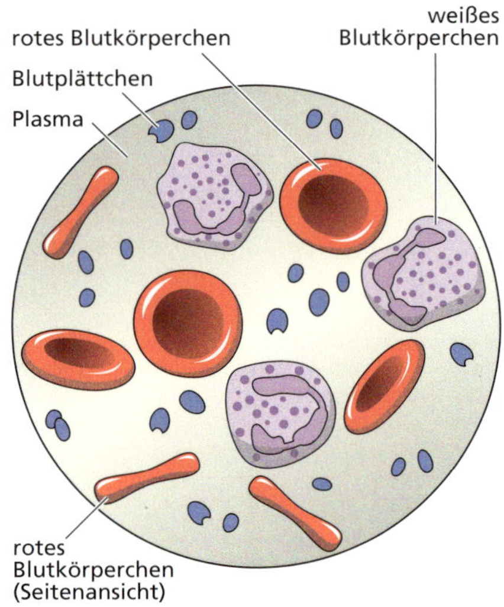

Die vielgestaltigen Zellen des Blutes

Jede dieser Zellarten hat eine ganz unterschiedliche, für den Körper lebenswichtige Aufgabe zu erfüllen. Die Flüssigkeit, in der sie sich aufhalten – wir nennen sie *Blutplasma* –, ist die eigentliche Nährlösung, die alle Zellen im Organismus mit Energie, mit Spurenelementen, Salzen und Hormonen versorgen muss. Den Sauerstoff aber, ohne den sie nicht leben und arbeiten könnten, erhalten sie von den roten Blutzellen.

Rote Blutkörperchen – die Sauerstofflieferanten

Wenn eine rote Blutzelle – medizinisch: *Erythrozyt,* kurz: *Ery* – nach 120 Tagen »altersschwach« abgebaut wird, dann hat sie in dieser Zeit den Kreislauf von ihrer Sauerstofftankstelle, der Lunge, zu den Empfängerzellen im Gewebe und wieder zurück ca. 70 000mal zurückgelegt.

Bei ihrer »Geburt« war sie aus dem Knochenmark geschlüpft, wo sie sich aus bestimmten Stammzellen entwickelt hatte. (Jede Minute werden an die 160 Millionen *Erythrozyten* gebildet!) Für ihre Aufgabe war sie ideal ausgerüstet: Rote Blutkörperchen bestehen praktisch nur aus dem Blutfarbstoff *Hämoglobin,* einer eisenhaltigen Eiweißverbindung, die die Eigenschaft hat, Sauerstoffmoleküle an sich binden und wieder loslassen zu können. Ihre Form gleicht einer Scheibe, die sich leicht verbiegen lässt. Dadurch können sie auch in kleinste Blutgefäße schlüpfen.

Und so hatte die Blutzelle tagein, tagaus zusammen mit den Milliarden von Schwesterzellen die immer gleiche Transportarbeit geleistet: War im »Gänsemarsch« durch die winzigen Kapillargefäße an den Lungenbläschen vorbeigewandert, hatte dort die verbrauchten *Kohlendioxyd-Gase* abgeladen und dafür frischen Sauerstoff aufgenommen und sich dann wieder in den großen Blutstrom gestürzt, zum Gehirn, zum Herz, in einen Muskel oder wohin der Fluss sie eben trieb. Dort hatte sie den Sauerstoff abgegeben, das *Kohlendioxyd* aufgeladen und war zurück in Richtung Lunge geschwommen.

Was bedeutet hellrotes, was bedeutet dunkelrotes Blut?

Wir können sehen, ob in einer Ader sauerstoffhaltiges oder sauerstoffarmes Blut fließt: Wenn die Blutkörperchen Sauerstoff geladen haben, ist das Blut hellrot – man spricht von arteriellem Blut –, im anderen Fall hat es eine dunkelrot-bläuliche Farbe, fließt in den Venen und heißt entsprechend venöses Blut.

Wenn nicht genügend Sauerstoffträger zur Verfügung stehen, spricht man von Blutarmut, von *Anämie* (siehe Seite 269). Hochleistungssportler versuchen, so viele rote Blutzellen wie möglich zu bilden, um eine maximale Sauerstoffversorgung ihrer Muskeln zu erreichen. (Und manchmal bedienen sie sich dazu eines unerlaubten Mittels, des *Erythropoetins* – kurz *EPO* –, das hormonell die Bildung der roten Blutkörperchen anregt.)

Weiße Blutkörperchen – die Abwehrtruppe

Kann man die roten Blutkörperchen in etwa mit einem Sklavenheer vergleichen, so sind die weißen Blutzellen weitgehend selbständige Wesen mit unterschiedlichen Eigenschaften.

Ihre gemeinsame Aufgabe heißt: Die Feinde des Körpers, also Bakterien und Viren, unschädlich machen oder vernichten. Auch die weißen Blutzellen – medizinisch: *Leukozyten* oder *Leukos* – werden im Knochenmark gebildet und gelangen nach ihrer Reifung in den Blutstrom. Normalerweise schwimmen ca. 4 000 – 8 000 von ihnen in einem Mikroliter Blut (von den roten sind es 500mal so viele); diese Zahl kann sich aber bei einer Infektion in kürzester Zeit verdreifachen. Sobald irgendwo schädliche Stoffe oder feindliche Organismen in den Körper dringen, werden die weißen Blutkörperchen alarmiert. Sie schlüpfen dann sofort durch die Wände der Blutgefäße direkt in das Gewebe und bewegen sich mit großer Geschwindigkeit an den Ort der Invasion. Dort schleudern sie Zellgifte auf die Eindringlinge, töten sie damit ab und verschlingen ihre Beute. Man nennt diese Zellart deshalb auch *Fresszellen* oder

Phagozyten. Meist gehen sie nach getaner Arbeit selbst zugrunde. Sind es viele von ihnen, dann sehen wir sie als *Eiter* an der Infektionsstelle.

Andere aus dem Kreis der Abwehrspezialisten – die mit den roten oder violetten Punkten (wir sagen *eosinophile* und *basophile Granulozyten*) – sind für allergische Reaktionen des Körpers zuständig.

Und wieder andere, die *Lymphozyten,* werden regelrecht geschult, um bestimmte Abwehrkörper zu bilden.

Wenn der Körper aus irgendeinem Grund nicht mehr in der Lage ist, diese weißen Blutkörperchen zu bilden, oder wenn sie ihre Fähigkeit zu kämpfen verlieren (wie dies bei der Immunschwächekrankheit AIDS geschieht), dann bedeutet das höchste Gefahr für den Organismus, der ohne seine Zell-Armee schutzlos ist.

Alles über körpereigene Abwehr lesen Sie in Kapitel 11: Das Immunsystem (ab Seite 241).

Blutplättchen – die Reparaturabteilung

Nehmen wir an, Ihr Arzt nimmt Ihnen Blut ab. Er wählt dazu die oberflächliche Vene in der Ellenbeuge. Danach legt er einen Tupfer auf die Einstichstelle und bittet Sie, ein paar Minuten auf die blutende Stelle zu drücken. Ungeduldig wie Sie sind, heben Sie schon nach einer Minute den Tupfer an und sehen, dass da immer noch ein wenig Blut austritt. Aber nach drei oder vier Minuten hat sich die Verletzung des Gefäßes tatsächlich geschlossen, die Blutung »steht«. Was ist in dieser kurzen Zeit geschehen?

Als die Nadelspitze durch die Vene stach, gab es sofort einen Aufruhr in der Wand des Gefäßes. Als erstes zog sich die Muskelschicht reflexartig zusammen, um das Loch so klein wie möglich zu halten. Gleichzeitig ging an das vorbeiströmende Blut der Alarm: Verletzung! Undichte Stelle im System! Aus der Blutflüssigkeit hängten sich sofort eine riesige Zahl von Blutplättchen an die Ränder des Lecks, klammerten sich aneinander, um nicht weggerissen zu werden, beträufelten die Wundränder mit Serotonin, das das Gewebe noch fester zusammenzieht, und gaben nun gemeinsam eine Substanz ins Blut ab, die den Blutzellen, vor allem aber den anderen Blutplättchen signalisierte, dass ihre Hilfe gebraucht wurde.

Die Thrombozyten verbinden sich, um eine verletzte Stelle abzudichten

Innerhalb kürzester Zeit drängte sich ein Pulk von Abertausenden der kleinen, schuppenartigen Zellen in die abzudichtende Stelle. Sie bildeten einen Pfropf, in den sie zusätzlich rote Blutkörperchen wie Sandsäcke in einen geborstenen Deich stopften und sie mit *Fibrinfäden,* die sie aus einem Stoff des vorbeifließenden Blutes, dem *Fibrinogen,* gewonnen hatten, befestigten. Nach drei Minuten war die Arbeit getan und das Leck dicht. Innerhalb weniger Stunden wachsen dann die normalen Gefäßwandzellen wieder über die Reparaturstelle und die Vene ist damit völlig geheilt.

Auch von den Blutplättchen oder *Thrombozyten* werden im Knochenmark unvorstellbar große Mengen produziert – 200 Milliarden pro Tag! Da sie im Körper nur zehn Tage überleben, muss eine ständige Erneuerung des Bestandes stattfinden. Eine mangelhafte Plättchenproduktion führt zu der gefährlichen Situation, dass Verletzungen des Gewebes nicht mehr abgedichtet werden und plötzlich große Blutungen entstehen können. Eine intakte Blutgerinnung hängt allerdings noch von anderen Faktoren ab (siehe Kasten *»Blutgerinnung – eine Sache auf Leben und Tod«* auf Seite 266).

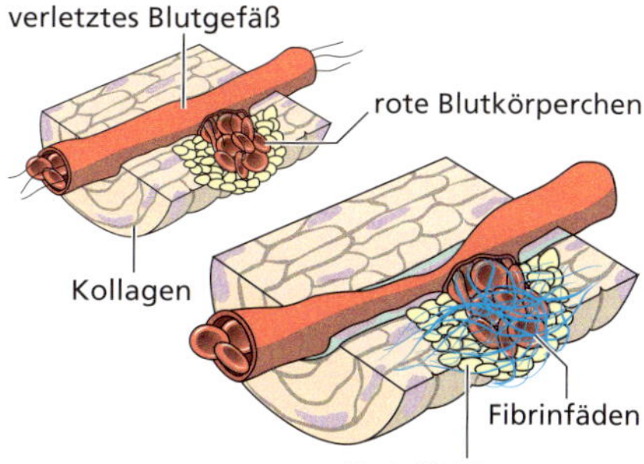

Das Leck in einem Blutgefäß wird von den Zellen abgedichtet.

Blutplasma – das Transportmedium

Fünf bis sechs Liter Blut kreisen im Körper eines Menschen. Von dieser Menge entfällt ungefähr die Hälfte auf die Blutzellen, die andere Hälfte bildet das Blutplasma, die wässrige Flüssigkeit, in der Nährstoffe, Mineralien, Hormone, Gerinnungsstoffe und auch die Stoffwechselabfälle gelöst sind.

Sie können sich das am besten vorstellen, wenn Sie an einen großen Fluss denken, auf dem alle möglichen Güter transportiert werden. Hier sind Behälter mit Zucker *(Glucose)*, die für die Muskelzellen bestimmt sind, dort schwimmen Container aus Eiweiß, die mit Fettmolekülen – *Cholesterin* und anderen – beladen sind; Adressat: Muskeln und Leber. Aus der Bauchspeicheldrüse kommt das *Insulin*, ohne das die Zellen der Muskeln den Zucker nicht verwerten können; aus dem Gehirn werden Geschlechtshormone an die Keimdrüsen geschickt. Bei jedem Kreislauf des Blutes muss das Plasma durch eine Staustufe fließen, an der die Filter der Niere den ganzen Stoffwechselabfall herausfischen. Der wichtigste Umschlagplatz aber ist die Leber, an die die vielen Rohstoffe adressiert sind, die aus dem Darm kommen. Aus der Leber heraus wird andererseits auch die größte Zahl von Fertigprodukten verschifft, alles gut in Transportsäcke verpackt. Von hier werden auch ständig jene Moleküle in den Strom geleitet, die bei der Blutgerinnung gebraucht werden.

Noch etwas transportiert der Plasma-Fluss: Nachrichten. Zum Beispiel chemische Alarmsignale, die von den Anrainern und der Wasserpolizei blitzschnell losgeschickt werden, wenn Bakterien in den Strom gelangt sind oder ein Leck an den Blutgefäßen entstanden ist und der Fluss sozusagen über die Ufer tritt.

Blutgerinnung – eine Sache auf Leben und Tod

Kleine Verletzungen der Adern werden von den Blutplättchen abgedichtet und repariert. Wenn aber eine größere Wunde entstanden ist, durch einen Unfall oder eine Operation, dann müsste ein Patient in kurzer Zeit verbluten, wenn nicht eine Kette von biologischen Reaktionen das Blut am Ort der Verletzung zur Gerinnung bringen würde.

Im Einzelnen sind das äußerst komplizierte Vorgänge, an denen dreizehn verschiedene Blutsubstanzen *(Gerinnungsfaktoren)* beteiligt sind, von denen immer eine die nächste aktiviert, bis das entscheidend wichtige feste Netz aus *Fibrinfäden* entstanden ist, das ausgepolstert wird mit Plättchen und roten Blutzellen und das dann wie eine Wand die gefährliche Lücke im Gefäß schließt.

Eine nicht perfekte Blutgerinnung ist für den Körper in jeder Hinsicht eine lebensgefährliche Sache: Wenn das Blut in einer Wunde nicht erstarren und die Verletzung sich nicht schließen kann, dann kann der Betroffene unter Umständen verbluten. Ist aber die Gerinnungstätigkeit insgesamt zu stark, so stockt das Blut auch in unverletzten Gefäßen, es kommt zu Thrombosen und, im schlimmsten Fall, zu einer allgemeinen Verklumpung des Blutes mit tödlicher Folge. (Eine seltene Situation, die bei schweren Schockzuständen oder nach Schlangenbissen eintreten kann.) Es muss also ein Gleichgewicht herrschen zwischen der Bereitschaft, im Notfall sofort feste Gerinnsel zu bilden und der guten Fließeigenschaft des Blutes.

Bluter nennt man die Menschen, bei denen einer der Gerinnungsstoffe – der *Faktor 8* – wegen eines Fehlers im Erbgut nicht gebildet werden kann. Sie sind ihr ganzes Leben lang von schweren Blutungen bedroht.

Bei bestimmten Krankheiten – Herzklappenfehler oder Lungenembolien – muss die Gerinnungsfähigkeit des Blutes mit Hilfe von Medikamenten vermindert werden. Für eine präzise Einstellung ist eine sehr sorgfältige, engmaschige Kontrolle bestimmter Laborwerte *(Quick* oder *INR)* nötig.

Das Lymphsystem – Drainagen im Gewebe

Neben den beiden Blutgefäßen – den Arterien und Venen – gibt es noch ein drittes System von Röhren im Körper, das sich durch alle Gewebe zieht: das System der Lymphgefäße. Es hilft den Venen bei der Entwässerung und bei der Entschlackung und steht ganz im Dienst der Immunabwehr. An den

Lymphstraßen, die durch den Körper verlaufen, kontrollieren in kurzen Abständen Lymphknoten, sozusagen als Polizeistationen, die Lymphflüssigkeit, um schädliche Stoffe sofort abzufangen. Hat sich im Einzugsgebiet eines Lymphgefäßes eine Infektion ausgebreitet, dann schwellen diese Lymphknoten stark an, weil sich dort die Zahl der Immunzellen sofort vermehrt.

Alle Lymphwege münden in ein breites Gefäß, den *Ductus thoracicus*, der hinter der Lunge hochzieht und die Lymphe in eine große Vene hinter dem linken Schlüsselbein entleert.

Sie haben sicher schon einmal die berühmten roten Streifen bei einer »Blutvergiftung« gesehen. Das, was sich da entzündet – der Mediziner spricht von Lymphangitis –, ist das Lymphgefäß, das im Gewebe des Beines oder des Armes verläuft. So ein Streifen ist ein durchaus bedrohliches Zeichen für eine Infektion.

Geschwollene Arme oder Beine – liegt's an den Lymphgefäßen?

Abflussbehinderungen der Lymphwege führen dazu, dass Flüssigkeit in das Gewebe austritt und dass Schwellungen – *Ödeme* – im betroffenen Bereich entstehen. Chronische Stauungen bewirken eine Umfangsvermehrung der Glieder und für die Patienten damit nicht nur dumpfe Schmerzen, sondern auch kosmetisch unschöne Verformungen.

- Nach Brustkrebs-Operationen, bei denen auch alle Lymphknoten in der Achselhöhle entfernt wurden (was heute nur noch selten gemacht werden muss), kann es zu Lymphstauungen des Armes kommen – eine Komplikation, die dann zu langen Nachbehandlungen (*Lymphdrainagen, Kompressionstherapie*) zwingt.
- Noch häufiger sind chronisch »dicke« Beine, die – im Gegensatz zu den Schwellungen, die durch Krampfadern und andere Venenerkrankungen verursacht werden – nicht mehr verschwinden können, weil das ganze Gewebe mit der Zeit verhärtet. Ursachen für diese *Lymphödeme* können angeboren sein, dann nämlich, wenn die Lymphwege zu eng sind. Sie entstehen aber auch, wenn ein Tumor im Unterbauch auf die Gefäße drückt oder häufige Entzündungen die Lymphbahnen verändert haben. Eine gewisse Erleichterung bieten entstauende Maßnahmen. Mikrochirurgen haben in letzter Zeit Methoden entwickelt, um Lymphgefäßen einen künstlichen Anschluss an Venen zu konstruieren. Das ist eine große Hilfe, solange noch keine bleibenden Schäden vorhanden sind.

- Eine gefürchtete Erkrankung, die ebenfalls zu massivem Lymphstau führt, ist die *Filariose*. Wer in subtropischen oder tropischen Ländern – auch Nordafrika gehört dazu – in stehenden Gewässern badet, riskiert, von den kleinen Würmern befallen zu werden, die blitzschnell durch die intakte Haut schlüpfen und sich dann in den Lymphgefäßen festsetzen. Sie können dort Jahrzehnte lang bleiben, sich ständig vermehren und sind auch mit Antibiotika nur äußerst schwer auszurotten. Bei *Elephantiasis*, einer Krankheit, die zu unförmig verdickten Beinen führt, kann man fast immer davon ausgehen, dass der Betroffene sich irgendwann mit Fadenwürmern *(Filarien)* infiziert hat.

Immer schon hatten Ärzte sich gewünscht, Blut übertragen zu können, wenn ein Patient einen großen Blutverlust erlitten hatte und in kritischem Zustand war. Sie hatten es auch immer wieder versucht. Oft ging alles gut, und der Kranke konnte auf diese Weise gerettet werden; manchmal aber kam es zu einer dramatischen Verschlechterung des Zustandes, und der Patient verstarb. Als unmittelbare Ursache fand man jedes Mal heraus, dass das Blut sich in den Gefäßen verklumpt hatte. Im Jahre 1900 stellte dann ein österreichischer Pathologe, Karl Landsteiner, *fest, dass sich im menschlichen Blut bestimmte unterschiedliche Merkmale befinden, die erklären, warum eine Übertragung von Blut mit anderen Merkmalen als den eigenen schockartige Zustände auslöst. Das war die Entdeckung der Blutgruppen.*

Blutgruppen und was sie bedeuten

Die Kennzeichen, die die Blutgruppe bestimmen, sind Bestandteile der roten Blutkörperchen. Man bezeichnet sie als *Antigene* und hat ihnen die Buchstaben A, B, AB oder 0 gegeben. 0 heißt: keine Antigene. Wer ein bestimmtes Blutmerkmal hat, besitzt gleichzeitig Waffen, *Antikörper*, gegen die anderen Antigene, und zwar mörderische Waffen, die das fremde Blut gerinnen lassen. (Wenn keine Antigene vorhanden sind, gibt es keine feindliche Reaktion.) Frau A hat also Antikörper gegen Frau B (aber nicht gegen Frau AB); Herr B besitzt Antikörper gegen Herrn A (jedoch nicht gegen Herrn AB). Die Person 0 braucht als *Empfänger* einer Transfusion unbedingt Blut der Blutgruppe 0; als *Spender* kann sie notfalls ihr Blut auch an Frau A, Herrn B oder Herrn AB übertragen, da sie ja keine Antigene besitzt.

Ich fürchte, jetzt habe ich Sie restlos verwirrt. Aber keine Angst. Es gibt heute keine Bluttransfusion mehr, ohne dass nicht vorher noch einmal getestet wird, ob sich das Blut von Spender und Empfänger verträgt. Das geschieht nicht nur, um eine mögliche Verwechslung oder falsche Kennzeichnung von Blutkonserven auszuschließen, sondern auch, um auch die vielen Blut-Untergruppen mit zu prüfen, die man im Laufe der Jahre gefunden hat.

Ein besonderes Merkmal des Blutes möchte ich noch kurz erklären: den Rhesus-Faktor.

Der Rhesus-Faktor kann eine Schwangerschaft gefährden

Bei ungefähr 85 Prozent der Menschen in Mitteleuropa kann man auf den roten Blutkörperchen ein bestimmtes Merkmal, also einen Eiweißkörper finden, dem man den Namen *Rhesus-Faktor* gegeben hat (weil der Effekt erstmals bei Rhesusaffen nachzuweisen war).

Man bezeichnet Blut, das dieses Merkmal besitzt, als *rhesus-positiv (Rh+)*, das Blut ohne diesen Faktor als *rhesus-negativ (rh-)*. Bei *rhesus-negativen* Menschen können sich Antikörper bilden, wenn sie mit *rhesus-positivem* Blut einmal oder mehrmals in Verbindung gekommen sind, also *sensibilisiert* wurden.

Wenn nun in einer *rhesus-negativen* Mutter ein Kind heranwächst, das vom Vater die *rhesus-positive* Blutgruppe geerbt hat, dann kann – meist während der Geburt – etwas vom kindlichen Blut in das Blut der Mutter gelangen. Sie wird nun gegen dieses Blut Antikörper bilden und bei einer nächsten Schwangerschaft mit der gleichen Konstellation das Blut des Kindes angreifen und das Baby damit in höchstem Maße gefährden.

Glücklicherweise hat man inzwischen eine Methode entwickelt, die diese Situation verhindert: Die Mutter bekommt nach der Geburt des ersten Kindes sofort ein Mittel, das die eingedrungenen *rhesus-positiven* Zellen neutralisiert. Dadurch bildet sie keine Antikörper und gefährdet ihre künftigen Schwangerschaften nicht.

Wichtige Krankheiten des Blutes

Blutarmut (Anämie)

Anämie ist eine häufige Krankheit. Die Patienten bemerken meist nur, dass sie müde und weniger leistungsfähig sind als vorher, dass sie leichter außer Atem geraten, vor allem bei sportlicher Betätigung oder schon beim Treppensteigen. Ihrer Umgebung fällt vielleicht auf, dass sie blass aussehen oder eine etwas gelbliche Haut haben.

Anämie bedeutet, dass der Patient zu wenig rote Blutkörperchen besitzt. Für diesen Zustand gibt es viele mögliche Ursachen; hier werden einige der wichtigsten beschrieben:

- **Blutverlust:** Nach Verletzungen – zum Beispiel bei Unfällen –, die mit der Beschädigung eines größeren Blutgefäßes einhergehen, ist die vorhandene Blutmenge und damit auch die Zahl der roten Blutzellen vermindert, und es dauert eine Weile, bis der Körper den Verlust wieder ausgleichen kann. Das Gleiche geschieht übrigens auch, wenn Sie Blut spenden. (Wenn Sie es regelmäßig tun, lernt das Knochenmark allerdings, rasch wieder für Ersatz zu sorgen.)
  Junge Frauen, die monatlich eine sehr starke oder lange andauernde Periode haben, sind oft anämisch, weil der Körper mit der Bildung der Blutkörperchen nicht mehr nachkommt. Wenn sie sich noch dazu vegetarisch ernähren, fehlt dem Knochenmark Eisen (das vermehrt in Fleisch und Fleischprodukten enthalten ist), um neue rote Blutzellen herzustellen.
  Eine der häufigsten Ursachen für ständigen Blutverlust sind Verletzungen der Magen- oder der Darmschleimhaut, wie sie bei einer chronischen Gastritis oder bei *Darmpolypen* vorkommen können (übrigens auch ohne dass der Betroffene etwas davon merkt).

Tipp

Wie Sie Blutarmut verhindern können

- Ernähren Sie sich ausgewogen; essen Sie vor allem regelmäßig frisches Obst und Gemüse. Vegetarier sollten öfters ihre Blutwerte (*Hämoglobin, Zahl der roten Blutkörperchen, Differential-Blutbild*) von ihrem Arzt überprüfen lassen.
- Halten Sie bei starker Menstruation Rücksprache mit dem Frauenarzt: eventuell sollten Sie sich eine »Pille« verschreiben lassen, mit der die Blutungen schwächer sind.
- Während einer Schwangerschaft sollten Sie als strenge Vegetarierin unbedingt Milchprodukte und Eier essen sowie mit Ihrem Arzt die zusätzliche Einnahme von Eisen- und Folsäure-Präparaten erörtern.
- Bei ständiger Müdigkeit sollten Sie auch an die Möglichkeit einer Anämie denken.

- **Eisenmangel:** Die roten Blutkörperchen haben eine Lebenszeit von ungefähr 120 Tagen. Wenn sie dann in der Milz abgebaut werden, wird das Eisen frei, das Bestandteil ihrer Zelle war. Über die Blutbahn gelangt es wieder ins Knochenmark, wo neue rote Blutzellen entstehen. Da aber nicht alles Eisen wiederverwertet wird, muss man dem Körper täglich eine gewisse Eisenmenge zuführen. Menschen, die sich normal ernähren, brauchen sich darum nicht zu kümmern. Eine ausgewogene Mischung aus pflanzlichen und tierischen Nahrungsmitteln liefert in jedem Fall ausreichende Mengen.

- **Krankheiten des Knochenmarks:** Alle Blutzellen werden im Knochenmark gebildet. Aus unterschiedlichen Stammzellen entstehen entweder rote oder weiße Blutkörperchen und die Blutplättchen. Bei allen Schädigungen des Knochenmarks ist deshalb auch die Produktion der Blutzellen in Gefahr. Es gibt sehr unterschiedliche Gründe für die langsam – oder plötzlich – einsetzende Unfähigkeit des Knochenmarks, Blutzellen zu bilden (der medizinische Fachausdruck lautet: *Aplastische Anämie*). Am häufigsten tritt sie im Zusammenhang mit Medikamenten auf, entweder als allergische Reaktion auf bestimmte Antibiotika oder als Nebenwirkung bei einer gegen Krebszellen gerichteten Chemotherapie. Gelegentlich kann auch eine Viruserkrankung Auslöser sein.
  Eine *Knochenmarks-Punktion*, bei der etwas Mark mit einer Spritze aus dem Knochen gezogen wird (meist aus dem Brustbein), gibt genaueren Aufschluss über die Ursachen einer mangelhaften Blutzell-Produktion. Diese Untersuchung tut übrigens nicht weh, weil die Entnahmestelle vorher mit einem lokalen Betäubungsmittel unempfindlich gemacht wird.

- **Mangel an Vitamin B12 und Folsäure:** Beide Substanzen sind bei der Bildung von neuen Zellen, vor allem bei der Blutbildung von großer Wichtigkeit und ein chronischer Mangel führt zu Anämie, aber auch zu Schleimhautdefekten und zu Nervenerkrankungen.
  Vegetarier leiden häufiger an Anämie
  Da Vitamin B12 ausschließlich in Fleisch (Muskelfleisch, Leber) und in tierischen Produkten wie Milch, Käse oder Eiern vorkommt, können Vegetarier, die sich nur von pflanzlichen Produkten ernähren und jede Art von Milchprodukten oder Eier meiden, ausgesprochene Mangelschäden erleiden.
  Folsäuremangel kommt am häufigsten bei Menschen vor, die in einer schlechten körperlichen Verfassung sind und sich unzureichend oder einseitig ernähren. Wirklich gefährdet sind ungeborene Kinder, deren Mütter sich auf diese Weise unzulänglich ernähren: Bei ihnen versagt in entscheidenden Entwicklungsstadien die Bildung von Zellformationen, so dass sie behindert zur Welt kommen können.
  Behandelt wird der Mangel durch Folsäuretabletten. Sie werden allen Frauen, die schwanger sind oder es werden möchten, dringend empfohlen.

- **Genetische Ursachen:** Zwei vererbte Störungen spielen bei den Anämien eine größere Rolle. Die eine ist die *Thalassämie,* bei der der Aufbau des

Hämoglobins gestört ist. Die andere ist die *Sichelzell-Anämie,* bei der ebenfalls ein Defekt die Bildung von normalem *Hämoglobin* behindert. Bei dieser Krankheit kommt es vor, dass sich die roten Blutkörperchen, sobald sie ihren Sauerstoff im Gewebe abgeladen haben, plötzlich umformen (unter dem Mikroskop sehen sie tatsächlich wie kleine Sicheln aus) und mit dieser neuen, krankhaften Form kleinste Blutgefäße verstopfen – ein sehr schmerzhaftes, anfallsartig auftretendes Leiden, gegen das es noch keine Behandlungsmöglichkeit gibt.

Die Gefahren von »zu dickem« Blut

Während eine zu geringe Zahl von roten Blutkörperchen die Sauerstoffversorgung des Körpers behindert, bedeuten zu viele Blutzellen ebenfalls eine Gefahr: Wenn nämlich der Anteil der Zellen im Verhältnis zum *Plasma,* also zum wässrigen Bestandteil des Blutes, zu groß wird, dann ist das Blut automatisch dickflüssiger und kann nicht mehr so leicht in den Adern strömen. Dickes Blut aber bedeutet schlechtere Durchblutung und größere Gefahr von Thrombosen, von Sehstörungen und hohem Blutdruck. (Raucher haben oft zu viele rote Blutkörperchen – ein Versuch ihres Körpers, den chronischen Sauerstoffmangel, unter dem das Gewebe leidet, zu beheben.)

Raucher haben oft zu dickes Blut

Gegen zu dickes Blut helfen Aderlässe und höhere Flüssigkeitszufuhr.

Leukämie – die weißen Blutkörperchen wuchern

Leukämie bezeichnet eine Gruppe von Krankheiten, die durch das hemmungslose Wachstum von weißen Blutzellen – man spricht auch von »Blutkrebs« – charakterisiert sind. Dieses ungeordnete Wachstum geht aus von einigen Stammzellen im Knochenmark, die, so vermutet man, möglicherweise die Neigung zu wilder Vermehrung als Erbgut mitbekommen haben und bei denen dann durch eine zusätzliche Schädigung – beispielsweise radioaktive Strahlen oder chemische Dämpfe – die Katastrophe beginnt.

Obwohl es viele unterschiedliche Leukämieformen gibt, die sich entweder ganz akut oder langsam über Jahre entwickeln, sind sie alle aus demselben Grund gefährlich: Durch das unkontrollierte Wachstum dieser *Leukozyten* wird die Bildung gesunder Zellen im Knochenmark zurückgedrängt und die Patienten erkranken an Anämie, Gerinnungsstörungen und Infektionen, weil auch ihr Immunsystem nicht mehr funktioniert.

Übrigens: Bei Kindern werden heute bereits über 75 Prozent aller Leukämiefälle geheilt! Bei Erwachsenen ist die Zahl leider längst nicht so hoch.

Wichtige Blutwerte und was sie bedeuten

Name	*Bedeutung*	*Normalwert*
Erythrozyten (Ery)	Zahl der roten Blutkörperchen	4,5 bis 5,0 T/l
Leukozyten (Leuko)	Zahl der weißen Blutkörperchen	4000–9000/µl
Thrombozyten (Thrombo)	Zahl der Blutplättchen	150000 –380000µl
Hämoglobin	Blutfarbstoff	12–14 g/%
Hämatokrit	»Blutdicke«	38–45%
Blutkörperchen-Senkungs-geschwindigkeit (BKS)	Anzeichen für Entzündung	4–8 mm/std
Glucose (nüchtern)	Zuckerspiegel	75–110 mg%
HBA1c	Langzeit-Zuckerwert	6–6,5 %
Kreatinin (Krea)	Nierenfunktion	bis 1,2 mg%
Harnsäure (Hsr)	Harnsäurespiegel	3,6–6,8 mg%
Eisen (Fe)	Eisenspiegel	50–150 mg%
Ferritin	Eisenvorräte im Körper	12–200 ng/ml
Cholesterin (Chol)	gesamtes Cholesterin	bis 230 mg%
HDL-Cholesterin	»gutes« Cholesterin	mindestens 40 mg%
LDL-Cholesterin	»schlechtes« Cholesterin	bis 150 mg%
Triglyceride (Trigl)	andere Blutfette	bis 160 mg%
Eiweiß	Eiweiß im Blut	6–8 g/l
Bilirubin (Bili)	Gallenfarbstoff	0,3–1,5 mg%
APH	erhöht bei Leber- und Gallestörungen	30–120 U/l
GOT	erhöht bei Leberstörungen	0–35 U/l
GPT	erhöht bei Leberstörungen	0–35 U/l
Lipase	erhöht bei Störungen der Bauchspeicheldrüse	bis 160 U/l
TSH	Schilddrüsenfunktion	0,4–5 mU/l
Kalium (K)	Kaliumspiegel	3,5–5 mmol/l
Natrium (Na)	Natriumspiegel	136–145 mol/l
Calzium (Ca)	Kalziumspiegel	2,2–2,6 mol/l
Magnesium (Mg)	Magnesiumspiegel	0,8–1,2 mol/l

Die Normalwerte können je nach Labor unterschiedlich sein, vor allem, wenn andere Maßeinheiten verwendet werden.
Vergleichen Sie also Ihre persönlichen Werte nur mit Ziffern, hinter denen dieselben Abkürzungen stehen – zum Beispiel mg% (Milligramm pro 100 Kubikzentimeter) oder mmol/l (Millimol pro Liter).

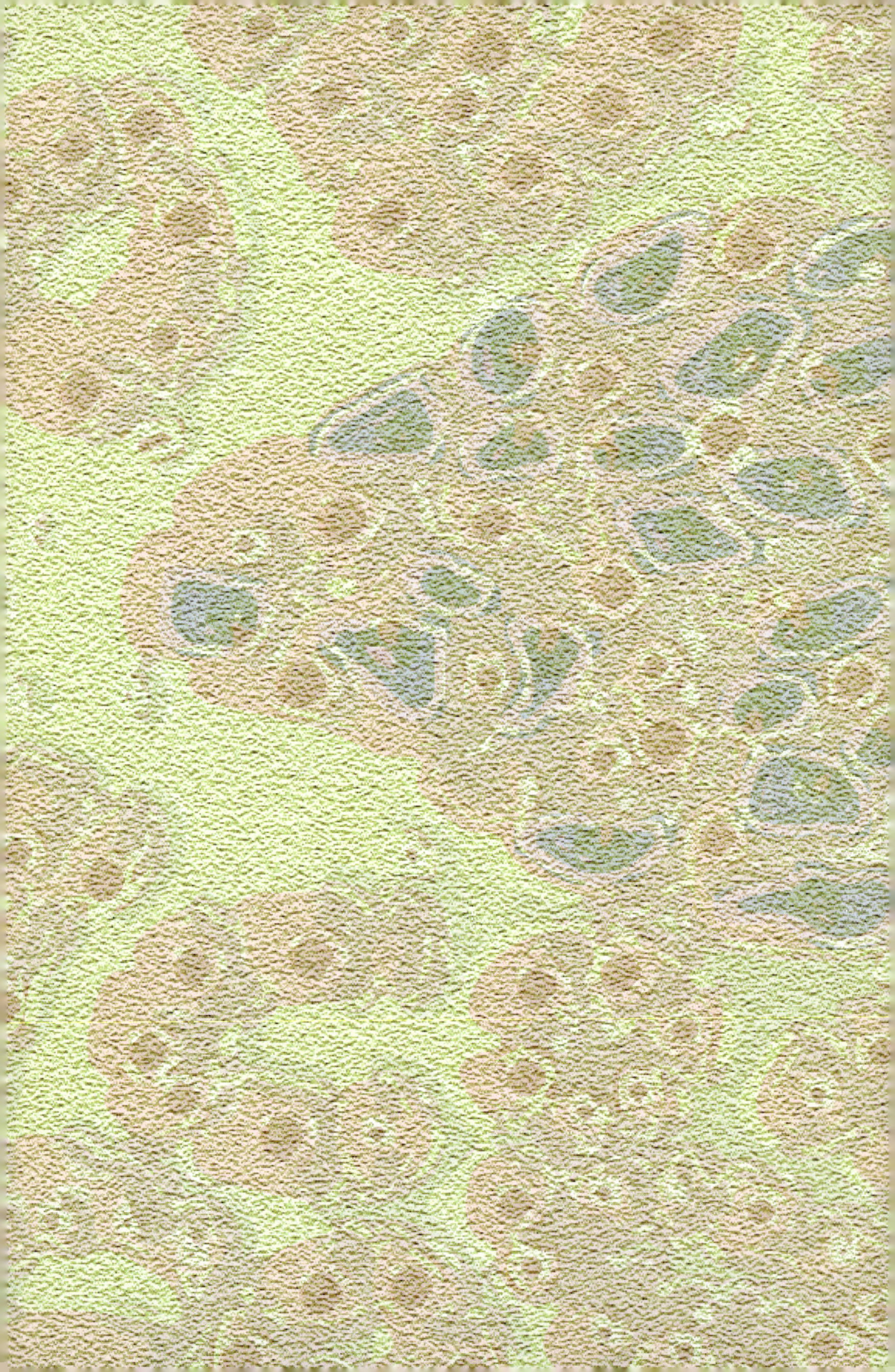

KAPITEL 13

Hormone und Stoffwechsel

In jeder Sekunde läuft in unserem Körper eine unvorstellbar große Zahl von biochemischen Reaktionen ab, die sich wechselseitig beeinflussen. Es sieht so aus, als hätte man erst einen kleinen Teil dieser Vorgänge entschlüsselt. Immerhin wissen wir bereits ganz gut Bescheid über Organe, die Hormone produzieren, wie die Schilddrüse, und über so häufige Krankheiten wie Diabetes, Gicht und Störungen des Fettstoffwechsels.

»Verschlüsselte Botschaften« hat man die Hormone genannt, die im Körper in bestimmten Drüsen hergestellt werden und dann im Blutstrom zu den Zielorganen gelangen. Es gibt unzählige Hormone. Gerade haben die Wissenschaftler wieder ein neues entdeckt: das *Leptin,* das den Hunger und damit das Körpergewicht beeinflussen soll.

Da diese Stoffe alle sehr intensive Wirkungen haben, ist die Steuerung der Hormonmengen eine knifflige Aufgabe für den Körper. Auf welch raffinierte Weise dies geschieht und wie Hormone und Stoffwechsel ineinandergreifen, möchte ich Ihnen in diesem Kapitel schildern.

Insulin und der Zuckerstoffwechsel

Ein sportlicher Mann in den »besten Jahren«, schlank, erfolgreich, gesundheitsbewusst: Er klagt ein paar Tage lang über Müdigkeit und Übelkeit. Dann findet ihn seine Frau morgens am Boden liegend, bewusstlos. In der Klinik fällt sofort auf, dass der Patient unter starkem Flüssigkeitsmangel leidet, die Atmung ist verlangsamt und unnatürlich tief, die Laboruntersuchungen zeigen einen Glucosewert von über 500 mg% an. Die Diagnose ist klar: Koma als Folge einer bis dahin nicht erkannten Zuckerkrankheit oder Diabetisches Koma, *wie die Ärzte sagen.*

Das Hormon, das der Körper braucht, um seinen wichtigsten Energielieferanten, die Glucose, zu verwerten, ist das Insulin, das er in den *Inselzellen* der Bauchspeicheldrüse herstellt. Glucose (eine Art Zucker) entsteht bei der Verarbeitung von kohlehydratreichen Nahrungsmitteln wie Brot, Reis, Nudeln, Stärke, Mehl und natürlich den zuckerhaltigen Speisen im Darm. Sie gelangt dann in den Blutstrom und nimmt Kurs auf Leber-, Muskel- und Gehirnzellen. Der Einbau in diese Zellen ist aber, wie gesagt, nur möglich, wenn genügend Insulin vorhanden ist.

Die Produktion des Insulins unterliegt nicht, wie die vieler anderer Hormone, der Steuerung durch das Gehirn, sondern wird durch die Höhe des Glucosespiegels im Blut bestimmt. Ein zweites Hormon, das *Glucagon,* das ebenfalls in der Bauchspeicheldrüse entsteht, hilft bei der Feinregulierung.

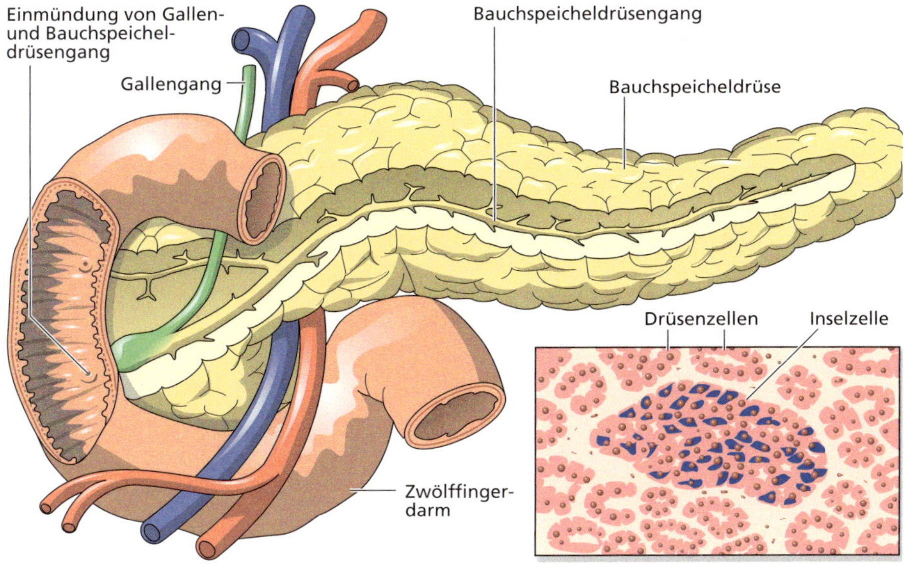

Die Bauchspeicheldrüse stellt Verdauungshormone und das Insulin her.

Diabetes mellitus – Krankheit mit zwei Gesichtern

Das Phänomen der Zuckerkrankheit oder Diabetes wird im Grunde durch zwei unterschiedliche Stoffwechselstörungen hervorgerufen. Beiden gemeinsam ist, dass Glucose nicht in die Zellen eindringen kann. Sie steht sozusagen vor verschlossener Tür. Als Folge steigt der Glucosegehalt des Blutes stark an, während die Muskel- und Gehirnzellen »verhungern«.

Beim so genannten **Typ-1-Diabetes**, der meist junge Menschen betrifft, fehlt der »Schlüssel« zur Tür, das Insulin, weil die Inselzellen der Bauchspeicheldrüse durch eine Virusinfektion oder eine Autoimmunkrankheit zugrunde gegangen sind (der genaue Mechanismus ist immer noch umstritten). Auch im oben beschriebenen Fall des plötzlichen diabetischen Komas war dem Versagen der Bauchspeicheldrüse *(Pankreas)* eine Virusinfektion vorausgegangen. Solche Patienten sind lebenslang auf die Zufuhr von Insulin durch Spritzen angewiesen – es sei denn, sie erhalten durch eine Transplantation eine neue Bauchspeicheldrüse.

Der **Typ-2-Diabetes** betraf früher fast nur ältere Leute. Heute erkranken immer mehr Jüngere, sogar Kinder. Schuld ist das Übergewicht so vieler Menschen, das eine »Insulinresistenz« verursacht. Das heißt, die Bauchspeicheldrüse stellt noch genügend Insulin her, der Körper kann es aber nicht mehr verwerten. Bildlich gesehen ist der Schlüssel zur Zelle vorhanden – das Schloss aber völlig ausgeleiert und dadurch nicht mehr zu öffnen.

Wer ist gefährdet?

Die Möglichkeit oder Wahrscheinlichkeit, Diabetes zu bekommen, hängt einerseits von Erbfaktoren ab; zum anderen übt das Ernährungsverhalten einen starken Einfluss aus. Sie sind gefährdet:

- Wenn Diabetesfälle in der engsten Familie aufgetreten sind (bis zu 40 Prozent der Kinder von Typ-2-Diabetikern werden im höheren Alter auch zuckerkrank, es sei denn, sie vermeiden alle weiteren Risikofaktoren).
- Bei länger bestehendem Übergewicht (mehr als 25 Prozent über dem für Sie geltenden Normalgewicht über einen Zeitraum von ca. 25 Jahren).
- Bei chronischem Bewegungsmangel.

Zuviel Zucker im Blut – was bedeutet das?

Das Versagen des normalen Zuckerstoffwechsels hat gefährliche Folgen für den ganzen Körper. Während einerseits die Energiezufuhr für Muskelzellen und Gehirn gestört ist, kreisen im Blut große Mengen von Zuckermolekülen. Die Niere versucht, so viel Zucker wie möglich auszuscheiden, indem sie große Mengen an Harn produziert. Deshalb ist eines der ersten Symptome einer Zuckerkrankheit großer Durst und ein starker Harnfluss. (Der Name »Diabetes« bedeutet »Hindurchgehen« oder »Hindurchfließen«.) Bestehen die erhöhten Blutzuckerwerte über längere Zeit, dann kommt es zu schweren Schäden an den Blutgefäßen, vor allem an den kleinsten Adern, den *Kapillaren*. Unglücklicherweise sind gerade diese winzigen Gefäße wesentlich für die Sauerstoffversorgung vieler Organe, zum Beispiel der Augen und der Nieren.

Nur eine optimale Behandlung des Diabetes erhält den Patienten die Lebensqualität

Es muss ganz klar gesagt werden, dass nur die optimale Behandlung der Zuckerkrankheit dem Patienten eine gute Lebensqualität und ein langes Leben sichert.

Bin ich zuckerkrank?

Das sind typische Warnzeichen:

- *Starker Durst, Ausscheidung großer Mengen von Urin*
- *Müdigkeit*
- *Schlecht heilende Wunden*
- *Pilzinfektionen der Haut*
- *Taubheitsgefühle oder Brennen an den Füßen*
- *Sehstörungen*
- *Muskelschwäche*

Spritzen – Tabletten – Diät

Im Jahre 1920 gelang erstmals die Isolierung von Insulin durch die Forscher *Charles Herbert Best* und *Frederick Grant Banting*. Kurz danach konnte es hergestellt werden und seither rettet es Millionen von Menschen das Leben. (Der erste Patient, den die Wissenschaftler erfolgreich damit behandelten, war übrigens ihr kleiner Hund, der auch an Diabetes litt.)

Die Behandlung des Diabetes richtet sich nach der zugrunde liegenden Störung. Das bedeutet, dass beim Typ-1-Diabetes das fehlende Insulin durch tägliches Spritzen zugeführt werden muss (demnächst kommt ein Nasenspray auf den Markt, der das lästige Spritzen dann überflüssig machen wird).

Beim Typ-2-Diabetes kommt es zunächst einmal darauf an, eine Normalisierung des Körpergewichts zu erreichen. Ich habe es selbst häufig bei Patienten erlebt, dass der Stoffwechsel sich dadurch völlig normalisierte und keine weiteren Maßnahmen mehr nötig waren, außer vielleicht der Vermeidung von Süßigkeiten. Den zweiten dringenden Ratschlag, den die Ärzte diesen Patienten geben, lautet: Sport treiben oder sich zumindest viel bewegen. (Durch die Muskeltätigkeit wird das Insulin nämlich besser ausgenützt.) Nur wenn sich mit diesen Maßnahmen der Blutzuckerspiegel nicht normalisieren lässt, erhält der Patient Tabletten, die die Insulinverwertung unterstützen. Kommt es zum Versagen der eigenen Insulinproduktion, dann müssen auch diese Patienten täglich das Hormon spritzen (keine Angst, selbst 80-Jährige können das problemlos selbst machen).

Gibt es eine ideale Diabetes-Diät?

Die Auffassung über Diät für Diabetiker hat sich in den letzten Jahren gewandelt. Nicht die Vermeidung von Kohlehydraten sollte nach Meinung der Spezialisten an erster Stelle der Maßnahmen stehen, sondern die Gewichtsnormalisierung. Dementsprechend werden die Empfehlungen, die die Ärzte und Diätassistenten den Patienten geben, viel mehr als früher den Bedürfnissen und auch den Vorlieben der Einzelnen angepasst.

Als Erstes muss die Kalorienmenge festgelegt werden. Sie richtet sich danach, wie alt und wie aktiv der Patient ist, und danach, ob er abnehmen, zunehmen oder sein Gewicht halten sollte. Dann werden die Anteile der einzelnen Grundnahrungsstoffe geplant: Ungefähr 10 Prozent der täglichen Kalorienmenge sollten durch Eiweißprodukte – mageres Fleisch, Fisch, Magerquark – gedeckt werden. Die Menge der Fette richtet sich ebenfalls nach dem Gewicht und danach, ob zusätzlich eine Fettstoffwechselstörung vorliegt. Sie sollte 30 Prozent der täglichen Kalorienmenge nicht übersteigen. Dann bleiben noch 60 Prozent, die aus Kohlehydraten bestehen sollen: Vollkornbrot und Nudeln, aber auch Kartoffeln und viele, möglichst

Diabetiker können ein weitgehend normales Leben führen

ballaststoffreiche Gemüsesorten und Salate. Verboten bleiben nur diejenigen Kohlehydrate, die einen zu schnellen Anstieg der Glucose im Blut verursachen: Süßigkeiten, weißer Zucker und zuckerhaltige Getränke. Vorsicht auch mit Alkohol!

Für das Zusammenstellen der Mahlzeiten braucht man also eine leicht überschaubare Kalorientabelle und etwas Zeit. Denn man sollte bei den Mahlzeiten auch noch berücksichtigen, dass idealerweise 20 Prozent der Kalorien jeweils am Morgen und am Mittag verzehrt werden, 30 Prozent am Abend und die restlichen 30 Prozent aufgeteilt auf kleine Zwischenmahlzeiten am Vormittag, am Nachmittag und vor dem Zubettgehen.

Selbstverständlich kann man auch noch mit den guten alten »Broteinheiten« und Austauschtabellen arbeiten – aber mehr Spaß macht das Essen, wenn man freier ist in seinen Entscheidungen. Und gerade Diabetiker müssen, wenn sie einigermaßen gesund alt werden wollen, eigenverantwortlich handeln.

Spätfolgen vermeiden!

Für den Patienten hängt tatsächlich alles davon ab, wie intelligent und konsequent er mit seiner Krankheit umgeht und über lange Zeiträume eine gute Blutzuckereinstellung schafft. Ständig überhöhte Werte haben, wie schon erwähnt, eine verheerende Wirkung auf die Blutgefäße. Besonders gefährdet sind die Arterien der Augen – es droht Erblindung! Bedroht sind auch die Nieren, die im Laufe der Jahre versagen und die Patienten an die Dialyse bringen können. Gefährdet sind die Hirnarterien – Schlaganfall ist die am meisten gefürchtete Komplikation des Diabetes – und die Gefäße der Beine, wobei der Patient die dort entstehenden Geschwüre zunächst oft nicht bemerkt, weil auch sein Schmerzempfinden durch eine Nervenschädigung nicht mehr funktioniert. All diese Folgen der Krankheit gilt es zu vermeiden. Immer mehr Diabetiker setzen sich deshalb aktiv mit ihrer Krankheit auseinander und lernen, ihr Verhalten darauf einzustellen. Sie können dabei ein weitgehend normales Leben führen, Sport treiben, Kinder bekommen, Feste feiern.

Die entscheidenden Voraussetzungen sind hier zusammengefasst:

Die wichtigsten Fragen zu Diabetes

Frage: Wie erreiche ich eine gute Stoffwechseleinstellung?

Antwort: Sie selbst sind für Ihren Stoffwechsel verantwortlich! Das bedeutet, dass Sie regelmäßig Blutzucker messen und sowohl Ihre Mahlzeiten, als auch Ihre Medikamente, vor allem das Insulin, selbständig festlegen sollten. Bei älteren Leuten macht das der Arzt oder eine betreuende Krankenschwester.

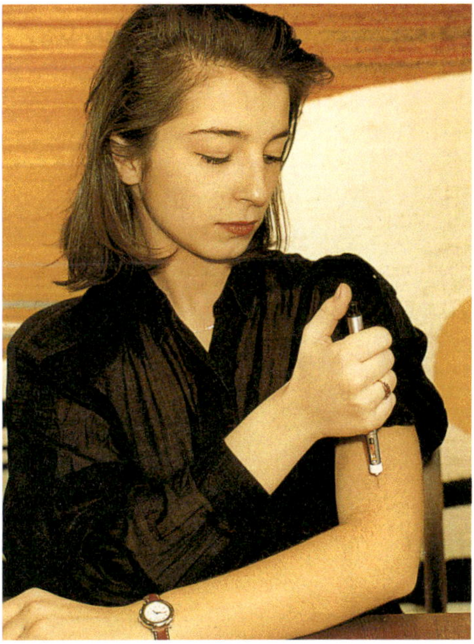

Der »PEN« macht die Injektion von Insulin sehr einfach.

Frage: Wie kann ich das lernen?

Antwort: Sie müssen geschult werden. Und zwar von Leuten, die ihrerseits bestens informiert sind. Gehen Sie regelmäßig in ein Zentrum, das ein anerkannter Facharzt, ein *Diabetologe,* leitet. Die Ärztekammer oder Selbsthilfevereine haben die Adressen. Und die Kassen zahlen dafür. Ihr Hausarzt wird sie bei Bedarf in der übrigen Zeit betreuen.

Frage: Woran erkenne ich, dass mein Diabetes gut eingestellt ist?

Antwort: Lassen Sie regelmäßig den **Langzeit-Zuckerwert »HBA1c«** bestimmen. Er sagt am meisten aus über die Qualität der Einstellung. Im Idealfall sollte er 7 bis 7,5 % nicht übersteigen.

Frage: Was bedeutet »Intensivierte Insulintherapie« ?

Antwort: Eine Methode, die die natürliche Insulinausschüttung nachahmt. Es werden zweimal pro Tag Injektionen mit einem länger wirkenden Insulin als Basistherapie gespritzt und zusätzlich noch zu jeder Mahlzeit ein kurz wirkendes. Mit dem modernen Injektionsgerät, dem »PEN«, ist das kein Aufwand. Die Kontrolle der Zuckerwerte muss allerdings öfter erfolgen. Bei älteren Leuten genügen meist zwei Spritzen pro Tag.

Frage: Wie vermeide ich »Unterzucker«?

Antwort: Unterzucker oder **Hypoglykämie** bedeutet, dass der Glucosespiegel im Blut gefährlich niedrig geworden ist, entweder, weil man zuviel Insulin gespritzt hat oder weil man nach dem Spritzen nichts gegessen hat. Sobald der Patient die Symptome merkt – Zittrigkeit, Schwitzen, Heißhunger – muss er sofort ein Stück Traubenzucker oder etwas Ähnliches essen. Auch bei der Einnahme von Diabetes-Tabletten kann es manchmal zu einem solchen Zustand kommen.

Frage: Warum sollen Diabetiker ihre Füße regelmäßig kontrollieren?

Antwort: Weil bei ihnen sehr leicht **Druckgeschwüre an den Füßen** entstehen können, ohne dass sie es spüren. Die Heilung ist langwierig. Es besteht immer die Gefahr, dass man eine Zehe oder gar den Fuß amputieren muss.

Frage: Was sollte man noch regelmäßig untersuchen?

Antwort: Kontrollieren muss man die Augen und die Nieren. Gerade bei beginnenden Veränderungen der Netzhaut kann man heute mit dem Laser sehr gute Ergebnisse erzielen. Und für die belasteten Nieren gibt es spezielle Medikamente.

Frage: Was bedeutet »Schwangerschafts-Diabetes« ?

Antwort: Ein relativer **Mangel an Insulin,** wenn der Bedarf wegen des Kindes erhöht ist. Wenn das Problem nicht erkannt wird, kann der erhöhte Blutzucker dazu führen, dass das Baby übermäßig stark wächst – mit entsprechenden Folgen für die Geburt. Der Zustand normalisiert sich im Allgemeinen nach der Schwangerschaft wieder.

Die Schilddrüse

Ich verbrenne!« »Ich friere so!« Nur ein Unterschied von wenigen Mikrogramm eines Hormons im Blut bewirkt diese beiden extremen Klagen. Die Schilddrüse, das kleine, kaum 40 Gramm schwere Organ, das schmetterlingsförmig vorne am Hals, direkt vor der Luftröhre liegt, steuert die wichtigsten Funktionen unseres Körpers. Vor allem Herzschlag, Verdauung, Gehirntätigkeit, Körpertemperatur und vieles andere werden von ihr entscheidend beeinflusst. Die von ihr produzierten Hormone – die *Schilddrüsenhormone* – regulieren nämlich die Geschwindigkeit, mit der Verbrennungsvorgänge, also die Energie- und Sauerstoffumsetzung in der Körperzelle, stattfinden.

Produziert die Schilddrüse zu wenig Hormone, besteht also eine Unterfunktion des Organs, dann lebt der Körper nur auf »Sparflamme«, gleichsam wie im Winterschlaf: Das Herz schlägt langsam, die Körpertemperatur sinkt, die Nahrung wird nicht mehr in Energie umgesetzt, sondern als Fett abgelagert; auch das Denken ist gestört – bis hin zum Schwachsinn. Kreisen wegen einer Überfunktion des Organs zu viele Schilddrüsenhormone im Körper, so passiert das Gegenteil: Das Herz rast, die Haut schwitzt und fiebert, die Muskeln zittern, der Patient verliert an Gewicht. Im schlimmsten Fall wirkt das Hormon als »Gift« – Herz und Kreislauf sind dem Aufputschmittel nicht mehr gewachsen, der Mensch »verbrennt« innerlich.

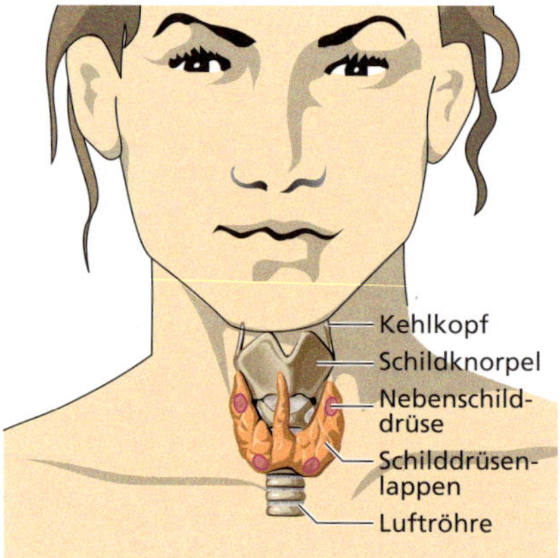

Die Schilddrüse steuert den Stoffwechsel unseres Körpers.

Wie kann das passieren? Wieso gerät die Hormonproduktion plötzlich so außer Kontrolle? Um das zu verstehen, muss man zunächst wissen, wie diese Kontrolle normalerweise funktioniert.

Hypophyse – Herrin der Hormone

Viele Leute behaupten, es sei sehr schwierig zu begreifen, wie der Körper die Produktion seiner vielen lebenswichtigen Hormone steuert. Ich finde das Prinzip eigentlich einfach und sehr einleuchtend: Es ist alles eine Frage der Kommunikation.

Die Zentrale besteht aus einem kleinen Organ an der Unterseite des Gehirns, der *Hirnanhangdrüse* oder *Hypophyse,* die man als Herrin über die Hormonproduktion bezeichnen könnte. Hier ist eine 24-Stunden-Überwachungsanlage in Betrieb, die aus dem Blutstrom ständig die Höhe der dort kreisenden Hormonmengen misst. Aus der Zentrale gehen regelmäßig Botschaften an die Adresse der Drüsen, die die Hormone fabrizieren: Alles in Ordnung, weiter so. Fällt jedoch der Spiegel eines der Hormone unter eine bestimmte Marke, dann leuchtet in der Anlage eine Art Warnlampe auf. Danach schickt die Zentrale sofort gezielt eine (chemische) Botschaft, auch wieder auf dem Blutweg, an das Organ, das zuständig ist für Herstellung des Hormons mit der Aufforderung: Produktion erhöhen! Zeigen die Messwerte hingegen zu hohe Hormonmengen an, dann unterbleibt die Routine-Aufforderung »weiter so« und zwar so lange, bis die Produktion wieder ein Normalmaß erreicht.

Da im Körper meistens doppelte und dreifache Sicherungen für alle Systeme eingerichtet sind, gibt es auch für die Hirnanhangdrüse noch eine Kontrollinstanz, den *Hypothalamus* im so genannten *Zwischenhirn.* Er überwacht, quasi als Chef, die Tätigkeit der Hormonanlage und kann seinerseits wieder Chemobotschaften an die Steuerzentrale senden.

Die Ärzte bedienen sich nun dieser Botenstoffe, die da zwischen Zentrale und Fabriken hin- und hergehen. Sie fischen sie aus dem Blutstrom und können aus ihrer Menge Rückschlüsse auf das Funktionieren der hormonproduzierenden Organe ziehen.

Die Probleme mit den hormonproduzierenden Organen beginnen, wenn Teile der Anlage meutern und sich einen Teufel um die Anweisungen aus der Zentrale scheren.

Bei der Schilddrüse sind das zum Beispiel Knoten, die im Gewebe entstehen und die man als »heiß« oder als »autonom« bezeichnet, wenn sie große Mengen von Schilddrüsenhormonen fabrizieren. Es gibt auch »kalte« Knoten, die sich an der Hormonproduktion überhaupt nicht beteiligen, die aber dennoch weiter wachsen und unter Umständen auch einmal bösartig werden können.

Manchmal läuft die ganze Schilddrüse aus dem Ruder; man spricht dann von *diffuser Autonomie.*

Die Schilddrüse soll untersucht werden

Es ist sehr wichtig, dass die Schilddrüse und ihre Funktion routinemäßig kontrolliert werden. Gerade in Gegenden, die unter Jodmangel leiden – das sind in Deutschland und Österreich große Gebiete –, neigen die Menschen zu einer Vergrößerung des Organs. Da aber aus einem zunächst harmlosen »Kropf« leicht weitere Störungen entstehen können (siehe auch Seite 285), muss man rechtzeitig dafür sorgen, dass der Kropf behandelt wird – oder gar nicht erst entsteht.

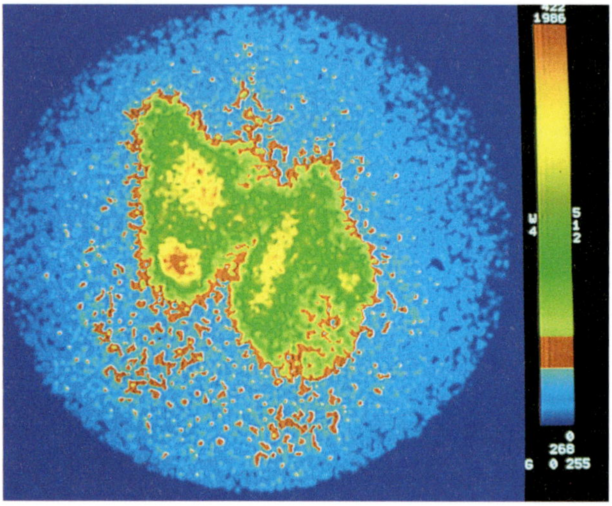

Das Szintigramm der Schilddrüse zeigt Bereiche mit hoher und niedriger Aktivität.

Facharzt für das Gebiet der Hormone ist der **Endokrinologe,** ein besonders geschulter Internist, der folgende Untersuchungsmethoden anwendet:

- **Tastbefund,** mit dem er Lage und Umfang des Organs feststellt und gleichzeitig spürt, ob in der Drüse erhöhte Blutmengen kreisen.
- **Ultraschall,** der, wie Sie wissen, völlig ungefährlich und schmerzlos ist. Mit diesem Gerät sieht man die Gewebestruktur, sieht Knoten und kann auch schon etwas über die Funktion aussagen
- **Szintigraphie,** bei der eine radioaktive Flüssigkeit in eine Vene gespritzt wird, die dann in der Schilddrüse, und nur dort, kurzfristig nachweisbar ist und zwar mit Hilfe einer so genannten *Gamma-Kamera.* Das Gerät, das einem Geiger-Zähler ähnelt, »tastet« die Schilddrüse ab und erkennt dadurch die »heißen« Bezirke, nämlich die Orte im Organ, in denen vermehrt Hormone hergestellt werden; erkennt aber auch die »kalten« Knoten. Die damit verbundene Strahlenbelastung ist nur gering.
- **Laborbefunde** geben über alle Botenstoffe Auskunft, die für die Schilddrüse oder ihre Steuerzentralen wichtig sind.

Die größte Gefahr für die Schilddrüse ist der **Jodmangel.** Mehr als 30 Prozent der Bevölkerung (und sogar 50 Prozent der Jugendlichen) leiden unter diesem Defizit. Das Wasser in unserem Land und damit auch die hier produzierten Lebensmittel enthalten viel zu wenig Jod. Es gibt zwar jodiertes Salz, aber es besteht keine zwingende Vorschrift für seine Verwendung. Da die Schilddrüse aber unbedingt Jod braucht, um ihre Hormone herzustellen, reagiert sie auf den Mangel, indem sie mehr Drüsengewebe bildet, um auch noch das letzte Molekül der Substanz aus dem Blut zu ergattern. Die Folge ist eine Vergrößerung des Organs mit allen üblen Folgen.

Ein Kropf ist nicht nur ein Schönheitsfehler, sondern eine Krankheit

Vor allem bei Kindern wirkt sich Jodmangel oft katastrophal aus: Minderwuchs, Bewegungsstörungen und Lernschwäche können auftreten. Deshalb sollte man auch bei Kindern die Schilddrüse regelmäßig untersuchen lassen.

Eine vergrößerte Schilddrüse – die Ärzte sagen *Struma* – kann sich vor allem bei jüngeren Patienten wieder zurückbilden, wenn sie Jodtabletten einnehmen. (Manchmal wird der Arzt auch zusätzlich Schilddrüsentabletten oder ein Kombinationspräparat verordnen.) Wenn keine Behandlung erfolgt, entwickeln sich im Laufe der Zeit Knoten, Zysten und Kalkablagerungen. Ist auf diese Weise die normale Architektur des Gewebes zerstört, gibt es keine Rückbildung mehr. Im weiteren Verlauf können sich in den Knoten Zonen bilden, die der Steuerung durch die Hirnanhangdrüse nicht mehr gehorchen; es

So überflüssig wie ein Kropf...

In den bayerischen Gebirgstälern, da, wo der Jodmangel am stärksten ist, konnte man noch vor einigen Jahren einheimischen Bauern und Bäuerinnen begegnen, die einen riesigen Knotenkropf vor sich her trugen, und oft findet man in Antiquitätenläden die alten »Kropfketten«, die die Frauen um ihre verdickten Hälse legten, als Tarnung und Schmuck zugleich.

Heute sollte eigentlich niemand mehr einen Kropf bekommen, nicht nur aus kosmetischen Gründen. Schließlich ist es nicht so schwer, dieser Krankheit rechtzeitig vorzubeugen, wenn Sie:

- nur Jodsalz verwenden
- oft Meeresfische essen (die viel Jod enthalten)
- die Schilddrüse in der Schwangerschaft sorgfältig überwachen lassen – auch im Interesse des erwarteten Kindes
- Jod- oder Schilddrüsentabletten, die ihnen der Arzt verschreibt, zuverlässig einnehmen
- Ihren Bäcker und Metzger bitten, ebenfalls Jodsalz für die Brot- bzw. Wursterzeugung zu verwenden

können sich aber auch Zellnester entwickeln, die, wenn auch selten, zu einer Entartung, also zur Entstehung von Krebs neigen. Um das zu verhindern und um den Druck auf andere Organe, vor allem auf die Luftröhre, zu beseitigen, muss eine Knotenstruma meistens irgendwann operiert werden.

Kann das die Schilddrüse sein?

Auch andere Erkrankungen der Schilddrüse sind recht häufig. Meistens führen sie zu einer Über- oder Unterfunktion der Drüse.

Zeichen für eine Überfunktion:
- *Unerklärliche Gewichtsabnahme*
- *Hitzeunverträglichkeit und ständiges Schwitzen*
- *Durchfälle*
- *feuchte Haut*
- *Fieber*
- *Haarausfall*
- *Herzrasen*
- *Schlafstörungen*
- *Nervosität*
- *Depressionen*
- *Muskelschwäche*

Zeichen für eine Unterfunktion:
- *Unerklärliche Gewichtszunahme*
- *ständiges Frieren*
- *träge Verdauung*
- *vergrößerte Zunge*
- *trockene Haut*
- *starke Müdigkeit*
- *Haarausfall*

Allgemein:
- *Verdickung des Halses*
- *Schmerzen beim Berühren des Halses*
- *Sehstörungen*

Überfunktion (Hyperthyreose)

Für die Behandlung dieses Zustandes ist es wichtig, zwischen den unterschiedlichen Formen der Überfunktion zu unterscheiden:

- **Ein »heißer« Knoten:** Schilddrüsengewebe, das unkontrolliert große Mengen von Hormonen produziert, während der Rest der Schilddrüse oft noch dem Regelmechanismus gehorcht.
- **Die diffuse, das heißt allgemeine Überfunktion,** bei der das ganze Organ übermäßig viele Hormone abgibt.
- **Die *Basedow-Erkrankung*,** die eine Autoimmunkrankheit ist und bei der neben der Überfunktion der Schilddrüse oft auch Gewebewucherungen in den Augenhöhlen entstehen, die die Augen hervortreten lassen – ein großes Problem für die Betroffenen.

So ähnlich muss es in der Hölle sein. Ich hatte das Gefühl, ein Feuer tobt in mir, der ganze Körper war in Aufruhr«, schildert die Patientin ihre Erkrankung. Es begann damit, dass sie eine ständige innere Unruhe verspürte. Sie war launisch, depressiv, nervös, konnte nicht mehr schlafen. Dann traten Durchfälle und eine ausgeprägte Muskelschwäche auf. In kurzer Zeit nahm sie fünf Kilo ab. Der erste Arzt, den sie aufsuchte, stellte zwar fest, dass sie erhöhte Temperatur und einen raschen Puls hatte, vermutete aber zunächst eine Darminfektion und verordnete Antibiotika. Erst als es ihr nach zwei Wochen noch schlechter ging, überwies er sie an einen Internisten mit der Verdachtsdiagnose – die sich dann bestätigte: Schilddrüsen-Überfunktion.

In allen Fällen wird der Arzt als Erstes Medikamente geben, die die Hormonproduktion hemmen und damit den Patienten ihre innere Stabilität wieder geben. Bis dieser Zustand erreicht ist, können allerdings einige Wochen vergehen. Danach steht die Frage der Langzeit-Therapie zur Entscheidung an.

Jungen Menschen wird man wahrscheinlich zu einer **Operation** raten, bei der nur ein Rest der Schilddrüse belassen wird, gerade so viel, dass danach die Produktion der nötigen Hormone möglich bleibt. Älteren Patienten, denen man die Operation lieber ersparen möchte, schlägt man eine **Radiojod-Therapie** vor, die meist genauso wirksam ist. Die Ärzte machen sich dabei die Tatsache zunutze, dass die Schilddrüse zur Herstellung der Hormone Jod braucht. Man gibt dem Patienten deshalb ein Getränk mit einer bestimmten Menge von radioaktiv gemachtem Jod, das dann genau von den Gewebeteilen des Organs an sich gerafft und eingelagert wird, die die Überfunktion verursachen. Durch die Wirkung der Strahlen werden diese Bezirke ausgeschaltet; der Rest des Körpers bleibt von der radioaktiven Substanz verschont.

Operation oder Strahlentherapie heilen die Drüse

Im Falle einer *Basedow-Erkrankung* warten die Ärzte meistens länger ab, da die Krankheit oft von selbst abklingt. Wenn die Augen sehr stark beteiligt sind, gibt es die Möglichkeit einer Bestrahlung der Augenhöhlen oder sogar einer plastischen Operation (die allerdings nur wenige Spezialisten beherrschen).

Unterfunktion (Hypothyreose)

Die Ursachen für eine Unterfunktion der Schilddrüse sind zahlreich. Babys können schon mit einer verkümmerten Schilddrüse geboren werden und sind dann in großer Gefahr, sich – auch geistig – nicht richtig zu entwickeln, wenn die Situation nicht rechtzeitig erkannt wird.

Auch ein Versagen der Hirnanhangdrüse, die ja die Produktion der Hormone steuern muss, kann zu einer *Hypothyreose,* also einer Unterfunktion führen. Die häufigsten Gründe für das Nicht-Funktionieren der Schilddrüse sind aber

- **eine chronische Entzündung** und
- die Folgen der **Behandlung einer Überfunktion.**

Wenn die Unterfunktion durch die entsprechenden Laboruntersuchungen diagnostiziert werden konnte, ist die **Behandlung** nicht schwierig: Es sind Medikamente im Handel, die den natürlichen Hormonen der Schilddrüse genau entsprechen. Der Arzt muss nur die genaue Dosierung der Hormone festlegen, und der Patient muss sie zuverlässig einnehmen – möglicherweise ein Leben lang.

Schilddrüsen-Entzündung (Thyreoiditis)

Eine vorübergehende oder chronische Entzündung der Schilddrüse kann durch mehrere Ursachen hervorgerufen werden:

- **Bakterien** gelangen eigentlich nur dann in das Organ, wenn eine entsprechende Infektion an einer anderen Stelle des Körpers bestand. Eine infizierte Schilddrüse schwillt an, tut weh, die Haut darüber ist gerötet und heiß und der Patient hat Fieber und fühlt sich miserabel. Der Arzt muss in jedem Fall Antibiotika geben.
- **Viren** verursachen eine besondere Form der Entzündung, die die Fachleute *de Quervain-Thyreoiditis* nennen. Die Symptome sind nicht einheitlich, meistens besteht aber ein starker Druckschmerz an der Schilddrüse. Die Therapie besteht in der Gabe von Kortison, das anfangs hoch, dann immer geringer dosiert wird. Nach einigen Wochen ist die Krankheit meist ausgeheilt.
- Die **Autoimmun-Thyreoiditis** ist die weitaus häufigste Entzündung. Sie betrifft meist ältere Menschen – bevorzugt Frauen – und beginnt schleichend, anfangs ohne Symptome. Die Ursache ist unbekannt; man weiß nur, dass

der Körper selbst (das heißt seine Immunzellen) das Gewebe der Schilddrüse angreift. Im Blut kann man außerdem Antikörper gegen das Drüsengewebe nachweisen.
Unter diesem Ansturm wird die Schilddrüse langsam zerstört; die Menge des produzierten Hormons nimmt ab. Wenn der Zustand nicht zufällig erkannt wird, kommt es zu einer typischen Unterfunktion (siehe Seite 288). Die Behandlung besteht darin, die nicht mehr ausreichend vorhandenen Hormone von außen zuzuführen, das heißt, die Patienten müssen täglich Schilddrüsenhormone einnehmen, um die Unterfunktion auszugleichen, meist lebenslang.

Die Nebenschilddrüse

An der Rückseite der Schilddrüse befinden sich vier erbsengroße Knötchen, auch *Epithelkörperchen* genannt, die eine ganz andere Funktion als die Schilddrüse haben: Sie regulieren nämlich den **Kalzium-Stoffwechsel.** Das Hormon, das sie herstellen und in den Blutkreislauf abgeben, das **Parathormon,** sorgt dafür, dass der Kalziumgehalt im Körper ausgeglichen ist. Ein zu niedriger Kalzium-Spiegel kann Muskelkrämpfe verursachen; ein zu hoher ist eine Gefahr für die Nieren, weil die Kalziumpartikel sich entweder dort im Gewebe festsetzen oder als Nierensteine die Abflusswege behindern können. Zu viel Kalzium im Blut kann auch zu schweren Störungen des Knochenbaus führen.

Obwohl ein zu hoher Kalziumwert auch andere Gründe haben kann – beispielsweise ein Krebsleiden –, so ist doch in den meisten Fällen die Wucherung eines oder mehrerer Knötchen der Nebenschilddrüse schuld. In diesem Fall ist die Therapie einfach: Der Chirurg entfernt den vergrößerten Knoten.

Die Nebennieren

Diese beiden Drüsen befinden sich jeweils am oberen Ende der Nieren. Sie setzen sich aus zwei Gewebsarten zusammen, der *Nebennierenrinde* und dem *Nebennierenmark.* Auch die Hormone, die beide »Abteilungen« herstellen, unterscheiden sich völlig voneinander.

Die Zellen der Rindenzone produzieren das *Cortisol* (Rinde heißt lateinisch *Cortex*), das Sie unter der Bezeichnung Kortison kennen, daneben so genannte *Androgene*, männliche Geschlechtshormone. Das Mark stellt *Adrenalin* her, das bei Stress, Schreck und Schock den Herzschlag und den Blutdruck in Sekundenschnelle hochtreibt.

Kortison ist ein natürlicher Stoff

Das viel gescholtene Kortison ist eine lebenswichtige Substanz, die der Körper in der Rinde der Nebennieren herstellt. Es reguliert den Zucker-, Fett- und Eiweißstoffwechsel. Vor allem wenn der Körper unter erschwerten Bedingungen funktionieren muss – Hunger, Durst, Infektionen –, steigt der Kortisonspiegel. Dieser Stoff ermöglicht dann die Umwandlung von Fett in Energie, sorgt für ein sparsames Umgehen mit den Wasservorräten und bekämpft Entzündungen.

Zu wenig Kortison – zu viel Kortison

Sie sollten einmal einen Patienten sehen, bei dem die Nebennierenrinde nicht mehr richtig arbeitet, der also unter einem schweren Mangel an Kortison, unter der ***Addison'schen Krankheit***, leidet! Er wirkt – ich übertreibe nicht – wie eine blasse, dünne Gliederpuppe, die ein Windstoß umwerfen könnte und aus der jede Art von Lebenskraft entwichen scheint. Tatsächlich haben diese Patienten einen extrem niedrigen Blutdruck, klagen über bleierne Müdigkeit,

Müssen Sie vorübergehend Kortison nehmen?

Bei einigen Krankheiten, vor allem bei denen des Immunsystems – Asthma, Autoimmunerkrankungen – müssen Patienten über eine gewisse Zeit Kortison einnehmen. Die Dosis wird zwar immer so niedrig wie möglich gehalten, dennoch bedeutet diese Einnahme, dass Ihre Nebennieren in dieser Zeit aufhören, selbst Kortison zu bilden. Deshalb:

- Setzen Sie Kortison niemals plötzlich ab! Sonst stehen Sie am nächsten Tag ohne Kortison im Körper da, und dann geht es Ihnen schlecht.
- Die Dosis sollte langsam »ausgeschlichen« werden – wie schnell sagt Ihnen Ihr Arzt – und dann noch jeden zweiten Tag genommen werden, damit die Nebennierenrinde in der Zwischenzeit ihre Arbeit wieder aufnehmen kann.
- Kortison kann zu Osteoporose führen. Ihr Arzt verschreibt Ihnen zusätzliche Medikamente gegen diese Nebenwirkung.
- Das Gleiche gilt für den Schutz der Magenschleimhaut, die durch höhere Mengen von Kortison angegriffen werden kann.
- Eine einmalige hohe Dosis von diesem Medikament, zum Beispiel nach einer allergischen Reaktion, wird fast immer sehr gut vertragen.

Schwäche und Kraftlosigkeit. Ohne Behandlung sind sie verloren. Ein Zeichen gibt es, das den Arzt auf die mögliche Diagnose hinführt, wenn anfangs die Symptome noch nicht so ausgeprägt sind: Körperfalten oder die Linien der Innenhand zeigen eine dunkle, kupferartige Verfärbung. Sie entsteht durch die Botenstoffe, die von der Hirnanhangdrüse (der hormonüberwachenden Zentrale) ausgesandt werden, in einem verzweifelten Versuch, die Produktion von Kortison wieder anzukurbeln.

Im anderen Fall, dann nämlich, wenn durch eine Wucherung der Drüse zu viel Kortison ins Blut gelangt, entsteht ein Krankheitsbild, das wir von den Patienten kennen, die über längere Zeit Kortison in hohen Dosen einnehmen müssen: ein rundes Gesicht (»Vollmond-Gesicht«), Fettanlagerungen am Rumpf (»Stammfettsucht«) bei normalen oder dünnen Armen und Beinen, erhöhter Blutdruck, leichte Ermüdbarkeit und eine Neigung zu Diabetes. Der amerikanische Arzt *Harvey Cushing* hat dieses Krankheitsbild erstmals beschrieben, deshalb heißt es nach ihm ***Cushing-Syndrom.*** Als Therapie versucht man selbstverständlich, die Drüse auszuschalten, die das Hormon unkontrolliert produziert.

Der Fernsehstar steht noch in der Kulisse. Gleich wird er in der Live-Sendung das Zeichen bekommen für: »Jetzt, raus, Ihr Auftritt!« Egal, wie routiniert er ist – das Herz klopft ihm bis zum Hals, er hat nasse Hände, eine Sekunde denkt er an Flucht. Dann aber stürzt er hinaus, in den »Kampf« um Publikum, Quoten und Erfolg. Mit maximalen Adrenalinwerten im Blut.

Adrenalin – das Kampfhormon

Vor fünftausend Jahren hätte einer wie er seinen Lebensunterhalt anders bestreiten müssen, und vielleicht wäre er im Wald bei der Nahrungssuche einem Bären begegnet. Auch in dieser Situation, in der Sekunde, in der er sich zwischen Flucht und Kampf entscheiden muss, hätte in einer konzertierten Aktion von Wahrnehmung, Erinnerung (»Bär ist gleich höchste Gefahr«) und Reaktion sein Gehirn und das Nervensystem einen rasenden Anstieg von Stresshormonen – vor allem Adrenalin – ausgelöst, und damit seinen Blutdruck, seine Muskelspannung und seinen Herzschlag steil ansteigen lassen. Er wäre damit ebenfalls »kampfbereit« gemacht worden.

Das Mark der Nebenniere, das dieses Kampfhormon bereitstellt, ist für rasches Reagieren auf kritische Situationen gut eingerichtet, denn es wird besonders stark von Nervenfasern des unwillkürlichen Nervensystems versorgt.

Informationen über die männlichen und weiblichen Keimdrüsen sowie ihre Hormone finden Sie in Kapitel 6: Sex und Fortpflanzung (ab Seite 121).

Andere wichtige Hormone

Ich möchte noch zwei Hormone erwähnen, die die Hirnanhangdrüse bildet.

- Zum einen das **Wachstumshormon (Somatotropin)**, das Wachstum und Größe eines Menschen steuert und bei dessen Fehlen Kleinwüchsigkeit, aber auch Stoffwechselprobleme auftreten. Es wird manchmal bei alten Menschen in niederer Dosierung zur Verbesserung des Allgemeinzustandes eingesetzt.
- Zum anderen das die **Milchdrüsen anregende Hormon (Prolaktin)**, das von der 8. Schwangerschaftswoche an gebildet wird und nach der Geburt die Milchsekretion der Brustdrüsen in Gang setzt.

Harnsäurestoffwechsel und Gicht

Der hochgewachsene, imposant aussehende Herr, der in Karlsbad die Kurhalle entlang wandelte, von Zeit zu Zeit das Glas mit Heilwasser zum Munde führend, war in das Städtchen gekommen, um Linderung eines Leidens zu finden, das ihn seit Monaten quälte. Er liebte es nicht, dass man ihn darauf ansprach, wie er alles weit von sich schob, was mit Krankheit oder gar mit Tod zu tun haben könnte. Nach einigen Tagen meldete er nach Hause, der »Sprudel« sei ihm bereits gut angeschlagen und er fühle sich schon wohler. Man schrieb das Jahr 1806, und der Patient war schon zu dieser Zeit ein sehr berühmter Mann: der Herr Geheime Rat Johann Wolfgang von Goethe aus Weimar.

Man nimmt an, dass die schrecklich schmerzhaften Anfälle, die Goethe damals alle paar Wochen erlitt, Nierenkoliken waren, und dass seine Krankheit im Zusammenhang mit einer Stoffwechselstörung stand, mit der *Gicht*.

Unheil in Form von Kristallen

Von den vielen Nahrungsstoffen, die der Körper zerlegen, aufbereiten, zur Energiegewinnung heranziehen und wieder entsorgen muss, nehmen die *Purine* eine besondere Rolle ein. Sie bestehen aus Eiweiß und sind Bestandteil der Zelle, genauer gesagt, des Zellkerns vieler Nahrungsmittel, vor allem aber von Muskelfleisch und Innereien. Beim Abbau dieser Substanz entsteht *Harnsäure,* die als Flüssigkeit im Blut gelöst ist und, nach ihrer Filterung durch die Nieren, mit dem Urin ausgeschieden wird. Das Besondere an der Harnsäure ist eine tückische Neigung, sich beim geringsten Anlass von der flüssigen in eine feste Form zu verwandeln, in Harnsäurekristalle. »Beim geringsten Anlass« ist vielleicht nicht ganz richtig – es gibt jeweils handfeste Gründe dafür: Der häufigste ist ein zu starkes Ansteigen der Harnsäure (wie es nach sehr üppigen Mahlzeiten der Fall sein kann) und damit eine zu hohe Konzentration im Blut oder im Urin. Von einem Moment zum anderen entstehen dann die winzigen schimmernden Steinchen – *Urate* genannt –, denen man nicht ansieht, wieviel Unheil sie anrichten können.

Gicht ist eine gefährliche Krankheit

Gicht ist eine Krankheit des ganzen Körpers, und sie ist keineswegs harmlos. Der typische Gichtanfall betrifft zwar zunächst nur ein Gelenk – besonders oft das Gelenk zwischen Mittelfuß und großer Zehe, das dann rot, geschwollen und heiß ist und fürchterlich schmerzt –, aber ein solcher Anfall ist höchstens die Spitze des Eisbergs. Die zerstörerische Spur der Harnsäurekristalle im Gewebe ist oft erst spät zu erkennen.

Gicht ist eine chronische Krankheit

Kristalle haben die Eigenschaft, zu wachsen, das heißt, an die zuerst kleinen Kristallisationskerne lagern sich weitere Uratplättchen an, bis daraus ein größeres Gebilde geworden ist, ähnlich einem Stein. Bei Gichtpatienten findet man solche Ablagerungen

- unter der Haut als kleinere oder größere **Knoten** (*Tophi*), zum Beispiel als »Gichtperle« am Ohr;
- als **Nierensteine,** die in den Nierenbecken bizarre Gebilde formen (»Ausgusssteine«) und den Abfluss versperren oder, wenn sie sich loslösen und in den Harnleiter gelangen, die gefürchteten Nierenkoliken verursachen können;
- im **Nierengewebe** selbst, wo sie die empfindlichen Gefäßknäuel und die Abflusswege verstopfen bis hin zum völligen Versagen des Organs *(Uratniere);*
- in den **Gelenken,** wo die Zerstörung der Gelenksinnenhaut und des Knorpels oft schleichend, also zunächst auch ohne direkte Entzündungszeichen, stattfindet;

- in den **Blutgefäßen,** vor allem auch in den Herzkranzgefäßen, wo sich zwar keine Knoten bilden, wo aber die Strukturen der Arterien geschädigt werden.

Es gibt eine vererbte Anlage zu dieser Krankheit, besser gesagt, zu einer *Hyperuricämie,* also einer Störung des Stoffwechsels mit zu hohen Harnsäurewerten im Blut und in den anderen Körperflüssigkeiten. Bei entsprechend vorbelasteten Menschen kann die Niere die Harnsäure nicht richtig ausscheiden; und wenn dann noch zusätzlich erhöhte Mengen an Harnsäuremüll anfallen, ist der Körper mit der Entsorgung überfordert. Falls schon der Vater oder der Großvater unter Gichtanfällen gelitten haben, dann sollte man den Harnsäurespiegel im Blut messen lassen (möglichst nicht gerade nach einer Schlemmerparty am Vorabend), wie dies auch bei jeder Gesundheits-Vorsorgeuntersuchung geschieht. Der Wert darf 7,0 mg% nicht übersteigen. Liegt er darüber, dann besteht zumindest der Verdacht einer solchen Veranlagung und man kann sich nun entscheiden, ob man seine Ernährung umstellen will oder ob der Arzt gleich harnsäuresenkende Medikamente verschreiben soll.

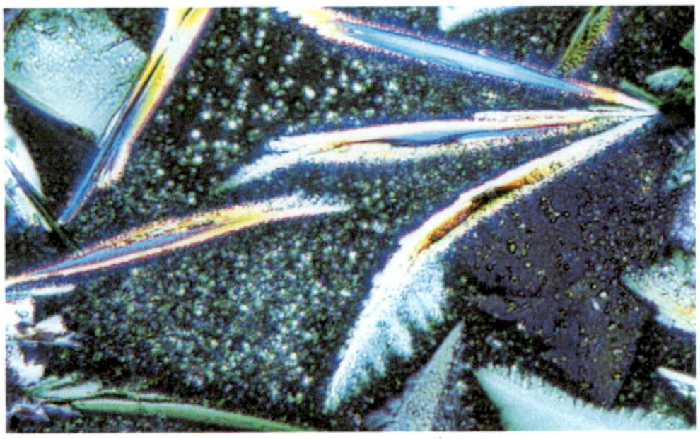

Diese schönen Harnsäurekristalle können großes Unheil anrichten.

Bei einem akuten Gichtanfall gibt es keine Alternative: Die Behandlung beginnt mit dem altbewährten *Colchicin,* einem Extrakt aus der Herbstzeitlose, zusätzlich gibt man entzündungshemmende Mittel, bis der Schmerz und die Schwellung abgeklungen sind.

So vermeidet man erhöhte Harnsäurewerte

- ***Essen Sie nicht zu üppig.*** *Gicht ist eine Krankheit der Überflussgesellschaft. Essen Sie vor allem nicht zu viel Fleisch oder Wurst (die Gefahr, dass man zu viel Hummer isst – auch ein* Purin*-Lieferant –, kann man wohl vernachlässigen). Auch Hülsenfrüchte und bestimmte Gemüse, wie Bohnen, Linsen, Erbsen, Spinat und andere, enthalten viele Zellkerne. Ihr Hausarzt hat entsprechende Nahrungsmittel-Tabellen für Sie.*
- ***Trinken Sie wenig Alkohol.*** *Bier ist besonders ungünstig, da es, wie jede Art von Alkohol, die Harnsäureausscheidung durch die Niere behindert, daneben aber auch selbst Zellen enthält, aus denen wieder Harnsäure entsteht.*

- ***Beim Abbau von körpereigenem Gewebe,*** *also wenn man fastet, aber auch bei einer Chemotherapie oder bei bestimmten Blutkrankheiten kann der Harnsäurespiegel stark ansteigen. In diesen Situationen sollte man besonders viel trinken!*
- ***Andere Stoffwechselkrankheiten,*** *wie Diabetes, begünstigen das Auftreten von Gicht.*

Der Fettstoffwechsel

Über kein Gesundheitsthema ist in den letzten Jahren so viel geschrieben, spekuliert, behauptet, dementiert, gestritten und geforscht worden wie über die Rolle der Blutfette, vor allem die des Cholesterins, bei der Entstehung von Krankheiten. Die Diskussion darüber dauert an, aber es ist wohl erwiesen, dass Störungen im Fettstoffwechsel und eine Überschwemmung des Blutes mit hohen Cholesterinmengen einen wesentlichen Anteil an der Entstehung von Schäden an den Arterienwänden, also an der Arteriosklerose haben. Eine interessante Frage stellt sich gerade jetzt, da Medikamente in den Handel kommen, die die Verwertung des Cholesterins aus dem Darm erschweren: Ob sich damit eine Wirkung auf die Statistiken der Herz-Kreislauf-Krankheiten in Zukunft erzielen lässt?

Zunächst ein Blick auf die ganz schön verwirrenden Wege der Fettsubstanzen bis zu ihrem Zielort, der Zelle – ein Blick, der gleichzeitig enthüllt, wie das »Zuviel« an Fett im Blut entsteht.

Paketpost für die Zellen

Wenn die Fett-Tröpfchen durch die Darmwand geschlüpft sind, warten bereits große kugelige »Container«, die *Chylomikronen,* auf sie. Es sind Eiweißkörper und sie gehören zu einer gut organisierten Privatpost, die nichts anderes tut, als Cholesterin und die »Neutralfette« – die *Triglyceride* – im Körper herumzuschicken. Der erste Weg führt sie als Express-Sendung über die Lymphgefäße direkt zu den Muskel- oder schon bestehenden Fettzellen. Ein Teil der Ladung – vorwiegend die Neutralfette – wird dort sofort in Empfang genommen (wobei die Container wieder mit besonderen Schlüsseln geöffnet werden müssen), der Rest, vor allem das Cholesterin, gelangt mit dem Blutstrom in die Leber. Diese zweigt einen Teil des Cholesterins für ihren eigenen Bedarf ab – zum Beispiel zur Herstellung der Galle; die anderen Fettkügelchen werden neu in andere Eiweißbehälter verpackt (sie heißen tatsächlich *Transportproteine,* ganz genau *Low density lipoproteins*, kurz *LDL*) und wieder

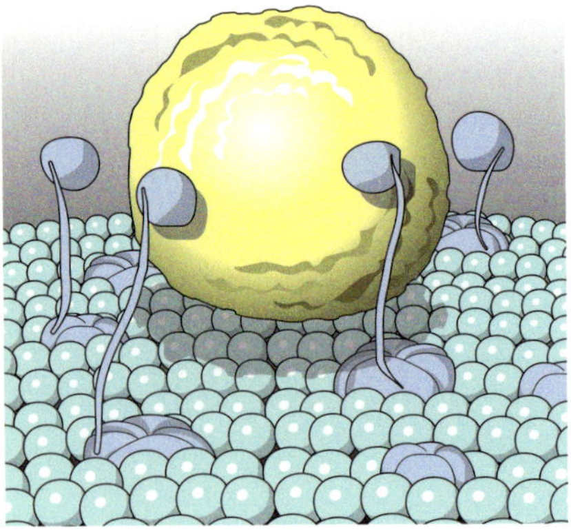

Ein »Fettpaket« wird an der Zellwand von chemischen Ballonen geöffnet.

in Richtung Gehirn, Muskel oder wo immer Energie gebraucht wird, losgeschickt. Dort wird das Paket geöffnet und das Cholesterin kann in die Zellen schlüpfen. Wenn der Cholesterinbedarf der Zielorgane gerade nicht sehr hoch ist, zum Beispiel, weil die Muskeln faul und entspannt vor dem Fernseher ruhen, statt sich bei einem Spaziergang anzustrengen, werden die nicht benötigten Cholesterintröpfchen einfach wieder in die Blutbahn entlassen. Das Transportunternehmen hat aber auch dafür vorgesorgt: kleine Kisten, die *High density lipoproteins*, kurz *HDL* fangen die Tröpfchen wieder ein und schicken sie zurück an den Absender, das heißt an die Leber. Zum Glück. Denn gerade diese frei herumschwimmenden Cholesterinmoleküle sind gefährlich. Sie sind es, die sich an die Innenhaut der Arterien festsetzen, dort Entzündungen hervorrufen und mit der Zeit zu einer Arteriosklerose führen.

Die Leber, die selbst aus Zucker Fette herstellt, vor allem die *Triglyceride,* bedient sich übrigens auch dieses Transportsystems.

Ist Cholesterin wirklich schädlich?

Ich denke, es ist jetzt nicht mehr schwierig, die wesentlichen Empfehlungen der Ärzte zu verstehen:

- **Cholesterin an sich ist nicht schädlich**; der Körper braucht es, stellt es auch selbst her. Aber: Wir essen einfach zuviel davon, wie fast alle Menschen in den europäischen Industrieländern – von Amerika ganz zu schweigen. Auch die Kinder sind bei uns in vielen Fällen überernährt und gewöhnen sich schon in jungen Jahren ein völlig falsches Essverhalten an.
- Wir sollten vor allem **nicht zuviel tierisches Fett essen**. Cholesterin ist nur in den Produkten enthalten, die von Tieren kommen, also in Fleisch (und natürlich erst recht in der Wurst), Butter, Eiern, Käse, Milch, Joghurt, Quark. Und in sehr vielen Fertigprodukten. Man sollte vor allem nicht viel fetthaltige Nahrung essen, wenn man sich wenig bewegt.
- **Je mehr ein Mensch seine Muskeln gebraucht**, trainiert, Sport betreibt, desto größere Mengen an Cholesterin kann er vertragen und, ganz wichtig, desto höher ist das HDL. Von ihm haben wir ja gerade gehört, dass es das aggressive freie Cholesterin im Blut abfängt und dadurch die Arterien vor Schäden schützt.

- Um ein **korrektes Bild von einer Fettstoffwechselstörung** zu erhalten, braucht der Arzt nicht nur den Cholesterinwert, sondern auch die Werte der Untergruppen LDL, HDL und Triglyceride. Vor allem das Verhältnis von LDL zu HDL liefert eine wichtige Information darüber, ob die Gefäße des Patienten gefährdet sind.
- Die **Einschätzung der Gefahren** von erhöhten Blutfetten, vor allem des Cholesterins, richten sich nach unterschiedlichen Faktoren. Die *Familiäre Hypercholesterinämie* – eine Stoffwechselkrankheit, die schon bei Kindern mit einer starken Erhöhung des Blut-Cholesterins einhergeht – muss von Anfang an aggressiv mit Medikamenten behandelt werden. Sonst bekommen die Betroffenen schon mit 30 Jahren ihren ersten Herzinfarkt. Das Gleiche gilt, wenn ein Patient bereits einen Herzinfarkt erlitten hat oder an anderen Durchblutungsstörungen leidet. (Das LDL-Cholesterin sollte dann nicht höher als 100 mg% sein.) Menschen mit hohen Cholesterinwerten scheinen aber auch anfälliger für die *Alzheimer*-Krankheit zu sein. Inzwischen gibt es sehr wirksame Medikamente – so genannte *Statine* –, die die Cholesterinwerte im Blut senken und gleichzeitig gegen die entzündliche Arteriosklerose wirken.

So können Sie Ihr Risiko beurteilen

- Gibt es nahe Familienangehörige (Blutsverwandte) mit Gefäßkrankheiten? (3 Punkte)
- Womöglich mehr als einen – Vater, Onkel und/oder Bruder? (nochmal 2 Punkte)
- Solche, die sehr jung – mit weniger als 40 Jahren – schon einen Herzinfarkt oder Schlaganfall hatten? (nochmal 2 Punkte)
- Bestehen zusätzlich andere Faktoren für eine Gefährdung der Blutgefäße? Zum Beispiel Rauchen (3 Punkte) – Diabetes (3 Punkte) – Hoher Blutdruck (2 Punkte) – hohe Harnsäure (1 Punkt)
- Liegt der Gesamt-Cholesterinwert über 270 mg%? (2 Punkte)
- Ist das Verhältnis LDL/HDL größer als 4? (3 Punkte)
- Haben Sie keine Zeit/Lust für Sport? (2 Punkte)

So – und jetzt zusammenzählen. Ab 8 Punkten müssen Sie etwas tun!

- Ernährung umstellen: Tierische Fette, die hohe Cholesterinanteile haben, deutlich einschränken. Milch, Quark und Joghurt nur in der Magerstufe kaufen, nur noch mit Pflanzenölen kochen, Fertigprodukte meiden.
- Täglich eine halbe Stunde Bewegung
- Notfalls Medikamente zur Senkung der Blutfette. Ihr Hausarzt berät Sie, welches für Sie am günstigsten ist.

KAPITEL 14

Vererben, Altern, Jungbleiben

Kein Thema hat die Menschheit seit jeher so beschäftigt wie die Gedanken über Sterben, Weiterleben, Altern und ewige Jugend. Die Zell- und Altersforscher haben in den letzten Jahrzehnten erstaunliche Erkenntnisse gewonnen. Einiges davon kann die Medizin bereits umsetzen, um Jugendlichkeit zurückzugeben. Wichtiger aber ist es, selbst etwas zu tun, um länger eine straffe Haut, stabile Knochen, geschmeidige Muskeln und einen funktionierenden Geist zu bewahren.

»Das Ziel des Lebens ist es, jung zu sterben – aber das so spät wie möglich«, schrieb der englische Philosoph Ashley Montagu.

Die Zelle

Für immer jung?

Nein, wir wollen nicht unsterblich sein. Aber jung bleiben, mit einem jungen Herz, junger Haut, Energie, Phantasie, Lebenslust bis ins hohe Alter, das wollen wir schon. Wir alle, denke ich. Da es feststeht, dass wir – und erst recht unsere Kinder und Enkel – länger leben werden als noch unsere Eltern, ist es umso wichtiger, dass das höhere Alter nicht traurige Ruinen und Pflegefälle aus uns macht, sondern dass wir den 80. Geburtstag genießen können, mit wachen Sinnen, heiter und, so Gott will, gesund.

Nur ein Wunschtraum?

Keineswegs, sagen die Altersforscher. Bei dem Versuch, den Rätseln der Jugend und des Alterns auf die Spur zu kommen, haben die Wissenschaftler in den letzten Jahren Erstaunliches entdeckt. Zunächst aber, und auch zum besseren Verständnis dieser Entdeckungen, möchte ich Ihnen kurz einige grundsätzliche Prinzipien der menschlichen Zellen und der Vererbung vermitteln.

Vom Vater hab' ich die Statur...

Vom Vater hab' ich die Statur,
Des Lebens ernstes Führen,
Vom Mütterchen die Frohnatur
Und Lust zu fabulieren.
Urahnherr war der Schönsten hold,
Das spukt so hin und wieder;
Urahnfrau liebte Schmuck und Gold,
Das zuckt wohl durch die Glieder.
Sind nun die Elemente nicht
Aus dem Komplex zu trennen,
Was ist denn an dem ganzen Wicht
Original zu nennen?

Johann Wolfgang von Goethe (1827)

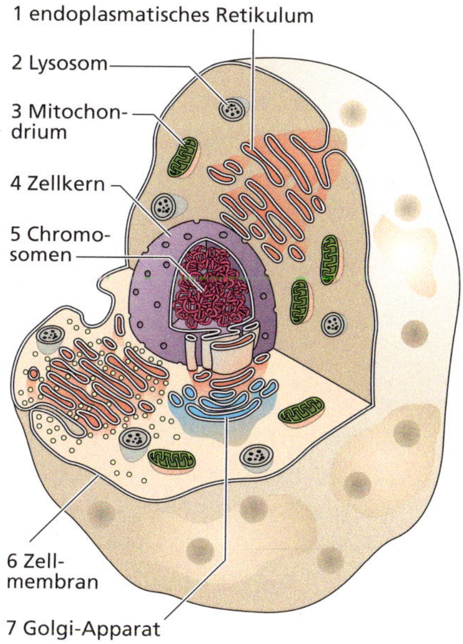

Der Zellkern enthält die Erbsubstanz, die anderen Zellstrukturen dienen der Ernährung (2), der Entgiftung (1) und der Energiegewinnung (3).

Jeder von uns ist ein einzigartiges menschliches Wesen, geprägt durch die Kombination von Eigenschaften, die er von beiden Elternteilen mitbekommen hat. Diese Eigenschaften sind *in jeder Zelle des Körpers* noch nachweisbar. Hier entscheidet es sich, ob jemand den »empfindlichen Magen« des Vaters geerbt hat oder besonders schnell nikotinsüchtig wird oder ob man Opas lange Nase mitbekommen hat und sie auch an seinen Enkel weitergeben wird.

Sehen wir uns diese Zellen einmal genauer an.

So vielfältig die Hunderte von Zellarten in unserem Organismus – Blutzellen, Leberzellen, Nervenzellen, Hautzellen, Muskelzellen usw. – auch sind, so sind sie doch alle nach demselben Prinzip gebaut.

Stellen Sie sich eine kleine Fabrik vor, eine Mauer drum herum (die ***Zellmembran***). Im Hof des Gebäudes sieht es wild aus – scheinbar. Kleine Kraftwerke stellen die Energie her, die die Zelle braucht, andere Elemente sind mit der Eiweiß- oder einer Hormonproduktion beschäftigt, wieder andere räumen Schutt aus der Anlage. Boten laufen herum mit genauen Anweisungen aus dem Inneren der Fabrik. Von Zeit zu Zeit gibt es Großalarm: Achtung! Die Zelle teilt sich! Der Befehl kommt aus dem ***Zellkern,*** der die eigentliche Zentrale darstellt, die alle Befehle gibt, alle Vorgänge steuert und verantwortlich ist für das Wohlergehen der kleinen Fabrik. Merkwürdige Wesen herrschen hier, die ***Chromosomen,*** Eiweißmoleküle, die präzise Informationen über den gesamten Körper enthalten. Sie bestehen hauptsächlich aus der berühmten ***DNS*** (*siehe Kasten DNS – Grundbaustein des Lebens, Seite 302*) und tragen in endlosen Reihen, gleich Perlenketten, die eigentlichen Erbinformationen, die Gene.

Wenn der Befehl zur Teilung kommt, weiß jedes winzige Organ, was es zu tun hat. Im Zellkern verdoppelt sich jedes der Chromosomen, so als sei sein Spiegelbild lebendig geworden. Die Doppelchromosomen weichen voneinander, der Fabrikhof und die Hallen mit ihren Mauern teilen sich und am Ende sind zwei identische Einheiten entstanden, in denen alles wieder von vorne beginnt.

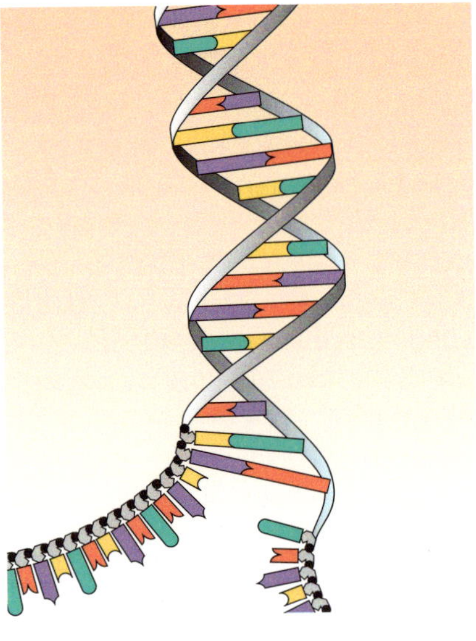

Das Molekül der DNS gleicht einer gedrehten Strickleiter

DNS – Grundbaustein des Lebens

Im Jahr 1953 hatten ein 25-jähriger amerikanischer Biochemiker namens *James Watson* und sein 37-jähriger englischer Kollege *Francis Crick* mit ihrer phantastischen wissenschaftlichen Experimentierlust herausbekommen, wie Gene und Chromosome wirklich aufgebaut sind. Eine Großtat, für die ihnen 1962 der Nobelpreis zugesprochen wurde. Sie hatten erahnt und dann nachgewiesen, dass das Molekül, das sämtliche Erbinformationen eines Menschen enthält, die chemische Substanz *Desoxyribonucleinsäure* – kurz *DNS* –, in Form einer doppelten, in sich gewundenen Spirale aufgebaut ist.

Diese merkwürdige Struktur ist oft beschrieben worden; man kann auch von einer verdrehten Strickleiter sprechen. Die Sprossen dieser Leiter bestehen aus nur vier verschiedenen Substanzen – *Adenin, Thymin, Cytosin* und *Guanin* –, und allein die Anordnung der vier Substanzen auf den Sprossen, die bei jedem Lebewesen anders ist, bestimmt unsere Einzigartigkeit.

Ungefähr **fünf Milliarden Sprossen** besitzen die 46 Chromosomen jeder unserer Zellen und das auf unvorstellbar kleinem Raum. Man hat ausgerechnet, dass die Informationen, die solch ein einziges menschliches DNS-Molekül in sich speichert, einer Bibliothek mit 4000 Bänden zu je 500 Seiten entsprechen würden. All das, um ein unverwechselbares Wesen zu beschreiben.

Die DNS jedes Menschen, sein »genetischer Fingerabdruck«, ist unverwechselbar

Wir wissen inzwischen auch, wie die Zellen sich vermehren: Bei der Entstehung einer neuen Zelle teilt sich die »Strickleiter« in der Längsrichtung und aus jeder Hälfte bildet die DNS dann mit Hilfe neuer Sprossenstücke eine exakte, fehlerfreie Kopie ihrer selbst.

Die Gene werden neu gemixt

Bei der Entstehung eines neuen Menschen ist das anders. Da sorgt die Natur dafür, dass eine möglichst große Vielfalt an Erbgut zur Verfügung steht und so eventuell fehlerhafte Gene durch gesunde kompensiert werden können.

Während im Kern der normalen menschlichen Körperzelle 46 *Chromosomen* vorhanden sind (mit 20- bis 30 000 Genen), besitzen die Keimzellen, also die weibliche Eizelle und die männliche Samenzelle, nur jeweils 23 Chromosomen. Nach der Vereinigung der beiden entsteht daraus wieder ein vollständiger Chromosomensatz von 46.

Die männliche Samenzelle bestimmt das Geschlecht eines Kindes

Bei der Reifung der Geschlechtszellen (Ei- und Samenzelle), die zunächst ja auch den vollen Chromosomensatz besitzen, gibt es eine Zeit, in der die Erbanlagen – von denen die eine Hälfte ja auch von der Mutter, die andere Hälfte vom Vater stammt – auf den Chromosomen noch einmal ausgetauscht werden können. Dann teilt sich die Geschlechtszelle, und es entsteht die eigentliche Ei- bzw. Samenzelle – mit den 23 Chromosomen –, die jetzt ganz bestimmte Gene in sich trägt. Haarfarbe von der Großmutter, Augen vom Vater usw.

Sie trägt, wenn sie eine Samenzelle ist, noch etwas anderes in sich: die Entscheidung, ob ein Mädchen oder ein Junge entsteht. Denn nur die männlichen Samenzellen besitzen unterschiedliche Geschlechtschromosomen. In dem Moment, in dem die männliche Samenzelle in die Eizelle dringt und die Chromosomensätze sich vereinigen, ist alles festgelegt: Das Geschlecht des Kindes, wie groß es vermutlich wird, die mathematische Begabung, die Hautfarbe und die der Augen, Musikalität und »die Lust zu fabulieren«, wie es Goethe nannte.

Diagnose aus dem Fruchtwasser (*Amniozentese*)

Bei dieser Untersuchung gewinnt der Arzt mit Hilfe einer von Ultraschall gesteuerten Punktion der Fruchtblase Zellen der kindlichen Haut, die dort herumschwimmen. Da alle Zellen des Körpers die vollständigen Vererbungsmerkmale in sich tragen, kann man auf diese Weise frühzeitig defekte Erbanlagen diagnostizieren. Vor allem Eltern über 40, bei denen die Wahrscheinlichkeit, ein Kind mit einer Chromosomen-Unregelmäßigkeit, zum Beispiel mit einem Down-Syndrom zu bekommen, erhöht ist, wird diese Untersuchung empfohlen.

Selbstverständlich werden die Umgebung und die Einflüsse, unter denen das Kind aufwachsen wird, eine große Rolle dabei spielen, ob und auf welche Weise sich die Anlagen auch verwirklichen lassen. Oder wie negative Anlagen kompensiert werden können.

Leider steht im Moment der Befruchtung auch schon fest, ob ein fehlerhaftes Gen das Kind mit einer **Erbkrankheit** belasten wird. Einige von ihnen kann der Arzt in den ersten drei Monaten der Schwangerschaft erkennen. (Und damit die Eltern in die Qual der Entscheidung stürzen, ob sie die Schwangerschaft beenden lassen sollen oder nicht.)

In einigen anderen Fällen lässt sich die Häufigkeit – oder Wahrscheinlichkeit – einer Erbkrankheit schon vorher, durch eine entsprechende Untersuchung der genetischen Anlagen der Eltern feststellen. Nach eingehender Beratung gilt es dann, das Risiko verantwortungsvoll abzuwägen.

Die junge Wissenschaft der **Gentherapie** verspricht hier Hoffnung für viele Betroffene. Wenn es gelingt, den genauen Ort der fehlerhaften Erbanlage auf den Chromosomen zu definieren, dann besteht in nicht zu ferner Zukunft die Aussicht, das defekte Gen entweder schon im Mutterleib »auszutauschen« oder später durch ein eingeschleustes Gen zu ersetzen. Derzeit besteht nur die Möglichkeit, durch eine künstliche Befruchtung (s. Seite 139) winzige Embryonen zu erzeugen, die nach zwei oder drei Zellteilungen untersucht werden können, ob sie kranke Gene besitzen. Diese werden zerstört, die gesunden der Mutter »implantiert« – ein ethisch sehr umstrittenes Vorgehen.

Mikrobiologen haben das Genom, die riesige Landkarte des menschlichen Lebens entziffert

Klonen, was bedeutet das?

Wenn wir uns ansehen, was die Natur, was die Entwicklung der Menschheit der programmierten Vielfalt ihrer Lebewesen verdankt, wie die Vererbungsgesetze es darauf anlegen, dass durch die Mischung der Gene Neues, noch nicht Dagewesenes entsteht, dann ist die Idee, Tiere und womöglich auch Menschen zu klonen, etwas zutiefst Befremdliches und Verstörendes.

Klonen bedeutet, dass ein neues Wesen nicht durch die Vereinigung einer Ei- mit einer Samenzelle entsteht, sondern dass das genetische Material, also die DNS, aus dem Zellkern eines beliebigen Organs des Stammtieres entnommen, in eine präparierte Eizelle geschleust und dort zur Teilung und zum Wachstum angeregt wird. Das so entstehende Wesen ist die exakte Kopie des Lebewesens, von dem das Erbgut stammt. Statt der naturgemäßen Mannigfaltigkeit erhält man Gleichförmigkeit, Monotonie.

Schon der Gedanke, dass Nutztiere, Kühe, Schafe oder Schweine eines Landwirtschaftsbetriebes in Zukunft alle gleich aussehen könnten, empfinde ich als bedrückend – auch wenn sie alle mehr Milch und besseres Fleisch gäben als bisher. Und selbst eifrigste Wissenschaftler schrecken vor dem Gedanken zurück, einem kinderlosen Ehepaar per »Klon« zu einem Ebenbild der Mutter oder des Vaters zu verhelfen. Und was würde in der Seele eines solchen Kindes vorgehen, wenn es sich dessen bewusst würde, dass es kein einmaliges Individuum ist?

Wir haben schon zu oft erlebt, dass Sciencefiction Wirklichkeit wurde und dass Machbares gemacht wurde – nicht immer zum besten der Menschheit. Aber dass die Bio-Technologen unser Leben im 21. Jahrhundert radikal verändern werden, nicht anders als die Informatiker, steht außer Zweifel.

Noch einmal auf einen Blick

- **Was sind Chromosomen?** Winzige Strukturen, die als Träger der Erbinformationen im Kern jeder Zelle liegen. Von den 46 Chromosomen des Menschen stammen jeweils 23 vom Vater und 23 von der Mutter.
- **Woraus bestehen Chromosomen?** Aus der Grundsubstanz des Lebens, der *DNS (= Desoxyribonucleinsäure)*, in deren Milliarden von Abschnitten die Merkmale jedes Menschen gespeichert sind.
- **Was sind Gene?** Bestimmte Abschnitte der Chromosomen, die für persönliche ererbte Merkmale eines Menschen stehen, die aber gleichzeitig auch die unterschiedlichen Aufgaben der Zelle steuern. Wir besitzen etwa 20 – 30 000 dieser Gene. Ihre Funktionen sind noch längst nicht alle entschlüsselt, wenn wir auch bereits viele kennen und zunehmend für die Früherkennung von manchen Krankheiten bewerten können.
- **Was entscheidet darüber, ob ein Kind ein Junge oder ein Mädchen wird?** Die Samenzelle des Vaters. Sie trägt entweder ein Geschlechts-Chromosom X in sich (dann wird es ein Mädchen) oder ein Y-Chromosom (dann wird es ein Junge).

Die Geheimnisse des Alterns werden enthüllt

Nachdem die Grundstrukturen der Zelle entschlüsselt waren, konnten die Forscher sich auf die Geheimnisse der Zellalterung stürzen. Dabei haben sie in den letzten Jahren Erstaunliches entdeckt: Die durchschnittliche Lebenserwartung, die um das Jahr 1900 noch bei ca. 47 Jahren lag, ist rapide gestiegen. Ein Baby, das heute in Westeuropa oder in Amerika, in Gegenden mit einer guten medizinischen Versorgung also, zur Welt kommt, kann damit rechnen, 79 Jahre alt zu werden. Verdienst am immer längeren Leben haben in erster Linie die Medizinforscher, die Impfstoffe und Antibiotika erdacht und hergestellt haben. Aber auch gesündere Lebensweise, Hygiene, Hilfe für viele, die sich früher kein Dach über dem Kopf und kein ordentliches Essen leisten konnten, haben zur gestiegenen Lebenserwartung beigetragen.

Altern – ein Irrtum der Natur?

Die heutigen Forscher wollen aber nicht nur Krankheiten besiegen. Sie sehen das Altern als einen biologischen Irrtum an, der sich korrigieren lässt, sobald man das Geheimnis des Zelltodes, des Absterbens der einzelnen Zelle, entschlüsseln kann. Bei der Suche nach diesem Schlüssel haben sie bereits einige wichtige Dinge entdeckt.

Im Kern jeder Körperzelle liegt die genetische Erbsubstanz, aufgerollt in den *Chromosomen* (siehe *DNS – Grundbaustein des Lebens*, Seite 302). Sie ist es auch, die die Teilung der Zelle – und damit ihre Erneuerung – steuert. Je jugendlicher die Zelle, desto größer ist ihre Fähigkeit, sich zu teilen und ältere Bausteine des Körpers durch frische zu ersetzen. (Deshalb heilen Wunden bei kleinen Kindern viel schneller als bei alten Leuten.)

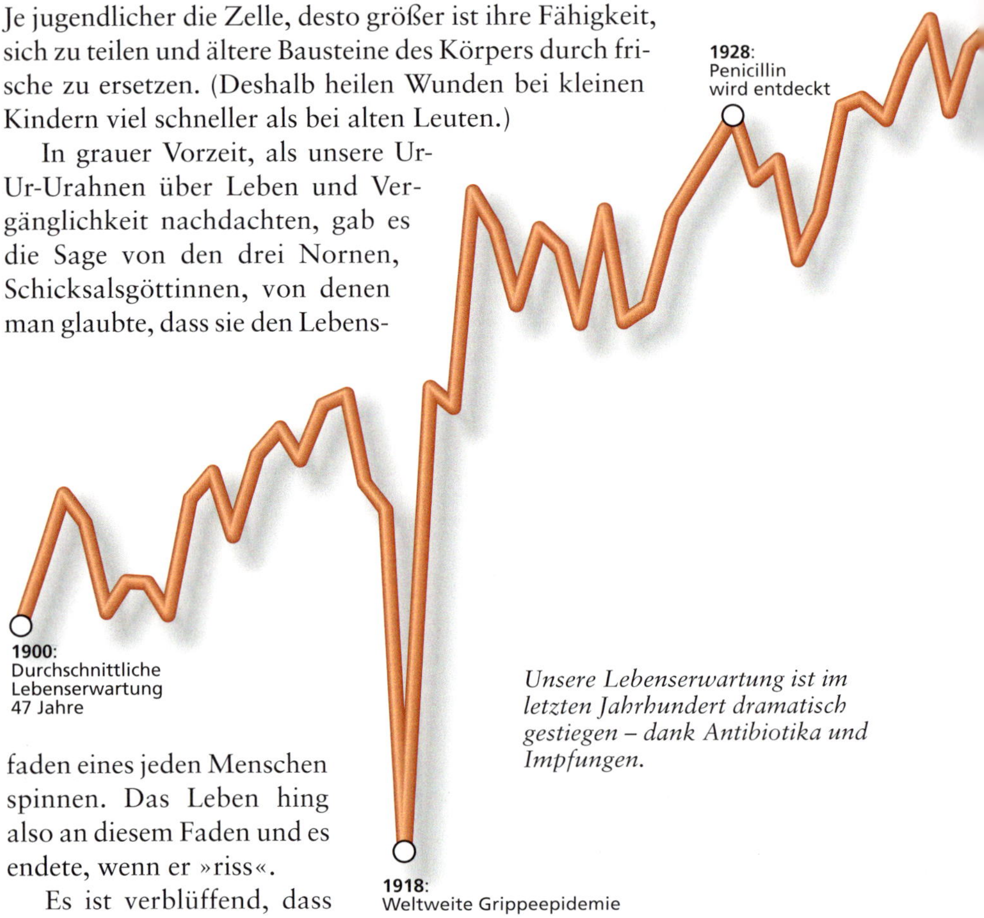

Unsere Lebenserwartung ist im letzten Jahrhundert dramatisch gestiegen – dank Antibiotika und Impfungen.

In grauer Vorzeit, als unsere Ur-Ur-Urahnen über Leben und Vergänglichkeit nachdachten, gab es die Sage von den drei Nornen, Schicksalsgöttinnen, von denen man glaubte, dass sie den Lebensfaden eines jeden Menschen spinnen. Das Leben hing also an diesem Faden und es endete, wenn er »riss«.

Es ist verblüffend, dass die Altersforscher jetzt tatsächlich so einen »Lebensfaden« entdeckt haben: Er befindet sich am Ende der Chromosomen, als Teil der Erbsubstanz; die Wissenschaftler nennen ihn *Telomer*. Dieses winzige Fädchen scheint die Jugendlichkeit der Zelle zu bestimmen. Je öfter sich die

Zelle teilt, desto kürzer wird der Faden. Irgendwann ist er nicht mehr da und die Zelle stirbt. »Unsterblich« sind nur Krebszellen; ihr Lebensfaden verkürzt sich nicht.

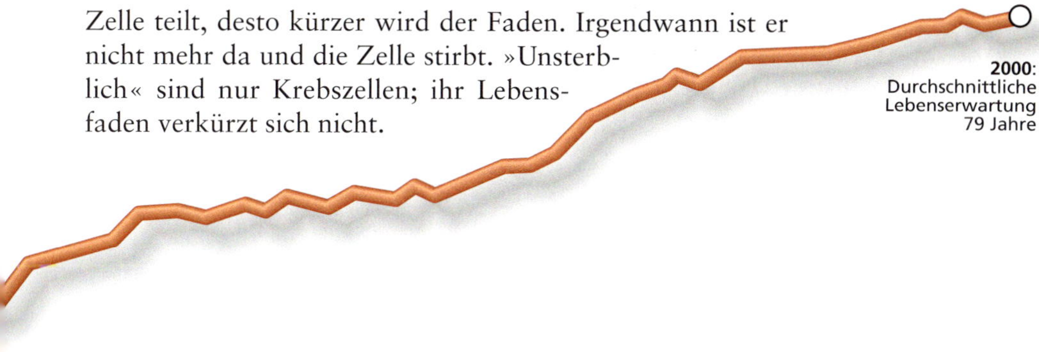

Müll in der Zelle

Während sich viele Wissenschaftler mit der Verlängerung der Lebenszeit der Zellen beschäftigen, haben sich andere auf deren Stoffwechsel spezialisiert. Sie konnten bestätigen, was man bereits vermutete: Die Zellen kämpfen mit Abfallkrümeln, die bei der Energiegewinnung entstehen und die durch Umweltgifte und belastete Nahrungsmittel noch vermehrt werden. Je mehr solcher ***Radikale*** verdaut werden müssen, desto stärker leidet die Zelle und desto eher stirbt sie ab. Hier besteht auch, zumindest nach Meinung einiger Forscher, eine erste Möglichkeit für uns, den Alterungsprozess zu verlangsamen. Bestimmte Substanzen, zu denen auch die Vitamine C und E gehören, helfen dabei, diesen Abfall zu beseitigen und die Zelle wieder freier atmen zu lassen.

Aus einem Labor in Toronto, Kanada kommt die Nachricht, dass die dortigen Altersforscher das Leben von Fruchtfliegen fast um die Hälfte – von 80 auf 110 Tage – verlängern konnten. Sie hatten in deren Nervenzellen ein Gen gepflanzt, das einen Eiweißkörper produzierte, der bei Menschen die Zellen vor den schädlichen Radikalen schützt. Die Wissenschaftler waren von ihrem Erfolg total begeistert. Wenn ein einziges Gen die Alterung von Zellen so sehr verlangsamte, dann würde es nicht mehr lange dauern, bis man ähnliche Fortschritte auch im Kampf gegen das Altern des Menschen erzielen könne, meinen sie.

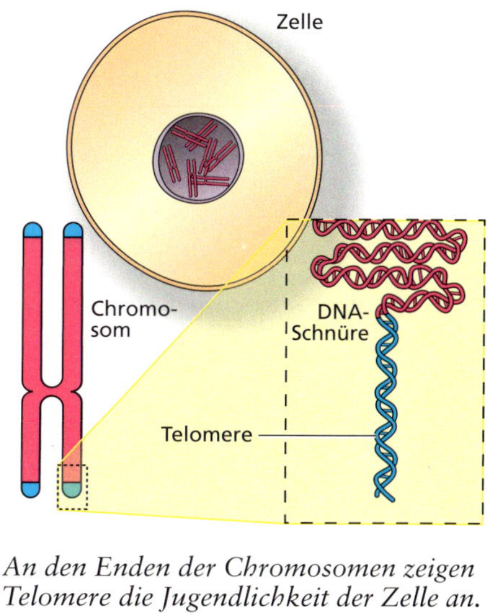

An den Enden der Chromosomen zeigen Telomere die Jugendlichkeit der Zelle an.

Auf alle Fälle scheint es zuzutreffen, dass jeder von uns durch zweckmäßige Ernährung – durch viel Gemüse, Obst, Salate und Vollkornprodukte – die »Müllbeseitigung« in den Zellen unterstützen kann.

Strategien gegen das Altern

Was den Ärzten große Sorge bereitet, ist die *Ernährung alter Menschen.* 70 Prozent von ihnen, so schätzt man, sind fehlernährt und trinken zu wenig. Wenn Sie also schon älter sind, dann sorgen Sie bitte unbedingt dafür, dass Sie, erstens, ausreichend Flüssigkeit zu sich nehmen, und zweitens, dass Sie sich nicht aus – verständlicher – Bequemlichkeit nur von Broten oder Fertiggerichten ernähren. Gerade Sie müssen auf sehr vitaminreiches Essen und eine ausreichende Versorgung mit Magnesium, Zink und Selen achten!

Richtige Ernährung ist aber nicht nur bei älteren Menschen entscheidend für ein langes Leben. Im Gegenteil – je früher man damit beginnt, den Körper fit zu halten, desto günstiger ist die Ausgangslage in späteren Jahren.

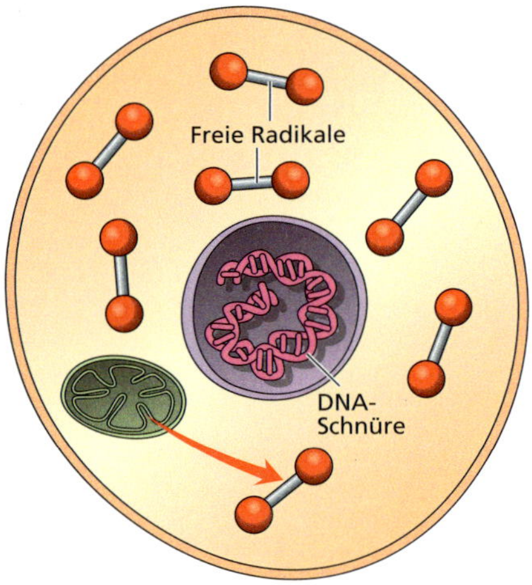

»Freie Radikale« belasten die Zelle – sie stirbt rascher ab.

Das Altern beginnt bei den Muskeln

Einer der wesentlichen Gründe für die Alterung eines Menschen ist die Verringerung seiner Muskelmasse und damit seiner Kraft, Beweglichkeit, Schnelligkeit, Ausdauer und Geschicklichkeit. Ab dem 20. Lebensjahr (!) werden untrainierte Muskeln wieder abgebaut; bis zum 70. Geburtstag sind das dann oft schon bis zu 40 Prozent. Während Jüngere durch Training ihre Kraft und Beweglichkeit wieder aufbauen können, ist dies bei Senioren jenseits des 65. Lebensjahres nicht mehr in vollem Umfang möglich. Dennoch sind regelmäßige Muskelübungen gerade auch für Ältere von unschätzbarem Wert.

Tipp

Jung bleiben! Tipp Nr. 1: Fünf Äpfel für ein langes Leben

Das ist zwar nicht ganz wörtlich gemeint – es müssen nicht unbedingt Äpfel sein –, aber wir alle sollten sehr viel mehr Obst, Salat und Gemüse essen, um unsere Zellatmung zu verbessern. Zum Beispiel: Morgens zum Frühstück Obst; vormittags einen Apfel oder eine Orange; zum Mittagessen frisches Gemüse; nachmittags wieder Obst und zum Abendessen Salat. Damit geben wir dem Körper all die Vitamine, die die schädlichen *Freien Radikale* abbauen.

- **Vitamin A** kommt in größeren Mengen in grünen Gemüsen wie Brokkoli und Kohl vor, auch in Paprika, Karotten, Milch und Käse.
- **Vitamin C:** steckt in jeder Art von Obst, vor allem in Zitrusfrüchten, Salat, Paprika, Tomaten, Kartoffeln.
- **Vitamin E:** findet man in Pflanzen-Ölen (auch in Olivenöl), Nüssen, Avokados und Vollkorngetreide.
  Frische Vitaminspender wirken besser als Tabletten. Tabletten sind aber besser als gar nichts. Wenn Sie noch etwas für sich tun wollen, kaufen Sie sich ein **Selen-Präparat** in der Apotheke. Bei allen anderen Mitteln, die als »Altersbremse« angeboten werden, konnte man bisher keine Wirkung beweisen.

Übrigens: Wenn Sie können, reduzieren Sie die tägliche Kalorienmenge. Viel essen bedeutet viel Arbeit für Ihren Organismus und viel Abfall in den Zellen. Schlanke Leute leben länger.

Eine kleine Übung: *Setzen Sie sich an einen Tisch. Ballen Sie beide Fäuste und drücken sie die beiden Unterarme so fest Sie können auf die Tischplatte. Zählen Sie bis dreißig; dann entspannen Sie sich. Jetzt die Beine: erst das rechte im Sitzen so kräftig wie möglich gegen den Boden stemmen und bis dreißig zählen. Das Gleiche machen Sie mit dem linken. Danach entspannen.*

Was ist bei dieser kleinen Übung alles passiert?

Sie haben wichtige Muskelgruppen ohne größere Bewegung – der Fachmann sagt *isometrisch* – belastet. Dabei sind erstaunliche Dinge in Ihrem Körper geschehen! Das Herz hat kräftiger und rascher geschlagen, dadurch wurde der ganze Körper besser mit Sauerstoff versorgt. Die Muskeln, die kurzfristig eine hohe Leistung erbringen mussten, sind aus ihrem Dornröschenschlaf erwacht. Ihr Stoffwechsel hat sich beschleunigt. Die kleinen Blutgefäße, die sie versorgen, mussten sich erweitern, um genügend Nährstoffe und Sauerstoff in die Zellen zu schaffen. Und die merkwürdigste Folge: Durch die Beanspruchung der Muskeln ist es im Gehirn nicht nur zu einer Verbesserung der

Durchblutung gekommen, sondern die Gehirnzellen selbst sind aktiviert worden! Sie können besser miteinander in Verbindung treten – Merkfähigkeit und Gedächtnis werden aufgefrischt.

Das alles, zweifeln Sie vielleicht, durch drei mal dreißig Sekunden Muskeln anspannen? Genauso ist es!

Natürlich sollen Sie nicht nur isometrische Übungen machen. Trainiert werden sollte auch die *dynamische* Muskelkraft, zum Beispiel mit Laufen, Schwimmen oder Gymnastik. Trainieren muss man aber auch die Biegsamkeit und Beweglichkeit der Gelenke und die Koordination, also das Zusammenwirken

Tipp

Jung bleiben! Tipp Nr. 2: Bewegen Sie sich!

- Niemand verlangt von Ihnen, dass Sie ein Leistungssportler werden. Wichtig ist aber, dass Sie ab sofort feste Zeiten für Bewegungsprogramme in Ihren Tageslauf einplanen. Das kann schon mit zwanzig Minuten spazierengehen beginnen.
- Viele Spitzenmanager nehmen sich regelmäßig auch während der Arbeitswoche die Zeit, um 2 000 m zu schwimmen oder 10 km zu laufen. Das sollte Ihnen zu denken geben!
- Wenn Sie in der Stadt leben und keine Chance für täglichen »Auslauf« sehen, dann sollten Sie sich zunächst in einem Fitness-Studio anmelden, wo Sie zwei- oder dreimal pro Woche eine halbe Stunde trainieren. (Lassen Sie sich beraten, welche Bewegungsabläufe für Sie optimal sind und fangen Sie langsam an.) Die Lust, sich auch im Freien auszutoben, kommt dann automatisch.
- Sagen Sie ja nicht »dafür bin ich zu alt«! Gerade ältere Menschen profitieren am meisten, wenn ihre Muskeln und Knochen wieder belastet werden. (Welche Leistung Sie sich zutrauen können, lesen Sie bitte im Kapitel 3, Bewegungsapparat: So trainieren Sie richtig, Seite 61.)
- Wenn Sie noch jünger sind, können Sie sich schön langsam an anstrengendere sportliche Leistungen herantrainieren. Ausdauer-Laufen macht richtig »high«, weil dabei körpereigenes Morphium *(Endorphin)* ins Blut abgegeben wird. Die Bewegungs-Begeisterten essen vernünftiger, denken klarer, sind seelisch und körperlich belastbarer, ihr Immunsystem funktioniert besser, ihre Knochen bleiben fester. Und selbstverständlich tun sie etwas Entscheidendes gegen das Altern.
- Wenn Sie Tiere mögen, wäre ein Hund ideal für Sie. Es gibt dann keine Ausreden mehr: Sie müssen täglich eine Stunde laufen – bei jedem Wetter. (Sicher, Tiere machen Dreck und kosten Geld. Und man ist verantwortlich dafür, dass es ihnen auch dann gut geht, wenn man einmal nicht zu Hause ist. Aber welch eine Freude, sie um sich zu haben, egal, ob Katze, Hund, Meerschweinchen oder Papagei! Man sollte sie auf Krankenschein verordnen können.)

Wie bitte? Dackel auf Krankenschein?

von Gehirn und Muskulatur, das die Grundlage der Geschicklichkeit bildet. Wenn ein Pianist im Alter von achtzig Jahren noch Konzerte geben kann, so bedeutet das, dass nicht nur sein Gehirn, sondern eben auch seine Muskel-Koordination immer noch bestens trainiert ist. Und wenn übergewichtige Politiker durch Laufprogramme wieder zu einem seelischen und körperlichen Gleichgewicht finden, dann ist das nur eine Bestätigung für den Grundsatz »Bewegung ist Leben«.

Die Haut ist Ihre Visitenkarte!

»Schauen Sie sich Ihre Patienten genau an«, pflegte mein Lieblingslehrer seinen Studenten zu sagen. Er verblüffte uns mit »Blickdiagnosen«, wie er sie nannte:

»Diese Patientin sieht aus wie sechzig Jahre, ist aber sicherlich erst fünfzig, raucht seit dreißig Jahren und liebt die Sonne.« Stimmte genau. Dabei hatte er ihr nur kurz die Hand gegeben und ins Gesicht geschaut – ihre Haut hatte ihm alles verraten.

Die Haut ist unsere Visitenkarte, ein Signal an unsere Umgebung. Deshalb auch das große Unglück, wenn junge Menschen eine Aknehaut haben, deshalb auch der erbitterte Kampf gegen Fältchen und Falten, den Frauen – und Männer – austragen. Ein verständlicher Kampf, wohlgemerkt, wenn die Altershaut einen jugendlich gebliebenen Menschen umhüllt, der sich in seinen beruflichen und persönlichen Beziehungen keineswegs alt fühlen muss.

Da auch unsere Gesellschaft die Devise »jung ist gleich schön ist gleich tüchtig« ausgegeben hat, schaffen es nur sehr Selbstbewusste, eine vom Leben und von Umwelteinflüssen gezeichnete Haut vergnügt spazieren zu tragen. Die anderen greifen zu bunten Cremetöpfchen. Nützt das etwas?

Kampf gegen die Altershaut

Die Alterung der Haut wird von vielen Faktoren beeinflusst. Die wichtigste Rolle spielen:

- **Natürliche Zellalterung**
- **Genetische Veranlagung**
- **Hormone**
- **Ernährung**
- **Rauchen**
- **Alkohol**

Hautcremes haben einen gewissen schützenden Einfluss. Sind die ersten bleibenden Schäden da, dann müssen sie schon starke Mittel wie *Östrogene* oder *Tretinoine* enthalten, um etwas zu bewirken (unbedingt vorher den Hautarzt fragen!).

Die **Schälung (Peeling)**, bei der die oberflächlichen Hautschichten entweder mechanisch abgeschliffen (Dermabrasio) oder chemisch abgetragen werden (Chemical Peeling), ist bereits mit einigen Risiken behaftet: Da die Hautschicht nicht immer exakt gleich dick ist und dadurch auch tiefere Bereiche abgeschliffen werden, kann es Narben und Pigmentstörungen geben.

Das **Einspritzen von Botox**, einem Nervengift, das die Muskulatur lähmt und so die Falten glättet, ist, in den Händen von Könnern, eine einfache Prozedur, die den Nachteil hat, dass der Effekt nur ein paar Monate anhält.

Bei der **Glättung mit dem Laserstrahl** handelt es sich um eine keineswegs sanfte Methode. Der Laserstrahl verdampft die obersten Schichten der Haut und regt sie zu einem neuen, glatteren Wachstum an.

Für Schönheit muss man leiden

Für größere Flächen ist dabei eine Vollnarkose nötig. Das Gesicht ist danach geschwollen und mit Schorf überzogen, und es dauert oft Monate, bis die Verfärbungen der Haut wieder verblasst sind. Diese Behandlung ist deshalb vor allem für kleine Falten um Mund, Nase und in der Umgebung der Augen geeignet. Für tiefe Falten und schlaffe Partien müssen der *kosmetische Chirurg* und ein *Face-Lifting* her.

Wie immer sind auch hier vorbeugende Maßnahmen einfacher und wirksamer.

Kosmetische Eingriffe – besser als ihr Ruf

Die Plastische Chirurgie hat sich, wie fast alle Bereiche der Chirurgie, in den letzten Jahren gewandelt. Die Methode, durch kleine Schnitte mit *Endoskopen* und winzigen Instrumenten wie durch ein Schlüsselloch zu operieren, findet auch hier immer größere Anwendung. Jeder der Fachärzte, die ja so etwas wie »bildende Künstler« sind, hat seine eigenen Erfahrungen und Vorgehensweisen. Im Allgemeinen gilt:

- **Gesichts-Lifting:** Stirn, Schläfen und Wangenpartien eignen sich gut für ein endoskopisches Operieren, oft auch Kinn und Hals, vorausgesetzt, es ist nicht zu viel schlaffe Haut zu beseitigen.
- **Brustvergrößerung:** Auch hier können über kleine Schnitte, entweder unter der Brust oder um den Warzenhof, Kissen, die Silikon oder eine Salzlösung enthalten, hinter die Brustdrüse geschoben werden. Vorteil der endoskopischen Methode: Der Arzt kann die Brüste sehr gleichmäßig gestalten, die Narben sind klein, das Gefühl bleibt voll erhalten.
- **Brustverkleinerung oder -straffung:** Gute Ergebnisse durch konventionelle Schnitte unterhalb des Busens. Die Brustwarze wird nach oben verschoben und durch eine kleine Öffnung in der Haut befestigt.

Tipp

Jung bleiben! Tipp Nr.3: Beschützen Sie Ihre Haut!

Vor zuviel Sonne

Ultraviolett-A-Strahlen dringen bis in die tiefen Hautschichten ein und schädigen dort für immer das Bindegewebe, die elastischen Fasern und die Blutgefäße.
Ultraviolett-B-Strahlen erzeugen in den oberen Hautbereichen Sonnenbrand und führen, bei häufiger Einwirkung, zu Krebs.

- Also: Sonne meiden, auch Solarien. Sonnenschutzmittel halten, trotz so genannter *UVA-Filter,* nur minimale Strahlenmengen ab. Wenn Sie trotzdem nicht auf Sonne verzichten wollen, Cremes oder Öl mit hohem Lichtschutz verwenden. Aber Vorsicht: Sie bekommen dann zwar keinen Sonnenbrand, aber die Schädigung der tiefen Hautschichten wird nicht verhindert.

Vor dem Rauchen

Rauchen schädigt die kleinen Hautgefäße. Folge: Erschlaffung, Fältelung, graues Aussehen.

- Also: Aufhören!

Vor Wind und Kälte

Die wettergegerbten Gesichter der Menschen, die immer im Freien arbeiten, mögen gesund aussehen – für ihre Haut bedeutet das aber höchste Strapazen.

- Also: Eincremen oder ein leichtes Make-up als Schutz.

- **Fett absaugen:** Dabei schiebt man unter die unerwünschten Fettpolster an Bauch, Oberschenkeln oder Gesäß kleine Kanülen, durch die ein lokales Narkosemittel und eine Lösung zum Aufschwemmen der Fettzellen geleitet werden. Danach wird das Fettgewebe abgesaugt. Nicht ganz ungefährlich! Es kommen immer wieder Thrombosen und – wegen des Narkosemittels – lebensgefährliche Herzrhythmusstörungen vor.
- **Bauchplastik:** Absaugen der zu dicken Fettschicht, danach straffen und fixieren der Muskelpartien auf der in der Mitte liegenden Sehnenplatte. Soweit geht es auch endoskopisch. Bei schlechter, narbiger Haut oder bei schlaffer Bauchdecke wird in jedem Fall »offen« operiert.
- **Ohr-, Nasen- und Kinnoperationen** erfolgen je nach Umfang und Größe der Veränderung mit unterschiedlichen Techniken.
- **Oberflächliche Venen** (»**Besenreiser**«) werden verödet, mit Laser oder Strom entfernt. (Krampfader-Operationen sind meist medizinisch notwendig und werden vom Gefäßchirurgen durchgeführt.)

Tipp

Jung bleiben! Tipp Nr. 4: Bevor Sie sich verschönern lassen …

Jede Operation birgt Risiken. Ein gutes Ergebnis eines kosmetischen Eingriffs kann niemand garantieren, auch nicht der beste Chirurg. Darum gilt es, sorgfältig abzuwägen:

- **Warum will ich mein Äußeres verändern?**
  Gute Gründe: Vorzeitige Altersspuren; gestörtes Selbstbewusstsein wegen »hässlicher« Nase, Kinn, etc.; tadelloses Äußeres als Voraussetzung des Berufs. Schlechter Grund: Partnerschaftsprobleme.
- **Was verspreche ich mir von dem Eingriff?**
  Setzen Sie sich und dem Arzt *realistische Ziele*! Sie sollten keine andere, bzw. kein anderer werden wollen. Aus einem hässlichen Entlein kann man ein hübsches Entlein machen, aber keinen Schwan.
- **Wer soll operieren?**
  Jemand, der sein Handwerk wirklich gelernt hat. Jemand, der die Möglichkeiten, die Sie haben, ohne Schönfärberei bespricht und Sie über alle Risiken aufklärt.

Hüten Sie sich vor Ärzten, die in Klatschspalten als Prominenten-Verschönerer und Mode-Doktoren erscheinen. Ihre Begabung für Reklame ist vielleicht größer als ihr Können. (Eine Liste von seriösen Ärzten erhalten Sie bei der Vereinigung der Deutschen Plastischen Chirurgen, Adresse siehe Anhang.)

Bleiben kluge Menschen länger jung?

Die gute Nachricht zuerst: Das menschliche Gehirn kann bis ins hohe Alter neue Eindrücke speichern und bei Bedarf wieder abrufen. Unsere Lernfähigkeit und das Erinnerungsvermögen sind damit unbegrenzt.

Die schlechte Nachricht: Der Vorgang des Lernens dauert bei Älteren länger als bei jungen Menschen und es bedarf einer größeren Anstrengung, um einen Namen, ein Gesicht, eine Melodie fest im Gedächtnis zu verankern. Entsprechend wird auch die Suche nach einem Gegenstand, der im gigantischen Datennetz des Gehirns irgendwann einmal abgespeichert wurde, langwieriger und mühevoller.

Der Hauptgrund für ein »schlechtes Gedächtnis«, über das so viele Menschen klagen, heißt jedoch *Trainingsmangel.*

Das Gedächtnis gibt es nicht. Lange Zeit haben Forscher versucht, irgendwo im Gehirn die Stelle zu entdecken, die als Ort der Erinnerung gelten könnte. Sie haben ihn nie gefunden. Dafür wurde ihnen klar, dass praktisch das ganze Gehirn an Informationsprozessen beteiligt ist. Heute ist man ziemlich sicher, dass alle Sinneseindrücke, egal, ob es das Bild eines jungen Mannes ist, der an uns vorübergeht, oder eine Telefonnummer, die wir lesen, das

Kurzzeitgedächtnis durchlaufen. Maximal 30 Sekunden lang wird der Eindruck festgehalten. Bis dahin muss entschieden sein: merken oder vergessen. Im letzten Fall löst sich der flüchtige Eindruck auf. Unwiederbringlich. Merken aber bedeutet: abspeichern im *Langzeitgedächtnis*. Dort befinden sich so unterschiedliche Systeme wie *Wissen über die Welt, Sprache, körperliche Fähigkeiten* (etwa das Radfahren oder das Schwimmen, das nur funktioniert, wenn unser Nerven- und Muskelapparat sich an die Bewegungen »erinnert«). Aber auch unsere gesammelten Erlebnisse und Erfahrungen, bittere und schöne, vor allem Szenen aus der Kindheit, die das *biografische Gedächtnis* genannt werden, sind hier archiviert.

»Die wahre Kunst des Erinnerns ist die Kunst des aufmerksamen Beobachtens« (Samuel Johnson, England, 18. Jh.)

Das Problem des Gedächtnisses des älteren Menschen ist, dass es nicht mehr genug gefordert wird. Ein riesiger Schatz an Erinnerungen – Erinnerungen eines ganzen Lebens – liegt in ihm verborgen wie in einer Truhe, die zu selten geöffnet wird. Die Kinder und Enkel interessieren sich für ihr eigenes Leben; erst sehr viel später bedauern sie, nicht mehr erfragt zu haben.

Alleine leben bedeutet eben auch oft: Niemand fragt mich etwas, niemandem muss ich berichten, an nichts von dem, was ich gestern im Fernsehen angeschaut habe, muss ich mich erinnern. *Use it or lose it*, sagen die Amerikaner, *trainiere dein Gedächtnis oder verliere es.*

Es steht zu befürchten, dass dieses »Verlieren« schon viel früher beginnt. Neulich habe ich folgenden Dialog gehört:

»Wo wart ihr im Urlaub?« »In Rimini.« »Wie war es?« »Schön.« »Erzähl doch mal!« »Wieso erzählen? Schön war's.«

Aus. Sonst nichts.

Wir haben oft schon in jungen Jahren verlernt, etwas richtig *anzusehen,* Details zu *be-merken*. Straßen, Plätze, unsere eigenen Gedanken – wer schaut noch so genau hin, dass sein Gedächtnis alles wiedergeben kann, wenn die Frage kommt: »Wie war's?«

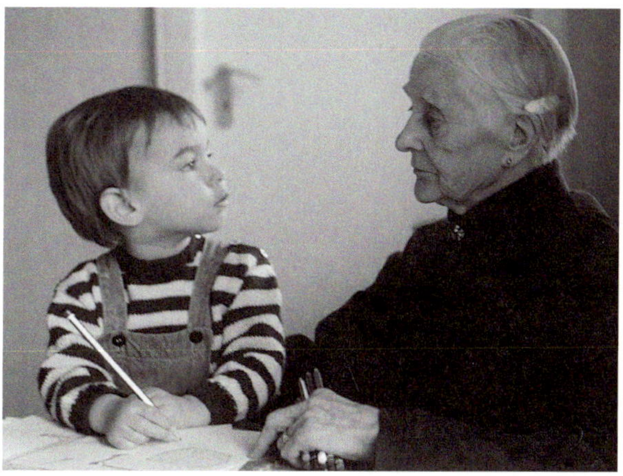

Die Beziehung zwischen Alt und Jung ist für beide wichtig.

Liegt die Schuld beim Fernsehen mit seiner Bilder- und Informationsflut, die zu behalten unmöglich und unnötig ist? Liegt es daran, dass wir wegen des Fernse-

Tipp

Jung bleiben! Tipp Nr. 5: Training für den trägen Geist

«Gehirnjogging« heißt das Zauberwort, unter dem niemand sich so recht etwas vorstellen kann. Es bedeutet, dass Sie sich einer gedanklichen Aufgabe stellen, deren Lösung einer gewissen Anstrengung bedarf. Es ist nicht das, was Sie aus Ihrem Gehirn hervorkramen, sondern es ist das Kramen an sich: Die Botenstoffe dort aktivieren, elektrische Impulse durch die Leitungen jagen, alte Schubladen wieder aufziehen und mit neuen Informationen füllen. Kinder können gar nicht anders denken. Erwachsene verfallen nur allzugern in eine Denk-Routine, bei der sich nicht eine Hirnzelle mehr wundern oder anstrengen muss. Also, was tun?

- **Das beste Training ist kreatives Denken.** Deshalb ist es so wichtig, dass Menschen im Rentenalter wenigstens einen Teil ihres Lebens fremdbestimmt leben, das heißt, dass sie feste Verpflichtungen und Aufgaben haben, an deren Lösung sie arbeiten müssen. Je anspruchsvoller und verantwortungsreicher diese Aufgaben sind, desto besser. Ein beschauliches Dasein ist in jedem Lebensalter Gift für den Geist!

- **Lernen Sie wieder beobachten und erzählen.** Schreiben Sie Tagebuch. Vielleicht nur in Stichworten, aber mit vielen Details des Tages. Notieren Sie kurze Nacherzählungen von Fernsehsendungen, die Ihnen gefallen haben, Gedanken, die Sie beschäftigt haben. Mit der Zeit wird sich immer wieder das Gefühl einstellen: »Das muss ich mir merken, das werde ich aufschreiben.« So prägen Sie die Eindrücke in Ihr Gedächtnis.

- **Besorgen Sie sich einen Zettelkasten** und schreiben Sie auf die Kärtchen wichtige und unwichtige Erlebnisse Ihrer Lebensgeschichte. Kramen Sie dabei in Ihren Erinnerungen. Suchen Sie dazu alte Fotos heraus. Aus all den Episoden können Sie dann ein dickes Buch zusammenstellen und mit den Fotos bebildern – ein tolles Geschenk für Ihre Kinder und Enkel.

- **Lassen Sie sich einen Zugang zum Internet legen.** Doch, das schaffen Sie auch als älterer Mensch mühelos. Es ist nicht alles anregend oder informativ, was Sie da erfahren, aber es macht Spaß, aktiv dabei zu sein.

- **Nehmen Sie keine Schlaftabletten.** Die Langzeitwirkung auf das Gedächtnis ist in jedem Fall schlecht.

- **Und was ist mit Kreuzworträtseln? Mit Schach spielen?** Völlig in Ordnung, wenn es Ihnen Spaß macht. Sie müssen aber intensiv dabei sein, nachschauen, was Sie nicht wissen, und ehrgeizig sein. Wenn es nur Zeitvertreib ist, bringt es gar nichts für das Gedächtnis.

hens so viel weniger miteinander sprechen? Wie auch immer. Wir können unseren Geist und unser Gedächtnis nur dann bis ins hohe Alter wach halten, wenn wir etwas dafür tun.

Medikamente gegen das Altern?

Es hat in den letzten Jahren immer wieder Versuche gegeben, die Alterung des Körpers durch **Hormone** aufzuhalten.

Am besten bekannt und untersucht sind die *Östrogene*, von denen man sich lange Zeit wahre Wunderdinge versprochen hat: glattere Haut, weniger Herzinfarkte, dichtere Knochen, mehr Lust am Sex. Leider schlugen diese Erwartungen durch die Veröffentlichung großer Langzeitstudien in bittere Enttäuschung um. Die Herzinfarkte nahmen nicht ab, dafür gab es bei den untersuchten Frauen mehr Schlaganfälle, Thrombosen und Brustkrebs.

Während *Viagra®*, inzwischen für viele Männer eine echte Hilfe ist, versuchen die Anti-Aging-Gurus ihnen auch Hormone, wie das *Testosteron*, als Altersmedizin zu verkaufen. Lieber nicht!, warnen die seriösen Ärzte, denn damit kann möglicherweise Prostatakrebs zu raschem Wachstum angeregt werden.

Auch die Substanz mit dem schwierigen Namen *Dehydro-Epi-Androsteron*, kurz *DHEA*, gehört zu den Sexualhormonen. Da es sich aber im Körper sowohl zu weiblichen, als auch zu männlichen Hormonen verwandelt, haben Frauen gelegentlich einen Bartwuchs und eine tiefe Stimme davon bekommen.

Melatonin ist bei uns nicht zugelassen. Es soll schlaffördernd wirken und das Immunsystem stärken. Dafür gibt es aber keinerlei wissenschaftliche Bestätigung.

Mit **Wachstumshormonen** und **Anabolika** werden manchmal stark geschwächte, untergewichtige alte Patienten behandelt, damit sie wieder zu Kräften kommen. Gesunden Menschen werden sie wegen des hohen Risikos von Nebenwirkungen nicht empfohlen.

Sie sehen, zu viele Wenns und Abers, zu viele Nebenwirkungen und ungeklärte Fragen wegen der Risiken, die all diesen Mitteln anhaften. Wahrscheinlich wird es der Wissenschaft aber in einigen Jahren gelingen, brauchbare Medikamente herzustellen, die die Jugendlichkeit der Zellen und damit des ganzen Körpers tatsächlich unterstützen können.

Noch ein kleiner Hinweis:
Alles über »Jung bleiben, wenn man älter wird« finden Sie in meinem neuen Buch »Körperintelligenz« (Deutscher Taschenbuch Verlag, € 14,–)

KAPITEL 15

Seele und Körper

... Und meine Seele spannte
Weit ihre Flügel aus,
Flog durch die stillen Lande,
Als flöge sie nach Haus.

Joseph von Eichendorff, ›Mondnacht‹

Was ist die Seele? Wie beeinflusst sie den Körper? Beispiele für Seelenkrankheiten: Magersucht – Panik-Attacken – Depressionen. Wie man die Seele streichelt.

Woher kommt die Seele?

Von jeher hat die Seele, hat das, was den Menschen zu einem unverwechselbaren, einmaligen Individuum macht und seine Gedanken und Gefühle, Wünsche und Hoffnungen bestimmt, die Gelehrten vor Rätsel gestellt. Den »göttlichen Funken«, der uns über das bloße irdische Existieren hinaus als »Ich«, als fühlendes Geschöpf ausweist, haben eigentlich nur die Dichter beschreiben können.

Die Wissenschaftler taten sich da bedeutend schwerer; besonders gegenüber den Religionen, für die die Seele immer im Mittelpunkt ihrer Lehren stand. »Seele« bezeichnet einen göttlichen (oder mystischen) Hauch, der für eine kurze Zeit – die Lebenszeit des Menschen – den Sterblichen belebt und ihn bei seinem Tod wieder verlässt. Danach kehrt die Seele zurück ins Unendliche oder zu Gott oder – wie dies beispielsweise von den indischen Religionen gelehrt wird – sie schlüpft durch »Seelenwanderung« in ein neues Geschöpf, einen Menschen, eine Pflanze oder ein Tier.

Die Forscher suchen immer noch nach dem Sitz der Seele

Es muss die Mediziner und Biologen gewaltig kränken, dass sie, trotz der großartigen Möglichkeiten der modernen Hirnforschung *(Neurobiologie)* beim besten Willen nicht sagen können, wo denn diese Seele zu finden ist. Dabei können sie die erstaunlichsten Bilder von Denkvorgängen erzeugen, das heißt, sie sehen mit Hilfe neuester Methoden, wie bestimmte Bereiche im Gehirn »aufleuchten«, wenn jemand rechnet, schreibt oder sich erinnert. Wo aber ist die Seele?

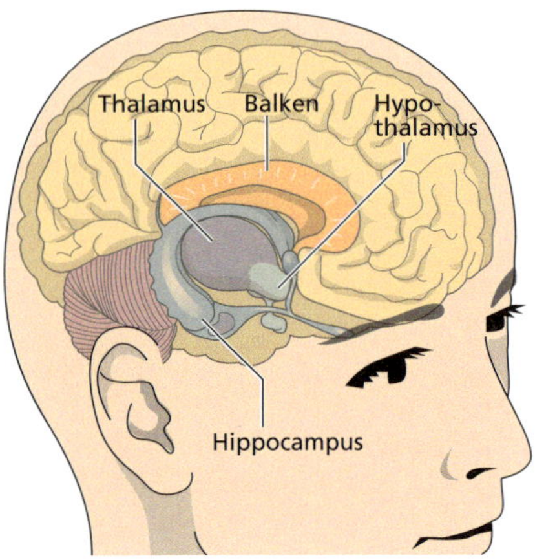

Der Sitz der Seele – nach wie vor ein Rätsel

Versteckt sie sich in den Zellen der Gehirnrinde? Oder im *Hippocampus*, im *limbischen System*? Sind die Gene der Hirnzellen Sitz der Seele oder entwickelt sich diese erst im Lauf der ersten Lebensjahre? Nichts weiß man darüber.

Lange Zeit hielt man das Herz für den Sitz aller Gefühle. Diese Annahme war spätestens mit den ersten Herztransplantationen widerlegt: Wie jeder weiß, bekommen die Patienten zwar eine neue Blutpumpe, bleiben aber dieselben, die sie vorher waren.

Eine andere Theorie hat sich ebenfalls endgültig als falsch erwiesen, nämlich die seit Jahrhunderten (genauer: von dem französischen Philosophen *René Descartes*, 1596–1650) aufgestellte Behauptung, Seele und Körper seien zwei ganz verschiedene Dinge, die miteinander nichts zu tun hätten. Unter den Folgen dieser Ansicht leidet heute noch die Medizin, die hier »Körperärzte« und da »Seelenärzte« ausbildet, die von den jeweils anderen Wissensgebieten meist beschämend wenig Ahnung haben. Gleichzeitig aber mehren sich von Tag zu Tag die Beweise dafür, dass die Seele einen ganz erstaunlich starken Einfluss auf den Körper ausübt, auf sein Immunsystem, seine Hormone, auf sein ganzes »Funktionieren«. Man schätzt, dass bei mindestens einem Drittel aller Patienten, die wegen unklarer körperlicher Beschwerden eine Arztpraxis aufsuchen, unbewusste seelische Probleme den Körper quälen.

Seele, Geist und Körper bilden eine Einheit

Längst ist es klar, dass Menschen unter besonderen psychischen Belastungen körperliche Symptome entwickeln. Magengeschwüre bilden sich nach monatelangem Ärger mit dem Chef; Neurodermitis, die allergische Hautkrankheit, zeigt sich bei Kindern, die vorübergehend von der Mutter getrennt sind. Rückenbeschwerden sind abhängig von Stress, und Patienten, die unglücklich sind, können unter unerklärlichen Herzschmerzen leiden, obwohl ihr Herz gesund ist.

Die **Psychosomatik,** die Seele-Körper-Beziehungen untersucht, hat sich zu einer angesehenen Wissenschaft entwickelt. Inzwischen gibt es Hunderte von Abteilungen an den Universitäten, die Fachärzte ausbilden, um Menschen, deren verletzte Seelen ihre Körper krank machen, helfen zu können.

Einen Schritt weiter gehen die **Psycho-Neuro-Immunologen**, die die Zusammenhänge zwischen der Seele, dem Gehirn und dem Immunsystem aufklären wollen. Seit sie herausfanden, dass speziell das Immunsystem in einer engen Beziehung zu psychischen Störungen steht, dass obendrein die Umgebung des Patienten, seine Stellung in der Familie, in der Gesellschaft und am Arbeitsplatz großen Einfluss auf seine Gesundheit besitzen, haben sie die Gegenüberstellung »hier Körper – da Seele« völlig aufgegeben. Sie sehen bei jeder körperlichen Krankheit auch die Beteiligung von Geist und Seele, und sie versuchen hinter seelischen Krankheiten – wie beispielsweise Depressionen – hormonelle oder vom Immunsystem gesteuerte Fehlfunktionen aufzudecken und zu behandeln.

Ich bin doch nicht verrückt!

Es gibt, man mag es vielleicht nicht glauben, nach wie vor ein riesiges Problem im Zusammenhang mit der Behandlung seelisch bedingter Leiden: Viele Patienten nehmen lieber Schmerzen und alle möglichen sinnlosen

Die Großmutter war eine rüstige Frau. Sie hielt ihre neunjährige Enkelin an der Hand und bat mich, »die Hormone« der Kleinen zu untersuchen, da sie in den letzten Monaten so dick geworden sei. Das Mädchen war tatsächlich stark übergewichtig und schien verschüchtert, ängstlich und traurig. Bei diesem ersten Termin war nicht viel aus ihr herauszufragen, beim nächsten allerdings schien sie etwas offener. Ja, sie habe »eben dauernd Hunger« und müsse deshalb ständig essen. Seit wann? »Weiß nicht. Vielleicht seit der Papa weggegangen ist.« Wann kommt er wieder? »Weiß nicht.«

Damit war alles klar: Essstörungen als Reaktion auf Trennung und Kummer. Nachdem der Hormonstatus, wie erwartet, unauffällig war, versuchte ich ein vorsichtiges Gespräch mit der Großmutter über eine dringend nötige psychologische Behandlung, am besten parallel zu einem Bewegungs- und Ernährungsprogramm speziell für Kinder. Die Empörung der Dame war groß. Ihre Enkelin sei schließlich nicht geisteskrank. Sie sagte, ich habe das gut behalten, tatsächlich »geisteskrank«, und auch Versuche, diesen Irrtum aufzuklären und die Zusammenhänge zwischen Traurigkeit und gestörtem Essverhalten zu erklären, waren völlig sinnlos. Die beiden verließen, die Großmutter immer noch wütend, meine Praxis.

Untersuchungen auf sich, bevor sie eine Diagnose wie »Psychosomatische Beschwerden« auch nur als Möglichkeit akzeptieren und sich zu einem entsprechenden Facharzt überweisen lassen, der ihnen in den meisten Fällen gut helfen könnte.

Seelische Störungen sollte man behandeln

Warum ist das so? Warum sind die seelischen Krankheiten und selbst recht harmlose psychische Befindlichkeitsstörungen noch immer ein solches Tabu (die Geisteskrankheiten natürlich erst recht)? Warum schlägt geistig oder seelisch Behinderten fast überall Ablehnung entgegen? Ist es eine unbewusste Angst vor jeglichem »Ver-rückt-Sein« und »Nicht-normal-Sein«, die zu einer allgemeinen Diskriminierung gerade dieser Menschen führt, die auf Zuwendung und soziale Eingliederung am meisten angewiesen wären? Jeder fünfte von uns wird irgendwann einmal in seinem Leben zumindest vorübergehend seelisch krank (eine reaktive Depression nach dem Verlust eines Menschen; unerklärlicher Schwindel bei Kränkungen am Arbeitsplatz sind dafür typische Beispiele). Könnten wir das nicht als »normale« Störung hinnehmen wie eine schwere Grippe oder einen Beinbruch?

Seelisch-körperliche Erkrankungen

Die Seele ist ein empfindliches Organ. Kränkungen, Ängste, Gewalt, vor allem die, die wir als Kinder erfahren, hinterlassen tiefe Spuren, selbst wenn wir uns an die verletzenden Situationen gar nicht mehr erinnern, sie »verdrängt« haben, weil wir sie womöglich sonst nicht ertragen hätten. Später allerdings, wenn wir erwachsen sind, können sich scheinbar verheilte seelische Wunden wieder öffnen und, auf zunächst unbegreifliche Art, unser körperliches Wohlbefinden beeinflussen. Von den vielen bekannten Körper-Seele-Störungen möchte ich Ihnen einige typische Krankheitsbilder schildern – und auch Möglichkeiten aufzeigen, die zu einer Heilung führen können.

Verletzungen der kindlichen Seele äußern sich später oft als körperliche Leiden

Magersucht und Bulimie

Es beginnt mit einer Diät. Das junge Mädchen – in nur fünf Prozent der Fälle betrifft diese Störung Jungen – findet sich plötzlich »hässlich« und »zu dick«. Die Models in den Zeitschriften, die Schaufenster-Puppen, an denen die neuesten Klamotten so fabelhaft aussehen, zeigen der 14-Jährigen, dass sie von dieser Art auffälliger Schlankheit meilenweit entfernt ist, auch wenn der Schularzt sie gerade als »normalgewichtig« gelobt hat. Sie beschließt abzunehmen. Zunächst hört sie auf, mit ihren Freundinnen zwischendurch Plätzchen und Schokolade zu naschen. Sie trinkt keine Cola mehr, sondern nur noch Mineralwasser. Dann stößt sie in einer Illustrierten auf eine ausführliche Kalorientabelle und beginnt, den Energiegehalt jedes Bissens zu berechnen. Nach den ersten drei abgenommenen Kilos geht es ihr glänzend, zum ersten Mal fühlt sie sich selbständig und genießt die Macht, die sie nun über sich und ihren Körper hat. Den Eltern, be-

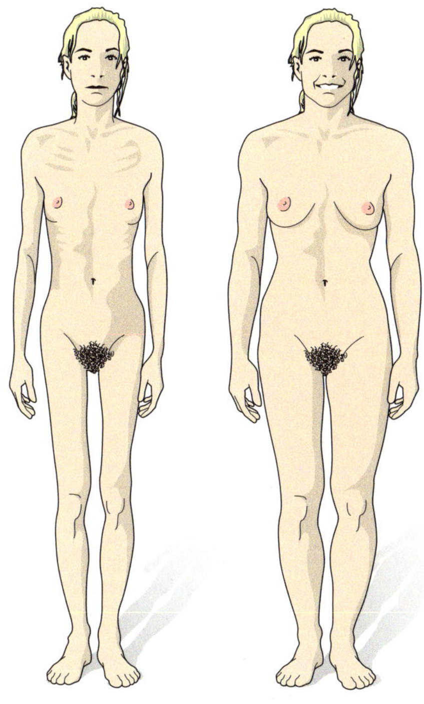

Magersüchtige haben kein realistisches Gefühl für ihren Körper.

sorgt, weil sie nur noch »wie ein Spatz isst«, hält sie Vorträge über gesundes Schlanksein. Ihnen wird meist erst viel später klar, dass das Essverhalten ihrer Tochter krankhaft geworden ist. Bitten, Vorwürfe und Wutausbrüche der Familie lassen sie kalt, Gesprächen weicht sie aus. Sie nimmt jetzt auch Abführmittel und hat angefangen, täglich eine Stunde lang zu joggen. Eines Tages stellt sie fest, dass sie gar nicht mehr essen kann. Das Nicht-essen-Wollen hat sich verselbständigt und wird zu einem gnadenlosen Kampf mit dem eigenen Körper. Vier Wochen später kommt das Mädchen zum ersten Mal in eine Klinik. Da wiegt es noch 35 Kilo, und die Ärzte sagen, wenn sie so weiter macht, wird sie zu den 15 Prozent der Patienten gehören, die an Magersucht sterben.

Der Selbsterhaltungstrieb ist ausgeschaltet

Wie ist es möglich, dass bei einem jungen Menschen scheinbar aus heiterem Himmel alle Mechanismen des Selbsterhaltungstriebes außer Kraft gesetzt werden? Dass ihn weder Einsicht, Wille, Verstand oder Urteilsvermögen von seinem aberwitzigen Tun abbringen können? Magersucht (die Ärzte sagen *Anorexie*) und Ess-Brech-Sucht (*Bulimie*) sind, wie die Namen sagen, schwere Suchtkrankheiten und damit zunächst dem Willen und dem Verstand entzogen.

Hunger nach Anerkennung

Unter Magersucht versteht man das Verhalten junger Mädchen und Frauen – seltener von jungen Männern –, durch Verweigerung von Nahrungsaufnahme, Erbrechen und manchmal auch mit Hilfe von Abführtabletten extreme Gewichtsverluste herbeizuführen, um damit ihren bizarren Vorstellungen von einem idealen Körper zu entsprechen.

Bulimie ist die Sucht, riesige Mengen von kalorienreichen Nahrungsmitteln in kurzer Zeit zu verschlingen und anschließend das Gegessene wieder zu erbrechen.

Angepasst, ehrgeizig und tief verunsichert

Im Gegensatz zu anderen suchtgefährdeten Personen, Heroinkranken beispielsweise, die oft aus kaputten Familien kommen, hat die Magersüchtige meist eine »Bilderbuch-Familie«, wenigstens nach außen hin. Ein geschulter Psychologe erkennt allerdings, dass sich in vielen Fällen ein Muster wiederholt, das die Grundlage für die schlimme Krankheit zu bilden scheint.

Die meisten der kranken Jugendlichen kommen aus Familien, in denen alles »richtig« gemacht wird. Ein freundlicher, wenn auch etwas autoritärer, sehr beschäftigter Vater, eine aufopfernde Mutter, die ihre eigenen Berufspläne vielleicht hintangestellt hat, um die Kinder zu betreuen; die nur »das Beste« will, Leistung erwartet und mit Zuwendung belohnt, die das Leben der Tochter völlig kontrolliert. Kinder aus diesen Familien, so erklären uns die Psychologen, haben es schwerer, eine freie und starke Persönlichkeit zu entwickeln, vor allem wenn sie sich dem Druck anpassen. Obwohl sie oft hervorragende Schulleistungen bringen und auch sonst in jeder Hinsicht »perfekt« sein wollen, haben sie nicht gelernt, ihren eigenen Gefühlen zu trauen.

Dann kommt die Pubertät und das Bedürfnis zu gefallen, schön, erfolgreich zu sein. So wie die superschlanken Heldinnen der Fernsehserien und die hochbezahlten Star-Models. In dieser Situation genügt oft ein grausames Wort von einer bewunderten Person – »Du mit deinem dicken Hintern« – oder die größere Popularität einer hübschen Klassenfreundin, um das Selbstbewusstsein eines Mädchens zu zerschmettern. Alle Probleme, die mit dem Erwachsenwerden zusammenhängen, der Widerstreit zwischen Bindungen an die Familie und dem Wunsch nach Selbständigkeit werden auf diesen einen Punkt gelenkt: »Ich bin hässlich, ich will, ich muss abnehmen.«

So kann es ablaufen, aber natürlich gibt es viele Wege, die in die Krankheit führen.

Warnzeichen

Eine Magersucht sollte befürchtet werden

- *bei deutlichem Gewichtsverlust, ohne dass eine körperliche Krankheit erkennbar ist,*
- *bei auffallendem Interesse an Ernährung und Kochen, obwohl bei den Mahlzeiten oft nicht oder nur sehr wenig gegessen wird,*
- *bei regelmäßigem Aufsuchen der Toilette nach dem Essen (Erbrechen?),*
- *bei übertriebener körperlicher Aktivität,*
- *bei Ausbleiben der vorher regelmäßigen Periode.*

Der lange Weg zurück

Viele Menschen stellen sich vor, dass eine so dramatische und bedrohliche Entwicklung durch »Einsicht« rückgängig gemacht werden kann, dass also das Mädchen oder die junge Frau eines Tages »zur Besinnung« kommt und fortan wieder »normal« ist. So einfach funktioniert es jedoch leider nicht. Das falsche Programm beherrscht das Bewusstsein der Kranken; sie können zunächst weder von den grotesken Essgewohnheiten noch von der gestörten Körperwahrnehmung lassen, ja, vielen erscheint ein normaler Körper als Alptraum und sie verteidigen ihren lebensbedrohlichen Zustand mit Zähnen und Klauen. Das gestörte Essverhalten ist ja nur ein Symptom, der äußere Ausdruck einer Verstörung der Seele.

Tipp

Buchempfehlungen
Wenn Sie weitere Informationen zu diesen Krankheiten möchten, empfehle ich zwei ausgezeichnete Bücher, die die Münchener Ärztin, Psychotherapeutin und Expertin für Essstörungen, *Dr. Monika Gerlinghoff* (gemeinsam mit *Dr. H. Backmund*) geschrieben hat: ›Magersucht‹ und ›Der heimliche Heißhunger‹, beide Deutscher Taschenbuch-Verlag, München. Von derselben Autorin gibt es auch sehr interessante Gespräche mit ihren Patientinnen: ›Magersüchtig‹, Piper Taschenbuch.

Die Ärzte, die sich mit dieser Krankheit besonders beschäftigen, haben Therapien ausgearbeitet, die den Betroffenen helfen sollen, sich selbst langsam wieder »umzuprogrammieren«. Sie können – anfangs in der Klinik, später in ambulanter Behandlung, oft in Gruppen – wieder ein realistisches Körpergefühl entwickeln und gleichzeitig das Selbstbewusstsein, ihre Persönlichkeit durch eine Verhaltenstherapie stärken. Bevor das möglich ist, muss man die Kranken manchmal erst auf der Intensivstation mit Infusionen und künstlicher Ernährung aus ihrer lebensbedrohlichen Situation retten.

Traurigerweise gelingt es nicht bei allen Magersüchtigen, den Teufelskreis zwischen kranker Seele und krankem Körper zu durchbrechen. Sie bleiben über Jahrzehnte gequälte, gefährdete Menschen. Die Bulimie-Patienten haben eine bessere Aussicht auf Heilung.

Angst als Krankheit

Panik-Attacken sind schrecklich für die Betroffenen. Wer nie darunter gelitten hat, kann sich nur schwer vorstellen, welche Vernichtungsgefühle dabei auf die Seele einstürzen und dass weder Verstand noch Wille eine Chance haben, den Alptraum zu beenden.

Die Anfälle scheinen aus heiterem Himmel zu kommen. Wie eine drohende Wolke schiebt sich plötzlich eine unerklärliche Furcht vor die Seele. Was heißt Furcht – es ist viel eher die Gewissheit, dass etwas Grauenvolles mit mir geschieht, dass ich wahnsinnig werde oder sterbe, dass ich die Besinnung verliere, dass ich hier nie mehr herauskommen werde … Das Herz rast jetzt, kalter Schweiß steht auf meiner Stirn, ich kann nicht mehr atmen, meine Hände, die eben noch auf der Computer-Tastatur geschrieben haben, zittern unkontrolliert, ich fühle meine Arme nicht mehr. Es soll aufhören! Wer hilft mir?

Die Auslöser für solche Anfälle sind nicht immer klar zu erkennen, im Gegensatz zu einer anderen Art von Angstkrankheiten, die man *Phobien* nennt.

Patienten mit Panik-Attacken sind meistens jung, zwischen zwanzig und dreißig, wenn die Krankheit zum ersten Mal ausbricht. Sehr häufig sind es weiche, passive, scheue und anlehnungsbedürftige Menschen, die oft schon als Kind starke Trennungsängste und Furchtsamkeit erkennen ließen. Man nimmt an, dass viele dieser empfindsamen Menschen auch frühkindliche seelische Verletzungen erlitten haben.

Wenn diese Kranken zur Behandlung kommen – und sie müssen psychisch behandelt werden, denn die Anfälle hören nur in den seltensten Fällen von alleine wieder auf –, sind sie oft abhängig von beruhigenden Medikamenten, *Tranquilizern,* mit denen sie versuchen, die Angst vor der Angst zu bekämpfen.

Von Flugzeugen, Spinnen und engen Räumen

Menschen, die in bestimmten Situationen unkontrollierbare Furcht erleben – angeblich über fünf Prozent der Bevölkerung –, haben sich meist Techniken zugelegt, mit denen sie solche Situationen vermeiden, um nicht zu den »Spinnern« oder »Verrückten« gerechnet zu werden. Der dynamische Geschäftsmann, dem im engen Lift sofort der Schweiß ausbricht, nimmt grundsätzlich die Treppe in den fünften Stock; die Hausfrau, die unter den vielen Menschen im Kaufhaus panische Zustände bekommt, hilft sich mit Tante-Emma-Laden und Bestell-Katalogen.

»Wieso Angst? – Stell dich nicht so an!«

Die häufigsten Phobien

- Die **Agoraphobie,** zu deutsch »Angst vor Plätzen« (Agora = Marktplatz), macht es den Betroffenen unmöglich, über freie Plätze oder große Straßen zu gehen, weil sie eine tiefe Furcht davor haben, sich aus einer Sicherheitszone herauszubewegen. Patienten mit dieser Störung ziehen sich mehr und mehr in ihre eigenen vier Wände zurück.
- Die **Klaustrophobie** bezeichnet die Angst vor engen oder abgeschlossenen Räumen – also die eigentliche »Platzangst«; Menschen mit dieser Krankheit können nicht Lift oder U-Bahn fahren.
- Die **Höhenangst** überfällt manche Menschen, die von einem hohen Gebäude oder einem Berg in die Tiefe schauen oder auch nur ein großes Treppenhaus betreten.
- Die **Flugangst** quält all jene, die vielleicht einmal einen Flug mit Turbulenzen durchstehen mussten oder für die das Gefühl, in der Luft zu schweben, von vorneherein bedrohlich ist.
- **Tier-Phobien**, also Angst vor Tieren – vor allem vor Spinnen oder Schlan-

gen, bei manchen aber auch schon vor einer Katze –, beruhen nicht immer auf früheren angstmachenden Begegnungen mit ihnen, sondern entspringen häufig Fantasien über Berührungen und körperlichen Kontakt.

- **Soziale Phobien** bezeichnen die Furcht, sich vor anderen oder in der Öffentlichkeit zu blamieren oder in einer entscheidenden Situation zu versagen. Betroffene können keine Ansprachen halten, sind hilflos in mündlichen Prüfungen oder haben unüberwindliche Hemmungen, fremde Menschen kennen zu lernen.

»Angst essen Seele auf«

Unter einer **allgemeinen Angst-Störung** versteht man eine ständig vorhandene, tiefe, quälende Sorge. Sie bezieht sich auf nichts und alles, auf mögliche Krankheitssymptome, auf Unfälle, die Familienangehörigen zustoßen könnten, auf Himmelserscheinungen, auf Geldmangel, auf die Zukunft. Sie gibt den Betroffenen das Gefühl von Beengung (das Wort »Angst« kommt von »Enge«), von innerer Unruhe und Anspannung; sie zittern, schwitzen, reden pausenlos oder verstummen völlig.

Eine natürliche Angst – vor Gefahren – ist für jeden lebensnotwendig. Wenn aber die Angst zur beherrschenden Grundstimmung wird, dann handelt es sich um eine Krankheit, die in der Lage ist, die Seele zu zerstören.

Dies wird auch deutlich, wenn man weiß, dass viele dieser Angstneurosen in Depressionen übergehen.

Wege zur Heilung

Am Anfang jeder Behandlung einer Angst-Krankheit steht die internistische Untersuchung zum Ausschluss einer körperlichen Störung. Überfunktionen der Schilddrüse oder Herzrhythmusstörungen können zum Beispiel schwere Kreislaufsymptome verursachen, die ebenfalls Beklemmungen und Furcht auslösen – und damit Angst als Folge einer Krankheit erzeugen.

Den Patienten mit Panik-Attacken wird meistens zunächst eine **medikamentöse Therapie** (mit Arzneien aus der Gruppe der *Antidepressiva*) angeboten, um die akuten Anfälle zu unterdrücken. Darauf folgt dann eine *Psychotherapie*. Bei Angstkrankheiten hat sich die **Verhaltenstherapie** am besten bewährt. Dabei wird der Patient Schritt für Schritt trainiert, sich in die belastenden Situationen hineinzudenken und sich auf ihre Bewältigung zu konzentrieren. Dabei können CD-ROM-Programme unterstützen, in denen die Angst hervorrufende Belastung immer wieder simuliert wird, bis man sich an sie gewöhnt hat. Im Falle einer Lift-Phobie geht der Betroffene zunächst in Gedanken, dann auch in Wirklichkeit – anfangs noch in Begleitung des Therapeuten – die Wege zum und in den Aufzug, immer wieder, bis er es schafft, das drohende Herzklopfen zu beherrschen.

Daran kann sich dann später eine weiter ausholende Durchleuchtung der Kindheit (*Psychoanalyse*) anschließen, um die Wurzeln der Angst vielleicht aufzudecken und damit der Seele – und dem Körper – wieder Ruhe zu verschaffen.

Depression – Absturz in die Seelenfinsternis

Die Anfangssymptome einer Depression können sehr leicht übersehen werden. Müdigkeit, Niedergeschlagenheit und Interesselosigkeit an Dingen des täglichen Lebens werden oft als »schlechte Laune« missdeutet und gar nicht mit einer Krankheit in Verbindung gebracht.

Die Depression – oder Melancholie – ist zu einer ausgesprochen häufigen Krankheit geworden. Woran das liegt – ob an einer vererbten Fehlfunktion

Testen Sie Ihre Anfälligkeit für Depressionen

Versuchen Sie, die folgenden Sätze ganz ehrlich zu beantworten.

- Ich habe eigentlich keinen konkreten Grund dazu, dennoch fühle ich mich oft niedergeschlagen. Ja = 3 Punkte
- Ich habe in letzter Zeit Mühe, mich zu konzentrieren. Ja = 3 Punkte
- Ich fühle mich ständig müde. Ja = 3 Punkte
- Ich weiß nicht warum, aber ich kann mich über angenehme Dinge nicht mehr so freuen wie früher. Ja = 2 Punkte
- Ich schlafe in letzter Zeit ausgesprochen schlecht. Ja = 3 Punkte
- Ich bin ungerecht, gereizt und finde mich überhaupt in letzter Zeit unerträglich. Ja = 2 Punkte
- Ich habe zunehmend das Gefühl, dass ich den Alltag nicht mehr bewältigen kann. Ja = 3 Punkte
- Meine Lust am Sex tendiert gegen Null. Ja = 2 Punkte
- Ich ertappe mich gelegentlich dabei, dass ich an meinen Tod denke und ihn vielleicht sogar begrüßen würde. Ja = 4 Punkte
- Ich habe das Gefühl, als säße ich in einem tiefen Loch, und sehe auch keine Chance, da wieder herauszukommen. Ja = 3 Punkte

Zählen Sie Ihre Punkte zusammen – hoffentlich konnten Sie überall mit »Nein« antworten.
15 bis 20 Punkte: Vorsicht! Sie könnten am Beginn einer Depression stehen.
Über 20 Punkte: Sie sollten dringend einen Arzt (Nervenarzt, Psychiater oder Psychotherapeuten) aufsuchen und ihm Ihre Probleme schildern.

im Gehirn, an der Hektik des täglichen Lebens, daran, dass es kein richtiges Entspannen mehr gibt, kein »Die-Seele-baumeln-lassen« –, kann niemand mit Sicherheit sagen. Fest steht, dass Menschen, die an einer wirklichen Depression erkranken, durch die Hölle gehen.

Patienten sprechen vom »Aufruhr der Gehirnzellen«, von der Furcht, wahnsinnig zu werden, vom Abgrund, in den sie unaufhaltsam fallen, von der »Gewissheit, dass eine Rettung unmöglich ist«. Ihre Körperfunktionen sind von einer tiefen Erschöpfung befallen. Schlafen, sprechen, denken, arbeiten wird nach und nach fast unmöglich.

Die Selbstmordgefahr wächst, je länger der Zustand anhält.

Die Forscher sind inzwischen sicher, dass der biologische Grund für diese Depressionen in einer fehlerhaften Produktion der Gehirn-Botenstoffe, der *Neurotransmitter,* zu suchen ist, wobei der Auslöser für eine derartige Störung nicht sicher zu finden ist. Manchmal scheint eine erbliche Belastung vorzuliegen. Da es Medikamente gibt, die eine regulierende Wirkung auf den Gehirnstoffwechsel und die Botenstoffe ausüben, ist die Krankheit im Prinzip gut behandelbar, wobei in schweren Fällen zunächst eine zwei- bis dreiwöchige Therapie in einer Klinik empfohlen wird.

Eine Depression ist eine schwere, quälende und gefährliche Krankheit

Von einer »reaktiven Depression« sprechen die Ärzte, wenn ein belastendes Ereignis – zum Beispiel der Tod eines Angehörigen oder der Verlust des Arbeitsplatzes – die Niedergeschlagenheit hervorruft. Bei diesen Depressionen, die nichts mit dem Hirnstoffwechsel zu tun haben, helfen am besten Krisengespräche mit Psychologen.

Milde Depressionen (»depressive Verstimmungen«) kann man oft mit pflanzlichen Mitteln – *Hyperforat, Johanniskraut* – behandeln.

Welche seelisch-geistige Störungen gibt es?

Im Grunde sind solche Auflistungen problematisch, weil eine genaue Abgrenzung der Beschwerden nicht einfach ist. Im Wissenschaftsbereich muss aber alles einen Namen haben und deshalb hat man sich auf folgende Gliederung geeinigt:

- **Psychosomatische Beschwerden:** Unklare körperliche Schmerzen oder Funktionsstörungen, die keine organischen Veränderungen erkennen lassen, zumindest nicht am Anfang. Später kann es auch zu körperlichen Schäden kommen (zum Beispiel zu Magengeschwüren).
- **Neurosen:** Seelische Störungen, deren Ursache meist in kindlichen Verletzungen oder Fehlentwicklungen zu finden ist.
- **Psychosen:** Die eigentlichen Geisteskrankheiten wie *Schizophrenie* oder schwere Depressionen, die mit Wahrnehmungsstörungen und einem Verlust des Realitätssinnes einhergehen.

Wie man die Seele streichelt

Überlegen Sie sich, wie Sie Ihrer Seele, die sicherlich vom Alltag, von Sorgen und vielleicht auch von manchen Kränkungen bedrückt wird, etwas von diesem Druck nehmen könnten, damit sie wieder Kraft schöpfen und »weit ihre Flügel ausspannen« kann.

Vielleicht sollten Sie einfach in jeder Woche an einem bestimmten Tag ein paar Stunden für sich alleine reservieren und diese Zeit dann konsequent nutzen, um nach und nach eine oder mehrere der vielen Entspannungs- oder Meditationstechniken zu lernen. Sie müssen selbst herausfinden, was Sie am besten in einen Zustand der Ruhe und Harmonie versetzt.

Tipp

Keine Zeit für Seelenarbeit?

Dann sollten Sie wenigstens Ihre Jogging-Sachen anziehen und eine Stunde gemütlich im nächsten Park laufen. Auch Bewegung fördert nämlich die Harmonie zwischen Körper und Seele.

- **Massagen,** vor allem Reflexzonenmassage oder Muskelmassagen lockern verspanntes Gewebe und begünstigen die Bildung von *Endorphinen,* d.h. Gehirnstoffen, die positive Gefühle hervorrufen. Die indischen *Ayurveda-Massagen* sind teuer, aber dafür werden Sie mit Duftölen balsamiert und können sich in Blütengärten träumen.
- **Yoga** vereint Atemtechnik, Muskelentspannung und Versenken in die Beziehung zwischen Seele und Körper.
- **Progressive Muskelentspannung** nach Jacobson löst Verspannungen und begünstigt die Hirndurchblutung.
- **Feldenkrais-Übungen** lassen eine neue Wahrnehmung des Körpers entstehen.
- **Autogenes Training** gewährt Entspannung, Wärme und das Gefühl der Befreiung vom Alltag. Wenn man es einmal beherrscht, kann man sich damit mehrmals täglich mühelos in diesen Entspannungszustand versetzen.
- **Kunst-, Musik- und Tanztherapie** sind gut geeignet, um unbewusste Konflikte darzustellen und zu bewältigen.
- **Meditationsübungen** verlieren zunehmend den Beigeschmack des nur Religiösen und Esoterischen. Viele Menschen haben entdeckt, wie mit ihrer Hilfe Ruhe in die Seele und in die Gedanken einkehrt und wie wohltuend diese Ruhe wiederum auf den Körper ausstrahlt.

KAPITEL 16

Chronische Schmerzen

Schmerz ist keine schicksalhafte Last, sondern eine Krankheit.

- Wie entsteht Schmerz?
- Schmerzpatienten haben ein Recht auf Behandlung und Linderung ihrer Leiden
- Gibt es ein »Schmerzgedächtnis«?
- Wichtige Methoden zur Schmerzbekämpfung

*»Niemand kann Schmerzen begreifen,
es sei denn, er hätte selbst welche.«
Eine Schmerzpatientin*

Wie Schmerzen entstehen

Zwölf Jahre lang hatte der junge Mann unter ständigen starken Schmerzen gelitten. Begonnen hatte es, als er sechzehn war. Beim Volleyball-Spiel verspürte er plötzlich einen heftigen Stich in der unteren Wirbelsäule und konnte sich danach kaum mehr bewegen. Ein Hexenschuss, dachte er, das ist in ein paar Tagen wieder vorbei. Als nach einer Woche die Schmerzen eher stärker waren und sein linker Fuß merkwürdig gefühllos und taub wurde, ging er zum Arzt. Der diagnostizierte einen Bandscheibenvorfall, und da offenbar bereits eine Schädigung der Nerven eingetreten war, überwies er ihn zum Neurochirurgen. Nach der Operation war der Junge beschwerdefrei, aber schon ein halbes Jahr später kamen die starken Schmerzen wieder. Die nächsten Monate verbrachte er mit Krankengymnastik, Massagen, Bewegungsübungen und in der Praxis seines Arztes, der versuchte, mit Spritzen die schlimmsten Qualen zu lindern und ihm wenigstens den Schulabschluss und eine Ausbildung zu ermöglichen. Später wurde er noch einmal operiert. Die Schmerzen haben ihn aber trotz aller Bemühungen der Ärzte nie mehr verlassen. Erst als vor zwei Jahren ein Spezialist – ein »Schmerztherapeut« – eine kleine Pumpe unter seine Bauchdecke nähte, die jetzt ständig eine winzige Menge Morphium an die Nerven der Wirbelsäule abgibt, war er von einem Moment zum anderen von diesen zermürbenden Qualen befreit. Seither ist er »ein anderer Mensch«, hat zehn Pfund zugenommen, seine Frühpensionierung rückgängig gemacht und arbeitet zum ersten Mal in seinem Beruf als Sozialpädagoge.

Schmerz ist im Vergleich zu den meisten anderen Befindlichkeiten des menschlichen Körpers ein schwer verständlicher Zustand. Schmerz ist nicht greifbar, nicht darstellbar, nicht messbar. Am verständlichsten erscheint er uns noch, wenn wir uns verletzen. Und natürlich begreifen wir, dass es weh tut, wenn sich das Kind während der Geburt einen Weg durch das mütterliche Gewebe bahnen muss. Aber sogar von derartig bildhaften Situationen haben Nicht-Betroffene nur eine vage Vorstellung – objektivieren lässt sie sich nicht.

Schmerz ist veränderbar, manipulierbar, fast könnte man sagen »regulierbar«. Er lässt sich auf unbegreifliche Weise abschalten – die Märtyrer sangen im Feuerofen, Fakire laufen über glühende Kohlen, Mädchen lassen sich die empfindliche Zunge piercen, ohne mit der Wimper zu zucken –, und er kann im Extremfall sogar umfunktioniert werden zu Lust. Dank der Hirnforscher ist unser Wissen über das Wesen des Schmerzes in den letzten Jahren sehr erweitert worden – zum Glück für die vielen Millionen Menschen, die chronisch schmerzkrank sind.

Der akute Schmerz als Warnsignal

Um das Phänomen »Schmerz« zu begreifen, muss man erst einmal verstehen, welche Vorgänge im Körper ablaufen, wenn wir Schmerz verspüren. Das einfachste Beispiel: Fasst man eine heiße Herdplatte versehentlich an, so schießt von den Nervenfühlern in der Haut ein elektrischer Impuls über die Nervenbahnen der Hand, des Arms, des Rückenmarks zum Gehirn: Alarm! Ein Teil der elektrischen Erregung geht sofort in die so genannte Reflexbahn, das heißt, sie springt im Rückenmark von den Empfindungsnerven auf motorische Nerven über, die die Handmuskeln steuern. Folge ist ein blitzartiges Hochreißen der Finger, noch bevor die Gefahr »heiße Herdplatte« dem Gehirn bewusst geworden ist.

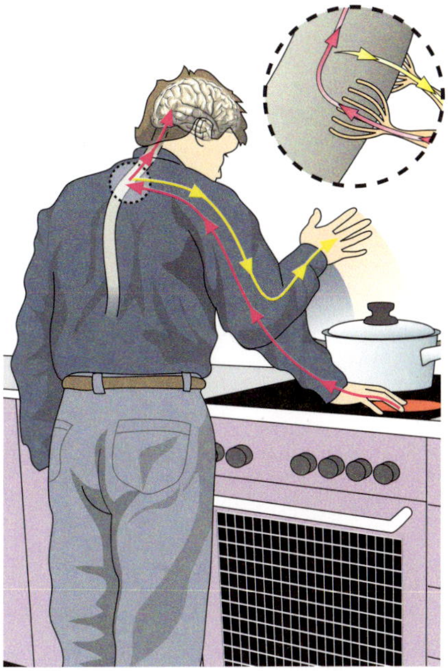

Ein Reflex im Rückenmark bewirkt das Hochziehen der Hand von der heißen Platte.

Andere Schmerzfühler im Körper signalisieren uns Entzündungen, Sauerstoffmangel im Herzmuskel oder Druck auf die Nerven, zum Beispiel bei einem Bandscheibenvorfall.

Schmerz ist, wie gesagt, nicht messbar. Messbar sind aber viele andere Körperfunktionen, die sich während einer Schmerzattacke verändern. So steigen Blutdruck, Herzschlag und Atemtiefe an, die Muskeln verspannen sich, die Pupillen in den Augen werden weit, der Kortisonspiegel im Blut ist hoch.

Ein geheimnisvolles Tor

Ein ganz merkwürdiges Phänomen ist die unterschiedliche Intensität, mit der Schmerzen im Bewusstsein eines Menschen »ankommen«. Natürlich hängt dies vom Ausmaß einer Verletzung ab oder von der Empfindlichkeit der einzelnen Person, aber das ist es nicht allein. Wissenschaftler haben herausgefunden, dass Nervenreize auf ihrem Weg zum Gehirn, also zum bewussten Schmerzgefühl, abgeschwächt oder sogar aufgehalten werden können. Es sieht so aus, als müssten sie auf ihrer Bahn im Rückenmark eine Art geheimnisvolles Tor passieren, an dem es sich entscheidet, ob die Nervenerregung weitergeleitet oder – bei geschlossenem Tor – blockiert wird (und der Betroffene so gut wie nichts spürt). Wahrscheinlich sind die »Pförtner« dieses Tors die vom Gehirn selbst produzierten Schmerzkiller-Hormone, die Endorphine, die auf diese Weise die Wahrnehmung des Schmerzes betäuben können. Und offensichtlich sind auch seelische Einflüsse in der Lage, das Schmerztor zu öffnen oder zu schließen. Diese wichtigen Erkenntnisse machen sich die Therapeuten zunutze, um Schmerzen zu lindern und um das Schmerzgedächtnis zu beeinflussen.

Schmerz ist der wichtigste Wegweiser für den Arzt, um einer Krankheit auf die Spur zu kommen

Wie unterschiedlich Schmerzsignale wahrgenommen werden, zeigt sich, wenn jemand einen Unfall erleidet, während er sehr aufgeregt ist oder unter einer großen Anspannung steht. Sportler, die sich bei einer Meisterschaft eine böse Verletzung, womöglich einen Knochenbruch zuziehen, spüren in diesem Augenblick meist gar nicht, was los ist. Erst nach dem Wettkampf tut es weh. Auch Soldaten haben erzählt, dass sie während eines Angriffs eine Kugel in den Arm oder in den Bauch bekamen, ohne dass sie zunächst etwas merkten. Die Stresshormone hatten das »Tor« im Rückenmark verschlossen. Dagegen ist bei anderen Patienten bereits ein ganz geringer Schmerzreiz, zum Beispiel ein Nadelstich bei der Blutabnahme, so unerträglich, dass sie in Ohnmacht fallen.

Chronischer Schmerz – eine eigene Krankheit

Akute Schmerzzustände kann man gut behandeln. Nach einer Operation oder einer Verletzung gibt es kaum Schwierigkeiten, den Patienten schmerzfrei zu halten, bis die Wunde zugeheilt ist. Meistens genügen dafür leichte oder mittelschwere Schmerzmittel. Allerdings sollten die Ärzte gerade bei und nach Operationen in jedem Fall eine ausreichende Schmerzbehandlung (*Analgesie*) notfalls auch mit starken Medikamenten durchführen, um zu vermeiden, dass Zellen im Gehirn Schmerz »lernen« und ihn dann später nicht mehr vergessen können.

Das unbarmherzige Schmerzgedächtnis

Die Nervenzellen, bei denen der Alarmruf »Schmerz« ankommt, sind im Grunde bereit, das Signal wieder zu löschen, zu vergessen, sobald die Ursache für den Schmerzreiz nicht mehr vorhanden ist. Dauert der Schmerzzustand länger an oder ist das Schmerzsignal besonders intensiv, dann werden die Nervenzellen und die Nervenbahnen verändert. Man spricht von einer »Gedächtnisspur«, die die Schmerzreize hinterlassen. Treffen erneute Signale auf derartig programmierte Zellen, so genügen jetzt bereits viel geringere Impulse, schließlich nur eine leichte Berührung, um gleich starke Schmerzempfindungen hervorzurufen. Gleichzeitig geben die »verletzten« Zellen Substanzen ab, die eine entzündliche Wirkung auf das umgebende Gewebe haben. Und so, inmitten von Überempfindlichkeit und Entzündung, verlieren diese Nervenzellen die Fähigkeit, das Signal »Schmerz« wieder abzuschalten. Dann bedarf es schließlich überhaupt keiner Ursache mehr – Schmerz wird ein Dauerzustand. Bis das quälende Signal durch Medikamente betäubt werden kann oder bis es irgendwann gelingt, die Zellen wieder umzuprogrammieren.

Es gibt allein in Deutschland ca. fünf Millionen Menschen, die unter Dauerschmerzen leiden, unter Kopfschmerzen, Rückenschmerzen, den oft so peinigenden Folgen von Gürtelrose und von Gelenkentzündungen sowie an Tumorschmerzen. Bei vielen von ihnen hätte eine rechtzeitige und ausreichende Behandlung eines zunächst nur *vorübergehenden* Schmerzes die Entwicklung zur chronischen Schmerzkrankheit verhindern können. Leider wird den meisten von ihnen auch heute noch – nicht aus bösem Willen, sondern aus Unwissenheit der Ärzte – eine richtige Therapie vorenthalten. Dabei gäbe es in fast allen Fällen Möglichkeiten, die Schmerzen wenigstens so weit zu lindern, dass für die Geplagten ein normales Leben wieder möglich wäre.

Das Bein, das schmerzt, obwohl es nicht mehr da ist

»Phantomgefühle« nennt die Medizin jenes merkwürdige Phänomen, das bei Menschen auftritt, denen ein Bein oder ein Arm amputiert werden musste. Die Patienten wachen in der Nacht auf und sind sicher, dass das Bein »nachgewachsen ist«, weil sie es deutlich spüren. Oder sie klagen über Hitzegefühle im Fuß oder »Ameisenkribbeln«. Leider stellen sich dann oft auch Schmerzen *(Phantomschmerz)* ein. Nicht im verbliebenen Teil des Beines, sondern da, wo eigentlich nichts mehr ist. Eine Täuschung der zerschnittenen Nerven. Diese Situation, die überaus quälend sein kann, werten die Experten als einen weiteren Beweis für die Existenz des »Schmerzgedächtnisses«.

Schmerzen lösen neben der rein körperlichen Pein auch ein tiefes seelisches Unbehagen aus. Das gilt sogar für kurze, akute Schmerzen. Erst recht sind starke chronische Schmerzen immer auch von Angst und Depressionen begleitet und von dem Bedürfnis, den Zustand irgendwie zu beenden oder ihm zu entfliehen. So erklärt sich das Gefühl der Ausweglosigkeit, des »Eingesperrtseins in einem Käfig«, das Schmerzkranke schildern, ein Gefühl, das einen entsetzlichen Leidensdruck erzeugt und »die Seele auffrisst«, wie ein Betroffener es schilderte. So erklärt sich auch die große Zahl von Menschen – allein 4000 sind es jährlich in Deutschland –, die sich umbringen, weil sie keine andere Lösung mehr sehen, um dem Teufelskreis aus Angst und Schmerz zu entkommen.

Möglichkeiten der Schmerzbehandlung

Warum leiden so viele Menschen an chronischen Schmerzen, ohne dass sie wirksame Hilfe bekommen? Der wichtigste Grund dafür ist sicher die Tatsache, dass der Begriff der »Schmerzkrankheit« noch nicht überall, nicht einmal bei allen Ärzten, bekannt ist. Diese Unwissenheit bedeutet viele bittere Erfahrungen für die Patienten: Eine Krankheit, die man weder durch Laboruntersuchungen noch durch Röntgenbilder oder andere Techniken nachweisen und bestätigen kann, wird von der Umgebung oft nicht geglaubt. Weder von den Angehörigen, denen die Klagen irgendwann einmal auf die Nerven gehen, noch von den Kollegen, die sauer sind, dass die Betroffenen am Arbeitsplatz immer wieder ausfallen; und leider auch nicht immer vom Hausarzt, der sich nach einigen vergeblichen Therapieversuchen oft hilflos fühlt und die Schmerzkranken dann als »psychisch überlagert« am liebsten loswerden möchte.

Schmerz ist keine vom Schicksal auferlegte Last, Schmerz ist eine behandelbare Krankheit

Aber auch die Patienten selbst, vor allem die älteren, verharren häufig genug in einer passiven Dulderrolle. Sie halten ihre Situation für hoffnungslos, weil sie zu wenig über die Krankheit und ihre Behandlungsmöglichkeiten erfahren und weil sie – vielleicht unbewusst – noch stark geprägt sind von der christlichen Lehre, die jahrhundertelang im Ertragen von Leid einen tieferen Sinn sah. Sie fühlen sich einsam und ausgegrenzt von der normalen Welt. Es wird höchste Zeit, dass ihnen Hilfe zuteil wird.

Was Sie über Schmerztherapien wissen sollten

1. Schmerz nach Möglichkeit verhindern

Bei einigen Schmerzformen kann durch eine gezielte frühzeitige Behandlung die Entstehung einer Schmerzkrankheit verhindert werden. (Das bedeutet nicht, dass Sie nach einer feucht-fröhlichen Nacht jede Menge Kopfweh-Tabletten schlucken sollen, um die Nachwirkungen des Alkohols zu unterdrücken!)

Bekanntestes Beispiel ist die Therapie der Gürtelrose: Die Ärzte wissen, dass diese Krankheit gekennzeichnet ist von Nervenschädigungen, hervorgerufen durch das *Varicella-Zoster-Virus,* und dass aufgrund der Entzündung auch nach Abheilen der akuten Krankheit oft jahrelange schwere Schmerzen in dem betroffenen Bereich weiter bestehen können. Wenn man nun den befallenen Nervenstrang so früh wie möglich durch eine lokale Anästhesie blockiert und ihn daran hindert, die Information »Nervenschaden« weiterzumelden, dann entsteht keine Gedächtnisspur in den Zellen des Rückenmarks, und der Patient ist später beschwerdefrei. Auch vor Operationen sollte der Narkosearzt sich überlegen, ob er zusätzlich zur eigentlichen Anästhesie, die nur das Bewusstsein des Patienten ausschaltet (wodurch er den Schmerz nicht wahrnimmt, obwohl die Schmerzfühler wilde Signale abfeuern), nicht auch ein spezielles Schmerzmittel geben muss, um zu verhindern, dass die Erinnerung an die Schmerzsignale sich in Gehirnzellen festsetzt und den Kranken später quält.

2. Schmerztherapie ist Gemeinschaftsarbeit

Da die chronische Schmerzkrankheit den ganzen Körper betrifft und mit der seelischen Situation des Patienten sowie seiner Beziehung zu Beruf und Familie aufs engste verbunden ist, kann man nicht erwarten, dass eine Behandlung nur auf einer dieser Ebenen auf Dauer zum Erfolg führt. Sicherlich gibt es Beispiele, die zeigen, dass durch die richtigen Medikamente und das Erlebnis der Schmerzfreiheit plötzlich alle Probleme, auch die psychischen, verschwinden können. Meistens wird es aber so sein, dass erst die Erfassung des ganzen Menschen durch ein Team von gut ausgebildeten Fachleuten – Schmerztherapeut, Psychologe, Krankengymnastin, eventuell auch Akupunkteur, Musik- oder Tanztherapeut – eine Harmonisierung der Körperfunktionen und damit eine Linderung der Dauerschmerzen bewirken kann.

3. Auch die Seele muss behandelt werden

Angst, Hoffnungslosigkeit, Depression, Ohnmacht und das Gefühl des Nicht-mehr-Dazugehörens zu einer gesunden, leistungsbetonten Welt sind die täglichen Begleiter des chronisch Schmerzkranken. Unglücklicherweise tragen all diese – verständlichen – negativen Impulse dazu bei, dass sich die Schmerzwahrnehmung noch verstärkt. Es ist wie eine falsch gestellte Weiche, die einen Zug immer wieder da ankommen lässt, von wo er wegfahren wollte. Da wir aber wissen, dass sich gerade die Intensität der Schmerzwahrnehmung durch Gedanken und Gefühle beeinflussen lässt, brauchen die Schmerzpatienten psychologische Hilfe, die es ihnen ermöglicht, die Weiche umzustellen, den Schmerz vom Mittelpunkt ihres Denkens und Fühlens zu verbannen und ihrem ganzen Leben eine andere Richtung zu geben.

Die einzelnen Formen der Schmerzbehandlung

Patienten mit einer chronischen Schmerzkrankheit sollten von Ärzten behandelt werden, die eine Zusatzausbildung in Schmerztherapie gemacht haben. Es gibt in Deutschland immer noch viel zu wenige von ihnen, aber ihre Zahl steigt. Mit Sicherheit praktiziert auch in Ihrer Nähe ein solcher Spezialist, den Sie selbstverständlich auch als Kassenpatient aufsuchen können. Oft wird er die Behandlung zwar festlegen, aber dann nach Möglichkeit mit Ihrem Hausarzt zusammenarbeiten, auch um Ihnen weite Wege zu ersparen. Eine Liste der Experten und Schmerzambulanzen erhalten Sie über die Ärztekammern oder über die **Deutsche Schmerzliga e.V.** (Adresse siehe Anhang).

Was im Einzelfall als Therapie durchgeführt wird, hängt von der Art und Schwere des Krankheitsbildes und vom Schmerzkranken selbst ab. Folgende Maßnahmen können einzeln oder als Kombinationsbehandlung eingesetzt werden:

Medikamente gegen den Schmerz

Sagen Sie nicht, das sei ja zu einfach, bei Schmerzen eben Schmerzmittel zu geben. Es ist nämlich ganz und gar nicht einfach, die richtigen Mittel in der richtigen Dosierung zu verschreiben und – vor allem – schwere Nebenwirkungen zu vermeiden. Sehr oft wird man eine wirkungsvolle Therapie sogar mit einem **Medikamentenentzug** beginnen müssen!

Die Präparate, die man normalerweise in der Apotheke als Schmerzmittel meist sogar rezeptfrei kaufen kann und die von Menschen mit chronischen Schmerzen oft in erschreckend großen Mengen eingenommen werden, haben nämlich vier wesentliche Nachteile:

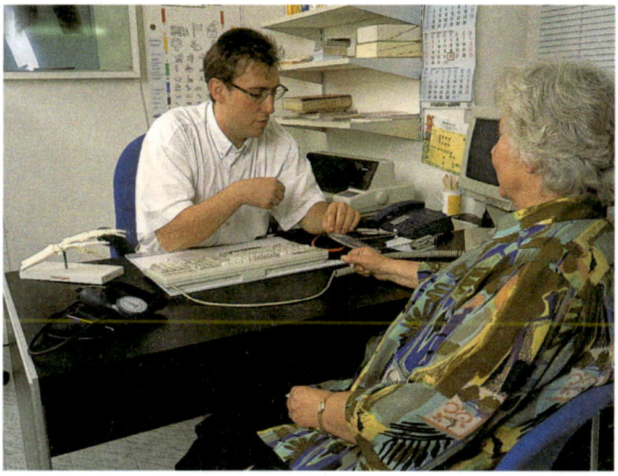

Einen wichtigen Teil der Schmerztherapie bilden die regelmäßigen ausführlichen Gespräche mit dem Arzt.

- Sie können die Nieren zerstören (40% aller Patienten, die regelmäßige Blutwäschen an der künstlichen Niere brauchen, haben sich Nierenschäden durch den Dauergebrauch von Schmerzmitteln zugezogen).
- Sie können, vor allem, wenn es sich um Kombinationspräparate (*Mischanalgetica*) handelt, selbst chronische Schmerzen – meist Kopfweh – verursachen (siehe Kapitel 8, Seite 180).
- Sie greifen den Schmerz nicht an der richtigen Stelle an.
- Sie können eine Abhängigkeit erzeugen.

Wenn ein Patient derartige Präparate täglich einnimmt, muss er sich zunächst einer Entzugsbehandlung unterziehen, bevor irgendeine andere Schmerzbehandlung durchgeführt werden kann.

Entzugsbehandlung

Neben den Kombi-Schmerzmitteln (die auch Koffein oder Kodein enthalten), sind es vor allem die Beruhigungspillen vom Typ der *Benzodiazepine*, zum Beispiel *Valium*®, die eine Abhängigkeit bewirken können. Für einen chronischen Schmerzpatienten kann es sehr hart werden, von heute auf morgen auf all diese Mittel zu verzichten und einige Tage voll »auf Entzug« zu sein – mit Zittern und Schwitzen, Kreislauf- und Schlafstörungen. Es gehört eine große Motivation dazu (und ein tägliches Gespräch mit dem Schmerzarzt), wenn man eine derartige Situation ambulant durchstehen will. Deshalb ist es für viele Patienten besser, sich dieser Behandlung in einer Klinik zu unterziehen, wo man die Symptome lindern kann.

Stufenplan zur Schmerzausschaltung

Je nach Art und Schwere der Beschwerden wird der Schmerzarzt dann mit seinem Patienten einen Behandlungsplan aufstellen, der auch bei den Medikamenten zunächst schwächere Mittel vorsieht, die bei Bedarf durch stärkere ersetzt werden. Die so genannten peripher wirkenden Medikamente wie *ASS*, *Paracetamol* und *Ibuprofen* sind oft ausreichend, wenn es sich um Schmerzen handelt, die durch Reize an den »Schmerzfühlern« der Haut oder der Muskeln ausgelöst werden. Man kann ihre Wirkung verbessern, zum Beispiel bei Kopfschmerzen, wenn man sie mit anderen Maßnahmen kombiniert, etwa mit Elektrostimulation (siehe Seite 344) oder mit Psychotherapie. Bei starken und stärksten Schmerzen sind sie allerdings nicht ausreichend. Dann sollte der Arzt so genannte *Opioide* verschreiben, die zentral, das heißt im Rückenmark und im Gehirn, und damit direkt an den Zellen des Schmerzgedächtnisses wirken. Das ist jedoch leichter gesagt als getan, denn der Umgang mit diesen wichtigen Medikamenten liegt bei uns immer noch ziemlich im Argen.

Keine Angst vor Morphinen!

In Deutschland werden, im Gegensatz zu anderen europäischen Ländern und den USA, nicht einmal 10 Prozent der Menschen, die unter stärksten Schmerzen leiden, mit den Schmerzmitteln versorgt, die ihnen ihre Qualen nehmen könnten, nämlich mit den so genannten *Opioiden*. Die Schmerzspezialisten hoffen, dass sich das in nächster Zeit ändern wird. Da es so häufig Fehlinformationen über diese Medikamente gibt, hier die wichtigsten Fragen:

Frage: Was sind das für Medikamente?

Antwort: *Opioide*, zu denen unter anderen das Morphium gehört, sind die stärksten uns bekannten Schmerzmittel, da sie die Schmerzleitung im Rückenmark, bzw. die Schmerzzentren im Gehirn blockieren. Ihre Nebenwirkungen – anfangs manchmal Übelkeit, fast immer Darmträgheit – las-

Ein Beispiel: Frau B., 73 Jahre alt, sitzt in meinem Sprechzimmer. Sie leidet an einer schweren Osteoporose mit Knochenbrüchen in der Wirbelsäule. Auf die Frage »Geht es heute besser?« bricht sie in Tränen aus. Nein, die Schmerzen seien unverändert. Nein, das Medikament, das ich ihr vor zwei Tagen verschrieb, hat sie nicht genommen. Warum? Sie zögert. Das Mädchen in der Apotheke, wo sie das Rezept einlösen wollte, schien völlig entsetzt. »Was«, hatte sie gesagt, »Sie wollen Morphium einnehmen? Wissen Sie denn nicht, dass das süchtig macht und dass das nur Krebskranke im letzten Stadium nehmen dürfen?«

Der Apotheker, den ich in Gegenwart der Patientin anrufe, entschuldigt sich dann. Seine Mitarbeiterin habe es eben nicht besser gewusst …

sen sich gut mitbehandeln. Problematisch ist die Behandlung bei Patienten mit Asthma oder anderen Erkrankungen der Lunge, da die Medikamente sich auf das Atemzentrum auswirken können.

Frage: Wer soll solche Mittel bekommen?

Antwort: Eben nicht nur schwerst Krebskranke, sondern alle Patienten, die – vorübergehend oder dauernd – an Schmerzen leiden, die auf andere Weise nicht beherrschbar sind.

Frage: Schaden sie dem Körper?

Antwort: Opioide müssen natürlich unter Kontrolle des behandelnden Arztes genommen werden, wobei es wichtig ist, dass die richtige Dosierung für den Patienten gefunden wird. Dann aber schaden sie eher weniger als die »üblichen« Schmerzmittel, auch bei jahrelanger Einnahme.

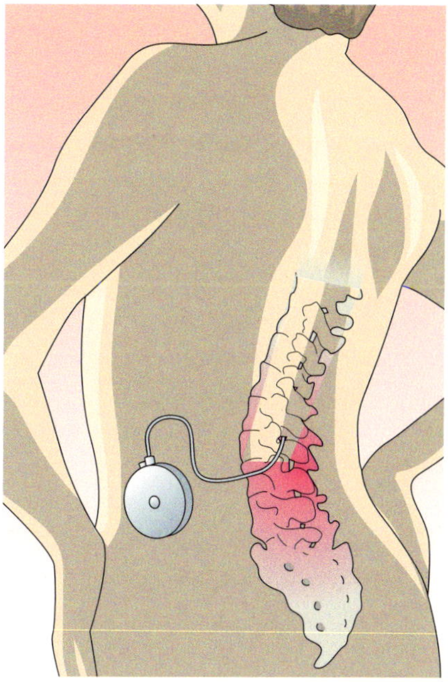

Die implantierte Pumpe gibt kleinste Mengen Morphium ans Rückenmark ab.

Frage: Wird man davon nicht süchtig?

Antwort: Nein! Im Gegensatz zu Heroinsüchtigen (Heroin ist mit dem Morphium verwandt), die rasch eine hohe Dosis als momentanen Reiz (»Kick«) brauchen, werden die Schmerzmedikamente als »Retard«-Tabletten oder -Pflaster verabreicht. Das heißt, der Patient erhält ständig eine kleine Dosis, die gerade so groß ist, dass die Schmerzwahrnehmung unterdrückt wird, es aber nicht zu einer Hochstimmung kommt. Außerdem haben manche Präparate bereits ein »Gegenmittel« eingebaut, das den Missbrauch als Droge verhindert.

Frage: Muss man diese Medikamente dann immer nehmen?

Antwort: Nein. Man kann sie wieder absetzen, sobald die Schmerzursache beseitigt ist. Das Absetzen muss aber langsam (»ausschleichend«) erfolgen.

Frage: Muss man nicht im Laufe der Zeit immer größere Mengen einnehmen?

Antwort: Nein. Die Dosis bleibt in den meisten Fällen immer die gleiche.

Frage: Warum werden diese Mittel bei uns so selten eingesetzt?

Antwort: Gute Frage. Wahrscheinlich liegt es an unserem äußerst strengen Betäubungsmittel-Gesetz, das die Ärzte eher einschüchtert als sie ermutigt, solche Präparate zu verschreiben. Und wahrscheinlich hat dieser Zustand auch mit der Unwissenheit vieler Ärzte zu tun, die in ihrer Ausbildung bisher nie lernen mussten, wie man chronische Schmerzen behandelt (ich schließe mich da selbst nicht aus).

Frage: Was muss man als Patient noch beachten?

Antwort: Schmerzmittel, besonders aber Opioide, müssen ganz regelmäßig genommen werden und zwar so, dass die Schmerzen gar nicht erst wieder spürbar werden, bevor man die nächste Tablette einnimmt.

Andere Medikamente

Neben den eigentlichen Schmerzmitteln setzen die Ärzte manchmal auch *Psychopharmaka* ein, vor allem so genannte *Antidepressiva,* das heißt Präparate, die stimmungsaufhellend wirken. Sie behandeln damit zum einen die Schwermut, die die Begleiterin der Schmerzen ist, zum anderen haben manche dieser Mittel eine außerordentlich günstige Wirkung auf die Schmerzempfindung, das heißt, dass Schmerzen dadurch manchmal überhaupt nicht mehr wahrgenommen werden.

Zur Behandlung von Migräne und anderen Kopfschmerzen erfahren Sie mehr im Kapitel 8, »Gehirn und Nervensystem«, Seite 176.

Nervenblockaden – die Schranken schließen

Das Prinzip der Nervenblockierung besteht in der Unterbrechung einer Schmerzleitung durch örtliche Betäubungsmittel, die direkt an den betreffenden Nerven gespritzt werden. Wenn beispielsweise ein Chirurg eine Wunde an der Fingerkuppe nähen muss, dann injiziert er das Betäubungsmittel an einen bestimmten Punkt am unteren Teil des Fingers. Die Schmerzfühler der Fingerspitzen sind auf diese Weise »gelähmt«, und der Patient spürt gar nichts. Das gleiche Prinzip wendet der Arzt auch an, wenn er größere Nerven durch *Regionalanästhesien* ausschaltet – zum Beispiel bei chronischen Rückenschmerzen –, oder wenn er eine Schmerzleitung im Rückenmark unterbricht.

Neben der eigentlichen Unterbrechung der Schmerzleitung werden durch diese Behandlung auch die Muskeln entspannt sowie eine bessere Durchblutung und damit ein Abtransport von Entzündungsstoffen angeregt.

Schmerzlinderung durch Strom und Nadeln

Elektrische Nervenstimulation (TENS)

Die *Transkutane (= durch die Haut wirkende) Elektrische Nervenstimulation,* kurz TENS genannt, bedeutet, dass die unter der Haut liegenden Nerven durch schwache elektrische Ströme gereizt werden. Die zuvor bestehenden

Schmerzsignale werden dabei unterdrückt und körpereigene Anti-Schmerz-Substanzen – die *Endorphine* – aktiviert. Ein Vorteil der Methode ist, dass der Patient das Gerät selbst bedienen und damit zu Hause einsetzen kann. Er spürt bei der Behandlung meist nur ein – angenehmes – Kribbeln oder ein schwaches Muskelzucken. Die Wirkung hält einige Stunden an. Das Verfahren ist ungefährlich, aber nicht geeignet für Patienten mit Herzschrittmachern! Es darf außerdem nicht in der Nähe eines Mikrowellengeräts benutzt werden!

Akupunktur

Die Akupunktur geht von der Überzeugung fernöstlicher Heiler aus, dass bei jedem Krankheitsgeschehen eine Störung im inneren Gleichgewicht des ganzen Menschen besteht. Diese Störung verursacht auch ein Ungleichgewicht in den Energiezonen des Körpers. Durch die Reizung ganz bestimmter Punkte in der Haut mittels feinster Nadeln (oder durch Wärmeerzeugung, wie sie bei der *Moxibustion,* dem Abbrennen von Kräutern an dieser Stelle entsteht) werden die »Stauungen« in den Energiezonen aufgehoben und andere, »leere« Zonen wieder mit Lebensenergie gefüllt. Soweit die Theorie. Doch selbst Schulmediziner, die die chinesische Auffassung von Krankheit vielleicht skeptisch beurteilen, wenden die Methode inzwischen an, da ihre Wirksamkeit belegt ist (sofern sie von wirklich gut ausgebildeten Ärzten praktiziert wird). Für den Schmerztherapeuten bedeutet die Akupunktur eine Bereicherung seiner Behandlungsmöglichkeiten. Er muss dafür allerdings auch eine gute Kenntnis der chinesischen Medizin besitzen, damit er die unterschiedlichen Schmerzarten entsprechend einordnen und die Nadeln fachgerecht platzieren kann.

Gymnastik und Bewegungstherapie

Die Physiotherapie ist ein ganz wichtiges Kapitel der Schmerzbehandlung. Vor allem zwingt sie den Patienten, aus dem düsteren Leidenszustand herauszukommen und aktiv zu werden – eine der entscheidenden Voraussetzungen für ein Leben ohne Schmerz.

Das gilt vor allem für die Krankengymnastik und für die so genannte »manuelle« Therapie (manuell = Behandlung mit den Händen), weil beide die bei Schmerzkranken fast immer verkrampften Muskeln und »eingerosteten« Gelenke wieder funktionstüchtig machen. Wichtig ist auch, dass der Patient durch therapeutischen Sport aktiv bei der Funktionsverbesserung seines Bewegungsapparates mithilft – natürlich immer im Rahmen seiner körperlichen Möglichkeiten. Ausdauersportarten sind ideal, um die Ausschüttung von Gewebehormonen anzuregen und damit die Schmerzwahrnehmung zu unterdrücken.

Manchmal ist es günstig, in Absprache mit dem Arzt jeweils vor den Behandlungen Schmerzmittel einzunehmen, weil damit bereits ein Teil der Verspannung beseitigt wird und die Übungen dann besser greifen.

Wichtig ist dies vor allem, wenn Sie in eine Anschluss-Heilbehandlung oder Reha überwiesen werden, zum Beispiel nach einer Operation. Wenn Sie starke Schmerzen haben, können Sie dort auch bei den Behandlungen nicht richtig mitmachen. Sprechen Sie also mit dem Arzt über eine Schmerztherapie!

Wärme- und Kältetherapie (bei entzündlichen Schmerzen), galvanische (*Stanger-*) Bäder (zur besseren Durchblutung), Ultraschallbehandlung (bei Gelenkabnützungen) und viele andere Verfahren können ebenfalls in das Gesamtkonzept der Schmerzbehandlung eingefügt werden.

Stärker sein als der Schmerz

Schmerz ist ein mächtiger Feind. Die Patienten fühlen sich nur zu oft von ihrem Leiden »überwältigt«. Aufgabe der Schmerztherapie ist es deshalb auch, Betroffenen das Gefühl der Unterlegenheit angesichts der Gewalt des Schmerzes zu nehmen. Das heißt, sie müssen lernen, mit ihrem Feind umzugehen. Deshalb ist die psychologische Behandlung der Patienten so wichtig.

Was machen Schmerzpsychologen? Im Grunde nur das, was Psychologen auch bei anderen Problemsituationen tun: **Sie verschaffen dem Patienten einen neuen Blick auf sich selbst.**

Hilfe durch Psychotherapie

Es beginnt immer mit einem Schmerztagebuch, in das der Kranke täglich einträgt, wann die Schmerzen begannen, wie lange sie andauerten, wie stark sie waren, was er dabei gerade getan hat: Haushalt, Büroarbeiten, Sport, Musik gehört, Zeitung gelesen usw. Aus diesen Aufzeichnungen kann man bereits sehen, wie bestimmte Situationen schmerzverstärkend, andere schmerzlindernd wirken. Damit ist schon der erste Schritt zu einem bewussteren Leben getan und zu der Erkenntnis, dem Schmerz nicht nur ausgeliefert zu sein, sondern ihn selbst beeinflussen zu können, indem man das tägliche Leben anders gestaltet. In diese Richtung zielen auch die Techniken, die die Psychologen ihren Patienten beibringen.

Ziel jeder Therapie, egal, ob mit Hilfe von Medikamenten, Massagen oder psychologischen Techniken, ist es, den Körper dazu zu bringen, dass er die Erinnerung im Schmerzgedächtnis wieder löscht, dass er sozusagen den Schmerz verlernt. In vielen Fällen gelingt das; in anderen kann der Patient zumindest wieder ein lebenswertes Dasein führen.

Entspannung lernen

Schmerz bedeutet Stress, und dieser bewirkt wiederum Verkrampfung, Nervenerregung, Muskelverhärtung und damit wieder mehr Schmerz. Hier setzen Entspannungstechniken an, die diesen Teufelskreis durchbrechen wollen. Sie verschaffen dem Patienten die Möglichkeit, selbst seine Muskeln lockern und seine Nerven beruhigen zu können. Außerdem geben sie ihm im Moment der Entspannung das Gefühl von Ruhe und Wohlbehagen. Unter den verschiedenen Verfahren am besten bewährt haben sich:

- **die progressive Muskelentspannung** nach Jacobson
- **spezielle Atemtechniken**
- **Biofeedback-Verfahren,** in denen gelernt wird, Körperzustände wahrzunehmen und zu beeinflussen
- **Hypnose**
- **Autogenes Training**

Nicht allein sein mit dem Leiden

Eine sehr wichtige Ergänzung der Strategien gegen die chronische Schmerzkrankheit bieten die Selbsthilfegruppen, die es bereits in vielen Orten gibt. Die Arbeit dieser Gruppen wird von den Patienten sehr hoch bewertet, denn es hat sich gezeigt, dass dort nicht nur Spezialwissen über Behandlungsmöglichkeiten vermittelt wird, sondern dass vor allem die Einsamkeit, das Gefühl des Andersseins aufgehoben wird, dass man sich »verstanden« fühlt – im umfassendsten Sinn des Wortes.

Dass daneben auch Beratungen stattfinden über kompetente Ärzte und Therapeuten, über soziale Probleme, über Berentung, über alle Rechte der Patienten im Gesundheitssystem, ist eine weitere gute Hilfe.

Adressen von Selbsthilfegruppen bekommen Sie über die Deutsche Schmerzliga e.V. (Adresse siehe Anhang).

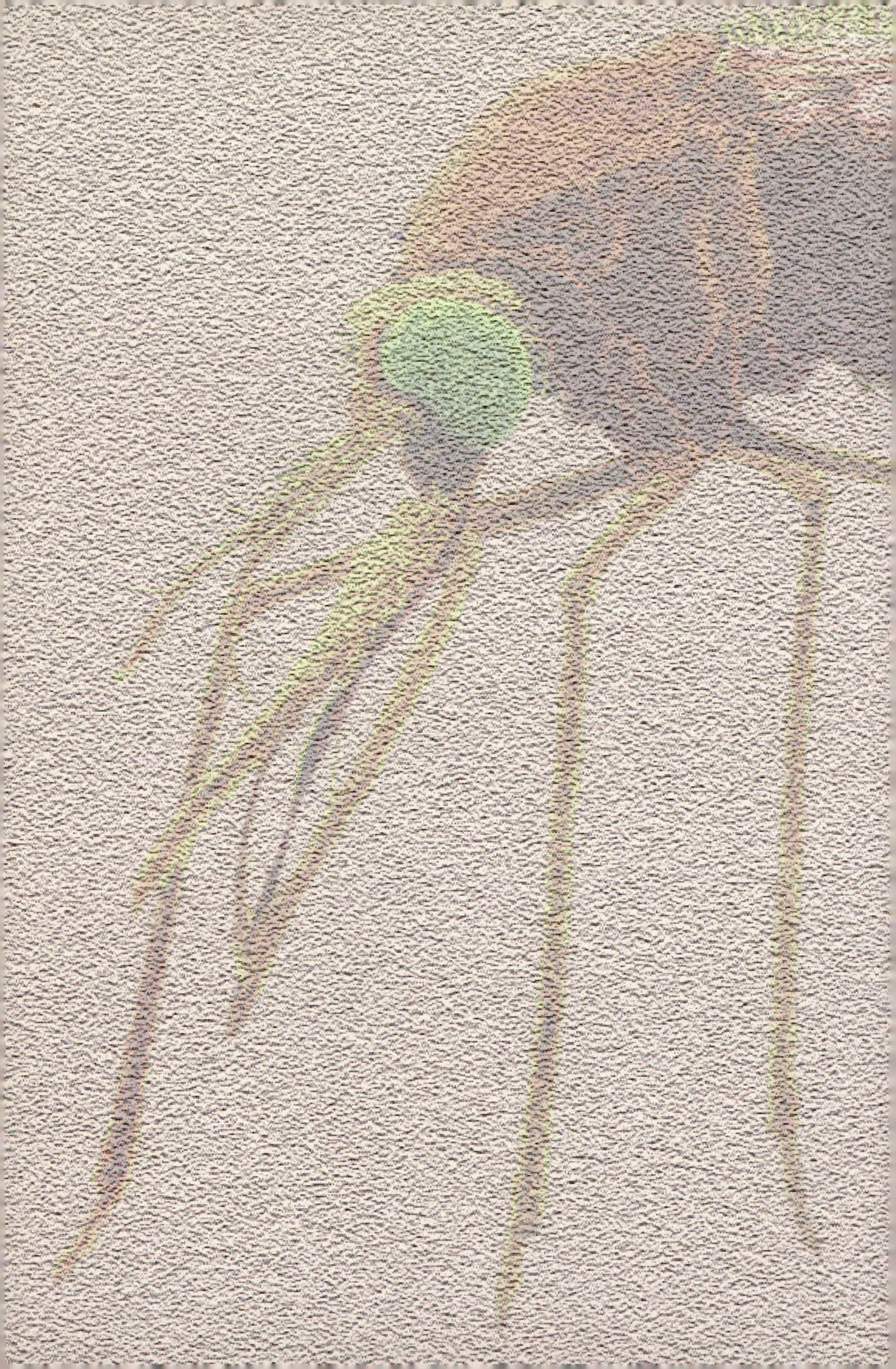

KAPITEL 17

Infektionskrankheiten

- Krankheitserreger sind immer noch unsere schlimmsten Feinde
- Wie wird das Immunsystem am wirkungsvollsten trainiert?
- Wichtige Kinderkrankheiten
- Von Pilzen bis Zeckenbiss – so schützen Sie sich vor den Infektionsgefahren im Alltag
- Gesund auf Reisen
- Impfpläne für Kinder und Erwachsene

Kinderkrankheiten muss man ernst nehmen

Nach der Entdeckung der Antibiotika schien für eine kurze Zeit der Sieg über alle Infektionskrankheiten möglich. Heute wissen wir, dass wir davon weiter denn je entfernt sind und dass die Menschen sich auch in Zukunft gegen Bakterien, Pilze und vor allem gegen Viren zur Wehr setzen müssen.

Der Kampf mit den Erregern beginnt meist schon nach der Geburt. Das Immunsystem eines Babys ist noch in der Entwicklung begriffen, ohne »Erfahrung« im Umgang mit Infektionen und daher nicht in der Lage, aktiv gegen Krankheitskeime vorzugehen. Glücklicherweise bekommen die Säuglinge ein Paket mütterlicher Antikörper mit auf ihren Lebensweg, und wenn sie gestillt werden, liefert die Muttermilch auch weiterhin Immunstoffe, die das Kind schützen. Impfungen sind ab dem 3. Lebensmonat möglich. Mit einem halben Jahr beginnt das Baby, die Verteidigungsarbeit selbst zu übernehmen. Und damit fängt die lange »Lehrzeit« des kindlichen Körpers an, die Zeit der Kinderkrankheiten. In den folgenden Jahren muss das kleine Wesen nämlich Erfahrungen mit den wichtigsten Krankheitserregern machen, um seine Immunzellen mit den speziellen Waffen gegen solche Feinde auszurüsten. (Siehe auch Kapitel 11: Das Immunsystem, ab Seite 240.)

Impfung – ja oder nein?

Es gibt zwei Möglichkeiten, Immunität, d.h. Unverwundbarkeit, gegenüber bestimmten Erregern zu erwerben: Einmal durch die Erkrankung selbst, bei der gegen die eingedrungenen Bakterien oder Viren eine ausreichende Menge an »Munition«, also Antikörper, hergestellt werden, die für Jahre oder gar ein Leben lang ausreichen, um diese Krankheitskeime in Zukunft auszuschalten; zum anderen durch eine Impfung gegen die Krankheit, die im Grunde auch eine Art von Infektion darstellt, allerdings mit unschädlich gemachten Erregern oder Teilen von ihnen, und die ebenfalls eine entsprechende »Waffenproduktion« des Immunsystems zur Folge hat. Welche Methode ist besser?

Mediziner haben genaue Statistiken über die Gefährlichkeit verschiedener Krankheiten angelegt und sind der Ansicht, dass eine Impfung die bessere, weil sicherere Alternative ist, wenn bleibende Schäden oder sogar der Tod drohen. Sicher bedeutet, dass die Wahrscheinlichkeit, Schäden zu erleiden, bei der Impfung um ein Vielfaches geringer ist, als wenn die Krankheit selbst zuschlägt. (Nur dann wird ein Impfstoff überhaupt zugelassen.) Bei so schrecklichen Krankheiten wie Pocken oder Kinderlähmung ist das leicht verständlich. Bei anderen Erkrankungen, wie Masern oder Keuchhusten zum Beispiel, scheint die Situation nicht so klar zu sein. Dabei sind es gerade die vermeintlich harmlosen Masern, die oft zu schweren Komplikationen wie Mittelohrentzündung oder Entzündung des Gehirns führen. Und da sich fast jeder Mensch irgendwann einmal mit Masern infiziert, ist die Zahl der bleibend Behinderten ohne Impfung insgesamt doch ziemlich groß, auch wenn das Risiko des Einzelnen nicht so hoch anzusetzen ist.

Die »harmlosen« Masern können gefährlich sein

Man darf jedoch, dies sei nochmals ausdrücklich betont, nur dann eine Impfung durchführen, wenn das betreffende Kind – oder der Erwachsene – in diesem Moment ganz gesund ist, das heißt, wenn sein Immunsystem nichts anderes zu tun hat, als auf den Impfstoff zu reagieren. Und bei einigen Menschen, zum Beispiel bei Kindern, die Fieberkrämpfe hatten oder – aus welchen Gründen auch immer – eine Schädigung des Gehirns oder des Nervensystems erlitten haben, muss ein Spezialist für Impfmedizin entscheiden, ob der Patient durch eine solche Belastung des Immunsystems gefährdet werden könnte.

Die wichtigsten Kinderkrankheiten

Masern (*Morbilli*)

Infektionswege: Der Erreger ist ein Virus, das auf der ganzen Welt vorkommt. Die Ansteckung erfolgt von einem Menschen zum anderen durch so genannte Tröpfcheninfektion, das heißt durch ausgeatmete oder ausgehustete Viruskörper. Der Zeitraum zwischen Ansteckung und Ausbruch der Krankheit – die *Inkubationszeit* – beträgt 9 bis 14 Tage.

Symptome: Die Krankheit beginnt meist plötzlich mit ziemlich hohem Fieber (um die 39 Grad), Schnupfen und Husten. Am zweiten bis dritten Tag tritt ein Ausschlag an der Schleimhaut der Mundhöhle auf (weiße Fleckchen mit rötlichem Hof drum herum), danach beginnt am Kopf – als erstes hinter den Ohren –,anschließend auch im Gesicht und dann am ganzen Körper ein Ausschlag, der aus roten, unregelmäßigen, nicht juckenden Flecken besteht, die ineinander übergehen. Dieser Ausschlag verschwindet nach vier bis fünf Tagen wieder, dann geht auch das Fieber zurück. Ansteckungsgefahr für andere besteht vier Tage vor bis vier Tage nach dem Auftreten des Ausschlags.

Behandlung: Es gibt keine speziellen Medikamente gegen die Masern. Wadenwickel gegen das Fieber, Hustensaft und Brustwickel gegen die Erkältungssymptome – mehr kann man meistens nicht tun.

Komplikationen: Mittelohrentzündung, Lungenentzündung und, wenn auch sehr selten, eine Gehirnentzündung sind die am meisten gefürchteten Folgekrankheiten.

Impfung möglich? Ja, und zwar mit abgeschwächten, lebenden Viren. Eine Masernerkrankung kann auch einmal auftreten, obwohl man geimpft wurde; sie verläuft dann aber außerordentlich mild. Nach einer Erkrankung besteht im allgemeinen lebenslange Immunität.

Röteln (*Rubeola*)

Infektionswege: Der Erreger ist ein Virus, das in der ganzen Welt vorkommt. Die Ansteckung erfolgt, wie bei den Masern, durch ausgeatmete Tröpfchen in der Luft, die in die Nase oder in den Rachenraum gelangen. Der Zeitraum zwischen Ansteckung und Ausbruch der Krankheit beträgt zwischen 13 und 21 (meist 16) Tage.

Symptome: Auch hier beginnt es mit Schnupfen, Husten, Heiserkeit, dann schwellen die Lymphknoten am Hals und Nacken; das Fieber ist meist nicht sehr hoch. Danach erscheint ein Ausschlag, der kleine, blassrote Flecken zeigt, die, im Gegensatz zu den Masern, nicht ineinander übergehen. Der Ausschlag besteht auch deutlich kürzer, unter Umständen nur einige Stunden.

Behandlung: Man kann nur die Symptome behandeln, also Husten- und Schnupfenmittel geben.

Komplikationen: Nicht häufig und nicht schlimm, meist Glieder- und Gelenkschmerzen. Wirklich gefährlich ist die Erkrankung für Schwangere, weil das Virus in den ersten Monaten der Schwangerschaft schwere Missbildungen am Kind hervorrufen kann – grauen Star, Taubheit, Herz- und Knochenschäden.

Impfung möglich? Ja, und bei jungen Mädchen dringendst empfohlen, sofern sie die Krankheit nicht bereits gehabt und ausreichende Antikörper gebildet haben (kann man durch eine Blutuntersuchung feststellen).
Der Impfstoff besteht aus abgeschwächten Lebendviren.
Auf keinen Fall in der Schwangerschaft impfen! Sollte bei einer ungeimpften Schwangeren der Verdacht auf Kontakt mit einem an Röteln Erkrankten auftreten, so kann der Arzt ihr noch ein Serum mit einer hohen Dosis von Antikörpern spritzen, um die Infektion rechtzeitig abzuwehren.

Scharlach (*Scarlatina*)

Infektionswege: Der Erreger ist ein Bakterium und zwar ein bestimmter *Streptokokkus* (der Gruppe A), der überall vorkommen kann. Bei der Ansteckung gelangen diese Bakterien in den Rachenraum, wo sie oft vom Immunsystem rechtzeitig ausgeschaltet werden können. Scharlach wird nicht nur durch Tröpfcheninfektion, sondern auch mit verunreinigten Lebensmitteln (Speiseeis!) übertragen oder durch das Berühren von Dingen, die ein Scharlachkranker in der Hand oder am Mund gehalten hat (Tassen etc.). Der Zeitraum zwischen Ansteckung und Beginn der Symptome beträgt zwischen zwei und sieben Tage (und kann auch einmal bis zu 22 Tage dauern).

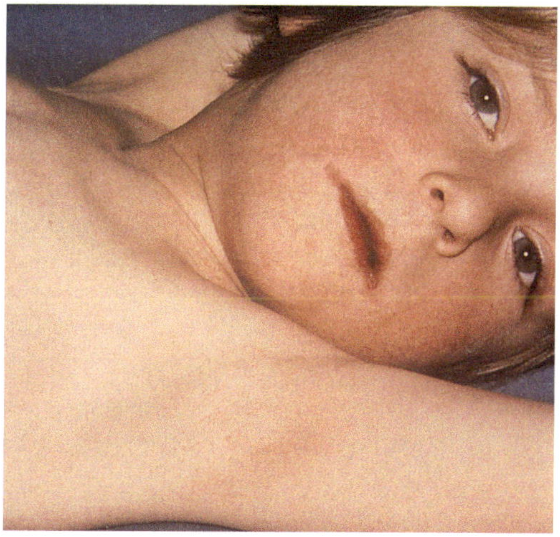

Bei Scharlach bleibt die Haut zwischen Mund und Nase meist blass.

Symptome: Plötzlicher Ausbruch der Krankheit mit hohem Fieber und Schüttelfrost, Halsschmerzen; die Mandeln sind stark gerötet, die Halslymphknoten geschwollen. Die Zunge ist bei typischem Verlauf anfangs weißlich belegt, dann himbeerrot. Meist kommt ein Ausschlag am ganzen Körper dazu, während die Haut um den Mund herum auffallend blass scheint. Der Ausschlag, der nur zwei bis drei Tage besteht, schuppt sich nach der ersten Woche. Manchmal treten die Symptome nach anfänglichem Abklingen der Krankheit erneut auf.
Bei Verunreinigung von Nahrungsmitteln mit dem Streptokokken-Toxin (die häufigste Nahrungsmittel-Vergiftung) kommt es innerhalb von Stunden zu heftigen Bauchschmerzen, Erbrechen und Durchfällen.

Behandlung: Als bestes Mittel gilt nach wie vor *Penicillin,* obwohl es heute Streptokokkenstämme gibt, bei denen dieses Antibiotikum nicht mehr wirkt. Die Bakterien sind dann aber gegen andere Mittel empfindlich. Bei Penicillinallergie gibt man meist *Erythromycin.* Die Diskussion, ob man Streptokokkeninfektionen überhaupt behandeln muss, möchte ich mit einem eindeutigen Ja beantworten, obwohl ich weiß, dass bei einer antibiotischen Therapie die Möglichkeit wächst, dass man die Infektion öfters bekommen kann. Die Komplikationen und Folgekrankheiten können aber ohne Antibiotikabehandlung schwerwiegend sein.

Komplikationen: Streptokokken haben die Neigung, auch Nieren und Herzmuskel zu befallen. Und zwar sowohl in einer frühen Phase der Infektion, als auch noch später, wenn sie eine Art allergische Reaktion im Körper auslösen. In der Zeit, als es noch kein Penicillin gab, sind viele Menschen als

Folge von Scharlach an einem akuten rheumatischen Fieber mit sehr schmerzhaften Gelenkentzündungen erkrankt und, wenn sie das einigermaßen überstanden hatten, später an Herzklappenfehlern oder am Nierenversagen gestorben. Diese Komplikationen sind glücklicherweise heute sehr selten geworden, bleiben aber eine Gefahr.

Impfung möglich? Nein, diese hat sich nicht bewährt. Die früher festgestellte lebenslange Immunität nach der Erkrankung gilt ebenfalls nicht mehr; man kann Scharlach also auch zwei- oder dreimal bekommen.

Windpocken (*Varicellen*)

Infektionswege: Der Erreger, das *Varicella-Zoster-Virus,* ist weltweit verbreitet. Die Übertragung geschieht durch die Atemluft, in der sich Tröpfchen mit dem Virus befinden, die dann in die Schleimhäute von Rachen und Luftröhre gelangen. Der Zeitraum zwischen Ansteckung und Ausbruch der Krankheit beträgt ungefähr 14 bis 18 Tage. Symptome: Ohne vorherige Krankheitszeichen Beginn mit Fieber und gleichzeitigem Auftreten des Ausschlags, der sich nach und nach in stark juckende Pusteln verwandelt. Typisch ist, dass mehrere Stadien dieser kleinen Knötchen nebeneinander existieren – die einen noch als Flecken, andere als erhabene gelbliche Bläschen mit einem Krater, andere bereits mit Schorf überkrustet. Nicht kratzen! Das kann bleibende Narben geben! Es besteht Ansteckungsgefahr für andere vom Tag vor dem Auftreten des Ausschlags bis zum sechsten Tag danach.

Behandlung: Außer vielleicht einem Puder, der den Juckreiz mildert, ist meist keine Behandlung nötig. Wenn die Symptome sehr ausgeprägt sind oder wenn der Patient eine schlechte Immunabwehr hat, kann der Arzt spezielle Tabletten verschreiben, die es gegen dieses Virus gibt.

Komplikationen: Selten. Am häufigsten ist eine zusätzliche bakterielle Infektion der Pusteln. Die genauen Vorgänge sind noch nicht aufgeklärt, aber es steht fest, dass die *Gürtelrose* eine Spätfolge der Windpocken ist. (Mehr zur Gürtelrose finden Sie auf Seite 362.)

Impfung möglich? Ja. Wird aber nur bei Patienten – auch Kindern – durchgeführt, deren Immunsystem nicht funktioniert, oder bei deren Angehörigen sowie Pflegekräften.

Keuchhusten (*Pertussis*)

Infektionswege: Die Erreger sind Bakterien, die überall auf der Welt auftreten können. Die Ansteckung geschieht wieder durch Tröpfcheninfektion von Mensch zu Mensch. Vor allem in Kindergärten und Schulen kann es zu Masseninfektionen kommen, weil die Anfangssymptome, die bis zu zwei Wochen andauern, wie eine gewöhnliche Erkältung aussehen und die Kinder deshalb nicht zu Hause bleiben. Der Zeitraum zwischen Ansteckung und Ausbruch der Krankheit beträgt sieben bis zehn Tage.

Symptome: Ein bis zwei Wochen Beschwerden wie bei einer Grippe. Danach Beginn der krampfartigen Hustenanfälle mit ziehendem Einatmen, Würgereiz und häufigem Erbrechen, Auswurf mit zähem Schleim. Dieses Stadium kann bis zu 6 Wochen andauern. Danach Abklingen der Beschwerden, wobei es aber auch zu Rückfällen kommen kann.

Behandlung: Antibiotika helfen, die Krankheit besser und schneller in den Griff zu bekommen – allerdings um den Preis einer nicht vollständigen Immunität gegen spätere Ansteckungen. Dazu empfehlen sich hustenstillende und schleimlösende Medikamente.

Komplikationen: Säuglinge sind durch diese Krankheit besonders gefährdet; es kann sogar zu Todesfällen kommen. Gefürchtet sind auch die »Risse« in der Lunge, die durch das starke Husten verursacht werden und später kleine Höhlen im Lungengewebe bilden (*Bronchiektasen*).

Impfung möglich? Ja, und dringend zu empfehlen. Meist wird sie zusammen mit der Tetanus- und Diphtherie-Impfung im 3. Lebensmonat begonnen.

Diphtherie

Infektionswege: Der Erreger ist ein Bakterium, dessen Verbreitung in den letzten Jahrzehnten zumindest in Mitteleuropa durch die Schutzimpfungen stark zurückgegangen ist. Man darf sich aber nicht zu sicher fühlen, denn in den Ländern Osteuropas und in der gesamten dritten Welt ist die Krankheit nach wie vor eine Gefahr. Die Ansteckung geschieht durch direkten Kontakt mit Diphtheriekranken. Der Zeitraum zwischen einem solchen Kontakt und dem Ausbruch der Krankheit ist unterschiedlich lang, man nimmt an, dass nach zwei bis sieben Tagen die ersten Beschwerden anfangen.

Symptome: Charakteristisch ist die Bildung eines dicken, weißen und sehr zähen Belages auf der stark geschwollenen Schleimhaut des Rachens, die nach einigen Tagen mit grippeähnlichen Beschwerden und Halsschmerzen beginnt. Diese weiße Haut und die Schwellungen können so massiv sein, dass Erstickungsgefahr besteht, vor allem, wenn die Ausdehnung bis hinunter in den Kehlkopf reicht. Zusätzlich kann der ganze Körper durch die Giftstoffe der Bakterien in Mitleidenschaft gezogen sein, vor allem das Herz.

Behandlung: Es gibt ein »Gegengift« bzw. ein Serum mit Antikörpern, das schon bei Verdacht auf Diphtherie eingesetzt werden muss. Zusätzlich muss der Kranke Antibiotika einnehmen und isoliert werden, damit eine Ausbreitung der gefährlichen Krankheit verhindert wird.

Komplikationen: Lungenentzündung, Herzmuskelschäden.
Impfung möglich? Ja. Sie ist Teil des offiziellen Impfprogramms für Kleinkinder. Erwachsene sollten sich, vor allem wenn sie in Gebiete reisen, wo Diphtherie noch verbreiteter ist als bei uns, unbedingt nachimpfen lassen.

Mumps (*Parotitis epidemica*)

Infektionswege: Der Erreger des Mumps ist ein Virus, das hauptsächlich in Europa vorkommt und dort immer wieder kleine Epidemien auslöst. Die Ansteckung geschieht von Mensch zu Mensch, wenn Tröpfchen mit dem Virus ausgeatmet oder ausgehustet und dann von einer anderen Person eingeatmet werden. Infizierte Menschen sind lange ansteckend, nämlich zwei bis sechs Tage vor und 14 Tage nach Krankheitsbeginn. Der Zeitraum zwischen Ansteckung und Ausbruch der Erkrankung beträgt durchschnittlich 18 Tage.
Symptome: Typisch sind die entzündlichen Schwellungen der Speicheldrüsen, die vor dem Ohr liegen (*Glandulae parotis*) und die entsprechenden »dicken Backen« und Schmerzen an dieser Stelle. Kein hohes Fieber.
Behandlung: Nur Mittel gegen Schmerzen und Entzündung.
Komplikationen: Andere Organe können mit befallen sein. Gefürchtet ist eine Hodenentzündung – häufiger bei einer Erkrankung im Erwachsenenalter –, die gar nicht selten zu Unfruchtbarkeit führt. Gefährlich sind auch Entzündungen der Bauchspeicheldrüse, des Gehirns und des Innenohrs, die jeweils bleibende Schäden verursachen können.
Impfung möglich? Ja.

Bakterien, Viren, Pilze, Parasiten – die Infektionsgefahren des Alltags

Es ist nicht schwer zu erraten, welche der ansteckenden Krankheiten die größte Bedeutung in unserem Leben hat. Bei der ständigen Belagerung durch Erkältungsviren bedarf es nur einer kleinen Unachtsamkeit der Immunabwehr, einer momentanen Schwäche durch Unterkühlung oder Mangel an Schlaf, um den winzigen Feinden die Möglichkeit zu geben, in die Zellen der Atemwege zu schlüpfen und dort Schnupfen, Halsweh, Heiserkeit und Bronchitis auszulösen. Wenn es allerdings die ganze Familie erwischt hat oder alle Kollegen am Arbeitsplatz niesen und husten, dann schwirren solche Mengen von Viren in der Atemluft umher, dass auch das tüchtigste Immunsystem machtlos gegen den Ansturm ist.

Wie man sich vor Erkältungskrankheiten am besten schützt, lesen Sie im Kapitel »Die Atmung« auf Seite 45.

Alle möglichen Infektionen zu schildern, würde ein eigenes dickes Buch füllen. Deshalb hier nur die wichtigsten, mit denen wir uns im Alltag häufig auseinander setzen müssen. (Reisemedizin ab Seite 367.)

Vor mehreren Jahren erkrankte eine meiner Freundinnnen mit Symptomen, die zunächst rätselhaft erschienen. Sie hatte über eine leichte Grippe geklagt, die nach einigen Tagen wieder abgeklungen war. Zwei Wochen später stieg das Fieber erneut an, und sie verspürte rasende Kopf- und Gliederschmerzen. Wieder einige Tage danach traten Lähmungen der ganzen linken Körperhälfte auf. Die Ärzte in der neurologischen Klinik waren ziemlich hilflos – vor allem waren sie sich der Diagnose nicht sicher. Zu ihrer Erleichterung gingen die Lähmungen allmählich von selbst zurück und auch die starken Schmerzen klangen langsam ab. Doch erst ein halbes Jahr danach fühlte sich die damals 30-jährige Frau wieder einigermaßen gesund.

Viel später erst stellte man durch eine Blutuntersuchung fest, dass ihre rätselhaften Beschwerden Zeichen einer FSME, *einer* Frühsommer-Meningo-Enzephalitis *waren. Keiner hatte sie gefragt, ob sie in den Wochen vor ihrer Erkrankung von einer Zecke gebissen worden war – damals wusste man über die von Zecken übertragenen Krankheiten noch zu wenig.*

Zeckenbisse – wie gefährlich sind sie wirklich?

Zecken übertragen zweierlei Krankheiten. Die Borreliose betrifft allein in Deutschland ungefähr 30 000 Menschen pro Jahr. Man schätzt, dass jede fünfte Zecke die krank machenden *Borrelien-Erreger* in sich trägt, und zwar in allen Gegenden, in denen Zecken vorkommen. Gegen die Borrelien gibt es derzeit noch keine Impfung, nur allgemeine Vorsichtsmaßnahmen und nach einer Infektion die Behandlung mit Antibiotika.

Erkundigen Sie sich vor Urlaubsantritt beim Gesundheitsamt, ob in Ihrem Feriengebiet FSME-Fälle aufgetreten sind. Wenn ja, sollten Sie sich impfen lassen.

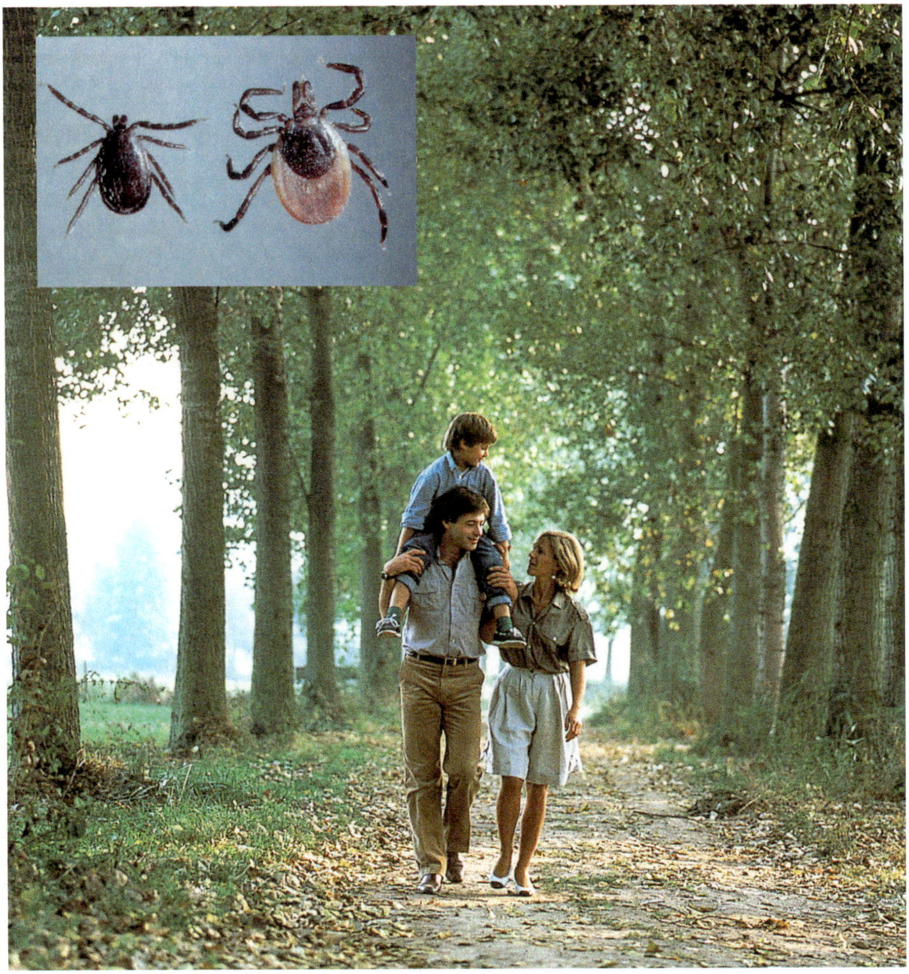

Lebensraum der Zecken (links Männchen, rechts Weibchen) sind Büsche und Farne der Wälder.

Dagegen ist die *FSME* – die *Frühsommer-Meningo-Enzephalitis* – eine Viruserkrankung, die nur in bestimmten Gegenden vorkommt, gegen die man sich aber impfen lassen kann. Da es bei der FSME zu Entzündungen von Gehirn und Hirnhäuten kommt, die oft zu bleibenden Schäden und manchmal sogar zum Tod führen können, ist die Impfung als Vorbeugung beim Aufenthalt in diesen Regionen wichtig.

Die **Borreliose** beginnt in den meisten Fällen ca. zwei Wochen nach dem Zeckenbiss mit einer kreisförmigen Rötung der Haut, die langsam größer wird (*Erythema migrans* oder *Wanderröte*). Gleichzeitig bestehen meist grippeartige Symptome. Wenn nicht behandelt wird, kann es Wochen bis Monate später zu Kopf- und Nervenschmerzen, Lähmungen und Gelenkentzündungen kommen. Spätfolgen sind dann zusätzliche Nervenausfälle und Hautveränderungen. Während anfangs die Antibiotika meist zur völligen Heilung führen, sind sie später nicht mehr in allen Fällen wirksam.

Achtung!

Zecken immer sofort entfernen! Die Übertragung der Borreliose-Bakterien erfolgt meist erst nach 6 bis 8 Stunden! Am besten mit einer Pinzette – es gibt sogar spezielle Zeckenpinzetten in der Apotheke – so tief wie möglich fassen und mit einem Ruck herausziehen. Bleibt ein Teil des Kopfes in der Wunde, dann ist es besser, zum Hautarzt zu gehen. Beim Erscheinen einer »Wanderröte« sofort zum Arzt!

Die **FSME-Infektion** beginnt 3 Tage bis 3 Wochen nach dem Biss ebenfalls mit Müdigkeit, Kopf-, Glieder-, Rückenschmerzen und Fieber. Dann folgen einige Tage der Besserung, bevor das Fieber wieder ansteigt und die Symptome einer Gehirnentzündung, in schweren Fällen mit Bewusstseinsstörungen und Lähmungen, auftreten.

Achtung!

Ungeimpfte sollten beim Biss einer Zecke in den FSME-Gebieten sofort einen Arzt aufsuchen! Es gibt die Möglichkeit einer Serum-(Antikörper)behandlung bis zu 72 Stunden nach der Infektion. Eine rechtzeitige Impfung ist aber besser.

Streptokokken- und Staphylokokken-Infektionen

Von beiden Bakterienarten war in diesem Kapitel schon die Rede. Eine besondere Untergruppe der Streptokokken verursacht Scharlach; Staphylokokken sind für viele Haut- und Halsentzündungen verantwortlich. Beide Krankheitserreger kommen überall bei uns vor und sind deshalb schnell zur Stelle, wenn irgendwo eine kleine Wunde entstanden ist. Streptokokken breiten sich flächig aus, die Staphylokokken dringen eher in die Tiefe der Haut und bilden einen Abszess. Beide können sich über die Blutbahn im ganzen Körper ansiedeln und dann auch äußerst bedrohliche Krankheitsbilder – Gehirnhaut- und Herzklappen-Entzündung und, bei Befall aller Organe, eine so genannte Sepsis – verursachen. Die Giftstoffe der Streptokokken, Toxine genannt, sind die häufigsten Verursacher von Lebensmittelvergiftungen. Antibiotika sind für die Therapie das Mittel der Wahl.

Salmonellen-Infektionen

Von den »normalen« Darminfektionen, die oft durch Viren verursacht werden, unterscheidet sich die *Salmonellen-Enteritis* durch ihre Heftigkeit und Dauer. Die Salmonellen sind eine ganze Familie von Krankheitskeimen, zu denen auch die Erreger von Typhus gehören. Die meisten in Deutschland registrierten Salmonellen-Fälle sind »Reiseandenken« an Gegenden mit ungenügender Hygiene und entsprechend verseuchtem Trinkwasser oder verunreinigten Nahrungsmitteln.

Charakteristisch sind wässrig-schleimige Durchfälle, Fieber und – wegen des Wasserverlusts – Austrocknung mit den entsprechenden Kreislaufproblemen. Für Säuglinge und Kleinkinder kann der Wasserverlust akut lebensbedrohlich sein! Salmonellen und ihre Giftstoffe (Toxine) können manchmal auch Ursache für andere Entzündungen im Körper sein. Die Therapie richtet sich nach der Heftigkeit der Erkrankung. Oft genügt der Ausgleich der verlorenen Flüssigkeit durch Infusionen.

Wundstarrkrampf (*Tetanus*)

Eine typische Tetanus-Infektion sehen die Ärzte in Mitteleuropa nur noch selten, da durch die konsequente Impfung der Bevölkerung fast jeder ausreichenden Schutz gegen die Krankheit hat. Glücklicherweise, denn die Qualen eines Patienten mit Wundstarrkrampf sind entsetzlich.

Und Tetanuserreger gibt es überall, vor allem in der Erde, aber auch an Pflanzen (Rosendornen!) und in den Ausscheidungen von Tieren.

Nach einer Infektion (die Keime müssen, um übertragen zu werden, in offene Wunden oder durch die verletzte Haut gelangen) vergehen im Schnitt fünf bis zehn Tage (selten bis zu zwei Monate), bis die ersten Symptome auftreten: Kopfschmerzen, Reizbarkeit, Schluckbeschwerden, Fieber.

Dann setzen Muskelkrämpfe, auch im Schlund und im Kiefer, ein, der Patient erleidet eine höchst schmerzhafte Starre der Rücken- und Bauchmuskulatur, während er bei vollem Bewusstsein ist. Wenn man ihm nicht schon vorher hohe Dosen von Antitoxin (Gegengift) gespritzt hat, muss er in diesem Zustand in Narkose versetzt und seine Muskeln künstlich entspannt werden. Die folgenden Tage entscheiden darüber, ob er überlebt.

Sind Sie wirksam gegen Tetanus geimpft?

Eine Tetanusimpfung besteht aus drei Spritzen. Nach der ersten Injektion folgt die nächste nach einem Monat, die darauffolgende nach einem Jahr. Danach hat man zehn Jahre lang vollen Schutz gegen die Krankheit. Wenn aus irgendeinem Grund dieses Impfprogramm nicht eingehalten wird, muss man nochmal von vorne anfangen. Bei einer möglichen Infektion ohne sicheren Schutz – Verletzungen, Operationen, Verbrennungen – wird vorsichtshalber Serum gespritzt (»passive Immunisierung«) und gleichzeitig die »aktive« Immunisierung bei der der Organismus selbst die Antikörper bildet, angeregt (*Simultan-Impfung*).

Achtung! Sehr gefährlich sind Hundebisse, die oft als »nicht so schlimm« bewertet werden und dann oberflächlich zuheilen, während sich in der Tiefe der Wunde die Starrkrampf-Bakterien und andere gefährliche Keime ausbreiten können. Mit Hundebissen also immer zum Arzt gehen!

Tollwut (*Rabies*)

Auch kleinere Hundebisse können sehr gefährlich sein!

Sehr ähnlich wie der Wundstarrkrampf verläuft die Tollwut, die allerdings nur geheilt werden kann, wenn der Betroffene sofort nach der Infektion behandelt wird. Bricht die Krankheit erst einmal aus, ist sie immer tödlich.

Die Übertragung erfolgt durch Speichelkontakt oder Biss eines tollwütigen Tieres – auch wenn bei diesem Tier die Krankheit noch nicht ausgebrochen war. (Deshalb Haustiere, vor allem Hunde, unbedingt regelmäßig impfen lassen!) Leider konnte man die Krankheit bei uns immer noch nicht ausrotten. Überträger sind in letzter Zeit auch Fledermäuse.

Das Tollwutvirus wandert von der Bissstelle die Nerven entlang ins Zentralnervensystem und ins Gehirn; deshalb dauert der Ausbruch der Krankheit umso länger, je weiter entfernt vom Kopf der Biss erfolgte, oft Wochen und Monate. Die eigentliche Krankheit beginnt mit Kopfschmerzen, Fieber, Erbrechen und Schluckbeschwerden, die sich dann zu Krämpfen steigern, speziell beim Versuch zu trinken (die bekannte »Wasserscheu«). Die schrecklichen Tage danach erspart man dem Patienten, indem man ihn in einen Dauerschlaf und eine völlige Muskelentspannung versetzt. Eine Rettung ist, wie gesagt, dann nicht mehr möglich.

Nur rechtzeitige Behandlung kann retten

Eine rechtzeitige Behandlung muss unmittelbar nach einem Biss durch ein vermutlich infiziertes Tier einsetzen. (Tote Tiere im Wald nicht berühren! Sofort

Meldung machen!) Der Patient erhält mehrere Wochen lang Antikörperspritzen, während gleichzeitig eine aktive Immunisierung begonnen wird. Nur so und nur in diesem Stadium ist die Infektion zu beherrschen und der Ausbruch der Erkrankung zu verhindern.

Fieberbläschen (*Herpes simplex*)

Nur wenige Menschen bleiben zeitlebens von dieser lästigen, aber meist harmlosen Viruserkrankung verschont. Bei den meisten erfolgt schon als Kind oder Jugendlicher eine Erstinfektion; danach »verstecken« sich die Erreger in bestimmten Körperzellen und kommen wieder hervor, wenn das Immunsystem geschwächt oder mit anderen Infektionen beschäftigt ist – bei einer fieberhaften Erkrankung, bei starker Sonnenbestrahlung oder bei Allergien.

Die juckenden und brennenden Bläschen zeigen sich ca. eine Woche lang – wenn sie sich nicht zusätzlich durch Bakterien »superinfizieren« – und heilen dann folgenlos ab. Dennoch ist auch der *Herpes simplex* manchmal gefährlich:

- Bei Befall des Auges können Trübungen der Hornhaut zurückbleiben.
- Bei der (seltenen) Hirnhautentzündung, die durch dieses Virus ausgelöst wird, kann es zu einem schweren Verlauf mit Dauerschäden – oder sogar Tod – kommen.
- Beim *Herpes genitalis*, der zur chronisch wiederkehrenden Bläschenbildung im Genitalbereich führt, ist es ausgesprochen schwierig, einen ständig neuen Ausbruch der Erkrankung zu verhindern. Die Patienten können auch ihre Sexualpartner anstecken.

Cremes mit Anti-Virus-Mitteln helfen, die Bläschen schneller zur Abheilung zu bringen. Bei schweren Verläufen – Infektion von Augen oder Hirnhaut – versucht man das Mittel als Infusion zu geben.

Gürtelrose (*Herpes zoster*)

Von der Erstinfektion mit dem *Varicella-Zoster-Virus* war schon im Abschnitt *Kinderkrankheiten,* auf Seite 354, die Rede. Der Erreger, der zunächst Windpocken verursacht, schlüpft manchmal nach der Abheilung dieser Krankheit in Zellen des Nervensystems, wo er jahrzehntelang lebendig bleiben kann und sich erst wieder aus seinem Versteck wagt, wenn das Immunsystem geschwächt ist. Die Krankheit, die er dann hervorruft, ist in vieler Hinsicht schlimmer als die eher harmlosen Windpocken.

Schlimm bedeutet in diesem Fall schmerzhaft. Die Bläschen, die sich zeigen, sind sozusagen nur die Spitze des Eisbergs. Sie erscheinen – immer einseitig! – in den Hautbereichen, die bestimmten Nerven des Gehirns oder des

Rückenmarks zugeordnet sind, also auf der Stirn, wenn der oberste Teil des *Trigeminus-Nervs* befallen ist, und streifenförmig am Rücken und an der Bauchhaut, wenn einer der Nerven, die aus der Wirbelsäule kommen, betroffen ist. (Man nennt diese Hautbezirke *Dermatome.)* Während die Bläschen selbst in ungefähr zwei Wochen abheilen, bleibt die Entzündung des dazugehörigen Nervs oft über Wochen bestehen und kann über das »Schmerzgedächtnis« zu einem monate-, manchmal sogar jahrelang fortbestehenden Dauerschmerz führen (der *Post-Zoster-Neuralgie*). Die Schmerztherapeuten sind deshalb bemüht, derartige Spätfolgen von vornherein zu verhindern, indem sie rechtzeitig das Schmerzleitungssystem des betroffenen Nervs durch eine Blockade unterbrechen (siehe auch Kapitel 16: Chronische Schmerzen, Seite 339).

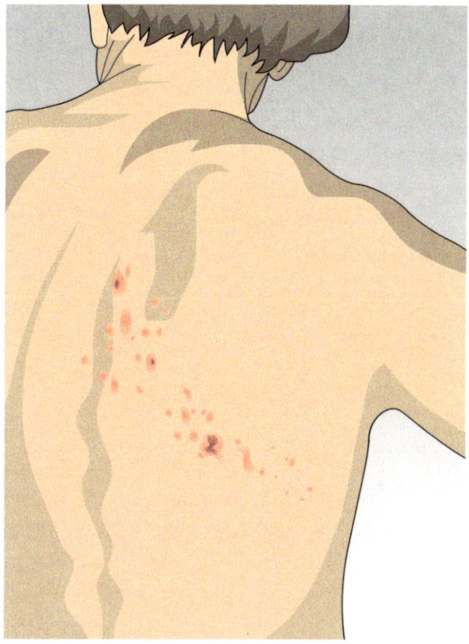

Gürtelrose: einseitig, streifenförmig einem Nerv folgend

Der Verlauf des Herpes zoster wird durch die Anwendung spezieller Anti-Virus-Mittel verkürzt. Komplikationen – neben dem Schmerz-Syndrom können bei Befall des Gesichts auch Augen- oder Ohrenschäden entstehen – treten unter dieser Behandlung deutlich seltener auf.

Virusentzündungen der Leber (*Hepatitis*)

Risiken, Verlauf und Behandlung verschiedener Hepatitisformen finden Sie im Kapitel 5 ab Seite 110 ausführlich beschrieben.

Tuberkulose

Ausführliche Informationen zu dieser immer noch verbreiteten und gefährlichen Krankheit lesen Sie im Kapitel 2: Die Atmung, ab Seite 51.

Pfeiffersches Drüsenfieber (*Mononucleose*)

Diese Infektion gibt den Ärzten noch viele Rätsel auf. Während früher ein ziemlich eindeutiges Krankheitsbild die Diagnose rasch nahelegte – die Patienten erkrankten mit hohem Fieber, Rachenentzündung und starken Schwellungen der Lymphknoten am Hals, in den Achselhöhlen und in den Leisten –,

Eine entsetzliche bleierne Müdigkeit

Stellen Sie sich vor, Sie sind ein aktiver Mensch, selten krank, voller Energie und Lebenslust. Dann bekommen Sie eine Erkältung und fühlen sich richtig elend. Merkwürdigerweise ist Ihr Zustand auch nach 14 Tagen noch nicht besser, im Gegenteil, die Lymphknoten sind geschwollen, Gelenke und Muskeln schmerzen, der Hals und der Kopf tun immer noch weh. Und zusätzlich ist da diese Müdigkeit, die Unfähigkeit, sich zu konzentrieren oder sich für irgend etwas zu interessieren.

Nach einem Monat – Sie haben sich inzwischen wieder zur Arbeit geschleppt, den Versuch aber sofort abbrechen müssen, weil Sie viel zu schlapp waren –,wird Ihnen die Sache unheimlich. Der Hausarzt hat Sie zum wiederholten Mal untersucht, Laborwerte gemacht und nichts gefunden. Ihre Stimmung wird depressiv, Sie leiden unter Schlaflosigkeit, die Augen schmerzen, innere Unruhe und diese totale Erschöpfung bringen Sie an den Rand der Verzweiflung. Ihre Familie, die Arbeitskollegen sind rat- und leider auch verständnislos. Gut, dass Sie nicht wissen, dass dieser Zustand noch Monate oder sogar Jahre andauern wird, bevor Sie langsam wieder Sie selbst werden.

Chronisches Erschöpfungssyndrom (*Chronic Fatigue Syndrome*) ist der Name dieser schweren Störung, über deren Wesen sich die Ärzte bisher erfolglos den Kopf zerbrechen. Nur der Beginn scheint klar: eine Infektion mit dem *EB-Virus.* Was dann im Körper passiert, ob das Virus sich im Gehirn zu schaffen macht und dort Müdigkeit und Depression verursacht oder ob der Hirnstoffwechsel verändert ist, aus welchen Gründen auch immer – wir wissen es derzeit noch nicht. Bis zur spontanen Besserung muss der Kranke lernen, mit seiner rätselhaften Störung irgendwie umzugehen.

Aber keine Panik! Nicht jedes Erschöpfungsgefühl ist ein Zeichen für das Chronische Müdigkeitssyndrom! Die meisten derartigen Zustände haben andere Gründe und können daher gut behandelt werden.

ist heute der Krankheitsverlauf nicht mehr in allen Fällen so typisch. Im Gegenteil – die Krankheit zeigt sich mit meist recht uncharakteristischen Symptomen, die einem einfachen grippalen Infekt ähneln. Nur die Hinweise darauf, dass offensichtlich nicht nur die Atemwege betroffen sind, sondern der ganze Körper – besonders die Leber oder der Herzmuskel –,bringt die Mediziner auf die richtige Diagnose. Den endgültigen Beweis liefert dann eine Blutuntersuchung, bei der man Antikörper gegen das **Epstein-Barr-Virus (EBV)** nachweisen kann.

Die Behandlung richtet sich nach dem Krankheitsbild. Vor allem müssen Patient und Arzt alles unternehmen, um das Immunsystem, also die Selbstheilungskräfte zu stärken, denn vorerst ist das die einzig wirksame Möglichkeit, um die chronische Form der Krankheit zu überwinden.

Geschlechtskrankheiten

Geschlechtskrankheiten, vor allem *Gonorrhoe* und *Syphilis,* wähnte man eine Zeitlang durch die Antibiotika besiegt, bevor man erkannte, dass die Behandlung zwar wirkungsvoll war, damit aber auch der Leichtsinn gewaltig zunahm. Erst die AIDS-Gefahr bewirkte, dass durch eine neue Vorsicht im sexuellen Umgang auch die Infektionszahlen von anderen auf diesem Weg übertragenen Krankheiten zurückgingen. Von Entwarnung kann aber weiterhin keine Rede sein.

Die einzige sichere Methode, eine Geschlechtskrankheit zu vermeiden, ist der Gebrauch von Kondomen. Sie schützen selbstverständlich nicht gegen die Übertragung der Infektionen von Mund zu Mund. Die Ansteckungsgefahr über infizierte Toilettensitze und ähnliches wird dagegen als äußerst gering erachtet.

AIDS (*Acquired Immunodeficiency Syndrome*)

Eine ausführliche Darstellung der Krankheit und ihres Verlaufs finden Sie im Kapitel 11: Das Immunsystem, ab Seite 253.

Syphilis (*Lues*)

Der Erreger der Syphilis ist ein Bakterium (*Spirochaeta pallida*), das unter dem Mikroskop aussieht wie eine Spirale. Die Infektion verläuft in drei Stadien: Sie beginnt mit dem so genannten Primäraffekt, einem Geschwür mit scharfen Rändern an der Stelle, an der die Erreger durch die Schleimhaut oder die Haut in den Körper dringen konnten. Dieses schmerzlose Geschwür entsteht ca. 10 bis 14 Tage nach der Infektion, ist sehr ansteckend und verschwindet nach einigen Wochen wieder. Das zweite Stadium beginnt ca. acht Wochen später mit flachen, rötlichen Hautausschlägen, auch an der Handinnenfläche und an den Fußsohlen, mit Haarausfall und Anschwellen der Lymphknoten. Auch wenn der Patient immer noch nicht behandelt wird, klingen diese Symptome wieder ab, und es gibt eine scheinbar krankheitsfreie Zeit. In Wirklichkeit verbreitet sich der Erreger inzwischen im ganzen Körper. Im dritten Stadium – drei bis fünf Jahre später – entstehen die zerstörerischen Geschwüre in allen Organen, auch im Gehirn, und führen zum Zerfall des Körpers (und der Persönlichkeit).

Zur Behandlung (möglichst frühzeitig! Man braucht sich dem Arzt gegenüber – am besten Hautarzt oder Urologe bzw. Frauenarzt – wirklich nicht zu genieren!) wird dem Patienten mehrere Tage lang Penicillin in hoher Dosierung gespritzt. Da es inzwischen auch Stämme des Bakteriums gibt, die auf Penicillin nicht ansprechen, muss der Heilungserfolg über Monate hinweg kontrolliert werden!

Tripper (*Gonorrhoe*)
Schon ein bis drei Tage nach der Ansteckung verspürt der Mann ein Brennen und Stechen beim Wasserlassen, danach zeigt sich auch ein eitriger Ausfluss. Die Infektion bleibt anfangs auf die vordere Harnröhre beschränkt. Erst nach ca. drei Wochen sind, falls keine Behandlung stattgefunden hat, auch die hintere Harnröhre und die Prostata betroffen. Leider bleiben die ersten Symptome – ein leicht eitriger Ausfluss – bei der Frau oft unbemerkt, und eine Therapie wird dadurch erst dann begonnen, wenn schon die Eileiter in Mitleidenschaft gezogen sind und unter Umständen Unfruchtbarkeit droht.

Spätfolgen einer nicht behandelten Gonorrhoe sind Entzündungsherde im ganzen Körper, vorwiegend aber in den Gelenken.

Die Erreger, die *Gonokokken*, sind meist empfindlich gegen Penicillin; man sollte aber zur Sicherheit die Wirksamkeit des Mittels durch einen Abstrich und ein Antibiogramm prüfen.

Trichomonaden und Chlamydien
Die Infektionen mit diesen Erregern sind in letzter Zeit häufiger geworden. Die Symptome ähneln denen eines Trippers: Harnröhrenentzündung beim Mann, Juckreiz und weißlicher Ausfluss bei der Frau. Da die beiden Keime unterschiedlich behandelt werden müssen, ist es notwendig, einen Abstrich mit mikroskopischer Untersuchung vorzunehmen. Wichtig ist, dass beide Partner behandelt werden, auch wenn nur einer Beschwerden hat; sonst kommt es zur ständigen Wiederansteckung.

Pilzinfektionen – gefährlich oder harmlos?

Eine große Zahl der verschiedensten Pilze lebt ständig neben, mit und teilweise auch in uns. Viele können dem Menschen überhaupt nicht gefährlich werden, andere sind es nur, wenn Ereignisse eintreten, die dazu führen, dass sich diese Pilze plötzlich ungehemmt vermehren. Hier einige relativ häufige Pilzerkrankungen:

- Diabetiker, deren Blutzucker schlecht eingestellt ist, sind anfällig für Hefepilze – *Candida* lautet der medizinische Name –, die sich bei ihnen in großen Mengen vermehren und oft in der Scheide und in der Mundhöhle als weißlicher Belag (*Soor*) zeigen. Therapie: Anti-Pilz-Tinkturen und bessere Einstellung des Zuckers.
- Hautpilze – *Tinea pedis* – befallen Zehen und Fußnägel, wenn der Fuß in zu enge Schuhe gezwängt wird oder wenn sich Feuchtigkeit zwischen den Zehen halten kann. Therapie: siehe Kapitel 10, Haut und Haare, Seite 234.
- Manche Antibiotika vernichten, als Nebenwirkung, auch die nützlichen Darmbakterien. Dadurch werden die Darmpilze, die die Bakterien nor-

malerweise in Schach halten, ermuntert, sich rasch zu vermehren. Es kommt durch diese Veränderung der Darmflora zu Blähungen und Durchfällen. Therapie: Viel Naturjoghurt essen, zuckerhaltige Nahrungsmittel meiden, eventuell Medikamente nehmen, die die Darmbakterien rascher wieder ansiedeln. Nur in ganz seltenen Fällen ist es tatsächlich nötig, Anti-Pilz-Mittel einzusetzen. Die Entscheidung liegt beim Arzt, der aus der Stuhluntersuchung erkennen kann, ob die Menge der Pilze tatsächlich so groß ist, dass der Körper damit alleine nicht mehr fertig wird.
Von den – teilweise absurd strengen – Diäten, mit denen die Patienten sich nach der Lektüre von irgendwelchen obskuren Ratgebern oft monatelang herumplagen, halte ich, offen gestanden, nichts.

- Völlig anders ist die Situation bei Patienten, die mit einer Chemotherapie behandelt wurden oder deren Immunsystem auf andere Weise – etwa bei einer AIDS-Infektion – nicht in der Lage ist, für einen Schutz vor Pilzinfektionen zu sorgen. Hier kann es zu überwältigenden Pilzvermehrungen im Körper, vorwiegend in der Lunge, kommen, die mit aller Konsequenz behandelt werden müssen. Bei immungeschwächten Personen sind auch Pilzarten (und Bakterien) eine Bedrohung, die normalerweise als nicht gefährlich gelten.

Gesund auf Reisen

Welche der Krankheiten zieht man sich bei Fernreisen am häufigsten zu? Malaria? Hepatitis? Durchfall? – Falsch geraten. Am wahrscheinlichsten werden Sie sich eine banale Erkältung mit Fieber, Halsweh und Husten holen. Ursache sind die starken Klimaschwankungen, aber auch die Begegnung mit neuen Viren, gegen die Ihr Körper noch keine Abwehr aufbauen konnte. Um sich vor einer solchen Infektion (und dem elenden Gefühl, »das hätte ich auch zu Hause haben können«) zu schützen und sich insgesamt so wenig wie möglich zu gefährden, sollten Sie unbedingt einige Regeln beachten:

Tipps für Ihre Urlaubsreise

1. **Impfungen:** Sobald Ihr Ferienziel feststeht, müssen Sie überprüfen (Gesundheitsämter und Tropeninstitute geben Auskunft – Beratungsadresse im Anhang), ob Sie Impfungen benötigen. Die Sache wird einfacher, wenn Sie ohnehin – hoffentlich! – gegen die häufigsten Krankheiten ausreichend geimpft sind: Tetanus, Diphtherie, Polio, Hepatitis A und vor allem He-

patitis B. Sollte man Ihnen zusätzlich Schutz gegen Typhus oder Cholera empfehlen, so arbeitet Ihr Hausarzt dafür einen Impfplan aus. (Bei Typhus schützt die Impfung nicht vor der Ansteckung, aber vor schwerem Verlauf; eine Choleraimpfung ist nur bei Reisen in Epidemiegebiete wichtig.) Bleibt die Malaria-Vorbeugung: Die meisten Anti-Malaria-Mittel müssen ab dem 10. Tage vor Reiseantritt und bis 6 Wochen nach der Heimkehr eingenommen werden. Die genaue Malariaprophylaxe richtet sich nach dem Land, in das Sie reisen. (Gelbfieber-Schutz wird nur verlangt, wenn Sie aus Gelbfieber-Gebieten einreisen.)

2. **Kleidung:** Nehmen Sie eine leichte Wolljacke oder einen Wollschal mit, und zwar in Ihrem Handgepäck oder Ihrer Handtasche! Die Fluggesellschaften haben offenbar Spaß daran, ihre Maschinen auf arktische Temperaturen herunterzukühlen. Dazu drohen in den heißen Ländern die Klimaanlagen, die Sie beim Betreten geschlossener Räume aus der üblichen Mittagshitze von 40 Grad geradezu schockgefrieren lassen. Erkältungen sind damit vorprogrammiert.
   Wenn Sie in Malariagebiete reisen, sollten Sie unbedingt Hemden mit langen Ärmeln und leichte lange Hosen oder Röcke mitnehmen und sich nach Sonnenuntergang keinesfalls mehr mit nackten Armen oder Beinen im Freien aufhalten. Schützende Kleidung ist eindeutig die beste Vorbeugung gegen die Stiche der *Anopheles-Mücke*, die die Krankheit überträgt. Moskitonetz nicht vergessen, wenn Sie nicht immer in Hotels übernachten wollen!
3. **Essen und Trinken:** Vermeiden Sie das Trinken von ungekochtem Wasser. Da müssen Sie äußerst konsequent sein! Keine Eiswürfel in die Getränke, auch Zähneputzen nur mit Mineralwasser (notfalls mit Cola). Obstsäfte nicht aus der »Quirlmaschine«, nur frisch – von Ihnen selbst! – gepresst oder aus der vorher ungeöffneten Flasche. Keine Salate (die auch in guten Hotels nicht immer mit keimfreiem Wasser gewaschen sind), kein Obst, das man nicht schälen kann. Hüten Sie sich vor Speisen, die nicht gründlich durchgegart sind oder ein paar Stunden am Büffet gestanden haben.
4. **Hygiene unterwegs:** Viele der Infektionserreger in exotischen Ländern werden übertragen, wenn Nahrungsmittel mit infizierten Ausscheidungen in Berührung gekommen sind. Wenn Sie also eine der mehr oder weniger »malerischen« Toiletten unterwegs benützen, so ist es nicht sicher, ob jeder Benutzer die Hände danach wäscht – wenn es überhaupt die Möglichkeit dazu gibt. Das bedeutet, dass Sie theoretisch an allen Spülungen, Türklinken, Handtüchern etc., aber natürlich auch im Bus und im Hotel Bakterien an Ihre Hände bekommen. (Bei uns ist das nicht anders – nur sind die Bakterien hier im allgemeinen nicht so gefährlich.) Was bedeutet das? Es bedeutet, dass Sie nach jedem Gang zur Toilette und bevor Sie

etwas Eßbares anfassen, Ihre Hände konsequent mit Seife waschen oder, noch besser, desinfizieren sollten. Entsprechende Mittel gibt es in allen Apotheken.

5. **Flugreisen:** Wenn Sie Probleme mit den Venen haben, dann sollten Sie unbedingt, als Schutz vor Thrombosen, bei langen Flugreisen Kompressionsstrümpfe bis zur Leiste tragen oder die Beine mit elastischen Binden fest vom Fuß bis zur Leiste wickeln. (Zwei Leukoplaststreifen das ganze Bein entlang hindern die Binden am Verrutschen.) Wenn Sie schon einmal eine Thrombose erlitten haben, dann bitten Sie Ihren Hausarzt, Ihnen für jeden Langstreckenflug zusätzlich eine Thrombose-verhindernde Heparinspritze mitzugeben und Ihnen zu zeigen, wie man sich die Spritze selbst verabreicht. Keine Angst, das lernen Sie ganz leicht.
   Die Luftfeuchtigkeit im Flugzeug ist extrem niedrig; Sie verlieren also sehr viel Flüssigkeit durch Verdunstung, die Fließeigenschaften Ihres Blutes werden schlechter. Trinken Sie deshalb unterwegs so viel Mineralwasser wie möglich.
   Tipps für die Reiseapotheke finden Sie auf Seite 370.

Die häufigsten Krankheiten im Urlaub

Sonnenbrand

Sie werden es nicht glauben, aber es gibt immer noch Unbelehrbare, die nach Ankunft in ihrem Strandhotel sofort die Badesachen anziehen, sich ins Meer stürzen und sich dann in die glühende Sonne legen. Sonnenschutzmittel? Lehnen sie ab (»Ich werde sowieso schnell braun«). Nach drei Stunden sind sie nicht braun, sondern krebsrot, die Nacht wird schrecklich, weil alles brennt und schmerzt, am nächsten Morgen haben sich sogar Blasen gebildet und die erste Urlaubswoche verbringen sie gezwungenermaßen im Hotelzimmer.

Also: Sonnenschutzmittel ins Gepäck, am besten zunächst »Blocker« mit hohen Lichtschutzfaktoren gegen UV-A und UV-B auftragen und die stärkste Sonneneinstrahlung in den Mittagsstunden meiden, das heißt im Schatten bleiben oder ein leichtes Hemd anziehen. Wenn es doch mal einen Sonnenbrand gegeben hat: stundenlang in feuchte Tücher hüllen und ein spezielles Gel (wenn es sehr schlimm ist, ein kortisonhaltiges) oder kühlende Körperlotion auftragen. Kleine Kinder müssen unbedingt vor Sonnenbrand geschützt werden! Sunblocker verwenden, leichte Hemden überstreifen und Hüte aufsetzen lassen!

Tipp

Vorschläge für die Reiseapotheke

Für Mittel, die mit einem * gekennzeichnet sind, brauchen Sie ein Rezept von Ihrem Hausarzt.

- Sonnenschutzmittel
- Anti-Mücken-Lotion oder -Creme
- Gel gegen Allergien und schweren Sonnenbrand, kortisonhaltig*
- Creme gegen Insektenstiche, kortison- und antibiotikahaltig*
- Antibiotika-Creme gegen Wundinfektionen*
- Desinfektionsmittel zur Wundsäuberung (farblose Sprays sind besser als das rote *Mercuchrom®*, das, wenn es in der Tasche ausläuft, eine unglaubliche Schweinerei anrichtet)
- Sterile selbsthaftende Wundkompressen und genügend Pflaster
- Elastische Mullbinden, 1 feste Kompressionsbinde
- Medikament gegen Durchfall (Wirkstoff *Loperamid*)
- Antibiotikum gegen Infektionen (Bronchitis, Blasenentzündungen)*
- Hustenlösendes Mittel
- Medikament gegen Fieber und/oder Schmerzen (*ASS* oder *Paracetamol*)
- Tabletten zur Wasserentkeimung
- Mittel zur Händedesinfektion (Spray oder alkoholgetränkte Tüchlein)
- Bei Reisen in Malariagebiete: Vorbeugungs- und Stand-by-Medikamente* (siehe Abschnitt »Malaria«, Seite 371)

Wenn Sie ständig Medikamente brauchen, sollten Sie sich vor Reiseantritt von Ihrem Arzt beraten lassen. Sie können Ihre Reiseapotheke selbstverständlich viel kleiner halten, wenn Sie beispielsweise in ein mittel- oder nordeuropäisches Land, nach Australien oder in die USA fahren. Die lokalen Apotheken und Ärzte sind dort überall so kompetent wie bei uns.

Durchfall-Erkrankungen

Regel gegen Durchfälle: »Kochen, braten, schälen – oder drauf verzichten«

Wenn Sie mehr als drei ungeformte Stühle pro Tag absetzen, dann leiden Sie an einer Diarrhoe. Da die meisten dieser Reisedurchfälle nach drei bis vier Tagen von selbst aufhören, genügt es, wenn Sie sich ein Spezialgetränk bereiten, das aus 1 Liter sauberem (abgekochtem) Wasser besteht, in das Sie 8 Teelöffel Zucker und 1 Teelöffel Salz geben. Zusätzlich können Sie noch 1 bis 2 Kapseln von einem Durchfall-bremsenden Medikament (das meist *Loperamid* enthält) alle 6 Stunden nehmen. Ist die Sache damit nicht ausgestanden, sollten Sie einen Arzt aufsuchen. Reisedurchfälle können auch Vorboten einer ernsten Infektion sein:

- **Amöbenruhr:** Beginnt mit Durchfällen, die Tage oder Wochen anhalten. Danach können sich Abszesse im Darm, in der Leber und in der Lunge bilden. Wenn Sie während Ihrer Reise starken Durchfall hatten, sollten Sie sich zu Hause in einem Speziallabor untersuchen lassen, um eine Amöbeninfektion auszuschließen.

- **Shigellen-Ruhr:** Schwerste, zum Teil blutige Durchfälle, die mit Antibiotika behandelt werden müssen.
- **Typhus** ist eine Salmonellen-Erkrankung. Er beginnt im allgemeinen mit drei Wochen Fieber, bevor die Darmkrämpfe einsetzen. Eine Impfung ist empfehlenswert, vor allem für Rucksack-Touristen, bedeutet aber keinen hundertprozentigen Schutz. Vorbeugung durch Vorsichtsmaßnahmen in Bezug auf Hygiene.
- **Cholera:** Tritt vor allem als Epidemie auf. Die Impfung ist ein guter Schutz.

Malaria

Die Malaria ist nach wie vor eine der gefährlichsten Tropenkrankheiten. 270 bis 500 Millionen Menschen erkranken jährlich weltweit, 2 Millionen sterben daran. Ein einziger Stich einer infizierten Mücke kann die Erreger – die *Plasmodien* – in die Blutbahn bringen. Es gibt verschiedene Arten von Malaria; die *Malaria tropica* gilt als die bedrohlichste. Der Verlauf ist nicht immer typisch. Fünf bis sechs Tage nach dem Stich – manchmal aber auch später – beginnt die Krankheit mit Fieber, Schüttelfrost, Kopf- und Gliederschmerzen. Das bedeutet, dass man sie anfangs gar nicht so sicher von einer Erkältungskrankheit unterscheiden kann. Stunden oder auch erst Tage danach haben sich die Erreger so stark vermehrt, dass die Blutbahnen, vor allem die kleinen Kapillaren, immer mehr verstopfen und ein Versagen aller Organe droht. Da nur eine Blutuntersuchung Gewissheit darüber gibt, ob es sich um Malaria handelt, ist es absolut notwendig, in Infektionsgebieten bei unklarem hohem Fieber einen Arzt aufzusuchen. Ist keiner in der Nähe, so sollte man von sich aus die Behandlung mit einem Antimalariamittel sofort beginnen.

Noch besser als die rasche Behandlung ist die Vorbeugung: einmal durch den Schutz gegen Mückenstiche, zum anderen durch Medikamente, die eingedrungene Erreger abtöten, solange sie sich noch nicht vermehrt haben. Deshalb wird Ihnen Ihr Hausarzt die vorbeugenden Mittel verschreiben, die sich nach den Malariaarten richten, die in Ihrem Urlaubsland vorkommen. Und er wird Ihnen ein »Stand-by«-Medikament mitgeben.

Bilharziose, Filariose

Baden Sie in tropischen Ländern nie in Seen oder in nur langsam fließenden Flüssen. In diesen Gewässern leben winzige Blutegel, die sich blitzschnell durch die Haut bohren und dort Eier ablegen. Ihre Larven wandern über den Blutweg in den Darm und in die Blase.

AIDS

Wenn Sie sich im Urlaub auf Beziehungen mit Unbekannten einlassen, dann müssen Sie wissen, dass, vor allem im afrikanischen und fernöstlichen Raum, erschreckend viele Menschen mit dem HI-Virus infiziert sind und damit für Sie eine tödliche Gefahr sein können. Schutz bieten Ihnen nur Kondome.

SARS

Die asiatische Vogelgrippe, eine leicht übertragbare, bösartige Lungenkrankheit, gilt als weitgehend eingedämmt. Dennoch sollten Sie bei Reisen nach Asien Märkte, in denen Geflügel angeboten wird, unbedingt meiden.

Impfpläne für Jung und Alt

Impfkalender für Säuglinge, Kinder und Jugendliche

Im 3. Lebensmonat	Erstimpfung	Diphtherie, Keuchhusten, Tetanus, Haemophilus influenzae, Hepatitis B, Polio
Mindestens 4 Wochen später, also im 4. Lebensmonat	Zweitimpfung	Diphtherie, Keuchhusten, Tetanus
Mindestens 4 Wochen später, also im	Zweitimpfung	Hepatitis B, Haemophilus influenzae, Polio
5. Lebensmonat	Drittimpfung	Diphtherie, Keuchhusten, Tetanus
Mindestens 6 Monate später, also	Drittimpfung	Hepatitis B, Haemophilus influenzae, Polio
12. – 15.Lebensmonat	Viertimpfung	Diphtherie, Keuchhusten, Tetanus
	Erstimpfung	Masern, Mumps, Röteln
Ab Beginn	Zweitimpfung	Masern, Mumps, Röteln
6. Lebensjahr	Auffrischung	Diphtherie, Tetanus
11. – 15.Lebensjahr	Auffrischung	Diphtherie, Tetanus, Polio
	Erstimpfung	Röteln (bei Mädchen, falls noch nicht geimpft)
		Hepatitis B (falls noch nicht geimpft)

Impfplan für Erwachsene

Tetanus, Diphtherie	Auffrischung alle 10 Jahre
Polio	Einmalige Auffrischung
Röteln	Frauen im gebärfähigen Alter ohne ausreichende Antikörper (wird durch Blutuntersuchung festgestellt)
Hepatitis B	Zwei Impfungen im Abstand von 6 – 8 Wochen (Eventuell zusammen mit Hepatitis A, gemeinsamer Impfstoff vorhanden)
Hepatitis A	Hauptsächlich für Reisende in Länder mit niedrigem Hygienestandard. Zwei Impfungen im Abstand von 6 – 8 Wochen (gemeinsame Impfung mit Hepatitis B möglich)
FSME (Frühsommer-Meningo-Enzephalitis)	Vor Aufenthalt in Gebieten mit infizierten Zecken (zwei Impfungen im Abstand von 6 – 8 Wochen; Auffrischung nach 1 Jahr und 3 Jahre später).
Grippe (Influenza)	Jährliche Impfung im Herbst für alle Personen über 60 Jahre und für Abwehr-Geschwächte. (Der Impfstoff wird jedes Jahr nach den akut auftretenden Viren neu zusammengesetzt.)
Typhus	Nur für Reisende, die in Epidemiegebiete fahren
Cholera	Nur für Reisende, die in Epidemiegebiete fahren
Gelbfieber	Nur bei Reisen in und von Gelbfieber-Gebieten; Impfung muss von besonders zugelassenen Stellen durchgeführt werden

Andere mögliche Impfungen werden nur bei besonderer Gefährdung empfohlen.

Hinweise der Impfstoff-Hersteller beachten! Ihr Hausarzt berät Sie darüber und über alle weiteren Fragen.

KAPITEL 18

Krebskrankheiten

- Wie entsteht Krebs?
- Wie können wir uns vor ihm schützen?
- Nur Mut – was Betroffene tun können, um geheilt zu werden
- Die häufigsten Krebsarten und wie man sie behandelt
- Was leisten alternative Therapien?
- Mehr Hoffnung für die Zukunft?

Krebs – der geheimnisvolle Feind

Niemand kann sich wirklich vorstellen, an Krebs zu erkranken. Selbst wenn wir um das Risiko, die Gefährdung wissen, so denken wir doch, dass wir verschont bleiben, dass es vielleicht andere, aber nicht uns treffen wird. Wir verdrängen die Bedrohung, um uns nicht mit ihr auseinander setzen zu müssen, wie wir dies übrigens mit vielen anderen Gefahren auch tun. Wenn wir diese Fähigkeit nicht hätten, würden wir vor Sorgen umkommen. Um so dramatischer ist der Moment, in dem die Diagnose Krebs zwischen Arzt und Patient zum erstenmal auftaucht und – so habe ich es jedenfalls immer empfunden – fast körperlich spürbar im Raum steht. Es ist eine äußerst belastende Situation für den Patienten – aber auch für den Arzt, der ihn jetzt beraten muss.

70 Prozent der frühzeitig erkannten Krebserkrankungen können geheilt werden

Krebs kann heute in über 70 Prozent der frühzeitig erkannten und in über 50 Prozent aller Fälle geheilt werden. Erstaunliche Fortschritte gibt es vor allem auch in späteren Stadien der Krankheit, in denen die Betroffenen vielleicht nicht mehr geheilt werden, aber oft noch lange ein annähernd normales Leben führen können, dank besserer und gleichzeitig sanfterer Behandlungsmöglichkeiten. Dabei erscheint die Lebensverlängerung manchmal weniger wichtig als die deutlich gesteigerte Lebensqualität, nicht zuletzt durch eine wirksame Schmerzbehandlung.

Warum ist die Diagnose »Krebs« dennoch ein solcher Schock? Ist es die Angst vor einem vermeintlichen Todesurteil? Ist es die Furcht vor Schmerzen? Oder ist es nicht eher ein geheimes Entsetzen vor einer unbekannten Gewalt, die sich des eigenen Körpers bemächtigen will? Vor einer Krankheit, die man am liebsten verschweigen würde, die man zu einem Tabu, zum Bösen schlechthin gemacht hat in einer Zeit, als man sie in ihren Ursprüngen und Entwicklungen noch nicht verstehen und nur selten behandeln konnte.

Wie entsteht Krebs?

Auch heute begreift die Medizin noch längst nicht alles, was mit der Entartung und dem ungezügelten Wuchern der Zellen zusammenhängt, aber vieles ist den Wissenschaftlern in den letzten Jahren klarer geworden und hat ihnen damit auch neue Therapiemöglichkeiten eröffnet.

Fehlerhafte Gene

Der Ausgangspunkt für das Verständnis der Krankheit ist die Zelle und die Art und Weise, wie sich Zellen vermehren (siehe auch Kapitel 14, Seite 300). Normalerweise werden bei jeder Zellteilung 6 Milliarden Einzelteile der DNS – des »Lebensfadens« der Zelle –, fehlerfrei kopiert. Ein ganzes Team von Überwachungs-Genen sorgt dafür, dass die Teilung ordnungsgemäß vonstatten geht. Ist etwas falsch gelaufen, so wird das meistens auf der Stelle bemerkt und die andersartige Zelle entweder repariert oder vernichtet.

Bei Krebs tanzen die Gene aus der Reihe

Mit diesen Genen können allerdings seltsame Dinge geschehen: Nach der hunderttausendsten Zigarette eines langen Raucherlebens, nach dem zweihundertsten ungeschützten Sonnenbad, nach Strahleneinwirkung oder durch Umweltgifte, oft aber auch nur, weil ein Mensch alt geworden ist, *mutieren* sie, das heißt, sie verändern und verwandeln sich. Andere – in ein bis zwei Prozent aller Fälle – gelangen schon verändert mit dem Erbgut in den Körper. Plötzlich sind diese Gene nicht mehr Ordnungshüter, sondern Anarchisten, die eine Zellerneuerung dazu benutzen, um unverantwortliche Experimente durchzuführen. Damit werden sie zu »Krebsgenen«.

Bis jetzt hat man drei Gruppen von ihnen entdeckt: Die *Oncogene,* die die Zelle zum Wuchern anregen, die defekten *Tumor-Unterdrücker-Gene,* die dieses übermäßige Wachstum nicht mehr aufhalten können, und gelähmte *Reparatur-Gene,* die nicht mehr in der Lage sind, Schäden in den neuen Zellen auszubessern.

Man darf sich nun nicht vorstellen, dass durch schadhafte Zellen sofort Krebstumoren entstehen. Die Erbmasse der Zelle stammt ja immer von zwei Eltern, und so wird ein krankes Gen durch die Koppelung an ein zweites, gesundes oft neutralisiert. Zudem kann der Organismus defekte Zellen selbst beseitigen. T-Zellen des Immunsystems, die als Körperpolizei im Blutstrom ständig auf der Suche nach Feinden sind, erkennen solche Abweichler-Zellen meistens rasch und machen kurzen Prozess mit ihnen.

Gefährliche, entartete Zellen werden in der Regel vernichtet

Zerstörerische Tumorzellen

Meistens kann der Körper sich also wirkungsvoll selbst verteidigen, aber leider nicht immer. Wenn das Immunsystem geschwächt ist oder wenn die abnorme Zelle nicht sofort als krank zu erkennen ist, kann sie überleben. Sie liegt irgendwo im Gewebe, jahre-, vielleicht jahrzehntelang, und erst wenn Wachsamkeit und Abwehrkräfte des Körpers nachlassen, beginnt sie sich zu vermehren. Aus der Zelle entstehen Zellhaufen, dann kleinste Knoten und irgendwann, vielleicht wieder erst Jahre später, ist der Knoten so groß, dass man ihn tasten oder im Röntgenbild oder Ultraschall sehen kann. Krebszellen sind Terroristen. Sie kümmern sich nicht um bestehende Ordnungen und dringen hemmungslos in fremdes Gewebe ein; sie schaffen sich neue Versorgungsleitungen – Blutgefäße –, um genügend Nährstoffe zu erhalten, und sie versuchen, so rasch wie möglich Abkömmlinge ihrer Sippe in anderen Bezirken des Körpers anzusiedeln. Auch diese Zellen können sich wieder jahrelang verstecken, im Knochenmark zum Beispiel, um dann ihrerseits auf einen geheimen Befehl hin zu wachsen und Metastasen zu bilden.

Krebszellen sind Anarchisten. Bestehende Ordnungen im Körper kümmern sie nicht

Die größte Hoffnung der Medizin ist immer noch die frühzeitige Entdeckung und die Beseitigung des ursprünglichen Krankheitsherdes, bevor sich solche Metastasen bilden können. Sicherlich sind auch zu einem späteren Zeitpunkt Heilungen möglich, nur werden die Behandlungsmöglichkeiten dann schwieriger. Doch davon später.

Schutz vor Krebs – gibt es das?

Einen hundertprozentigen Schutz gibt es nicht. Aber man kann mit gesundheitsbewusstem Verhalten ungefähr 30 bis 40 Prozent der Krebsfälle vermeiden.

- Rauchen Sie nicht!
- Vermeiden Sie längere Sonnenbäder.
- Essen Sie viel frisches Gemüse, Obst, Salat und andere ballaststoffreiche Nahrungsmittel (wie z. B. Vollkorngetreide). Besonders günstig wirken Brokkoli, Karotten, Spinat, Wasserkresse, Paprika, Zitrusfrüchte, Walnüsse, Aprikosen und Sojabohnen.
- Essen Sie wenig Fett und wenig (rotes) Fleisch.
- Meiden Sie harten Alkohol!
- Trinken Sie Bier und Wein nur in kleineren Mengen.
- Bewegen Sie sich täglich mindestens eine halbe Stunde.
- Gehen Sie regelmäßig zu Vorsorgeuntersuchungen.
- Gehen Sie sofort zum Arzt, wenn Sie Ungewöhnliches an Ihrem Körper bemerken.
- Schützen Sie sich am Arbeitsplatz und zu Hause vor schädlichen Substanzen (auch vor Zigarettenrauch).

An Krebs erkrankt: Der Kampf beginnt

Keine zwei Krebskrankheiten verlaufen gleich, kein einzelner Fall ist wie ein anderer. Worauf es jeweils ankommt, kann hier nur sehr allgemein gesagt werden. Ich möchte Ihnen aber am Beispiel der so häufigen Brustkrebserkrankung gewisse Strategien aufzeigen, die auch für andere Karzinome gelten können – wenn auch in etwas abgeänderter Form.

Lisa G. gehört zu den Frauen, die regelmäßig einmal im Monat ihre Brüste gründlich abtasten, so wie es ihnen der Arzt empfohlen hat. Jahrelang schien alles in Ordnung zu sein. Aber dann ist da eines Tages eine Stelle, die sich etwas härter anfühlt und beim Nachfassen wird klar: Hier hat sich ein kleiner Knoten gebildet. So beginnt ein Alptraum. Zunächst kann sie wieder Hoffnung schöpfen. Der Frauenarzt hat ihr erklärt, dass 80 Prozent der Gewebeverdichtungen gutartig sind, dass es häufig Zysten sind – harmlose, mit Flüssigkeit gefüllte Hohlräume –, die sich genau wie Knoten anfühlen. Zwei Tage später geht sie zur Mammographie und zum Ultraschall. Und dann, wie ein Schlag, die Gewissheit: Brustkrebs, wenn auch im frühesten Stadium.

Brustkrebs

Für eine Frau, bei der sich der Verdacht bestätigt, dass sie Brustkrebs hat, stürzt die Welt ein, und sie empfindet nur noch heftigste Angst. Angst vor der Krankheit, Angst vor dem »Schnitt«, der mit der Brust einen Teil ihrer Person, ihrer Attraktivität, ihres Lebens abtrennen könnte. Und dann noch all die irrationalen Ängste, die mit dem Begriff »Krebs« verbunden sind. Jede 15. Frau kommt in diese Situation. Wie gut sie mit ihr umgehen kann und wie sie mit der Krankheit fertig wird, das hängt in jedem einzelnen Fall von ihrer Kraft, von den Ärzten und vor allem von ihrer Familie, ihren Freunden und dem ganzen sozialen Umfeld ab. Sollten Sie, eine Freundin oder Angehörige in eine solche Situation kommen, so ist es vielleicht hilfreich, eine Art Checkliste zu haben, die die anstehenden Entscheidungen erleichtert:

Knoten in der Brust – nur keine Panik

- Was Sie jetzt vor allem brauchen, ist Kampfgeist. Die Diagnose »Krebs« ist kein Todesurteil. Über 50 Prozent aller Fälle werden völlig geheilt. Eine optimistische Haltung erleichtert Ihnen nicht nur den Umgang mit der Krankheit, sondern unterstützt auch Ihr Immunsystem.
- Sie brauchen ferner einen guten, über die modernsten Möglichkeiten der Krebstherapie informierten Arzt, der außerdem jede Menge Zeit und Zuwendung für Sie hat und der Sie mit all Ihren Fragen ernst nimmt. Das ist nicht ganz einfach, aber den (oder die) müssen Sie finden.
- Sie brauchen einen erstklassigen Chirurgen, der die schonenden Techniken, vor allem die lokale Tumorentfernung, wirklich beherrscht und der mit Ihnen von Anfang an den Wiederaufbau Ihrer Brust bespricht, sofern dies nötig und erwünscht ist. Es hat sich herausgestellt, dass die Ergebnisse einer Krebstherapie in großen Tumorzentren insgesamt besser sind. Sie sollten sich also auch vor einem weiteren Weg in eine Spezialklinik nicht scheuen!
- Sie brauchen einen Partner, der Ihnen zu verstehen gibt, dass er nicht Ihren intakten Busen, sondern Sie selbst liebt.
- Was Sie sicher NICHT brauchen, sind Hinweise aus dem Freundes- oder Verwandtenkreis auf einen Wunderheiler, der Ihnen die »Schrecken der Schulmedizin« ersparen soll. Solche Scharlatane kosten Sie womöglich Ihre Chance auf rechtzeitige Behandlung und Heilung.

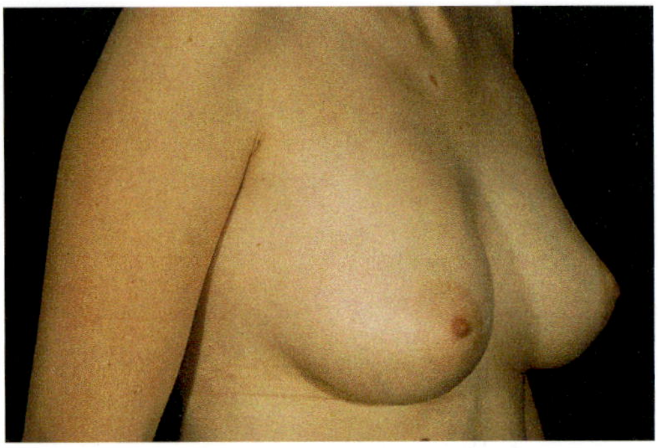

So schön und natürlich kann die chirurgisch wiederhergestellte Brust nach einer Krebsoperation aussehen.

Wenn möglich, wird die Brust erhalten

Die Tatsache, dass inzwischen immer mehr Menschen die Wichtigkeit von Krebsvorsorge und Früherkennung einsehen, hat in den letzten Jahren glücklicherweise dazu geführt, dass Tumoren in einem früheren Stadium zur Behandlung kommen als noch vor zehn Jahren. Dadurch kann bei fast fünfzig Prozent der Patientinnen eine brusterhaltende Operation durchgeführt werden, ohne dass die Heilungschancen vermindert wären.

Warnsignale – Warnsignale – Warnsignale

- Knoten (jeder Knoten muss so lange als bösartig gelten, bis das Gegenteil bewiesen ist!)
- Verhärtungen
- Veränderungen der Brusthaut
- Einziehung der Brustwarze
- Nässende Brustwarzen
- Einseitige Veränderung der Brustgröße
- Knoten oder Schwellung in der Achselhöhle

Es ist allerdings immer nötig, an diese kleinere Operation eine Bestrahlungsserie anzuschließen, um mögliche Absiedlungen des Tumors im verbliebenen Gewebe auszuschalten. Zusätzlich wird meist eine Nachbehandlung mit Hormonen (*Anti-Östrogene*) oder Chemotherapie durchgeführt. Musste man früher alle Lymphknoten in der Achselhöhle entfernen, um zu erkennen, ob der Krebs bereits weitere Stationen im Abflussgebiet der Lymphe erreicht hat, so nimmt man heute meist nur noch den ersten, den so genannten *Wächter-Lymphknoten* heraus. Für die weitere Behandlung ist es außerdem wichtig, das Tumorgewebe auf Hormon- und HER-2-Rezeptoren zu untersuchen.

Über zwei Drittel der Patientinnen können brusterhaltend operiert werden

Muss das Brustgewebe ganz entfernt werden – bei größeren Knoten oder wenn der Tumor ungünstig im Gewebe liegt –, so kann man gleichzeitig einen Wiederaufbau der Brust vorbereiten. Ein dehnbares, kleines Kissen wird als »Platzhalter« an die Stelle der entfernten Drüse geschoben und später, nach Abschluss der Wundheilung, durch ein Wasser- oder Silikonimplantat ersetzt. Manche Chirurgen formen die neue Brust auch aus körpereigenem Gewebe.

Früherkennung bedeutet Heilung

- Etwa 40 000 Frauen erkranken jährlich in Deutschland an Brustkrebs. Die Heilungschancen hängen in hohem Maße davon ab, ob die Krankheit rechtzeitig erkannt wurde. Derzeit gehen 40 Prozent der weiblichen Bevölkerung zur Vorsorgeuntersuchung. Natürlich sind das viel zu wenige. (Hoffentlich gehören Sie schon dazu!) Im allgemeinen reicht es, wenn Sie sich einmal pro Jahr bei Ihrem Frauenarzt untersuchen lassen. Sollten Sie in den Wechseljahren Hormone – also Östrogene – einnehmen, dann muss er Brust und Eierstöcke alle sechs Monate kontrollieren. (Östrogene *verursachen* wahrscheinlich keinen Krebs, aber sie können das Wachstum bereits vorhandener bösartiger Zellen anregen. Siehe auch Seite 146.)

- Untersuchen Sie selbst einmal im Monat Ihre Brust. (Wie man es richtig macht, steht im Kapitel 6 auf Seite 141.) Der beste Zeitpunkt dafür sind die Tage nach der Periode.
- Vor einer Östrogenbehandlung muss zweifelsfrei festgestellt werden, dass sich kein Knoten in der Brust befindet. Jeder Knoten gilt so lange als bösartig, bis das Gegenteil bewiesen ist.
- Die Mammographie ist eine hervorragende Technik zur Früherkennung. Sie sollten mit 40 Jahren die erste und ab 50 jährliche Kontrollen durchführen lassen. Die neuesten Geräte belasten Sie mit einer nur geringen Strahlendosis. Optimale Ergebnisse gibt es in Spezial-Röntgenpraxen. Demnächst werden auch Kernspin-Untersuchungen (**NMR**) eine größere Bedeutung haben.
- Wenn bei direkten Verwandten – Mutter, Tante, Schwester – Brustkrebs aufgetreten ist (womöglich vor dem 40. Lebensjahr), dann sollten Sie mit Ihrem Arzt zusammen überlegen, ob eine Untersuchung Ihres Blutes auf Brustkrebs-Gene sinnvoll wäre.

Bin ich geheilt?

Die Wunde ist verheilt, sie schmerzt nicht mehr. Was noch schmerzt, ist die Seele, die unter den immer wieder anflutenden Ängsten und unter einer tiefen Verunsicherung leidet. Die Bestrahlungen haben müde gemacht, der Körper scheint einfach nicht mehr zu gehorchen, er ist fremd geworden, man fühlt sich nicht mehr eins mit ihm.

Jetzt wäre es gut, wenn die Patientin sich einer Selbsthilfegruppe anschließen könnte. Dort würden ihr andere Betroffene helfen, aus ihrem Tief herauszukommen. Sie würde viel Gymnastik machen und dadurch wieder Zutrauen zu ihrem Körper finden, sie würde ihre Sorgen teilen können und sie hätte Verständnis zu erwarten für den übermächtigen Gedanken, der sie einfach nicht loslässt und den sie ihren Angehörigen nicht immer wieder zumuten möchte: Ist der Krebs besiegt oder ist das nur ein vorläufiges Innehalten der Krankheit?

Wenn zum Zeitpunkt der Diagnose in den Lymphknoten bereits kleine Nester von Krebszellen gefunden werden, dann muss man annehmen, dass – jedenfalls mit einiger Wahrscheinlichkeit – bösartige Zellen auch durch die Blutbahnen »entkommen« sind und jetzt irgendwo im Körper, meistens im Knochenmark, liegen. Um sie nach Möglichkeit auszuschalten, müssen Therapien angewandt werden, die im ganzen Körper wirken können.

- Frauen nach der Menopause profitieren am meisten von so genannten *Anti-Östrogenen,* das sind Hormone, die das Wachstum von Brustkrebszellen hemmen. Nach fünf Jahren sollten die Anti-Östrogene durch einen Wirkstoff aus der Gruppe der Aromatase-Hemmer ersetzt werden.
- Frauen vor der Menopause wird man empfehlen, eine mehrmonatige Therapie mit einer Kombination von chemischen Substanzen (Chemotherapie) durchführen zu lassen, weil bei ihnen die Anti-Östrogenbehandlung nicht ausreichend ist.

Nach fünf Jahren ohne Rückfall ist die Wahrscheinlichkeit schon ziemlich groß, dass der Krebs besiegt wurde.

Weiterleben mit Krebs

Der Krebs ist doch wiedergekommen. Eine Situation, an der es nichts schönzureden gibt.

Wie lange werde ich noch leben? Das kann man nicht genau sagen. Fünf Jahre oder vielleicht sogar zehn.

Wovon hängt das ab? Vom Alter. Vom Ort des erneuten Auftretens der Krebszellen. Von der Aggressivität der Krankheit. Von den Behandlungen, die man nun wählt.

Behandeln? Jetzt hilft doch ohnehin nichts mehr. Stimmt nicht. Mit einigem Glück kann man die Krankheit in Schach halten und es gibt auch in diesem Stadium noch Heilungen.

Mit Chemotherapie? Nein danke, da ist es mir lieber, wenn es schnell geht. Ich kenne so viele Menschen, die chronisch krebskrank sind; die lachen, die sich freuen, die ein aktives Leben führen …

Und wie es drinnen aussieht, geht keinen was an. Im Gegenteil. Diese Leute haben gelernt, den Dämon Krebs zu besiegen, weil sie sich ihm nicht länger unterwerfen. Sie gehen mit ihm um wie mit jeder anderen chronischen Krankheit. Und sie sprechen über diese Krankheit.

Ich habe Angst vor Schmerzen. Sie werden keine Schmerzen haben. Es gibt gute Mittel, um auch starke Schmerzen nicht mehr fühlbar zu machen. Im übrigen ist es gar nicht sicher, dass überhaupt welche auftreten.

Ich habe mir vorgenommen, ein Ende zu machen, wenn die Krankheit wiederkommt. Warten Sie ab. Nützen Sie Ihre Chancen.

Wer hilft mir dabei? Alle. Sie müssen sich nur helfen lassen.

(Mehr über Behandlungsmöglichkeiten von fortgeschrittenem Krebs siehe »Körper und Seele behandeln«, Seite 400.)

»Mein Großvater hat sein ganzes Leben lang geraucht und er ist damit neunzig Jahre alt geworden.« Diesen Satz hört man von Rauchern immer wieder gerne. Er mag zwar stimmen, sagt aber dennoch nichts aus, außer dass der Opa eben Glück hatte.

Lungen- und Bronchialkrebs

Vom Lungen- und Bronchialkrebs wissen Mediziner zwar, dass 90 Prozent der Betroffenen Raucher sind oder waren, sie wissen aber noch nicht, welche der über 2000 chemischen Substanzen, die im Zigarettenrauch enthalten sind, die entscheidenden Veränderungen an den Genen der Zelle bewirken, die dann zur Entartung führen. Wahrscheinlich ist es aber vor allem das Nikotin selbst. Das Krebsrisiko ist umso größer, je jünger die Person am Beginn ihrer Raucherkarriere war. Passive Raucher, also solche, die mit einem starken Raucher zusammenleben oder in einer ständig verrauchten Umgebung arbeiten, erkranken doppelt so häufig wie Nichtraucher.

Krebs der Atmungsorgane nimmt weltweit zu, und immer mehr Frauen erkranken daran

In Amerika scheinen sich die ersten Erfolge der massiven Nichtraucher-Kampagnen abzuzeichnen. Dort geht die Zahl der neuen Lungenkrebsfälle zurück. Jahrzehntelang hat man dort bestritten, dass Nikotin eine süchtig machende Droge ist, während die Industrie gleichzeitig besonders hohe Mengen der Substanz in die Zigaretten packte, in der völlig klaren Absicht, eine raschere Abhängigkeit zu erreichen. Erst jetzt werden intensive Entziehungs-Strategien – zum Beispiel psychologische Hilfen – überall angeboten, um Menschen leichter von der gefährlichen Sucht wegzubekommen oder vor allem Kinder und Jugendliche vor ihr zu bewahren.

Lesen Sie auch, »Warum Rauchen so schädlich ist«, in Kapitel 2, auf Seite 44, und das Programm zur Nikotinentwöhnung auf Seite 55.

Krebs sichtbar machen

Im Gegensatz zum Brustkrebs ist es sehr schwierig, Tumoren der Lunge und der Bronchien in einem wirklich frühen Stadium zu entdecken. Hochrisikopatienten – 40 Zigaretten pro Tag seit mehr als 20 Jahren oder Lungenkrebsfälle in der Familie oder jahrelanges Arbeiten unter Asbest-Belastung – sollten mindestens alle zwei Jahre eine Röntgenuntersuchung der Lunge durchführen lassen, wobei ein Krebsknoten in der Aufnahme leider oft erst sichtbar wird, wenn er schon eine gewisse Größe hat. Andere Methoden, zum Beispiel durch die mikroskopische Untersuchung des Auswurfs (*Sputums*) Krebszellen zu finden, haben bis jetzt erst ansatzweise verlässliche Ergebnisse gebracht. Beim geringsten Verdacht können dann andere Diagnoseverfahren – zum Beispiel das *Computer-Tomogramm, das PET-Verfahren* oder die *Bronchoskopie,* also die Spiegelung der Luftwege – Klarheit schaffen und gleichzeitig die Weichen für eine optimale Behandlung stellen.

Eine neue Methode für Früherkennung und -behandlung scheint sich allerdings inzwischen bewährt zu haben: die *Fotodynamische Frühdiagnose.*

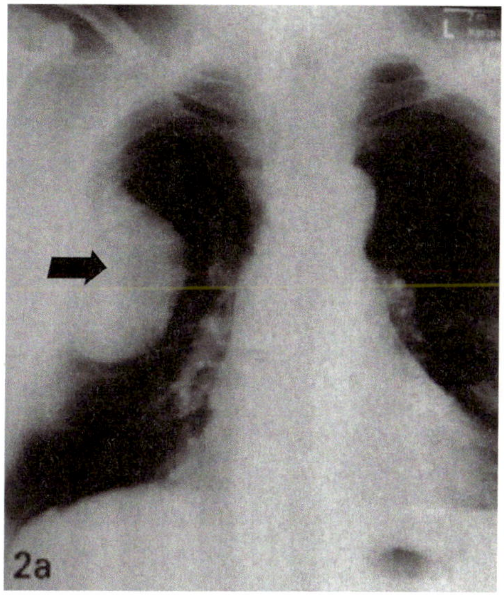

Röntgenaufnahme der Lunge: An der Brustwand hat sich ein Tumor gebildet.

Krebszellen fluoreszieren im Laserlicht

Einige Substanzen, die im Licht einer bestimmten Wellenlänge aufleuchten, haben die Eigenschaft, sich in den Krebszellen stärker und länger einzulagern als in den normalen Geweben. Eine solche chemische Flüssigkeit wird dem Patienten gespritzt. Nach einigen Stunden hat der gesunde Körper sie ausgeschieden. Wenn man jedoch nach 6 Stunden mit einem blauen Laserlicht durch das Bronchoskop (das Gerät zur Spiegelung der Bronchien) die Luftwege absucht, dann leuchten die Krebszellen dort rot auf. Dadurch werden auch kleinste Tumoren sichtbar und können sofort mit einem stärkeren Laser-

Warnsignale – Warnsignale – Warnsignale

Nur bei 5 bis 15 Prozent der Patienten werden die Tumoren zufällig gefunden – zum Beispiel bei einer Routine-Röntgenuntersuchung. Alle anderen haben zum Zeitpunkt der Diagnose bereits Krankheitssymptome:

- Husten über mehrere Wochen
- Blutspuren im Auswurf
- Atemnot und asthmaähnliche Beschwerden
- Wiederholt auftretende Bronchitis mit Fieber und gelblichem Auswurf
- Schluckbeschwerden

strahl zerstört werden. (Ärzte wenden diese Methode auch bei der Behandlung von Blasenkrebs an.)

Behandlung nach Maß

Die Therapie des Bronchial- und Lungenkrebses ist abhängig von mehreren Faktoren:

- **Wo liegt der Krebsknoten?** Ist er durch eine Operation – eventuell unter Entfernung eines Lungenlappens oder einer Lungenhälfte – zu entfernen? Oder kann man ihn durch eine örtliche Bestrahlung optimal erreichen (zum Beispiel in der Luftröhre)?
- **Aus welchem Gewebe besteht er?** Sogenannte *kleinzellige* Tumoren sind besonders aggressiv, metastasieren früh, reagieren aber sehr gut auf Chemotherapie. Die *Adenokarzinome* sind weniger bösartig und sollten nach Möglichkeit operiert werden. Bestrahlung und Chemotherapie vermindern bei fortgeschrittener Krankheit die Beschwerden und verlängern die Lebenszeit deutlich. In letzter Zeit hat man auch gute Erfahrungen mit einer Chemotherapie vor der eigentlichen Operation gemacht. Die Ärzte wenden dieses Vorgehen bei Tumoren zwischen den Lungenhälften an. Die Größe der Krebsgeschwulst wird dadurch verringert, und die folgende Operation ist einfacher.
- **Sind Metastasen vorhanden?** Oder ist zum Zeitpunkt der Diagnosestellung eine weitere Ausbreitung des Krebsleidens nachzuweisen? Dann richtet sich die Therapie ebenfalls nach dem Typ des entarteten Gewebes. Die Heilungschancen sind allerdings sehr gering und das Hauptaugenmerk des Arztes muss sich darauf richten, dem Patienten möglichst lange ein Leben ohne zu große Beschwerden zu ermöglichen.
- Von ***palliativer,* d.h. die Beschwerden mildernder Therapie** spricht man, wenn keine Heilung mehr zu erwarten ist. Alle Anstrengungen der Mediziner gelten dann den Maßnahmen, mit denen Schmerzen vermieden und Erleichterungen verschafft werden können. Dazu gehören auch chirurgische Eingriffe, örtliche Bestrahlungen oder das Einsetzen von so genannten *Stents,* das sind kleine Drahtgitter, die die Luftröhre erweitern und offen halten.

Achtung: Nicht jede Verschattung in der Lunge bedeutet Krebs! Es gibt gutartige Knoten und es gibt die Möglichkeit, dass sich der Schatten als eine Narbe herausstellt, die eine unentdeckt verlaufene und spontan geheilte Tuberkulose verursacht hat.

Magenkrebs

Endlich einmal eine gute Nachricht zum Thema Krebs: Magenkrebs ist seit Jahren auf der ganzen Welt viel seltener geworden. Eine sichere Erklärung gibt es dafür nicht, aber Wissenschaftler vermuten, dass unter anderem die Erfindung und Verbreitung der Kühlschränke eine wichtige Rolle dabei spielt, weil die Menschen seither viel weniger angeschimmelte oder verdorbene Speisen zu sich nehmen. Auch eine andere Erfindung, das *Gastroskop* – ein Instrument zur Magenspiegelung –, erweist sich als segensreich. Es ermöglicht den Ärzten, den Krebs zu entdecken, wenn er noch sehr klein ist und erst die obersten Schichten der Magenwand befallen hat. In Japan, wo Tumoren des Magens die häufigsten Krebsfälle waren, lässt man seit Jahren Magenspiegelungen als Reihenuntersuchung durchführen – mit großem Erfolg, denn dadurch erhöht sich die Chance, frühe Stadien der Krankheit zu sehen und erfolgreich zu behandeln.

Magenbeschwerden unbedingt abklären lassen! Nur im frühen Stadium ist Magenkrebs heilbar!

Das Risiko zu erkranken

- **Ernährung:** Meiden Sie Nahrungsmittel, die hohe Konzentrationen von *Nitraten* enthalten, also gepökelte, geräucherte oder in Salzlake konservierte Speisen, und alle verdorbenen Lebensmittel mit Schimmelpilzen oder Fäulnisbakterien.
- **Infektionen:** *Helicobacter pylori* heißt das Bakterium, das die Entstehung von Entzündungen und Magengeschwüren begünstigt. Es scheint auch eine bestimmte Art von Magenkrebs zu verursachen. (Siehe auch Kapitel 4, Seite 90.)
- **Veränderungen der Magenschleimhaut**, vor allem solche, die eine Verminderung der Magensäure bewirken – zum Beispiel bestimmte Entzündungen der Magenschleimhaut (*Atrophische Gastritis*) –, begünstigen die Umwandlung von normalen Zellen in Krebszellen. Das Gleiche gilt für die Operation der Magennerven (*Vagotomie*), die man früher zur Behandlung einer zu starken Säureproduktion durchgeführt hat. Dagegen sind Patienten, die eine Neigung zu einem »übersäuerten« Magen haben, im Allgemeinen nicht stärker gefährdet.

Magenschmerzen ernst nehmen

In den meisten Fällen verursacht Magenkrebs im Frühstadium keine Beschwerden. Erst wenn der Tumor in die tieferen Schichten der Magenwand

Eine Magenspiegelung? Muss denn das sein?« Die Patientin war ungehalten – und Angst vor einer solchen Untersuchung hatte sie auch. Aber ihr Arzt bestand darauf: »Sie leiden seit 6 Wochen an Magenbeschwerden. Die Tabletten, die ich Ihnen verschrieb, haben im Grunde gar nichts gebracht. Sie gehen jetzt zu einem Kollegen, der diese Untersuchung hervorragend und schonend macht. Wenn Sie wollen, gibt er Ihnen eine Dämmerschlaf-Spritze, dann spüren Sie überhaupt nichts.« Zwei Tage danach war sie wieder da. »Ein kleines Geschwür, sagte Ihr Kollege. Und Sie hatten Recht – die Untersuchung war total harmlos.« Ein paar Tage später ein Anruf des Kollegen: Bei der Bearbeitung der Gewebeproben, die er entnommen hatte, waren bösartige Zellen gefunden worden, direkt unter dem kleinen Geschwür. »Ich denke, deine Patientin hat unheimliches Glück gehabt. Es ist das allererste Anfangsstadium, und sie wird mit einer Operation sicher geheilt werden.«

eindringt, macht er sich bemerkbar. Die Patienten verspüren ein vages Völlegefühl, Schmerzen nach dem Essen oder auch Übelkeit und Abneigung gegen bestimmte Speisen. Leider werden diese Beschwerden oft als Zeichen von »Nervosität« oder einer Magenschleimhaut-Entzündung gedeutet und ohne klärende Untersuchungen mit Magentabletten oder Diät behandelt.

Warnsignale – Warnsignale – Warnsignale

- Magenbeschwerden über mehrere Wochen
- Übelkeit, Völlegefühl, Schmerzen nach dem Essen
- Plötzliche Abneigung gegen Fleisch und Wurst
- Gewichtsabnahme
- Allgemeine Schmerzen im Oberbauch oder im Rücken
- Müdigkeit, Schwäche, Abgeschlagenheit (als Zeichen für versteckte Blutungen)

Neue Wege in der Magenchirurgie

Die Chirurgie des Magens hat in den letzten Jahren große Fortschritte gemacht. Frühkarzinome (also Tumoren, die sehr klein und noch nicht in die mittleren und tiefen Schichten der Magenwand eingedrungen sind) kann man manchmal sogar mit **Laserstrahlen** oder durch das **Gastroskop** – das Gerät zur Magenspiegelung – operieren. Während früher meistens der ganze Magen entfernt wurde, beschränken sich die Chirurgen heute oft darauf, nur den Tumor und zur Sicherheit einen Teil des umliegenden gesunden Gewebes zu entfernen. Dies gilt für die häufigste Art des Magenkrebses, das *Adenocarcinom.* Bei anderen Gewebearten, die sich diffus in der Magenwand ausbreiten, ist ein radikaleres Vorgehen nötig. Manchmal muss man das ganze Organ entfernen und durch einen künstlichen Magen ersetzen. Der Arzt formt dabei zwischen Speiseröhre und Darm einen so genannten *Pouch,* eine Tasche aus Dünndarmgewebe, die als Ersatzmagen dient und dem Patienten danach ermöglicht, normale, wenn auch nicht zu große Mahlzeiten beschwerdefrei zu essen.

Bei einer Sonderform des Magenkrebses, dem **MALT-Lymphom,** das im Zusammenhang mit *Helicobacter pylori*-Bakterien aufzutreten scheint, werden diese Bakterien zunächst durch eine Behandlung mit bestimmten Antibiotika beseitigt. In vielen Fällen hat man erlebt, dass allein dadurch der Tumor schrumpft und schließlich ganz verschwindet.

Darmkrebs

Darmkrebs nimmt in den Industrieländern an Häufigkeit zu. Experten sehen darin in erster Linie eine Folge unserer Ernährung, die zu viel Fett und zu wenig Ballaststoffe enthält und damit eine zu lange Verweildauer der giftigen »Abfälle« im Darm verursacht. Die Heilungschancen sind dagegen deutlich gestiegen, dank einer besseren Aufklärung der Patienten und dank neuer Operations- und Nahttechniken, mit denen auch größere Tumoren *kurativ,* das heißt als heilende Maßnahme (und nicht nur *palliativ,* das heißt zur Verbesserung der Lebensqualität), entfernt werden können.

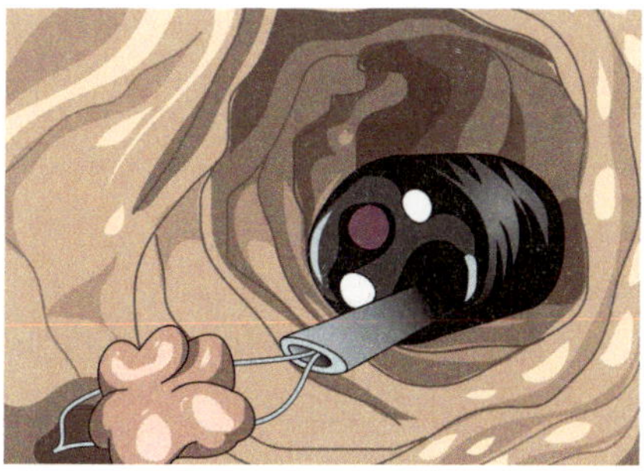

Abtragung eines Darmpolypen mit dem Endoskop.

Es gibt einige Besonderheiten bei bösartigen Tumoren des Darms, die ganz wichtig für eine Früherkennung sind:

1. **Sie entstehen fast ausschließlich in den unteren Darmabschnitten,** im Dickdarm und im Enddarm, sind also für eine Untersuchung gut zugänglich. Bösartige Geschwülste des Dünndarms sind außerordentlich selten.

2. **Sie entstehen meist aus gutartigen Tumoren.** Bei vielen Menschen bilden sich nach dem 50. Lebensjahr kleine Aussprossungen der Darmschleimhaut, *Polypen* genannt. Diese kleinen Tumoren, die entweder breitbasig der Schleimhaut aufsitzen oder an einem Stiel – wie ein Pilz – aus der Darmwand herauswachsen, sind zunächst harmlos. Wenn sie aber größer werden, neigen ihre Zellen zu wildem Wachstum und etwa ein Drittel von ihnen entartet und wird zur Krebsgeschwulst. Darum müssen alle diese Polypen entfernt werden. Also nutzen Sie ab 50 die Chance einer Darmspiegelung!
   Es gibt eine Erbkrankheit, die *Familiäre Polyposis des Dickdarms*, bei der sich schon in jungen Jahren Hunderte von Polypen bilden. Um bei diesen Menschen die tödliche Gefahr von Krebs abzuwenden, muss man meistens den ganzen Dickdarm vorsorglich entfernen.
3. **Sie entstehen selten ohne Vorwarnung.** Änderungen des Stuhlverhaltens oder Blut im Stuhl sind nur zwei von vielen Auffälligkeiten, die ein Signal für eine sofortige Darmuntersuchung sein sollten (siehe Warnsignale).

Warnsignale – Warnsignale – Warnsignale

- **Blut im Stuhl.** Das Blut kann aus verschiedenen Quellen kommen: von einem Polypen, von einer Krebsgeschwulst, von Hämorrhoiden oder von einem kleinen Schleimhaut-Riss, der durch harten Stuhl entstanden ist. Es kann auch versteckt sein und nur durch einen Hämocult-Test (die berühmten »Briefchen«) gefunden werden. In jedem dieser Fälle ist zunächst eine Spiegelung des gesamten Dickdarms – eine Koloskopie – notwendig! Auch bei bekannten Hämorrhoiden! Es kann sich schließlich hinter diesem harmlosen Leiden zusätzlich noch etwas Bösartiges verbergen.
- **Veränderung des Stuhlverhaltens.** Wechsel zwischen Verstopfung und Durchfällen, Unregelmäßigkeiten, die vorher nicht vorhanden waren, Abgang von Schleim.
- **Blutarmut.** Wenn ein älterer Patient eines Tages »die Treppe fast nicht mehr heraufkommt vor Schwäche«, wenn er unter ständiger Müdigkeit leidet, dann kann dies auf einen langsamen Blutverlust hinweisen. Arzt aufsuchen! Wenn sich der Verdacht »Blutarmut« bestätigt, sollten der Magen und der Darm endoskopisch untersucht werden.

Kontinenz-erhaltende Operationen

Der Arzt, der seinem Patienten den Verdacht auf eine Krebsgeschwulst im Darm mitteilen muss, wird ihn in einer Hinsicht beruhigen können: Zwar muss der Krebs in jedem Fall operiert werden, das heißt, ein Stück Darm und die dazugehörigen Lymphknoten werden entfernt. (Tut man das nicht, so kommt es früher oder später zum Darmverschluss – eine Katastrophe, die unter Umständen dann zu einer Notoperation zwingt.) Die neuen Nahttechniken haben aber große Fortschritte gebracht, und die Chirurgen können den Darm nach Entfernen der kranken Stelle meist wieder so zusammenfügen, dass die natürliche Passage bis hin zum After erhalten bleibt und das Anlegen eines *Anus praeter*, eines künstlichen Ausgangs, überflüssig wird. Selbst in den untersten Darmabschnitten, bis hin zu sechs Zentimetern oberhalb des Afters, wo dies bisher nicht möglich schien, kann man heute eine Verbindung zwischen gesunden Darmabschnitten herstellen. Da auch die beiden Schließmuskeln fast immer geschont werden können, bleibt der Patient »kontinent«, das heißt, er hat auch nach der Operation keinen unfreiwilligen Stuhlabgang.

Sie brauchen vor einer Darmspiegelung wirklich keine Angst zu haben

Ob man nach Entfernung der bösartigen Geschwulst noch zusätzliche Behandlungen empfiehlt, hängt von der Größe, der Tiefenausdehnung des Tumors ab und davon, ob Lymphknoten befallen waren oder Metastasen vorhanden sind. Eine »sanfte«, kombinierte Chemotherapie wird meist gut vertragen. Bei Krebs im Bereich des Enddarms kann man auch bestrahlen.

Hoden- und Prostatakrebs

Hodenkrebs ist in 95 Prozent aller Fälle heilbar. Ein Risikofaktor für die Entstehung der Hodentumore sind »Leistenhoden«. In den letzten beiden Monaten der Schwangerschaft verlassen die kleinen Keimdrüsen des männlichen Babys normalerweise ihren Entwicklungsplatz in der Leiste und wandern abwärts in den Hodensack. Bei einer kleinen Anzahl der Kinder bleiben sie aber im Leistenring oder auf ihrem Weg stecken. Man muss sie dann möglichst bald chirurgisch an den richtigen Platz bringen, sonst besteht das Risiko der späteren Unfruchtbarkeit und einer Krebserkrankung.

Hier zunächst eine Liste der Wünsche, die die Urologen – die Fachärzte für Krankheiten der Harnwege und der männlichen Geschlechtsorgane – an ihre Patienten haben, um sie im Falle eines Krebsleidens optimal betreuen zu können.

- Wir wünschen uns dringend, dass mehr Patienten zur Krebsvorsorge gehen.
- Wir wünschen uns, dass bei den Vorsorgeuntersuchungen des Mannes neben der Untersuchung von Hoden und Prostata sowie der Prüfung einer Urin- und Stuhlprobe auf Blutspuren in jedem Fall auch eine Ultraschall-

Untersuchung von Blase und Nieren durchgeführt wird. Mit dieser Methode sind auch sehr kleine Tumore zu entdecken, die relativ leicht entfernt werden können.

- Wir wünschen uns, dass jede Patientin und jeder Patient, die Blutspuren im Urin bemerken, sofort zu uns kommen. In den meisten Fällen handelt es sich dabei um harmlosere Störungen wie eine Blaseninfektion. Aber es besteht eben auch die Möglichkeit, dass es sich um ein Frühsymptom von Blasen- oder Nierenkrebs handelt.
- Wir wünschen uns, dass unsere Kollegen bei jedem Patienten über fünfzig den so genannten Prostata-Tumormarker im Blut – den *PSA-Wert* – kontrollieren.
- Wir wünschen uns außerdem, dass gerade junge Männer ihre Hoden regelmäßig abtasten und mit jeder Unregelmäßigkeit, z.B. schmerzlosen Knoten oder bei Vergrößerung eines Hodens, sofort zu uns kommen. Diese Symptome sind zumindest verdächtig im Hinblick auf eine bösartige Geschwulst.

Die so auffallend hohe und erfreuliche Heilungsrate bei Hodenkrebs lässt sich durch die Empfindlichkeit der entarteten Zellen gegen Strahlen- und Chemotherapie erklären. Der erkrankte Hoden wird chirurgisch entfernt, danach erfolgt eine relativ niedrig dosierte Bestrahlung und, falls der Verdacht besteht, dass Krebszellen in die Lymphbahnen gewandert sind, auch eine Entfernung der zugehörigen Lymphknoten. Durch neue schonende Operationsverfahren bleibt nicht nur die Potenz, sondern auch die Zeugungsfähigkeit fast immer erhalten.

Prostata: Operieren oder abwarten?

Die Behandlung des Prostata-Karzinoms – immer noch der zweithäufigste Krebs bei Männern – konnte entscheidend verbessert werden durch die frühe Entdeckung der Tumore bei Vorsorgeuntersuchungen und die Bestimmung des PSA-Wertes (*Prostata-spezifisches Antigen*) im Blut – ein wichtiger und ziemlich zuverlässiger Wert.

Die Ärzte diskutieren weltweit über optimale Behandlungsstrategien bei Prostatakrebs

Relativ junge Patienten, das heißt in diesem Fall 60- bis 70-Jährige, deren Krebs im frühen Stadium erkannt wird, wenn er sich noch auf die Prostata beschränkt und weder Lymphknoten befallen oder Metastasen gebildet hat, wird man operieren. Sind die Tumore klein, so gelingt meist auch die Erhaltung der Potenz und die Heilungschancen liegen über 80 Prozent.

In den letzten Jahren ist eine neue Strahlenmethode in diesem Stadium angewandt worden: Kleine Hohlnadeln werden in den Tumor gelegt und für kurze Zeit mit radioaktivem Material (»*Seeds*«) bestückt, um das bösartige Gewebe zu zerstören. Der Patient muss dann nicht operiert werden und hat meist weniger Probleme mit Wasserlassen und mit einer möglichen Beeinträchtigung seiner Sexualfunktion. Ob die Heilungssicherheit ähnlich groß ist wie bei einer herkömmlichen Operation, kann man noch nicht mit letzter Sicherheit sagen.

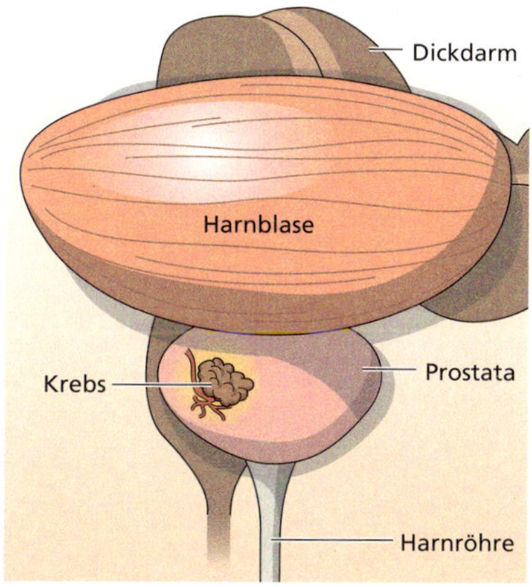

Der Krebs beschränkt sich auf die Prostata: gute Heilungschancen.

Ist der Krebs bereits über die Prostata hinausgewachsen oder hat Metastasen gestreut, so nützt man die Tatsache, dass Prostatagewebe männliche Hormone zum Wachsen benötigt: Die Patienten werden mit so genannten *Anti-Androgenen* behandelt, das heißt mit Medikamenten, die die männlichen Hormone im Körper blockieren. Damit lässt sich in den meisten Fällen ein Stillstand der Tumorausbreitung bewirken.

In fortgeschrittenen Stadien bildet der Prostatakrebs Knochenmetastasen. Durch Bestrahlung, den Einsatz von knochenstabilisierenden *Bisphosphonaten* und, wenn nötig, eine kompetente Schmerztherapie sind die Beschwerden lange gut zu beherrschen.

Bei älteren Herren, etwa ab 75, vermutet man, dass die Lebenserwartung ohnehin nicht viel mehr als zehn Jahre beträgt (eine kühne Vermutung, ich weiß – das Schicksal plant oft anders). Deshalb neigen die Ärzte bei Patien-

Warnsignale – Warnsignale – Warnsignale

Die Frühwarnung des Körpers bei einem gefährlichen Wachstum der Prostata ist meist spärlich. Sie lässt sich auch nicht von den Symptomen unterscheiden, die bei einer harmlosen Vergrößerung des Organs – der *Prostata-Hyperplasie* – spürbar werden. (Siehe Kapitel 6, Seite 148.)
Eine Untersuchung sollte so bald wie möglich stattfinden bei

- Problemen mit der Blasenentleerung
- Harnträufeln
- Schwierigkeiten, bei leichtem Harndrang den Urin zurückzuhalten
- häufigem nächtlichem Wasserlassen
- Blut im Urin
- Schmerzen im unteren Rücken

ten dieses Alters dazu, im Einzelfall auch einmal nicht zu behandeln, sondern »wachsam abzuwarten«, vor allem wenn es sich um einen kleinen, örtlich begrenzten Tumor handelt. Es hat sich gezeigt, dass Krebs in diesem Alter viel von seiner Bösartigkeit verloren hat, weil die Zellen, auch die bösartigen, dann langsamer wachsen.

Krebs der weiblichen Geschlechtsorgane

Hand aufs Herz – wann waren Sie zum letzten Mal beim Frauenarzt? Oder wann haben Sie Ihre Frau oder Freundin ermuntert, zu einer Untersuchung zu gehen?

Sie halten sich »zu alt« für »so eine« Untersuchung? Sie hassen den Untersuchungsstuhl? Ihre Gebärmutter ist ohnehin entfernt worden? Sie haben keine Beschwerden und halten deshalb den Gang zum Arzt für unnötig?

Tut mir leid: Das sind alles Ausreden! Mit dem Älterwerden wächst nämlich auch die Gefahr zu erkranken (selbstverständlich auch, wenn Sie sexuell nicht mehr aktiv sind). Bei entfernter Gebärmutter können immer noch die Eierstöcke (und Brust) erkranken. Und leider macht Krebs im Frühstadium nun einmal keine Beschwerden. Dieses Frühstadium aber gilt es zu erwischen, das ist Ihre Chance!

Die Untersuchung beim Frauenarzt

Wenn Sie den gynäkologischen Stuhl erklommen haben (Ärzte wissen, wie scheußlich man sich dabei fühlt, und können in der Situation ihre Feinfühligkeit beweisen), werden folgende Untersuchungen vorgenommen:

- Besichtigung der äußeren und – mit einem *Kolposkop* – der inneren Scheide.
- Abstrich von der Schleimhaut und vom Muttermund (der so genannte *Pap-Test,* mit dessen Hilfe man nicht nur bösartige Zellen, sondern vor allem auch deren Vorstufen sichtbar machen kann).
- Betasten von Gebärmutter und Eierstöcken, wobei Lage, Größe und Form der Organe festgestellt werden.
- (Eventuell) Untersuchung mit einer Ultraschall-Sonde, mit deren Hilfe der Arzt durch die Scheidenwände »hindurchsieht«.
- Abtasten der Brüste.
- Zusätzlich bekommen Sie »Briefchen« für den *Hämocult-Test* mit, die Sie wiederbringen oder einsenden müssen, nachdem Sie etwas Stuhl – jeweils von verschiedenen Tagen – aufgetragen haben. Damit erstreckt sich die Vorsorge auch auf den Darm.

Warnsignale – Warnsignale – Warnsignale

Der wichtigste Hinweis auf Krebs der weiblichen Geschlechtsorgane sind Blutungen. Blutungen außerhalb der Periode, Blutspuren nach dem Geschlechtsverkehr und vor allem Blutungen, die nach den Wechseljahren auftreten. Auch ein starker Ausfluss und, in selteneren Fällen, Schmerz können erste Anzeichen sein. Die Symptome treten fast immer zu einem frühen Zeitpunkt der Erkrankung auf; man sollte sich deshalb beim geringsten Verdacht umgehend untersuchen lassen.

Gebärmutterhals-Krebs

Der Krebs der Zervix *(Zervix* = Gebärmutterhals) ist der Krebs der jungen, sexuell aktiven Frauen. Noch vor 40 Jahren forderte er unter allen Krebserkrankungen von Frauen die meisten Todesopfer. Das hat sich gründlich geändert, dank der Möglichkeit, ihn durch die Vorsorgeuntersuchungen in den allerfrühesten Stadien zu erkennen (Siehe »Die Untersuchung beim Frauenarzt«). Die Experten hoffen sogar, diese Form des Krebses den nächsten Jahren noch weiter zurückzudrängen, jedenfalls in den Ländern, in denen die Frauen die Möglichkeit – und die immer größere Motivation – haben, regelmäßig zu einer solchen Untersuchung zu gehen.

Als Risikofaktoren für die Entstehung des Karzinoms gelten häufiger Geschlechtsverkehr mit wechselnden Partnern (da offenbar Virusinfektionen, an erster Stelle das *Papilloma-Virus*, eine Rolle spielen), häufige Infektionen der Sexualorgane und das Rauchen.

In den Anfangsstadien wird der Tumor lokal oder zusammen mit der ganzen Gebärmutter entfernt, später zeigt die Strahlentherapie – allein oder zusätzlich – die besten Ergebnisse. Wird der Tumor behandelt, solange er auf den Gebärmutterhals beschränkt ist, dann rechnet man mit einer Heilungsrate von 85 Prozent.

Gebärmutterkrebs

Am *Endometrium-Karzinom* (Endometrium heißt die Schleimhaut der Gebärmutter) erkranken hauptsächlich ältere Frauen. Mit Ultraschall kann man das Organ sehr gut beurteilen und auch kleinere Geschwülste entdecken. Ob es sich dabei um – gutartige – *Myome* handelt oder um etwas Bösartiges, kann der Arzt erst mit Sicherheit sagen, wenn er eine *Ausschabung* gemacht hat. Dabei wird in Narkose mit einem Instrument, das einer breiten Häkelnadel gleicht, durch die Scheide und den Muttermund die ganze Innenauskleidung der Gebärmutter, das heißt die Schleimhaut Streifen für Streifen abgetragen. Aus der Gewebeuntersuchung kann die Diagnose gestellt werden.

Sollte sich der Krebsverdacht bestätigen, besteht die Behandlung in einer »Totaloperation«, also der Entfernung des Organs samt Eileitern und Eierstöcken. Ob anschließend noch Hormontabletten verordnet werden, hängt von der Gewebeart des Tumors ab.

Krebs der Eierstöcke

Unter den Tumoren der weiblichen Genitalorgane ist dies der am meisten gefürchtete, weil er in den Anfangsstadien keine Beschwerden macht, weil er nur schwer zu erkennen und später unbefriedigend zu behandeln ist. Besonders anfällig dafür sind Frauen, bei deren direkten weiblichen Verwandten Eierstock-Krebs – medizinisch: *Ovarial-Krebs* – aufgetreten ist.

Wenn der Krebs bei der Vorsorgeuntersuchung oder auch einmal per Zufall erkannt wird, bevor er über den Eierstock hinausgewachsen ist, dann bedeutet die chirurgische Entfernung des Tumors mitsamt der Eierstöcke in 80 bis 90 Prozent der Fälle die Heilung.

Hautkrebs

Sonnenstrahlen sind zunehmend gefährlicher geworden. Das Risiko für die Entstehung von Hautkrebs ist allgemein gestiegen, vor allem in den Gegenden unserer Erde, über denen die Ozonschicht am meisten abgenommen hat. In Australien zum Beispiel hat sich die Zahl der Hauttumoren praktisch verdoppelt. Menschen, die eine vorgeschädigte Haut haben, also Landarbeiter oder passionierte Sonnenanbeter, aber auch ältere Leute im Allgemeinen, trifft es am häufigsten.

Es gibt aber auch Tröstliches in den Statistiken: Die Todesfälle durch Hautkrebs nehmen ab. Das kann man als einen Erfolg der Patientenaufklärung werten. Die Leute sind vorsichtiger geworden und zeigen verdächtige Stellen rascher ihrem Arzt. Denn Hauttumoren kann man nämlich gut erkennen und behandeln.

Basaliome

Basaliome sind die am häufigsten auftretenden Hauttumoren. Sie entstehen meistens bei älteren Menschen, mit Vorliebe im Gesicht – auf Nase und Wangen – oder im Nacken. Als Erstes sieht man ein perlartiges Knötchen, das größer wird und dann in der Mitte nässt oder ein kleines Geschwür bildet.

Warnsignale – Warnsignale – Warnsignale

Sie sind gefährdet,

- wenn Sie viele »Leberflecke« oder Muttermale am Körper haben;
- wenn Sie hellhäutig sind und nicht leicht bräunen;
- wenn Sie als sehr junger Mensch häufig einen Sonnenbrand hatten.

Achten Sie vor allem

- auf nicht heilende Hautstellen im Gesicht;
- auf pigmentierte Male, die sich verändern, verfärben, vergrößern oder entzünden, die unregelmäßig begrenzt sind oder verschiedene Farben aufweisen;
- auf Körperstellen, die Sie nicht sehen können, zum Beispiel den Rücken. Lassen Sie sich dort immer wieder einmal von anderen oder vom Hausarzt anschauen.

Verhindern Sie vor allem, dass Kinder einen Sonnenbrand bekommen

Basaliome metastasieren nicht, sie wachsen aber mit der Zeit in die Tiefe und können Gefäße und Nerven zerstören; deshalb muss man sie beseitigen. Dies geschieht meistens durch einen chirurgischen Eingriff, der jedoch alle Zellen erreichen muss, sonst beginnt das Wachstum von neuem. In manchen Kliniken macht man derzeit gute Erfahrungen mit der Injektion von *Interferon* in den Tumor, der dann schrumpft und abheilt.

Spindelzellkarzinome

Dies ist der typische Krebs sonnengeschädigter Haut. Er tritt vorwiegend an Stellen auf, die dem Licht stark ausgesetzt sind, zum Beispiel an der Lippe. Auch hier sind die Heilungschancen hervorragend, wenn man ihn rechtzeitig – solange er noch nicht tiefer als zwei Millimeter gewachsen ist – entfernt.

Maligne Melanome

Die größten Probleme bereiten den Hautärzten (*Dermatologen*) die so genannten *Pigmenttumore* – Geschwülste, die aus Farbzellen der Haut entstehen –, darunter vor allem das Maligne Melanom, das bösartigste unter den Hautkarzinomen. Der manchmal gebrauchte Name »schwarzer Hautkrebs« ist irreführend, denn die Tumoren müssen nicht dunkel sein; sie können auch rötlich, braun oder in mehreren Schattierungen auftreten. Da nur der Experte bei Leberflecken, Warzen, Muttermalen und anderen Knötchen sicher zwi-

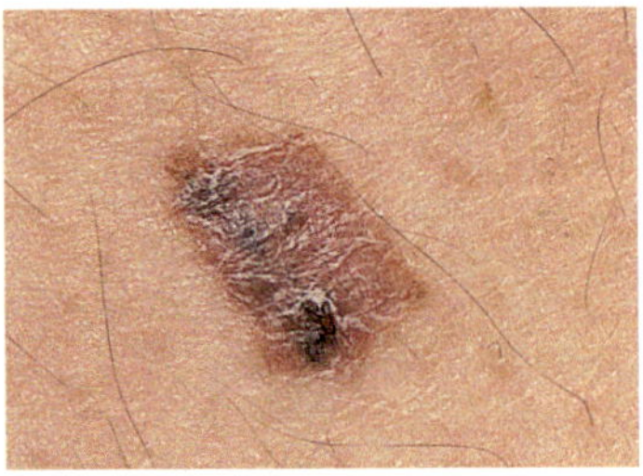

Unregelmäßige Begrenzung, unterschiedliche Farben: Verdacht auf Krebs.

schen Gut- und Bösartigkeit unterscheiden kann (und auch er braucht dazu spezielle Instrumente, zum Beispiel das *Auflicht-Mikroskop*), müssen alle derartigen Hautveränderungen schnellstens von einem Hautarzt untersucht werden.
Auch das Maligne Melanom kann durch eine Operation geheilt werden, sofern der Tumor die obersten Schichten der Haut noch nicht durchdrungen hat, das heißt, wenn er nicht dicker ist als 0,7 Millimeter. Bei größerer Ausdehnung besteht immer die Gefahr, dass der Tumor bereits Tochtergeschwülste gebildet hat. Die Behandlung mit Chemotherapie und Substanzen, die dem Immunsystem Hilfestellung geben (so genannten immun-modulierenden Medikamenten), bietet aber auch später noch die Chance einer Heilung, zumindest aber eine Lebensverlängerung um Jahre.

Andere Krebsarten in Kürze

Blasenkrebs
Risikofaktoren: Rauchen, Chemische Substanzen am Arbeitsplatz
Warnsignale: Blut im Urin, Probleme beim Wasserlassen

Nierenkrebs
Risikofaktoren: vermutlich Rauchen
Warnsignale: Blut im Urin, Schmerzen seitlich im Rücken. Oft aber auch gar keine.

Krebs der Speiseröhre
Risikofaktoren: Starker Alkoholgenuss (vor allem hochprozentige Getränke), Rauchen, Refluxkrankheit (siehe Kapitel 4, Seite 87)
Warnsignale: Schluckbeschwerden, Druckgefühl hinter dem Brustbein

Leberkrebs
Risikofaktoren: Leberzirrhose, langjährige Hepatitis B oder C
Warnsignale: Schmerzen im rechten Oberbauch (jedoch meist nicht bei kleinen Tumoren)
Achtung: Patienten mit Leberzirrhose oder chronischer Hepatitis sollten alle 3 Monate mit Ultraschall untersucht werden, da der Tumor im Anfangsstadium noch entfernt werden kann.

Krebs der Bauchspeicheldrüse
Risikofaktoren: Rauchen, Zuckerkrankheit
Warnsignale: Schmerz im Oberbauch, der sich gürtelförmig bis in den Rücken zieht; Gewichtsabnahme

Krebs der Blutzellen (Leukämie)
Die Leukämien sind keine einheitlichen Krankheitsbilder. Ihre Gefährlichkeit, ihr Verlauf und ihre Behandlungsmöglichkeiten muss man ganz unterschiedlich beurteilen, je nachdem, welche Blutzellen entartet sind und ob die Krankheit akut oder chronisch verläuft.
Risikofaktoren: Strahleneinwirkung (im Bereich von Atomkraftwerken, aber auch nach einer Behandlung – nicht einer Untersuchung! – mit Röntgenstrahlen); vielleicht Erbfaktoren
Warnsignale: Müdigkeit, Appetitlosigkeit, Fieber, Neigung zu Infekten, Krankheitsgefühl, Schmerzen im linken Oberbauch (durch die Vergrößerung der Milz)

Lymphknotenkrebs (Lymphom)
Auch hier gibt es sehr unterschiedliche Tumorarten, die teils schwierig, teils sehr gut zu behandeln sind.
Risikofaktoren: Immunschwäche, Unterdrückung des Immunsystems nach Transplantationen, eventuell Erbfaktoren
Warnsignale: Schmerzlos vergrößerte Lymphknoten (vor allem solche, die länger als vier Wochen vergrößert bleiben)

Leben mit Krebs: Leben mit Hoffnung

Ein Patient, der an Krebs leidet, hat viele schwierige Phasen seiner Krankheit zu überstehen. Sicher ist eine der schlimmsten davon der Moment, in dem er erfährt, dass die Krankheit, die er schon besiegt glaubte, erneut aufgetreten ist. Er muss dann wissen, dass sein Leben damit nicht vorbei ist. Krebs ist auch in einem weiter fortgeschrittenen Stadium in den meisten Fällen behandelbar. Behandelbar heißt vor allem, dass die Lebensqualität so lange wie möglich erhalten bleibt.

Aus diesem Grund sind regelmäßige Nachuntersuchungen wichtig. Mit ihrer Hilfe kann ein neuerliches Auftreten der Erkrankung früh und wirkungsvoll bekämpft werden.

Körper und Seele behandeln

- Der Entschluss, eine **zytostatische Therapie** oder **Chemotherapie** zu beginnen, ist für Patienten wie für Ärzte schwierig. (Außer bei den Krebsarten, wo sie von Anfang an das wirkungsvollste Mittel bedeuten, zum Beispiel bei Lymphdrüsenkrebs und Leukämien.) Eine Heilung ist zwar auch möglich, wenn Metastasen aufgetreten sind, aber die Chancen dafür sind viel geringer geworden als bei der Therapie eines früh entdeckten Tumors. Das Fortschreiten der Krankheit wird allerdings in den meisten Fällen durch diese Behandlung aufgehalten. Sie sollte unbedingt von einem sehr erfahrenen Arzt – die Krebsspezialisten heißen *Onkologen* – betreut werden.

Gute Ärzte respektieren ihre Patienten und behandeln sie als Partner

- Die Behandlung von **Knochenmetastasen** durch lokale Bestrahlung und Medikamente – so genannte *Bisphosphonate* – sorgt dafür, dass sich die defekten Stellen wieder verfestigen können und die Schmerzen aufhören.

- **Tumorschmerzen muss niemand ertragen.** Glücklicherweise haben jetzt auch die deutschen Ärzte ihre Scheu vor der Gabe starker Schmerzmittel aufgegeben. Oder wenigstens viele von ihnen. Wer auf Grund einer chronischen Erkrankung unter Schmerzen leidet, hat ein Recht darauf, dass diese Schmerzen behandelt werden, und zwar so ausreichend, dass das Leben noch Spaß machen kann. Wer dazu Morphium oder ähnlich starke Mittel braucht, sollte sie unbedingt erhalten. Siehe auch Kapitel 16 »Chronische Schmerzen«, Seite 340.

Wenn nötig, muss ein Kranker starke Schmerzmittel erhalten. Es besteht keine Suchtgefahr!

- **Was hilft dem Körper?** Da Krebs auch eine Erkrankung des Immunsystems ist, sollten die Patienten alles tun, um ihr Immunsystem zu stärken. Hochwertige, möglichst naturbelassene Nahrungsmittel, viele Vitamine – vor allem Vitamin C und E –, genügend Schlaf, wenig Stress, regelmäßige Bewegung und eine optimistische Einstellung sind wichtig, um die Krankheit in Schach zu halten. Rauchen ist natürlich verboten.

- **Angst und Traurigkeit** werden sicherlich immer wieder für Stunden oder Tage die Gedanken und Gefühle jedes Krebskranken beherrschen. Die ***Psycho-Onkologie***, die Lehre von den Zusammenhängen zwischen Krebskrankheit und Seele, hat die Situation der Betroffenen untersucht. In allen großen Kliniken gibt es inzwischen Fachpsychologen, die sich gut auskennen und den Patienten und ihren Angehörigen bei der Bewältigung der Depressionen helfen. (Übrigens: Es scheint nicht zuzutreffen, dass

Krebs durch seelische Verletzungen, durch Schuld oder Zorn ausgelöst wird; lediglich das Immunsystem kann dadurch vorübergehend geschwächt sein.)

Was leisten alternative Therapien?

In der schwierigen Zeit zwischen Hoffnung und Niedergeschlagenheit, die Krebspatienten so häufig durchstehen müssen, wenn ihnen ihr Körper manchmal völlig fremd erscheint, wenn sie zum Abwarten und Hoffen verurteilt sind, wird oft der verständliche Wunsch übermächtig, etwas zu tun, das dem Körper hilft, sich selbst zu heilen.

Da die Schulmedizin dieses Bedürfnis oft nicht ausreichend befriedigen kann, wenden sich viele Patienten anderen Methoden zu, die ihnen magische Dinge versprechen oder zumindest die Immunkräfte des Körpers stärken sollen. Von »Krebsdiäten« bis zu »Hildegard-Medizin«, von Enzympräparaten bis zu Geistheilungen reicht das Angebot der mehr oder weniger – und manchmal absolut nicht – seriösen Anbieter.

Es ist wichtig, den Glauben an die Kraft des eigenen Körpers wiederzuerlangen

Es scheint, als ob die Hilfesuchenden von einigen der unkonventionellen Therapien tatsächlich profitieren. Das bedeutet nicht, dass ihre Krankheit damit anders verläuft, dass sie geheilt würden oder ihr Leben sich entscheidend verlängern ließe. Gäbe es eine Methode, die dies erreichen könnte, so wäre sie längst Allgemeingut der Medizin geworden. Ich denke, die Kraft, die in Alternativ-Behandlungen steckt, ist vielmehr die Kraft, die die Patienten ihrem Körper dadurch geben, dass sie wieder an ihn glauben.

Ob so genannte immunstimulierende Medikamente, zum Beispiel Mistelpräparate, Heilmittel gegen Krebs sind, konnte auch in vielen wissenschaftlichen Studien nicht bewiesen werden. Meine persönliche Erfahrung ist allerdings, dass sie das Wohlbefinden der Patienten erhöhen und damit durchaus ihre Berechtigung haben.

Problematisch wird es nur, wenn die Kranken in die Hände von Scharlatanen fallen, die Heilung versprechen und – meist für irrsinnige Summen – Wunderbehandlungen verkaufen, die nichts bewirken, außer dass sie vorübergehend – falsche – Hoffnungen wecken. Halten Sie sich also fern von den Leuten mit den großen Versprechungen. Halten Sie sich auch von Ratgebern fern, die die alternativen Methoden nicht ergänzend, sondern anstelle der erprobten Behandlungsweisen der Wissenschaftsmedizin einsetzen wollen.

Spontane Krebsheilungen kommen – seltenst – vor.

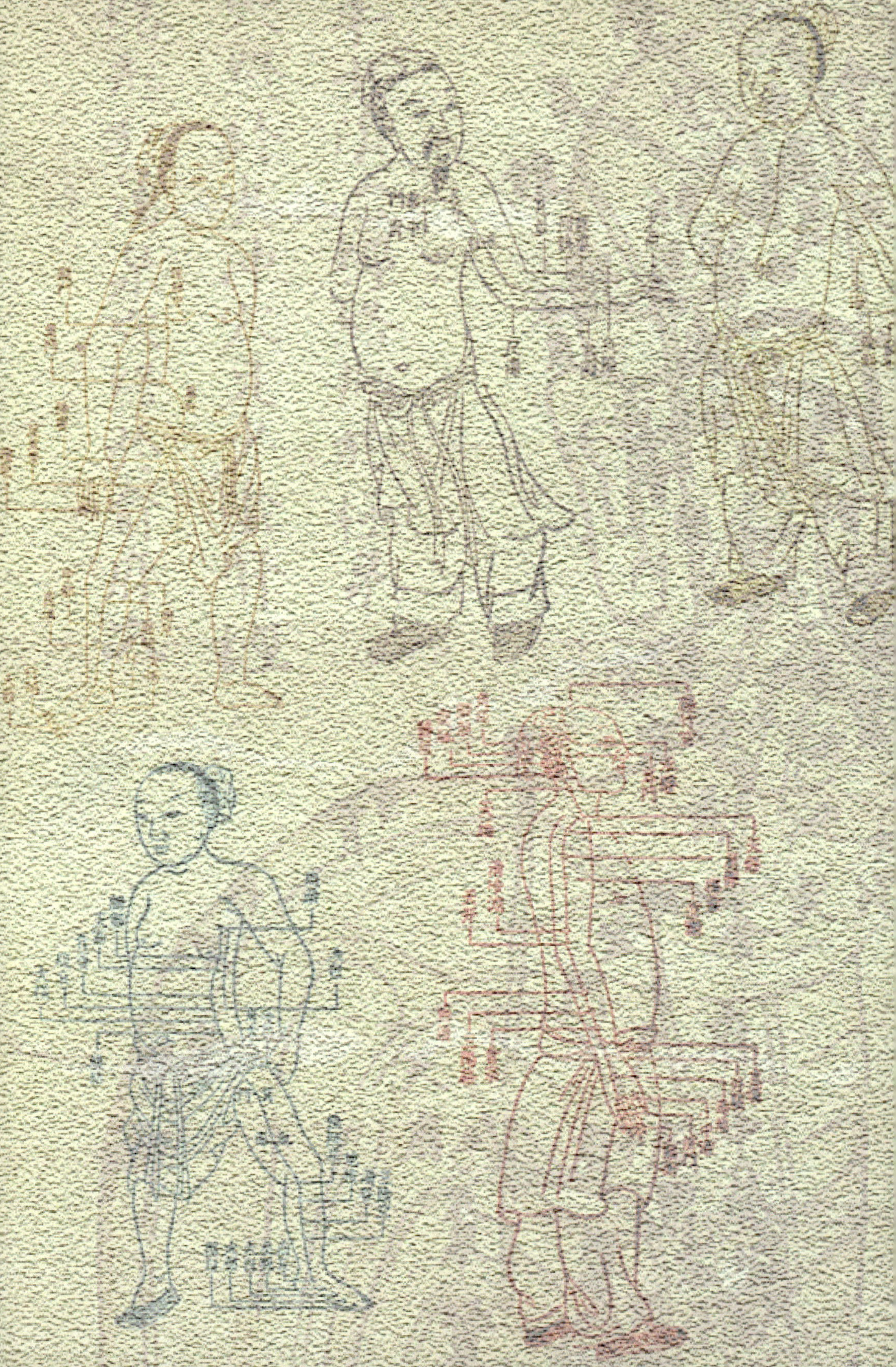

KAPITEL 19

Alternative Heilmethoden

Behandlung für das »andere Ich«

- Was ist Homöopathie?
- Chinesische Medizin: das Wissen um Pflanzen und Steine
- So funktioniert Akupunktur
- Die Aktivierung der Selbstheilungskräfte
- Bachblüten
- Geistheiler und Schamanen
- Vorsicht: Kriminelle am Werk

Das »andere Ich« behandeln

Warum vertrauen Menschen alternativen Heilmethoden? Wie wirken sie? Was wird da in unserem Körper – und vielleicht in unserer Seele – angesprochen? »Alternativ« – bezieht sich das auf die andersartige Medizin oder auf unser »Alter ego«, das »andere Ich«, den Teil von uns, der sich hinter Verstand und Aufgeklärtheit verbirgt und dem das Funktionieren-Müssen in einer ziemlich rücksichtslosen Welt stärker zusetzt, als wir ahnen?

Womöglich sind es nicht Störungen, sondern »Verstörungen«, die da behandelt werden und für die unsere sonst so hervorragende Wissenschafts-Medizin kein rechtes Verständnis und keine Heilmittel bereithält. Der Mensch war ja immer schon auf der Suche nach Einklang zwischen seinem Körper und seiner Umwelt, auf einer Suche, die auch den Weg über Glauben und Mystik einschließt.

Oder sind es nur die Ängste vor Wirkungen und Nebenwirkungen der schulmedizinischen Methoden, die so viele Menschen zu alternativen Mitteln greifen lassen?

All diese Fragen kann ich Ihnen hier natürlich nicht beantworten. Und ich mache möglicherweise auch einen Fehler, indem ich alle nicht-wissenschaftlichen Heilmethoden in einen Topf werfe. Wollen wir also einige von ihnen genauer anschauen, wobei dies verständlicherweise nur ein kurzer Streifzug sein kann – eigene Bücher darüber gibt es, wie Sie wissen, in Hülle und Fülle.

Was ist Homöopathie?

Samuel Hahnemann lebte meistens in Leipzig. Er wurde 1755 in Meißen geboren, sein Vater war Porzellanmaler in der berühmten Meißener Manufaktur. Man gestattete dem begabten Jungen, Arzt zu werden. Krisen und Zweifel an seinem Beruf machten ihm von Anfang an zu schaffen. Einmal soll er die Tür zum Wartezimmer aufgestoßen und den Patienten zugerufen haben: »Meine Freunde, Sie können wieder gehen. Ich bin nicht in der Lage, Sie von Ihren Krankheiten und Schmerzen zu befreien. Ich kann Ihnen nicht Ihr Geld stehlen.« Dieser Satz beeindruckte die Leute sehr, Frau Hahnemann, die elf Kinder zu versorgen hatte, allerdings weniger.

Die Zweifel hatten eines Tages ein Ende. Auf der Suche nach ungewöhnlichen Heilpflanzen las Hahnemann Berichte über die *Chinarinde* und unternahm einen Selbstversuch mit der Pflanze, von der man wusste, dass sie das Fieber der Malaria kurieren konnte. Als er daraufhin starke Fieberschübe bekam – heute nimmt man an, dass es eine allergische Reaktion war –, glaubte er ein allgemein gültiges Prinzip entdeckt zu haben: Ähnliches heilt Ähnliches, man muss es nur in kleinsten Dosierungen zu sich nehmen.

Homöopathische Heilmittel werden aus Pflanzen- oder Mineralextrakten hergestellt, die durch ständiges Verdünnen und Aufschütteln mit Alkohol oder Milchzucker-Lösungen nur noch in Spuren oder gar nicht mehr nachgewiesen werden können. Angeblich überträgt sich die Information aus den Heilpflanzen als »Energie« auf das Verdünnungsmittel. Für jedes Krankheitsbild und je nach Persönlichkeit und Gesamtzustand der Patienten werden dann bestimmte Mittel in bestimmter Potenzierung ausgewählt. Ziel ist es, den Körper »umzustimmen«, so dass er seine Selbstheilungskräfte mobilisieren kann und wieder in einen Zustand des »Gleichgewichts« gerät.

Wer kann homöopathisch behandelt werden?
Nach Ansicht der homöopathisch arbeitenden Heiler ist das Verfahren bei jedermann jederzeit anwendbar. Kritische Mediziner meinen, dass es bei Erkältungen, bei Allergien, bei milden Immunschwächen mit häufigen Infekten und anderen chronischen Befindlichkeitsstörungen keine Einwände gegen eine derartige »erfahrungsmedizinische« Behandlung gibt. Wobei die therapeutische Wirkung sich möglicherweise auch und vor allem dem langen Gespräch mit dem Patienten verdankt, bei dem alle bisherigen Krankheiten und Lebensumstände zur Sprache kommen. Trotzdem ist große Vorsicht geboten: Bakterielle Infektionskrankheiten, zum Beispiel Scharlach, eitrige Mandelentzündungen oder andere Streptokokken-Infekte können zu dauernden Schäden an Nieren und Herzklappen führen; chronische Blasenentzündungen zerstören irgendwann einmal die Nieren. Eine Behandlung mit homöopathischen Tropfen statt mit Antibiotika kann in solchen und ähnlichen Fällen fatale Folgen haben.

Damit aber sind wir bei der kritischen Frage aller »alternativen« Heilmittel angelangt:

Die Entscheidung, ob ein Patient mit alternativen Methoden behandelt werden kann oder ob er unbedingt zu einem wissenschaftlich ausgebildeten Arzt gehen muss, ist nicht immer leicht, und an ihr zeigt sich, ob beispielsweise ein Heilpraktiker verantwortungsvoll handelt. Hindern Vertreter der so genannten Außenseiter-Methoden – das Wort »sanfte« Methoden lehne ich ab, weil ich so viele Schulmediziner kenne, die »sanft« behandeln – Patienten mit einer gefährlichen Krankheit daran, rechtzeitig kompetente Hilfe bei der wissenschaftlichen Medizin zu erhalten, dann erweist sich die alternative Medizin als Fluch.

Akupunktur: Das Spiel mit den silbernen Nadeln

Nein, es tut nicht weh. Wenn der Arzt die silbernen oder stählernen Nädelchen scheinbar willkürlich in die Haut sticht, spürt man nur einen winzigen Nervenreiz. Selbst an der empfindlichen Ohrmuschel ist das Setzen der Nadel nur ausnahmsweise einmal unangenehm.

Was passiert im Körper, während man sich wie ein Igel fühlt? Die skeptischen westlichen Mediziner wissen es eigentlich nicht genau. Sie haben allerdings herausgefunden, dass an den berühmten Akupunktur-Punkten jeweils ein Bündel von Nerven und Blutgefäßen aus den tieferen Schichten an die Oberfläche der Haut dringt und dass es deshalb durchaus möglich ist, dass kleine elektrische Reize an diesen Nerven entlang zu anderen Körperstellen wandern und ein Ausgleich der elektrischen Spannung erfolgt. Tatsächlich hat man auch nachgewiesen, und zwar mit wissenschaftlichen Methoden, dass Hirnbereiche aktiviert werden, wenn die dazugehörigen Akupunktur-Punkte mit den Nadeln gereizt werden. Es werden dadurch bestimmte Botenstoffe des Gehirns freigesetzt, die beispielsweise die Schmerzwahrnehmung vermindern. Das Gleiche passiert, wenn statt der Nadeln Hitzereize – die Chinesen nennen es Moxa oder Moxibustion – auf dieselben Hautpunkte einwirken (man lässt dabei kleine Beifuß-Kugeln auf der Haut glimmen, was ebenfalls nicht weh tut).

Schmerzen, Immunschwäche, akute Erkältungen, Nikotinentzug – die Möglichkeiten, mit Akupunktur zu behandeln, sind vielfältig. Voraussetzung ist allerdings eine lange und sorgfältige Ausbildung des behandelnden Arztes.

Chinesische Medizin: das uralte Wissen um Pflanzen, Steine und Energie

Die traditionelle chinesische Medizin unterscheidet sich in wesentlichen Punkten von unseren Vorstellungen vom Menschen und seinen Krankheiten. Während die westlich geprägte Medizin in erster Linie die Ursachen von Krankheiten sucht und bekämpft, in der Überzeugung, dass sich der Kranke nach ihrer Ausschaltung wieder wohl fühlt, achten die chinesischen Heiler zunächst auf die Beschwerden des Patienten und ordnen ihnen bestimmte Energieverschiebungen im Körper zu. Sie sehen den Menschen grundsätzlich in einem Zusammenhang mit den Kräften des Himmels und der Erde, den Gestirnen und den Elementen. Sie schließen aus ihren Beobachtungen auf die Energieströme, die durch die und zwischen den Organen fließen und versuchen, ihr Gleichgewicht wiederherzustellen. Das heißt, die chinesische Medizin konzentriert sich eher auf Funktionsstörungen des menschlichen Körpers als auf Anatomie und Krankheitsursachen. Als Orientierungshilfe bei der Diagnostik gelten zwölf unsichtbare Energiebahnen, die *Meridiane*, an denen die

Ärzte die Punkte für die Messung der Pulse, aber auch für die Behandlung mit *Akupunktur* festlegen.

Zur Heilung geben sie ihren Patienten Arzneien, die für jeden individuell aus Pflanzenextrakten, Mineralien und auch Tierorganen zusammengestellt werden. Sie sollen das »Böse« bekämpfen, vor allem aber sollen sie dem Körper ermöglichen, sich selbst wieder in einen Zustand der Ausgeglichenheit zu versetzen.

Viele hiesige Ärzte geben bereitwillig zu, dass sie bei der Behandlung einiger Krankheiten große Probleme haben. Die chinesischen Kollegen meinen, dass sich die traditionelle fernöstliche Medizin gerade bei diesen Krankheiten einsetzen lässt – zum Beispiel bei chronischen Entzündungen, bei Schmerzen oder bei Allergien –, deren Ursachen eben nicht klar erkannt und beseitigt werden können. Ob eine engere Zusammenarbeit der so unterschiedlichen Medizinschulen möglich ist, wird sich erst in Zukunft herausstellen. Als ersten Schritt dorthin lassen sich schon viele unserer Mediziner in die geheimnisvolle Kunst der Akupunktur einweisen.

Pflanzenmedizin – zwischen Heil- und Zaubermitteln

Jede Wette, dass Sie heute bereits eine Portion Heilpflanzenextrakt getrunken haben. Nein? Doch, doch. Denken Sie ans Frühstück. Was ist Kaffee oder Tee denn anderes als ein Mittel, das – ich zitiere aus einem seriösen Buch über Heilpflanzen – »anregend auf das Nervensystem, gefäßerweiternd, herzleistungssteigernd, harntreibend und fördernd auf Magen- und Gallensekretion sowie auf die Darmtätigkeit wirkt«? Wobei der Nutzen für die Gesundheit von der Dosierung abhängt. *Paracelsus,* bürgerlich *Philipp Theophrastus Bombastus von Hohenheim*, der aus dem Schwäbischen stammende geniale Mediziner des 16. Jahrhunderts, erklärte: *Alle Ding sind Gift und nit ohn Gift, allein die Dosis macht, dass ein Ding kein Gift ist.*

Im 18. Jahrhundert waren Kaffee und Tee als »Drogen« verboten!

Von Liebestränken und Hexensalben

Am Anfang aller Heilkunst stand die Pflanze. Man ist sich heute ziemlich sicher, dass schon die Neandertaler bestimmte Blätter und Kräuter auf die Wunden legten, die sie sich bei ihren Jagdzügen zuzogen. Kann sein, dass sie die Tiere beobachtet hatten, die sicher auch schon damals instinktiv heilende Pflanzen fraßen, wenn sie krank waren. Später schrieb man den Heilkräutern übernatürliche Kräfte zu. »Hände der Götter« hießen sie und das griechische Wort *Pharmakon* bedeutete zwar »Heilmittel« und »Gift«, aber auch »Zaubertrank«. Man nimmt an, dass die potenzsteigernden Tropfen, die Liebes-

Folgende Heilpflanzen haben heute noch große Bedeutung in der Medizin:

Kamille	bei Entzündungen der Atemwege, Magen- und Darmbeschwerden sowie Hautekzemen
Lindenblüten	bei Erkältungskrankheiten
Huflattich	bei Husten und chronischer Bronchitis
Herbstzeitlose (Colchicum)	bei Gichtanfällen
Baldrian	bei Unruhezuständen, insbesondere Schlaflosigkeit
Bärentraube	bei Blasenentzündungen
Arnika	bei Entzündungen von Muskeln und Gelenken
Johanniskraut	bei depressiven Verstimmungen
Rosskastanie	bei »schweren Beinen« und Venenleiden
Sonnenhut (Echinacea)	bei leichter Immunschwäche und Erkältungen
Ginseng	bei Erschöpfungszuständen
Ginkgo	bei Durchblutungsstörungen
Fenchel	bei Blähungen und anderen Verdauungsbeschwerden
Melisse	bei Unruhezuständen und Schlafstörungen
Mistel	bei Abwehrschwäche; gegen Tumoren (nur als ergänzendes Mittel!)
Weißdorn	bei leichter Herzschwäche
Cayenne-Pfeffer	bei Nervenschmerzen

und Vergessenstränke, von denen die Sagen berichten, fast alle mit Opium aus der Mohnpflanze hergestellt wurden, das man manchmal mit anderen Mitteln, zum Beispiel *Halluzinogenen* – bewusstseinsverändernden Kräutern oder Pilzen – mischte. Auch die »Hexensalbe«, mit der sich die Frauen einrieben, um »auf Besen zum Blocksberg zu fliegen«, war nichts anderes als ein mittelalterliches LSD, das durch die Haut drang und erotische Sinnestäuschungen hervorrief. Ein anderes berühmtes Rezept gegen Leiden aller Art enthielt neben Opium hauptsächlich Schlangenfleisch.

Die Idee, dass mit der Heilwirkung von Pflanzen Macht zu gewinnen war, brachte den Medizinmann hervor, den Kundigen, der sich auf die Natur und ihre Kräfte, aber auch auf den Menschen und seine Nöte verstand. Bald war klar, dass die Kräuter noch besser wirkten, wenn geheimnisvolle Rituale ihre Anwendung begleiteten und wenn mit ihnen nicht nur die Krankheit, sondern auch Dämonen und Unglück auszutreiben waren. So mischten die weisen Männer und Frauen kräftig Magie und Hokuspokus unter die Blätter und Wurzeln. Diese Mixtur wird ja auch heute noch von dubiosen Heilern angeboten und von nicht wenigen Patienten gerne angenommen.

Wie Pflanzen heute heilen

Die moderne Pharmazie verdankt der vor allem auf Heilpflanzen basierenden Volksheilkunde unendlich viel. In Nordamerika sind immer noch rund 40 Prozent aller verordneten Arzneimittel reine Pflanzenprodukte, bei uns sind es immerhin fast 30 Prozent. Und selbst da, wo die Wirksubstanzen der Heilkräuter inzwischen chemisch nachgebildet werden – zum Beispiel beim Herzmittel *Digitalis,* das ursprünglich aus dem Fingerhut gewonnen wurde, oder das *Atropin,* das man aus der Tollkirsche destillierte –, kann man sich auf die Erfahrungen der *Phytotherapeuten,* der Pflanzenkundigen, stützen. Interessanterweise ist die Wirkung von Medikamenten, die aus lebenden Pflanzen gewonnen werden, nicht immer identisch mit der, die die synthetischen Nachahmungen der Wirkstoffe haben. Und selbstverständlich können auch natürliche Pflanzenheilmittel schädliche Nebenwirkungen haben. So ist beispielsweise das *Schöllkraut,* das als Gallenmittel verwendet wird, dafür bekannt, dass es schwere Leberschädigungen verursachen kann.

Auch pflanzliche Naturheilmittel können schädliche Nebenwirkungen auslösen

Die Selbstheilungskräfte aktivieren

Jeder Körper hat die Gabe, sich, wenn irgend möglich, selbst zu heilen: Wunden schließen sich; Knochen wachsen wieder zusammen; ein Bluterguß ist nach zwei Wochen abgebaut, der blaue Fleck verschwunden; Virusinfektionen heilen aus. Es vergeht kein Tag, an dem am Wunderwerk des menschlichen Organismus nicht irgendwo eine kleinere oder größere Reparatur nötig wird.

Heilung ist die gemeinschaftliche Aufgabe von Körper, Geist und Seele

Bis vor kurzem dachte man, dass dies alles automatische Vorgänge seien, dass die Zellen einem eingebauten Programm folgen, das ohne das Zutun des Betroffenen abläuft. Heute gibt es kaum noch einen Zwei-

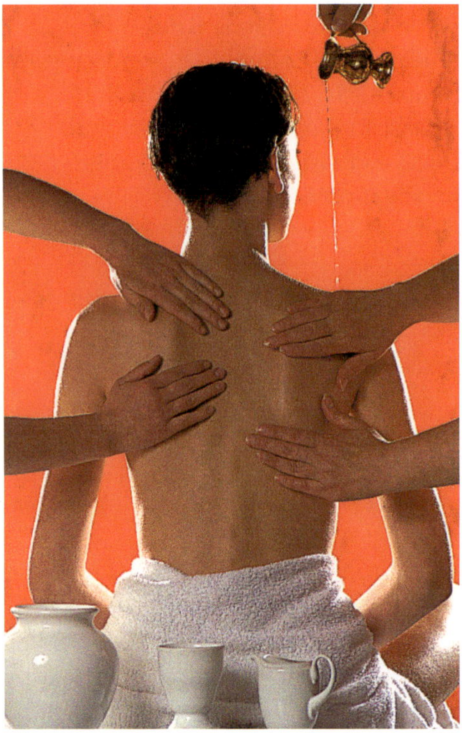

Ayurveda-Massage: Mit dem Körper auch die Seele streicheln.

fel daran, dass Heilung eine Aufgabe sowohl des Körpers als auch des Geistes, der Seele, einfach des ganzen Menschen ist. Wir Ärzte und mit uns unsere Patienten müssen nun lernen, diese Kräfte der Seele und des Geistes zu wecken und sie für die Gesundheit einzusetzen. Die »ganzheitliche Medizin« ist deshalb die Grundlage jeden Heilens.
Und da sind wir wieder bei den Magiern, den Medizinmännern der Naturvölker, die ihre Beschwörungen scheinbar auf die Krankheit richten, in Wirklichkeit aber eine extrem starke Suggestion, eine seelische Beeinflussung des Patienten bewirken, mit dem Ziel, die geistigen Kräfte zu seiner Gesundung zu mobilisieren. Das Drumherum einer solchen Beschwörung kommt uns vielleicht lächerlich vor; für die Betroffenen ist es ein Ritual, durch das sie sich in einem Strom von Energie mitgerissen fühlen. (Siehe auch Abschnitt »Geistheiler und Schamanen«, Seite 413.)

Der Glaube, der Berge versetzt

Aber, seien wir ehrlich, auch ein moderner Schulmediziner, der nicht über die Gabe des Mitempfindens und eine gewisse Überzeugungskraft verfügt, wird, auch wenn er noch so gut ausgebildet ist und alle technischen Geräte und die besten Medikamente zur Verfügung hat, weniger Heilerfolge haben als einer, der dazu noch einen Hauch jener »Magie« vermittelt, jener »Droge Arzt«, die für Patienten seit jeher eine Quelle der Hoffnung ist und die ihre eigenen Heilkräfte stärkt. Das ist heute nicht anders als vor tausend Jahren.

Die Patienten spüren das, und da unser Gesundheitssystem Gespräche und intensive persönliche Kontakte zwischen Arzt und Kranken unfassbarerweise nicht sehr hoch einschätzt (und sie gar nicht oder lächerlich schlecht honoriert), gehen sie dahin, wo ihnen zugehört wird und wo sie ermutigt werden, auch wenn die »alternativen« Mittel, die sie dabei erhalten, oft gar nicht wirksam sind – »nicht wirksam« ist vielleicht der falsche Ausdruck. Sie wirken nämlich, aber auf eine andere Weise. Sie wirken als *Placebo*.

Placebos oder die Macht der Suggestion

Die moderne Medizinforschung prüft neue Medikamente, indem sie nach dem Zufallsprinzip eine Reihe von Patienten auswählt, die das neue Mittel einnimmt, und eine gleiche Zahl von Patienten, die ein Scheinmedikament, eine Zuckerpille, ein Placebo (Placebo heißt wörtlich »ich werde gefallen«) erhalten. Weder Patienten noch Ärzte wissen, wer was bekommt. Nach einigen Wochen wird das Geheimnis gelüftet. Haben die »wirklichen« Medikamente den Blutdruck im Vergleich zu den Placebo-Medikamenten entscheidend gesenkt? Oder die Kopfschmerzen beseitigt? Taugt das neue Mittel also? Und wie waren die Nebenwirkungen?

Interessanterweise stellt sich jedes Mal heraus, dass auch die Scheinmedikamente gewirkt haben. Vielleicht nicht ganz so gut wie die echten, aber dennoch deutlich. Das kann nichts anderes bedeuten, als dass die Überzeugung, ein den Blutdruck senkendes Mittel eingenommen zu haben, bereits genügt, um den Blutdruck zu senken. Rätselhaft, nicht wahr?

Die Blüten des Herrn Bach

Die Bachblüten-Therapie beruht auf zwei Annahmen. Annahme Nummer eins: Bestimmte Blüten, die man ein paar Stunden in Quellwasser legt und dann wieder herausfischt, sollen im Wasser Energiespuren hinterlassen, die dieses Wasser zum Heilmittel machen, auch wenn es hundertfach – unter anderem mit Alkohol – verdünnt wird und keine Blütenmoleküle mehr nachweisbar sind. Annahme Nummer zwei: Krankhafte seelische Zustände des Menschen haben eine Entsprechung in bestimmten Pflanzen, und wenn ein solcher Zustand mit dem richtigen Blütenwässerchen behandelt wird, dann verschwindet der Zustand, und Harmonie und Gesundheit stellen sich ein. Beispiele: »Willensschwäche« und »Passivität« erfordern ein paar Tropfen, in denen *Tausendgüldenkraut*-Energie (angeblich) vorhanden ist, »Tagträumerei« wird durch *Clematis* und »Angst vor Liebesverlust« durch die *Wegwarte* kuriert, und so fort. So weit, so – na ja, sagen wir einmal: zweifelhaft.

Bachblüten-Tropfen als Zaubertrank?

Woher dann der Siegeszug der Bachblüten? Warum sind durchaus intelligente Personen bereit, sich diesen »Ideen« anzuschließen und teure Bücher und noch teurere Tropfen zu kaufen und auch noch zu schlucken? Ich denke, diese Frage kann man nur beantworten, wenn man, wie schon am Beginn dieses Kapitels geschehen, bereit ist, hinter dem modernen, realistischen Menschen auch ein »anderes Ich« wahrzunehmen, eines, das sich Trost und Kraft

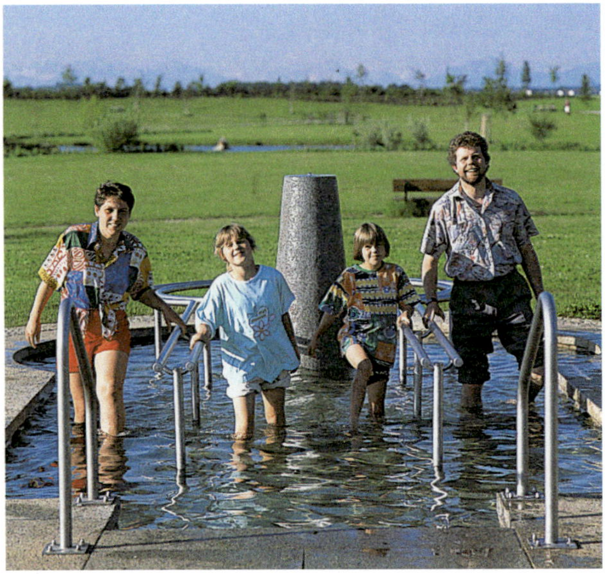

Kneipp-Therapie härtet ab und fördert die Durchblutung.

für die Bewältigung des Alltags durch die Hinwendung zum alten Wunderglauben, zu Esoterik und Magie sucht. Soll man diese Tatsache beklagen? Oder sollte man die Bachblüten einfach als harmlose Illusion, als Placebo oder als »Zaubertrank« akzeptieren, durch den möglicherweise Selbstheilungskräfte geweckt werden können? Lassen wir die Diskussion. Diejenigen, die daran glauben, werden wir ohnehin nicht überzeugen können.

Körper- und Bewegungstherapien

Viele Ärzte und Psychologen schätzen die Wirkung von bewusster körperlicher Anregung und vor allem auch von Entspannung, die dem Alltagsstress, Schmerzen und Ängsten eine Art Sammlung der Körperkräfte entgegensetzt, die zu größerer Ruhe und Konzentration auf die wesentlichen Dinge des Lebens führt. Gerade bei Krankheiten, deren Ursache auch in einem falschen, zu angespannten Lebensstil zu suchen ist – hoher Blutdruck, Herzinfarkt, Asthma und andere –, sind sie von großem Wert. Allerdings sollte man dabei genaugenommen nicht von alternativen, sondern eher von ergänzenden Methoden sprechen. Es gibt sehr unterschiedliche Techniken, von denen ich die wichtigsten nur erwähnen möchte. Fachbücher über die einzelnen Verfahren gibt es überall.

- **Progressive Entspannung nach Jacobson**
- **Autogenes Training**
- **Yoga**
- **Feldenkrais-Methode**
- **Musik- und Tanztherapie**

Die »alternativen« Heiler

Heilpraktiker

Die Heilpraktiker sollte ich wohl nicht sagen. Zu unterschiedlich sind Ausbildung, Wissensstand, Verantwortungsbewusstsein, Motive und erst recht die Methoden, mit denen sich jeder und jede Einzelne von ihnen der Patienten annimmt.

Als Heilpraktiker braucht man nicht unbedingt eine Ausbildung. Man kann sich das dafür erforderliche Wissen auch selbst anlesen. Allerdings muss man sich einer Prüfung vor einem Gesundheitsamt unterziehen, die in den letzten Jahren recht streng geworden ist. Geprüft wird hauptsächlich medizinisches Wissen und etwas Naturheilkunde; eine Prüfung praktischer Fähigkeiten findet nicht statt. Zweck des Examens ist es, zu verhindern, dass Heilpraktiker die Symptome gefährlicher Krankheiten übersehen. Für bestimmte Heilweisen, Akupunktur und ähnliches, muss allerdings eine entsprechende Ausbildung nachgewiesen werden. Wenn man, wie ich, erlebt hat (und viele meiner Kollegen haben Ähnliches gesehen), dass ein Heilpraktiker die Durchfälle einer Patientin ein ganzes Jahr lang mit Tees behandelt hat, bevor er sie dann endlich zum Arzt schickte (sie litt an Darmkrebs, der ein Jahr früher noch gut operabel gewesen wäre), dann ist man froh, dass wenigstens seit fünf Jahren eine strengere Kontrolle stattfindet. Die gilt allerdings nur für die Neuzulassung von Praxen.

Ich gebe aber gerne zu, dass ich auch andere Heilpraktiker kenne. Kluge, verantwortungsvolle Leute, die sich rührend um ihre Patienten kümmern und eher einmal zu oft als zu selten den Arzt dazuholen, wenn es Zweifel gibt.

Geistheiler und Schamanen

Wie schon erläutert (siehe Thema »Placebo«, Seite 411), kann der Glaube an heilende Energien tatsächlich Selbstheilungskräfte hervorrufen. Die Zunft der Geistheiler macht sich diese Tatsache zunutze und gibt vor, durch besondere übernatürliche Kräfte des jeweiligen Heilers den Körper und die Krankheiten der Patienten beeinflussen zu können. Dabei spielt es keine Rolle, ob Handauflegen, magnetisches Heilen, Besprechen, Gebetsheilung, Chakra-Therapie oder was auch immer praktiziert wird.

Die Geistheiler bemächtigen sich der Selbstheilungskräfte der Patienten

Eine besondere Rolle spielen die Fernheilungen, übers Telefon, brieflich oder – das gab es tatsächlich – via Fernsehen. Die medizinische Fakultät der Züricher Universität will solchen Vorgängen auf den Grund gehen und un-

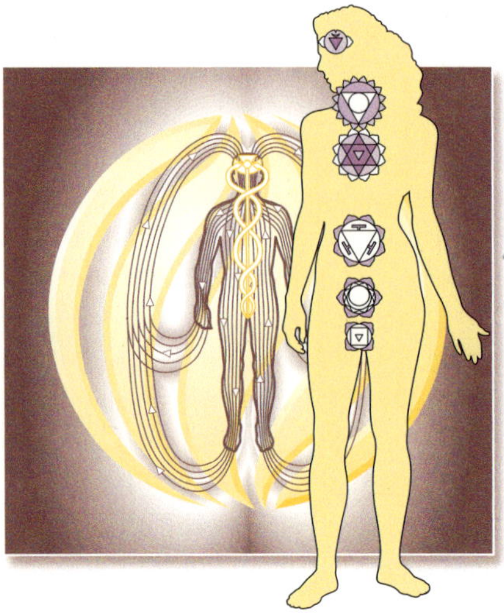

Die CHAKREN der indischen Medizin symbolisieren Lebenszentren.

ternimmt gerade eine Experiment, das den Einfluss von Fernheilern auf den Verlauf der Zuckerkrankheit bei einer Reihe von Patienten untersuchen soll. Die Forscher vermuten allerdings, dass die Ergebnisse möglicherweise nicht »die« Wahrheit, sondern eine ganze Reihe von Wahrheiten zutage fördern werden. Wir sind gespannt.

Also, noch einmal ganz deutlich: Die Geistheiler bemächtigen sich der in jedem Menschen schlummernden Energien zur Selbstheilung. Nicht mehr, nicht weniger. Ihre Wässerchen oder Papierchen oder Steine oder was immer sie als »Kraftspender« verkaufen, sind Mumpitz, unwirksamer Hokuspokus, Fetische. Es sei denn – und da sind wir wieder am Anfang der Erwägungen –, es sei denn, man glaubt daran...

Als »Schamanen« werden Geistheiler bestimmter Kulturen bezeichnet, die die Fähigkeit haben, mit Dämonen zu sprechen und sie, zum Wohle der Gemeinschaft oder eines Kranken, zu versöhnen oder zu bändigen.

Der Schamane ist (zum Beispiel bei den Evenken in Zentralsibirien) stets ein »Auserwählter«. Er versetzt sich für das Ritual einer Krankenheilung durch tagelanges Fasten und Meditation zunächst in einen Zustand psychischer Gespanntheit. Dann legt er seine Tracht an, die mit Tier- und Göttersymbolen bestickt ist. Die eigentliche Zeremonie beginnt mit endlosen Trommelrhythmen, mit stundenlangen Tänzen und Beschwörungsformeln, bis der Schamane in Ekstase verfällt. In diesem Zustand des Halb-Bewusstseins kann sich »seine Seele vom Körper trennen« und zusammen mit »Hilfsgeistern« – meist Tierseelen – den Abstieg in die »Unterwelt« beginnen, um dort mit den jenseitigen Mächten in Kontakt zu treten und mit dem Geist der Krankheit zu ringen. Diese Kontakte werden in allen Einzelheiten durch Gesten und Dialoge dargestellt, so dass sein Stamm miterleben kann, welche Bedingungen die Götter für die Gesundung des Patienten stellen.

Dass eine solche Beschwörungszeremonie bei Menschen Sinn machen kann, deren Welt ohnehin von Geistern und Dämonen belebt wird, leuchtet ein.

Grotesk scheinen dagegen die Fahrten etwa von Westeuropäern zu fernöstlichen Heilern, die – meist für stattliche Summen – alle möglichen Leiden durch Besprechung, Beschwörung und, man staune, durch »unblutige Operationen« behandeln. (Dieses makabre Schauspiel ist übrigens längst mit Hilfe eingeschmuggelter Kameras und der Interpretation der Aufnahmen durch Fachleute aus der Welt der Zirkus-Magier als das entlarvt worden, was es ist: fauler Zauber. Das »böse Gewebe«, das der Heiler angeblich aus dem Bauch des Patienten herausnimmt, bevor er ihn wieder »schließt«, ist irgendein Stück Fleisch von einem Tier.)

Vorsicht, fauler Zauber!

Hier wird es kriminell

Wenn erwachsene Menschen sich nach alternativen Heilweisen umsehen, weil ihnen die Wissenschaftsmedizin zu »kalt«, zu technisch, zu wenig einfühlsam erscheint, ist das ihr gutes Recht. Sie werden die Abstecher in die Esoterik oder zum Homöopathen wahrscheinlich nicht ihrem Hausarzt erzählen, obwohl sie dies tun sollten. Wenn er klug ist, erkennt er nämlich, dass er es an etwas hat fehlen lassen oder dass Ängste nicht richtig zur Sprache gekommen sind.

Etwas völlig Anderes ist es, wenn Patienten mit chronischen Krankheiten bei den Vertretern der Außenseiter-Methoden landen, weil sie dort Heilungsversprechen bekommen, die diese niemals einlösen können – und auch sonst niemand.

Nehmen Sie deshalb Reißaus

- *wenn Ihnen jemand erzählt, seine Vitamine und »Vitalstoffe« könnten nicht nur chronische Verstopfung, sondern auch AIDS und Krebs heilen;*
- *wenn Sie jemand davor warnt, zu »normalen« Ärzten zu gehen, obwohl Sie das Gefühl haben, Sie bräuchten deren Hilfe;*
- *wenn ein Heiler behauptet, er habe die neuesten Wundermittel – gegen Rheuma, Krebs, Herzinfarkt und was weiß ich noch alles –, die nur deshalb noch nicht allgemein bekannt wären, weil die Pharmaindustrie nicht genügend daran verdiene (er allerdings schon, wie Sie bald merken werden);*
- *wenn man Ihre schwer kranken Angehörigen oder Freunde mit dem Versprechen, auch hoffnungslose Fälle noch heilen zu können, in sündteure Privatkliniken lockt.*

KAPITEL 20

Die Ernährung

Warum ist gesunde Ernährung so wichtig?

- Die Tricks der Lebensmittelindustrie
- Programm für einen Vollkost-Tag
- Keine Angst vorm Gemüseputzen
- Lob der Familientafel
- Genießen, ohne dick zu werden
- Der Weg zum Wunschgewicht
- Dick durch Fasten?
- Leb wohl, Sahnesauce!
- Schlank bleiben

Richtig essen ist die Grundlage der Gesundheit

Für die Mehrheit der Weltbevölkerung bedeutet Ernährung nichts anderes als bloßes Überleben, egal wie, mit Reis oder Hirse, Brot oder Fischen. Diesen Menschen geht es einfach nur darum, täglich so viel zu essen zu haben, dass der Bedarf an Nährstoffen wenigstens annähernd gedeckt wird. Merkwürdigerweise hat man manchmal den Eindruck, dass die Menschen auch bei uns, angesichts von Lebensmittelläden, deren Regale sich unter der Vielfalt der Angebote biegen, von Märkten, auf denen frisches Gemüse und Früchte im Überfluss angeboten werden, nur einfach schnell satt werden wollen. Sie scheinen kaum darauf zu achten, was sie da für sich und ihre Familien auswählen.

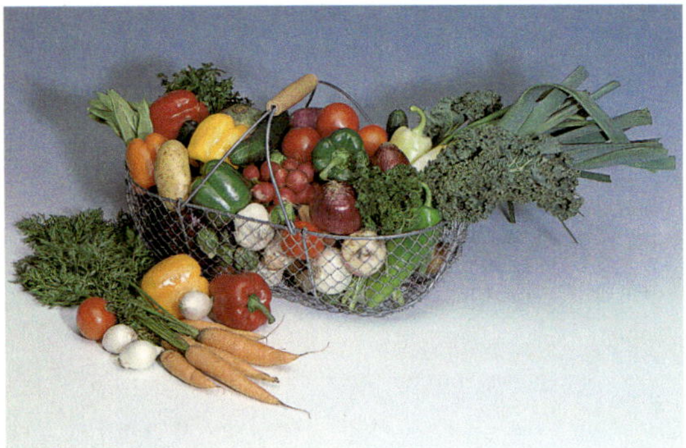

Die Grundlage gesunder Ernährung sind frisches Obst und Gemüse, am besten aus biologischem Anbau.

Die Wissenschaftler, die sich bisher viel zu wenig mit den Auswirkungen der Ernährungsgewohnheiten in den Industriestaaten auf die Gesundheit der Menschen beschäftigten – mit Ausnahme des hohen Fettverbrauchs und seinem Einfluss auf die Herz-Kreislauf-Erkrankungen –, haben jetzt Alarm geschlagen. Es sieht so aus, als hinge unsere Gesundheit in viel höherem Maße von unserer Nahrung ab als man bisher gedacht hat. Krebsforscher, Immunexperten, Gerontologen (Fachleute für Alterskrankheiten) – sie alle weisen uns nach, dass Krankheiten durch richtige Ernährung vermieden, einige sogar geheilt werden können. Sie haben ferner herausgefunden, dass unsere Essgewohnheiten bedenkliche Lücken in der Versorgung mit Vitaminen, Spurenelementen und Ballaststoffen verursachen, Lücken, die eine vorzeitige Zellalterung und die Zunahme von Krebs begünstigen.

Mangel im Überfluss

Bei unserer bewegungsarmen Lebensweise verbrauchen wir wenig Energie und essen dementsprechend auch nicht mehr die Mengen an Getreideprodukten – also Brot –, sowie an Kartoffeln, Hülsenfrüchten und anderen Gemü-

Ich habe gerade in meiner Küche nachgesehen, welche Art von Mehl ich verwende. Auf dem Paket, das ich – ohne nachzudenken – im Supermarkt gekauft habe, steht Weizenmehl Typ 405. *Was bedeutet das? Der »Typ« bezeichnet die Menge von Mineralstoffen, die man dem Mehl dadurch belassen hat, dass man auch den Keim und die Randschichten des Korns, die Kleie, mit vermahlen hat. Typ 405 bedeutet demnach, dass 100 Gramm von diesem Mehl 405 Milligramm an Mineralstoffen enthalten. Und dies heißt wiederum – ich zitiere hier Zahlen der Ernährungswissenschaftlerin Annelies Furtmayr-Schuh (Postmoderne Ernährung, TRIAS-Verlag, Stuttgart 1993) –, dass in diesem Mehl 80 Prozent weniger Kalium, 66 Prozent weniger Kalzium, 41 Prozent weniger Eisen und 73 Prozent weniger Zink enthalten sind als im natürlichen Getreidekorn. Ich bin zerknirscht. In Zukunft werde ich, wo es geht, Mehl vom* Typ 2000 *verwenden, das wegen seines hohen Kleie-Anteils 2000 Milligramm Mineralstoffe pro 100 g Mehl enthält.*

sen, die unsere Vorfahren noch nötig hatten, um bei ihrer schweren körperlichen Arbeit überhaupt satt zu werden. Da Getreide und Gemüse aber die Hauptlieferanten von Vitaminen und Spurenelementen sind, mangelt es uns vor allem an diesen wichtigen Biostoffen. Man könnte nun annehmen, dass die geringere Menge durch die höhere Qualität unserer heutigen Nahrungsmittel wettgemacht wird, aber genau das Gegenteil ist der Fall. Unsere Esswaren sehen prima aus, sind aber im Verlauf ihrer Herstellung und »Verfeinerung« eines Großteils ihres Nährwerts und ihrer Vitamine beraubt worden.

Die Industrienahrung, die als zeitsparend und gesund angepriesen und daher immer mehr gekauft wird, enthält nur zu oft entsetzlich minderwertige, chemisch veränderte Substanzen, die dann wieder durch viele künstliche Geschmacksstoffe aufgemotzt werden. (Und via Werbung ein genau berechnetes Image mit fröhlichen Kids und glücklichen Kühen erhalten.) So erklärt sich der Siegeszug der Fast-Food-Gerichte. Am meisten leiden darunter die Kinder, die dieser Verführung hilflos ausgeliefert sind und die Gewöhnung an diese Produkte mit schweren Mängeln an der Substanz ihres wachsenden Körpers bezahlen – Mängel, die sie ein Leben lang nicht mehr aufholen können.

Ältere Menschen, die nicht mehr wie früher mit ihren Familien zusammenleben und deshalb für sich selbst kochen müssen, sind ebenfalls durch minderwertige Schnellgerichte oder durch eine viel zu einseitige Ernährung gefährdet. So lassen ihre körperlichen und geistigen Kräfte vorzeitig nach, denn gerade im Alter braucht man besonders viele Vitamine und Spurenelemente.

Was wir für unser tägliches Leben brauchen

Im Grunde sind es nur wenige Nährstoffe, die als Bausteine für ein gesundes Leben nötig sind:

1. **Proteine (Eiweißstoffe) für den Aufbau der Körperzellen.** Protein ist zum Beispiel enthalten in Fleisch, Fisch, Milch, Eiern, Käse, Erdnüssen, Walnüssen, Bohnenkernen, Getreide,Tofu.
2. **Kohlehydrate und Fette zur Energiegewinnung.** Der Fettanteil sollte allerdings niedrig gehalten werden; pflanzliches Fett (zum Beispiel Olivenöl) ist viel besser als die vom Tier stammenden Fette, das heißt Butter oder Schmalz. Bei den Kohlehydraten sind diejenigen vorzuziehen, die langsam aufgespalten werden, wie Vollkorngetreide, Kartoffeln, Reis oder Teigwaren. Ungünstig sind Zucker und Süßigkeiten.
3. **Vitamine, Mineralstoffe und Spurenelemente zur Herstellung von Hormonen und Enzymen,** zur Bildung von Immunstoffen, zur Zellerneuerung, zur Blutbildung und als wichtige Substanzen bei den meisten Stoffwechselvorgängen.

Hochwertige Ernährung jeden Tag

Die Grundlage einer gesunden Ernährung bilden also Eiweißprodukte, zum Beispiel mageres Fleisch, Fisch, Eier oder Getreide, »Brennstoffe« in Form von Pflanzenölen und vielen naturbelassenen Kohlehydraten (Vollkornbrot, Naturreis, Vollkorn-Nudeln, Kartoffeln), vitamin- und mineralstoffreiche Milchprodukte und große Mengen an frischen Gemüsen und Obst. Auf tierische Fette und Zucker sollten Sie dabei weitgehend verzichten.

Und eigentlich ist die Umsetzung dieser Erkenntnisse in die Praxis gar nicht so schwierig. Keine Angst – ich werde Sie hier nicht mit Kochrezepten langweilen, die Sie in den vielen guten Vollwert-Kochbüchern, die auf dem Markt sind, nachlesen können; ich möchte Ihnen nur eine Art von Grundsatzprogramm vorschlagen, das allerdings hundertfach variiert werden kann.

Ein Tag mit Vollwertkost

Am Morgen: Vollkornbrot, wenig Butter und wenig Marmelade, ein Stück Obst. (Käse, Wurst und Schinken enthalten viel tierisches Fett und sind deshalb weniger geeignet.) Alternative: Ungesüßtes Vollkorn-Müsli mit Naturjoghurt oder Milch (1,5 Prozent Fettgehalt) und viel frischem Obst. Dazu Tee (grüner, schwarzer oder aus Kräutern) oder Kaffee, möglichst ohne Zucker und ohne Süßstoff.

Am Vormittag: 1 bis 2 Äpfel, ein paar Vollkornkekse.

Am Mittag: Im Sommer eine große Schüssel gemischten Salat mit Karotten, Oliven, Käse, Eiern oder Croûtons. Alternative: Gemüsesuppe (aus frischen Gemüsen!). Im Winter Spaghetti oder eine andere Pasta mit frischer Tomaten- oder Gemüsesauce (selbstgemacht!), dazu Salat. Als Nachtisch Obstsalat oder Kompott aus frischem Obst (mit wenig Honig gesüßt). Getränke: Mineralwasser, frisch gepresste Obstsäfte (auch Bier oder Wein in Maßen), keine Limonaden oder Industriegetränke.

Am Nachmittag: Vollkornkekse oder -kuchen, Kaffee, Tee (möglichst ohne Zucker und Süßstoff). Oder: 1 Naturjoghurt mit Früchten (Schon wieder Früchte? Ja, davon kann man nicht genug essen.)

Am Abend: Fleisch oder Fisch, selbst zubereitet (d.h. keine Fertiggerichte, keine Fertigsaucen), dazu ein großer Teller frisch geputztes und kurz gegartes Gemüse plus Kartoffeln oder Reis. (Vegetarier werden statt Fleisch oder Fisch andere proteinhaltige Zutaten für ihre Hauptmahlzeit wählen.) Als Nachtisch ein Stück Käse mit Vollkornbrot oder Quark mit Obst und Nüssen oder irgend etwas, worauf man Lust hat (sofern nicht größere Mengen Zucker darin enthalten sind). Getränke: wie mittags.

Vor dem Fernseher: Keine Chips, keine Knabbersachen. Wenn Sie unbedingt noch etwas zum Naschen brauchen, dann bereiten Sie sich Apfelschnitze oder (Mager-) Käsestückchen vor.

Selbstverständlich können Sie Mittag- und Abendessen gegeneinander austauschen und natürlich können Sie alles auch ganz anders machen, solange Sie Ihre Mahlzeiten aus vollwertigen, frischen Zutaten auf vitaminschonende Weise zubereiten und die üblichen Industrielebensmittel vermeiden. Kochen sollten Sie übrigens nur mit Pflanzenöl (zum Beispiel Olivenöl).

Jetzt werden Ihnen vielleicht all die Argumente einfallen, die einer solchen gesunden Ernährung heutzutage im Weg stehen. Sehen wir uns deshalb die häufigsten Einwände im Einzelnen an:

Keine Angst vorm Gemüseputzen: ein Streitgespräch

Tradition

»Mein Mann will am Abend seine Wurstbrote; das war schon bei unseren Eltern so üblich.«

Das in Deutschland so geliebte Abend-»Brot« hat ernährungsmäßig einen großen Nachteil. Es ist reich an tierischen Fetten (und an Kalorien!) und gehört deshalb ohne Zweifel zu den Verursachern von Fettleibigkeit und Arteriosklerose. Wer sich allerdings tagsüber vollwertig, also von viel Gemüsen, Obst und Getreideprodukten ernährt, darf am Abend Brote essen, vorausgesetzt, er neigt nicht zu Übergewicht.

Die wichtigsten Vitamine und Mineralstoffe

Substanz:	*Lieferanten:*
Vitamin A (wichtig für Haut, Haare, Immunzellen, Augen)	Milch und Milchprodukte, Eier, Leber, Pflanzenöle, Fischöle
Beta-Karotin (Vorstufe von Vitamin A, schützt die Zellen vor Stoffwechselschäden)	Grüne und gelbe Gemüse, besonders Karotten, Tomaten, Grünkohl, Spinat
Vitamin B 1 (wichtig für Stoffwechselvorgänge)	Hefe, Weizenkeime, Nüsse, Vollgetreide, Hülsenfrüchte
Vitamin B 6 (wichtig für die Neubildung von Zellen und für das Immunsystem)	Sardinen, Sojabohnen, Walnüsse, Hefe, Vollgetreide, Gemüse, Milch
Vitamin B 12 (wichtig zur Blut- und Zellbildung)	Milch, Käse, Eier, Fleisch, Leber, Fisch
Vitamin C (Infektabwehr, Verjüngung der Zellen, krebsverhindernd)	Früchte, Gemüse, Salate, Kartoffeln; besonders in Zitrusfrüchten, Paprika, möglicherweise Brokkoli
Vitamin D (wichtig für feste Knochen; hilft Kalzium aus der Nahrung aufzunehmen)	Fisch, Eigelb, Butter, Käse, Weizenkeime
Vitamin E (Zellschutz, Radikalen-Beseitigung, verbessert die Zellatmung)	Weizenkeimöl, Olivenöl, Nüsse, Fisch, Milch- und Vollkornprodukte
Folsäure (Blutbildung, Zellbildung, wichtig in der Schwangerschaft)	Grünes Blattgemüse, Brokkoli, Hülsenfrüchte, Milch
Jod (Spurenelement; wichtig zur Bildung von Schilddrüsenhormonen)	Seefisch, Meeresfrüchte, Jodsalz
Kalzium (Mineralstoff; Baustoff für Knochen u. Zähne, wichtig für Muskelfunktion)	Milch, Milchprodukte
Magnesium (Mineralstoff: Baustein für Knochen und Zähne; gegen Muskelkrämpfe)	Vollwertkost, Mineralwasser, Gemüse, Früchte

Substanz:	*Lieferanten:*
Kalium (Mineralstoff; wichtig für Muskel- und Herzfunktion)	Früchte, besonders getrocknete Feigen und Aprikosen; Bananen
Selen (Spurenelement; hilft bei Entzündungen, beseitigt Stoffwechselabfälle)	Vollkornprodukte, Avocados, Fleisch, Fisch
Eisen (Spurenelement; wichtig für die Blutbildung)	Rotes Fleisch, Leber, Gemüse, Vollkorn
Zink (Spurenelement; wichtig zur Bildung der Immunzellen)	Meeresfrüchte, Fleisch, Eier, Milchprodukte

Kantinenessen
»Sie haben leicht reden. Ich muss mittags in der Kantine essen, da gibt es keine Vollwertkost!«

Leider haben Sie Recht. Die deutschen Kantinen sind bezüglich ihrer Ernährungsqualität in den meisten Fällen ödes Entwicklungsland. Nur wenige Betriebe haben bereits gemerkt, dass eine gesunde Ernährung in der Werkskantine die Krankenstände der Belegschaft reduziert. Versuchen Sie, eine Reihe von Kolleginnen und Kollegen zum Mitmachen zu animieren, und starten Sie via Personalrat oder Betriebsleitung eine Kampagne für »Leistungssteigernde Kantinenkost«. Sollten Sie damit nichts erreichen, dann bleibt nur, sich das Mittagessen von zu Hause mitzunehmen.

Viel zu teuer
»Die hochwertigen Nahrungsmittel oder Biowaren sind einfach zu teuer. Wir können uns das nicht leisten.«

Das stimmt so nicht. Sie dürfen nicht vergessen, dass die Billigprodukte (an denen auch noch heftig verdient wird) eben auch nur Billigzutaten enthalten, die Sie und Ihre Kinder zwar satt machen, aber nicht richtig ernähren. Mit Kartoffeln und Quark oder Vollkornspaghetti und selbstgemachter Sauce aus frischen Gemüsen versorgen Sie Ihre Familie bestimmt besser und oft sogar günstiger. Versuchen Sie, hauptsächlich das Gemüse und Obst zu kaufen, das gerade Saison hat und deshalb nicht so teuer ist.

Zu viel Arbeit
»Das ständige Gemüseputzen geht mir auf den Geist. Ich habe keine Lust, stundenlang in der Küche zu stehen.«

Brauchen Sie gar nicht, und Übung macht den Meister. Ich kann inzwischen in 25 Minuten ein Abendessen aus einem Fleischgericht und zweierlei frischen Gemüsen für drei Personen zaubern (das habe ich jahrelang täglich gemacht, wenn ich um halb neun Uhr abends aus der Praxis nach Hause kam). Und wenn ich das kann, dann schaffen Sie das auch.

Frische Ware ist auch nicht besser
»Bis die australischen Äpfel bei uns sind, haben sie ohnehin keine Vitamine mehr.«

»Keine« würde ich nicht sagen – »weniger« ist sicher richtig. (Das meiste ausländische Obst kommt per Luftfracht.) Auch hiesige Ware wird, wenn sie ein paar Monate im Vakuum aufbewahrt wurde, nicht mehr den vollen Gehalt an all den Biostoffen aufweisen, den sie bei der Ernte hatte. Dennoch: Die konsequente Verwendung von Vollwertgetreide, frischem Obst und Gemüse bringt, auch wenn das einzelne Produkt einmal nicht so hochwertig sein sollte, immer noch genügend Vorteile für Ihre Gesundheit.

Die Kinder mögen das nicht
»Ich habe es schon oft versucht, aber bei uns mag keiner Salat oder Gemüse.«

Das glaube ich Ihnen sofort. Wenn Kinder mit Industrieprodukten aufwachsen, dann sind ihre Geschmacksnerven auf diese Ware programmiert – das heißt auf künstliche Fette und viel zu viel Zucker –, und es wird Sie große Anstrengung kosten, Ihre Familie von den Vorteilen einer gesunden Ernährung zu überzeugen. Oft gelingt es, indem man die Kinder zu Komplizen macht und mit ihnen ausführlich über ihren Körper und dessen Bedürfnisse redet.

Noch einmal: Keine Macht den skrupellosen Verführern

Vor ungefähr zehn Jahren kam der Produktmanager eines Babynahrungs-Konzerns auf die Idee, seine Absatzzahlen zu verbessern, indem er den Baby-Tees eine geringe Menge Zucker zusetzen ließ. Das war – verkaufsstrategisch gesehen – ein brillanter Einfall, denn den Babys schmeckte der süße Tee hervorragend, die Mütter freuten sich darüber, die Firma machte Traumumsätze und die einzigen, die keine Freude empfanden, waren die Konkurrenzfirmen – oder »Mitbewerber«, wie es so schön heißt. Deren Ärger währte aber nicht lange, denn sogleich ließen auch sie ihre Baby-Tees mit ordentlichen Mengen Zucker versetzen und durften sich fortan den süßen Kuchen mit den anderen teilen.

Leckereien aus der Retorte

Fast unbemerkt hat in den letzten zwanzig Jahren eine Revolution in den Regalen der Lebensmittelgeschäfte und in unseren Einkaufskörben stattgefunden: Die *Food Engineers,* das heißt die Nahrungsmittel-Ingenieure, bestimmen heute schon weitgehend unser Konsumverhalten und damit die Bilanzen der Konzerne, für die sie tätig sind. Jährlich werden 10000 (!) Industrie-Nahrungsmittel in den Labors dieser Chemiker neu »entworfen«, mit lockenden Werbebildern dem Urteil der Hausfrauen ausgesetzt und, wenn diese nicht anbeißen, wieder aus dem Verkehr gezogen.

Leider werden solche Lebensmittel nicht für unsere Gesundheit, sondern einzig und allein für Marktanteile, Umsatz und Profite erzeugt. Und da sie billig sein müssen, da ein großer Anteil ihrer Erzeugungskosten für die schöne Verpackung (inklusive Spitzentüchlein à la Großmama oder Bilder von Fußballhelden), für Marketing und Werbekampagnen draufgeht, bleibt für die Qualität dessen, was drin ist, nicht mehr allzu viel übrig. Mit anderen Worten: Von der »Leberpastete nach alten Rezepten« bis zu den »Gefüllten Ravioli in Tomatencreme« und dem »Schoko-Dessert im Becher« ist das, was uns aus den »Küchen« der Großkonzerne so verlockend angeboten wird, in den allermeisten Fällen *Junk food* – viel zu fette, chemiebeladene, vitamin-, nährstoff- und ballaststoffarme, traurige Ersatznahrung. Um gesund zu bleiben, sollte man sie meiden.

Als nach ein paar Jahren auffiel, dass alle Zwei- und Dreijährigen, die einen der feinen Tees ständig mit der Nuckelflasche an ihre Zähnchen gespült hatten, auf erschreckende Weise an Karies erkrankten, war das Geschrei groß und der Absatz im Keller, so dass die Kindernahrungs-Manager rasch Besserung und Enthaltsamkeit bezüglich der Zuckerbeigaben gelobten. Danach tranken die Kleinen fröhlich wieder ungesüßte Tees.

Ein Einzelfall? Von wegen.

Lob der Familientafel

Eine italienische Familie am Mittagstisch, französische Freunde in der Kneipe – man braucht nur in unsere Nachbarländer zu schauen, um festzustellen, dass Mahlzeiten einen ganz anderen Stellenwert haben können als bei uns. Dort sind sie Fix- und Höhepunkte im Alltag. Pause machen, genießen, das Genossene mit Freunden und Familie zu besprechen und sich anregen zu lassen von den Sinnesfreuden, gilt dort als ein wichtiger Teil des Lebens, und so, denke ich, sollte es auch bei uns sein.

Ich weiß nicht, ob die Berufstätigkeit der Frauen, die Fernsehgewohnheiten

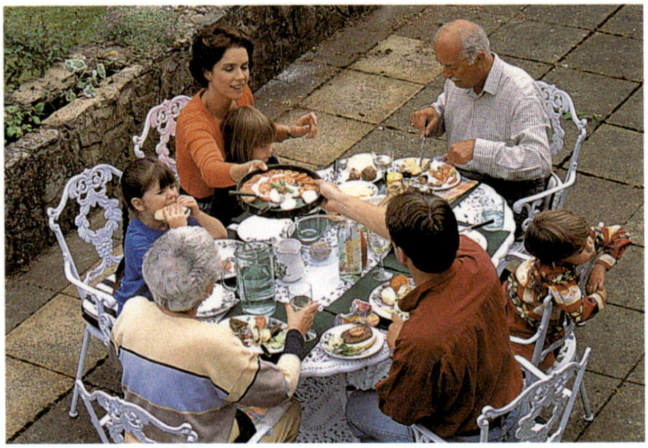

Die gemeinsamen Mahlzeiten – wichtig für das Familienleben

der Männer, unterschiedliche Arbeits- oder Schulzeiten dafür verantwortlich sind, dass die Kultur des Miteinander-Essens hier irgendwie aus der Mode gekommen ist. Vielleicht sind es auch die Heranwachsenden, denen ein gemütliches Tischgespräch über Familien- und Tages-Neuigkeiten als so abwegig erscheint, dass sie ihm, wann immer möglich, zu entkommen suchen.

Schade. Denn der Tisch, an dem gemeinsame Mahlzeiten stattfinden, sollte doch der Mittelpunkt der Familie sein, der Ort, an dem gelacht, gestritten, geplant und eben gegessen wird, wochentags etwas chaotischer, am Samstag und Sonntag in relativer Ruhe. Das ist auch das Bild, das Kinder später vor Augen haben, wenn sie an die »Familie« zurückdenken – mit allen gemischten Gefühlen.

Das Kochen gehört mit dazu und die Erwartung der Hungrigen, Ungeduldigen. Hier wird auch die Vorliebe für bestimmte Speisen geprägt, die die Kinder dann wieder in ihre eigenen Familien mitnehmen, also Ernährungsverhalten im weitesten Sinn eingeübt.

Die Tradition, das Mittagessen zur Hauptmahlzeit zu bestimmen, ist überholt, weil die wenigsten Familien mittags zusammen sein können. Viel eher ist es möglich, das Abendessen als die wichtigste gemeinsame Mahlzeit zu betrachten, dafür dann richtig zu kochen und sich beim Essen Zeit zu nehmen. Und das Fernsehen? Ach, fernsehen kann man auch noch danach.

Genießen, ohne dick zu werden

Gehören Sie auch zu den Übergewichtigen? Zu denen, die mindestens einmal pro Woche denken: Es muss etwas geschehen? Zu denen, die schon »alles« versucht haben, um wieder schlank zu werden wie seinerzeit, mit Zwanzig, als sie Kleidergröße 38 hatten und trotzdem essen konnten, was sie wollten? Und zu denen,die nach jedem kleinen Fasten-Erfolg bald wieder das alte Gewicht drauf hatten und womöglich noch ein wenig mehr?

Es wird Sie nicht trösten, aber Sie befinden sich in allerbester Gesellschaft. Jeder zweite Deutsche schleppt Übergewicht mit sich herum, jeder sechste leidet an krankmachender Fettsucht (Adipositas) und – das ist nun wirklich ein Alarmzeichen – jedes zehnte Kind bei uns ist eindeutig zu dick. Mindestens die Hälfte der gewichtigen Damen und Herren hat schon einmal oder öfter versucht, sich durch Diät von den überflüssigen Pfunden zu befreien. Wenn sie dann wochenlang heldenhaft Kalorien gezählt, gefastet oder merkwürdige Nährdrinks statt normalem Essen geschluckt hatten, dauerte es meist nicht lange, bis die Freude über die neu gewonnene Leichtigkeit langsam, aber sicher wieder den alten Gewohnheiten wich und damit leider auch den alten Pfunden.

Mit Fasten abnehmen funktioniert nicht

Glücklicherweise empfehlen Ärzte heute keine Diäten mehr zum Abnehmen. Die funktionieren nämlich nicht. Man muss es anders angehen.

Was Sie schon immer über das Abnehmen wissen wollten

Was heißt »Normalgewicht«?
Jeder Mensch hat eine etwas andere körperliche Konstitution. Ein schweres oder zierliches Knochengerüst, stärkere oder schwächere Muskeln, die Dicke des Unterhautfettgewebes und viele andere Faktoren bestimmen das Gewicht. Deshalb können Tabellen nur ungefähre Werte liefern. Ganz entscheidend ist das Sichwohlfühlen im eigenen Körper. So kann sich die eine junge Frau mit einer Größe von 170 cm bereits mit 60 Kilo unbehaglich »dick« fühlen, während ihre gleich große Freundin keine Probleme mit ihren 70 Kilo hat. Es gibt jedoch ein paar Regeln, die Ihnen helfen, wenn es um die Frage geht: Sollte ich abnehmen?

Sie können Ihr Gewicht nach zwei Methoden beurteilen:

Die Broca-Formel (Körpergröße in cm minus 100 = Normalgewicht; davon nochmal 10 Prozent abziehen = Idealgewicht) wird heute nur noch als Näherungswert benützt.

Der Body-Mass-Index (BMI) ist genauer. Sie berechnen ihn folgendermaßen: Körpergewicht (in kg) geteilt durch Körpergröße^2 (in m).
Also: Erst mit dem Taschenrechner Körpergröße mal Körpergröße (in Meter) rechnen. Dann Ihr Gewicht (in Kilogramm) durch diese errechnete Zahl teilen.

Die Zahl, die Sie dann erhalten, wird – im allgemeinen – zwischen 20 und 30 liegen, wobei 20 bis 25 Normalgewicht, 25 bis 30 leichtes Übergewicht bedeutet. Alles, was über 30 ist, gilt als behandlungsbedürftige Fettsucht, alles was unter 20 liegt, wird als Tendenz zu Untergewicht gewertet.

Sie können statt der Rechenformel auch nebenstehende Grafik benützen.

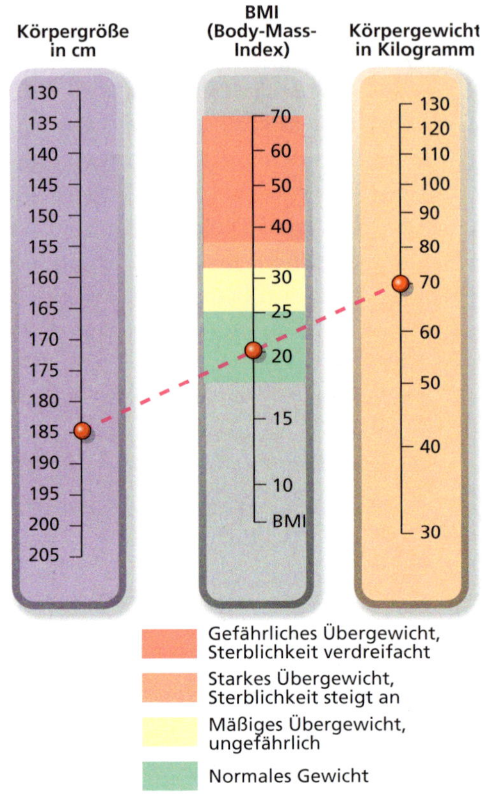

Auf der Linie zwischen Körpergröße und Gewicht liegt der ungefähre Body-Mass-Index. Ausrechnen ist genauer.

Warum will mein Arzt, dass ich abnehme?

Übergewicht ist eine starke Belastung für alle Organe. Das überflüssige Fettgewebe sitzt ja nicht nur auf den Hüften und Oberschenkeln, sondern auch im Inneren des Körpers, vor allem im Bauchraum. Das bedeutet:

- Die Lungen können sich nicht mehr richtig nach unten ausdehnen, und der Sauerstofftransport leidet darunter.
- Das Herz wird überanstrengt, denn es muss schließlich das ganze zusätzliche Körpergewebe mit Blut versorgen.
- Der Blutdruck steigt an und verursacht einen frühzeitigen Verschleiß der Gefäße, eine Arteriosklerose.
- Fast alle Menschen, die über 25 Jahre lang 30 Prozent Übergewicht mit sich herumtragen, werden Diabetiker (siehe auch Kapitel 13).
- Die Wirbelsäule, die Hüft- und Kniegelenke werden übermäßig beansprucht und reagieren mit einer Verschleißkrankheit, der Arthrose.
- Die Beweglichkeit und damit die Lust am Sport nimmt ab, was wiederum das Übergewicht begünstigt.

Warum werde ich dick und andere nicht?

In erster Linie liegt das an den Genen. Ihre Familie gehört zu den »Über-

Man hat die erbliche Veranlagung zum Übergewicht bewiesen, als man dem Schicksal von Adoptivkindern nachging. Es stellte sich heraus, dass die Adoptierten in ihrem Gewicht nicht ihren Adoptionseltern ähnlich waren, obwohl sie deren Essgewohnheiten teilten, sondern dass sie den körperlichen Typ ihrer natürlichen Eltern entwickelten, egal, in welchem Milieu sie aufwuchsen.

lebenskünstlern«. In Notzeiten war sie in der Lage, durch eine optimale Futterverwertung am Leben zu bleiben, wenn andere es nicht mehr schafften. In Zeiten des Überflusses ist diese Gabe eher eine Last.

Weitere Gründe für rasches Zunehmen sind falsche Essgewohnheiten (zu viel Fett!) und Bewegungsmangel. Auch die gestörte Wahrnehmung des natürlichen Hungergefühls führt zu falschem Essverhalten.

Warum habe ich ständig Hunger?

Hunger ist, wie der Schmerz, zunächst ein Warnsignal, das das Überleben garantieren soll. Das Steuerorgan ist der Hypothalamus im Zwischenhirn, der auch für andere vegetative Funktionen – Durst, Körpertemperatur – zuständig ist und sie durch Hormone steuert. Die Hunger/Satt-Hormone sind noch längst nicht alle bekannt, obwohl die Forscher weltweit daran arbeiten. (Wie beispielsweise das kürzlich entdeckte Leptin, das rasch zum »Sättigungshormon« erklärt wurde, tatsächlich wirkt und ob man es eines Tages als Medikament verwenden kann, ist noch weitgehend unklar.)

Zucker macht hungrig und dick

Es gibt aber noch andere Gründe für dauernde Hungergefühle. Sie hängen mit dem Zuckerstoffwechsel zusammen. Wenn ich morgens bereits süße Hörnchen mit Marmelade esse (oder nachmittags Eis, Schokolade oder Kuchen), dann muss die Bauchspeicheldrüse, um den Zucker zu verarbeiten, große Mengen Insulin produzieren. Ein Teil des Insulins wird verbraucht, ein Teil bleibt aber im Blut und senkt dort den Glucosespiegel, wodurch nach ungefähr zwei Stunden ein relativer Unterzucker und damit ein intensives Heißhungergefühl ausgelöst wird, das bis zu Zittrigkeit und anderen Kreislaufsymptomen führen kann. Die natürliche Reaktion darauf ist der Griff zum Schokoriegel oder ähnlichem – ein Teufelskreis.

Wer also süße Nahrungsmittel liebt, hat viel mehr Hunger als derjenige, der Zucker meidet und dafür stärkehaltige Getreideprodukte, Gemüse, Obst und Kartoffeln isst, die zwar nach und nach auch zu Zuckermolekülen aufgespalten werden, aber nicht diesen extremen Insulinanstieg verursachen.

Dick durch Diät?

Ein Bekannter von mir, ein hart arbeitender Manager, der trotz regelmäßigem Sport ein ziemlich hohes Übergewicht auf die Waage bringt, geht einmal im Jahr für drei Wochen in ein Sanatorium, das für seine Fastenkuren bekannt ist. Er wird dort auf Null-Diät gesetzt, trinkt nur Kräutertees, schwitzt in Fangopackungen, lässt sich massieren, spielt Tennis und kommt um 10 Kilo erleichtert wieder aus der Klinik. Danach bemüht er sich, das erreichte Gewicht zu halten – vergeblich. Nach 5 Monaten hat er meist die alten Pfunde wieder drauf, nach einem Jahr sind es zusätzliche 3 bis 4 Kilo und dann beginnt alles von neuem. So hat er sich im Lauf der Jahre auf über 100 Kilo hochgeschaukelt. Er verstehe das nicht, sagt er, am Essen könne es nicht liegen.

So wie diesem Mann ergeht es leider unendlich vielen Abnehmwilligen, die auf die stark kalorienreduzierten Diäten hoffen. Egal, ob Semmel-Diät à la Alt-Bundeskanzler, ob Formel-Diät mit mäßig schmeckenden Fertig-Drinks, ob Hollywood- oder Eskimo-Diät: Nach den Wochen des heldenhaften Verzichts auf normales Essen folgen die Monate der Wut und des Selbsthasses, denn das Gewicht steigt wieder, unaufhörlich, obwohl man eigentlich weniger isst als vor der »Kur«. Rätselhaft? Nein. Sehr einfach zu erklären. Wenn Sie dem Körper weniger Kalorien zuführen, als er zur Ernährung seiner Gewebemasse braucht, bedeutet das für ihn höchste Alarmstufe: Hilfe, ich verhungere! (Er kann ja nicht wissen, dass Sie ihn nur für kurze Zeit unterernähren wollen.) Mit dem Signal *Hungerzeiten!* läuft ein Notprogramm an, das durch ein Herunterfahren des gesamten Stoffwechsels versucht, die vorhandenen Reserven und jede zugeführte Energieeinheit maximal auszunützen. Wenn Sie dann später wieder zur normalen Ernährung übergehen, ist der Körper sehr lange nicht in der Lage, sein Notprogramm wieder abzustellen. Er setzt weiterhin jede Kalorie gnadenlos in Energie oder Speicherfett um. Deshalb kann man mit »Wenig«- oder »Nicht«-Essen auf Dauer nicht abnehmen.

Was bedeutet »Heilfasten«?

Zwar gibt es in allen Kulturen und Religionen den Begriff des Fastens als Mittel zur Besinnung und inneren Reinigung; ob der Körper aber tatsächlich davon profitiert, wenn er über mehrere Tage hinweg keine Energiezufuhr mehr erhält, wird von vielen Wissenschaftlern bestritten. Sicher ist, dass eine längere Fastenzeit (mehr als eine Woche) sich ausgesprochen ungünstig auswirkt: Der Stoffwechsel wird auf »Sparen« umgestellt – siehe oben –, es erfolgt ein sehr unerwünschter Abbau von Körpereiweiß, der auch den Herzmuskel nicht verschont und zu Rhythmusstörungen bis hin zum Herzstillstand führen kann; der Harnsäurespiegel steigt an und kann Gichtanfälle auslösen.

Andererseits sind einige wenige Tage des Nicht-Essens ungefährlich und geben dem Fastenden (durch Anstieg der *Endorphine*) ein gutes Gefühl und eine gewisse Losgelöstheit vom materiellen, gefräßigen Alltag. Unbedingt sollte man dabei viel trinken! Die Darmspülungen und Glaubersalz-Abführmittel, die manche der Fasten-Gurus zusätzlich geben, sollte man meiden. Sie bringen keinen Nutzen und reizen nur die Darmschleimhaut.

Diät als »Einstiegsdroge« für Essstörungen

Wenn junge Mädchen sich nicht hübsch und »zu dick« finden, müssen bei den Eltern Alarmglocken schrillen. Die Vorbilder der Teenager sind in den meisten Fällen dürre Freundinnen und die noch dürreren Models in den Illustrierten. So fangen selbst Normalgewichtige mit einer strengen Diät an. Aber auch übergewichtige Mädchen (und Jungen), bei denen ein gewisser Gewichtsverlust eigentlich erwünscht wäre, laufen Gefahr, mit einer strengen Diät ihr normales Körperbewusstsein zu verlieren und magersüchtig zu werden.

Wieso setzt man »Kummerspeck« an?

Zu viel essen weist ebenso wie absichtlich zu wenig essen auf eine Störung im Essverhalten hin. Essen bedeutet nicht nur Nahrungsaufnahme, sondern – das haben wir noch aus unseren Babytagen ins Unterbewusstsein übernommen – Trost, Zuwendung, Sicherheit. In Zeiten seelischer Erschütterung »besinnen« sich die Gedächtniszellen im Gehirn auf die wohlige Wirkung von Nahrung und schalten das Signal »Hunger« ein. Diesem Hungergefühl kann der seelisch Leidende um so weniger widerstehen, je mehr bei ihm eine »Jetzt-ist-schon-alles-egal«-Stimmung herrscht. Leider kommt damit zum aktuellen Unglück oft noch das Gefühl des Versagens, der Willensschwäche und der Mutlosigkeit. Wenn man dazu neigt, Stress mit vermehrtem Essen zu kompensieren, sollte man bei starkem seelischen Druck lieber gleich einen Therapeuten aufsuchen, statt sich später monatelang mit Gewichtsproblemen herumzuschlagen.

Ich esse so wenig – warum nehme ich nicht ab?

Zunächst sollten Sie zwei oder drei Tage lang ein kleines Notizbüchlein bei sich tragen, in dem Sie alles – alles! –, was Sie essen und trinken, genau notieren. Bei vielen Menschen stellt sich dann heraus, dass sie einer Sinnestäuschung erlegen sind, denn zusammengerechnet haben sie gar nicht wenig gegessen. Sie haben es nur nicht wahrgenommen, wie oft sie zwei Kekse hier und eine Handvoll Erdnüsse da zusätzlich zu den mehr oder weniger normalen Mahlzeiten verzehrt haben. Oder dass sie zwar anstelle des Mittagessens »nur« ein Brötchen mit Leberwurst und eine Butterschnecke gegessen haben, damit aber mehr Kalorien zu sich genommen haben als mit einem Teller Fleisch und Gemüse.

Allerdings gibt es auch Gründe, warum gerade stark Übergewichtige nicht abnehmen, obwohl sie sich tatsächlich sehr kalorienreduziert ernähren. Das liegt an den Hormonen, die die Fettzellen produzieren und die den Körper auf »Speichern« programmiert haben. Wenn sich solche Patienten zusätzlich zu einer Bewegungstherapie entschließen, kommt der Stoffwechsel häufig in Schwung, und sie nehmen mit kalorienarmer Kost doch ab.

Kann ich nicht auch durch Sport abnehmen?
Sport und jede körperliche Bewegung ist sogar eine der Voraussetzungen, um überhaupt abnehmen zu können, denn der Stoffwechsel und damit das »Verbrennen« des Übergewichts wird dadurch stark angeregt, und Fettzellen werden ab-, Muskelgewebe aufgebaut. Wenn Sie aber mit einer erhöhten körperlichen Leistung nur Ihre schlechten Essgewohnheiten wettmachen wollen, dann werden Sie sich wundern – es gelingt nicht.

Sie müßten nämlich, um den Brennwert von nur einer Praline auszugleichen, 40 Minuten Treppen steigen oder fast 2 Stunden spazierengehen oder 35 Minuten schwimmen oder 1 Stunde lang tanzen. Selbst Joggen bringt nicht wesentlich mehr; bei einem Tempo von 15 km/Stunde wären Sie erst nach 30 Minuten die Kalorien der Praline wieder los.

Der Weg zum Wunschgewicht

Es geht los! Mit dem folgenden Programm können Sie durch eine Umstellung Ihrer Ess- und Lebensgewohnheiten langfristig abnehmen.

- ***Vorteile:*** *Keine Diät, kein Hunger, kein Kalorienzählen, keine Katastrophe, wenn Sie zwischendurch mal über die Stränge schlagen.*
- ***Nachteile:*** *Verzicht auf verschiedene Nahrungsmittel, die Sie jetzt vielleicht noch gerne essen (bald nicht mehr – die Umstellung geht rasch), Verzicht auf liebgewonnene schlechte Gewohnheiten, relativ langsame Gewichtsabnahme.*

Den Erfolg kann man aber nur versprechen, wenn Sie sich ernsthaft und konsequent auf die Sache einlassen.

Bye, bye, Butterbrote!
Nehmen Sie sich Zeit. Der Tag X, von dem an Sie die neue Ernährung ausprobieren werden, muss nicht morgen oder übermorgen sein. Zwei Wochen innere Vorbereitung sollten aber genügen. Warum Vorbereitung? Weil ein Entschluss reifen muss und weil es gilt, Abschied zu nehmen: Leb wohl, Sahne-

sauce! – Ciao, Schweinshaxe! – Gehab dich wohl, Schokoladencreme! – Adieu, Wurstbrote! – Auf vorerst Nimmerwiedersehn, Kartoffelchips …

Abnehmen beginnt im Kopf

Vergessen Sie auch nicht, sich von den Köstlichkeiten der Lebensmittelindustrie zu trennen, die noch im Schrank und in der Gefriertruhe ruhen. Dann schreiben Sie sich die Grundregeln Ihrer neuen Ernährung auf und hängen den Zettel an den Kühlschrank.

1. Schritt: Abnehmen

Dieses Programm basiert auf einer Vollwert-Trennkost mit niedrigem Fettgehalt. Das heißt, dass die drei Hauptmahlzeiten des Tages entweder aus Kohlehydraten + Gemüse + Obst oder aus eiweißhaltigen Speisen (Fisch, Fleisch, Eiern, Milch und Milchprodukten) + Gemüse + Obst bestehen sollen. Einige Beispiele:

- **Frühstück:** 4 Esslöffel Vollkornmüsli in (frisch gepresstem) Orangensaft + beliebiges Obst. Kein Zucker! Oder: Naturjoghurt oder Milch mit beliebig viel Obst. Oder Vollkornbrot mit Tomaten und Gurke. Getränke: Tee, Kräutertee, Kaffee (evtl. mit Milch), kein Zucker, kein Süßstoff.

Lassen Sie sich ein Fahrrad-Trainingsgerät schenken und strampeln Sie täglich beim Fernsehen

- **Hauptmahlzeit I (eiweiß-betont):** Tomaten mit Käse; Fisch oder mageres Fleisch (gekocht oder mit wenig Öl gegrillt, gebraten oder gedünstet) + beliebig viel Gemüse (roh oder gedünstet) oder Salat, danach Obst. Aber: kein Brot dazu, keine Kartoffeln, kein Reis, keine Nudeln.
- **Hauptmahlzeit II (kohlehydrat-betont):** Gemischter Salat; Pasta (Teigwaren) mit Gemüsesauce (ohne Sahne) oder Reis mit Pilzen oder Gemüseauflauf, danach Griesschnitte mit Kompott oder frischem Obst. Aber: kein Fleisch oder Fisch zu den Nudeln, keinen Quark zu Kartoffeln. Zwischendurch Äpfel oder eine Banane oder Knäckebrot.

Im Buchhandel gibt es jede Menge Trennkost-Bücher mit interessanten Rezepten. Versuchen Sie aber, diese Rezepte mit besonders wenig Fett zuzubereiten, so dass die Fettmenge, die Sie pro Tag verzehren, nicht über 60 Gramm liegt. Von Gemüse und Obst in allen Kombinationen können Sie essen, soviel Sie wollen. Verwenden Sie stets nur frische Zutaten, hüten Sie sich vor »Light«-Produkten und ähnlichen Mogelpackungen. Zucker darf nur in kleinsten Mengen verwendet werden. Wurst hat zuviel Fett (ca. 30 Prozent), aber Schinken – ohne die Fettkante – ist erlaubt, allerdings nicht zusammen mit Brot.

An Getränken wird Tee, Kaffee (ohne Zucker und ohne Süßstoff), Mineralwasser, Kräutertee und frisch gepresster Obstsaft (davon aber nicht mehr als 200 Milliliter) empfohlen. Die Trinkmenge sollte täglich mindestens 2 Liter betragen. 1 bis 2 Glas leichter trockener Weißwein sind gestattet. Bier enthält zu viele Kohlehydrate. Harter Alkohol ist verboten.

Unverzichtbar: Körperliche Bewegung
Sie müssen (müssen!) täglich wenigstens eine halbe Stunde flott spazierengehen, Gymnastik machen, schwimmen, joggen oder was immer Sie gerne tun. Am Anfang werden Sie das als öde Pflicht empfinden, wenn Sie bisher nichts mit Sport am Hut hatten. Mit der Zeit aber freuen Sie sich auf das Wohlgefühl, das sich nach der Anstrengung einstellt. Ohne Aktivierung des Stoffwechsels ist dieses Ernährungsprogramm jedenfalls nur die Hälfte wert. Ziel dieser ersten Phase sollte eine Gewichtsabnahme von höchstens 8 bis 10 kg innerhalb von 3 Monaten sein.

Die Pille, die – angeblich – das Fett besiegt
1998 wurde ein Medikament in Deutschland – wie auch in den meisten anderen Ländern – zugelassen, das sich einen Namen als Abspeck-Pille erworben hat. Was steckt dahinter? Orlistat, das unter dem Namen *Xenical*® in den Apotheken (rezeptpflichtig!) verkauft wird, ist nur im Darm aktiv, wo es die fettspaltenden Enzyme blockiert und damit verhindert, dass die Fettmoleküle aus der Nahrung verarbeitet und ins Innere des Körpers geschleust werden können. Das heißt, die Fettpartikel verlassen zu einem großen Teil den Körper unverdaut wieder mit dem Stuhl. Das Mittel fördert dabei noch einen Lerneffekt: Je mehr Fett der Betroffene zu sich nimmt, desto eher gibt es unangenehme Nebenwirkungen in Form von häufigen, fettigen und flüssigen Stühlen sowie von starken Blähungen. Man kann also nicht Sahnetorten und Leberkäs-Semmeln essen und hoffen, dass man trotzdem abnimmt. Im Grunde ist das Mittel nur wirksam, wenn gleichzeitig eine Umstellung des Essverhaltens im Sinne des hier vorgestellten Abnehmprogramms durchgeführt wird. Dann allerdings beschleunigt es den Gewichtsverlust (den man durch richtiges Essverhalten auch ohne Pille erreichen kann, vielleicht etwas langsamer.)

Die Ärzte befürchten, dass mit dem Fett auch die darin gelösten Vitamine A und E aus dem Körper entfernt werden und raten deshalb, zusätzlich (zwei Stunden nach der Anti-Fett-Pille) ein Multivitamin-Präparat einzunehmen. Ob sich mit der Zeit noch andere, gefährlichere Nebenwirkungen zeigen werden, ist bei einem neuen Medikament meist erst Jahre nach der Einführung klar abzusehen. Nach Absetzen des Medikaments nimmt man übrigens wieder zu – sofern man seine Ernährung nicht völlig umgestellt hat. Und: Xenical® ist teuer – verständlicherweise will die Herstellerfirma ihre Goldmine ausbeuten.

Tipp

Noch ein paar wichtige Hinweise

- **Bloß nicht nichts essen!** Kommen Sie ja nicht auf die Idee, dass die Sache noch besser läuft, wenn Sie hie und da ganze Mahlzeiten auslassen und heldenhaft gar nichts essen. Sie würden damit nur einen – unerwünschten – Heißhunger bekommen, der dann wahrscheinlich zu falschem Essverhalten führt. Im übrigen denkt der Körper sofort, er muss jetzt sparsam mit dem Angebotenen umgehen und schaltet um auf »Nahrung besser ausnützen«.
- **Wenn Sie eine Familie zu ernähren haben,** die bei Ihrem Programm nicht mitmachen möchte, brauchen Sie nicht doppelt zu kochen. Es genügt, wenn Sie Ehemann und Kindern zusätzlich Kartoffeln oder Nudeln anbieten, während Sie selbst nur Gemüse essen.
- **Im Restaurant oder bei Einladungen** gilt das gleiche Prinzip: Ihre Beilagen zu Fisch- oder Fleischgerichten sollten grundsätzlich nur aus Gemüse oder Salat bestehen. Man wird sicherlich Verständnis für Sie haben.
- **Wenn Sie Vegetarier sind,** brauchen Sie vermutlich keine Ernährungsumstellung. Vegetarier haben es leichter, ihr Gewicht zu halten, weil sie automatisch weniger Fett zu sich nehmen.
- **Wenn Sie jenseits der Menopause sind,** empfiehlt es sich, zur ausreichenden Versorgung mit Kalzium entweder täglich ca. 100 g Emmentaler oder anderen Festkäse in den Ernährungsplan einzubauen (aber denken Sie daran, dass Sie damit bereits ca. 30 g Fett zu sich genommen haben). Oder Sie nehmen nach Rücksprache mit Ihrem Arzt Kalzium-Tabletten.
- **Heißhunger auf Schokolade?** Was tun, wenn man das Gefühl hat, jetzt müsste man unbedingt etwas Süßes essen? Seien Sie kein Held, essen Sie ein Stückchen Kuchen oder einen Riegel Schokolade. Zur Vorsicht sollten Sie allerdings keine großen Mengen davon zu Hause oder im Büro aufbewahren. Warten Sie nach dem ersten Stückchen 10 Minuten – meist ist das süße Verlangen damit bereits gestillt. Verwenden Sie auf keinen Fall Süßstoff, der ein starker Appetitanreger ist!
- **Industrielle Fertiggerichte sind nicht empfehlenswert,** weil sie viel zuviel Zucker (auch in salzigen Gerichten!), Fett und, neben anderer Chemie Emulgatoren enthalten, die Fett und Wasser vereinen, so dass Sie nie wissen, was Sie nun wirklich essen. Das gleiche gilt für »Light«-Produkte und die, die Schlankheitsbewusste laut Werbung essen »dürfen«. Das Ganze ist ein ziemlich fauler Trick, denn in diesen Gerichten ist meist nur das Fett durch Fettersatzstoffe aus Industriezucker ausgetauscht, der wiederum alle schlechten Eigenschaften des Zuckers hat. Das Gleiche gilt für so genannte leichte Salatdressings und all die anderen vorproduzierten Nahrungsmittel.

Ein anderes neues Medikament mit dem Wirkstoff *Sibutramin (Reductil®)* mindert durch die Erhöhung des Serotonin-Spiegels im Gehirn die Esslust. Es hat einige nicht unwichtige Nebenwirkungen wie Kopfschmerzen, Mundtrockenheit und Verstopfung. Sie sollten es nicht nehmen, denn das beschriebene Ernährungsprogramm lässt Sie ohnehin nicht hungrig werden, und nach Absetzen des Präparats schwindet der Effekt.

Nehmen wir an, Sie haben nach drei Monaten mit Hilfe der fettreduzierten Trennkost 8 bis 10 kg abgenommen und sich damit Ihrem Wunschgewicht genähert. Was jetzt? Eines dürfen Sie auf keinen Fall tun: wieder so essen wie früher. Sie müssen sich darüber im Klaren sein, dass Ihr bisheriges Essverhalten bei Ihrer genetischen Veranlagung zum unerwünschten Übergewicht geführt hat und immer wieder dazu führen würde. So sollte es weitergehen:

2. Schritt: Nicht wieder zunehmen

Wahrscheinlich haben Sie sich so an die Trennkost und das Gemüse mit dem hohen Gehalt an Ballaststoffen gewöhnt, dass Sie gar kein besonderes Bedürfnis haben, viel an Ihrer Ernährung umzustellen. Dennoch dürfen Sie jetzt wieder normale Vollwertmenüs essen, das heißt, Sie brauchen Kohlehydrate und Eiweißprodukte nicht mehr so streng zu trennen und können ruhig auch einmal Reis zum Huhn und Kartoffeln zum Fisch essen. Den hohen Anteil an Vollkornprodukten, an Gemüsen und Salaten sollten Sie aber in Ihrem Speiseplan unbedingt beibehalten und Fett auf ein Minimum beschränken. Nahrungsmittel mit hohem Fett- oder Zuckergehalt und Industrienahrung bleiben für Sie tabu. (Wenn Sie mal ein Stück Geburtstagskuchen essen, ist das natürlich völlig in Ordnung. Es geht nur ums Prinzip.) Selbstverständlich sollten Sie Ihr Bewegungsprogramm ebenfalls beibehalten – wenn möglich bis ins hohe Alter. Wenn Ihnen die Waage dann trotzdem irgendwann mal sagt, dass Sie im Begriff stehen, die magische Wunschgewichtsmarke zu überschreiten, kehren Sie wieder zum strengeren Ernährungsprogramm zurück.

Hilfe für die übermäßig Dicken

Menschen mit einem Body-Mass-Index von über 39 (siehe Seite 428) sind in ihrer Gesundheit schwer gefährdet. Für sie besteht eine medizinische Indikation, ihr Gewicht zu reduzieren, das heißt, sie gelten als krank. Um ihre vielen Pfunde auf ein vernünftiges Maß zu vermindern, sollten Betroffene am besten in Spezialkliniken eingewiesen werden, wo sie unter ständiger Überwachung ihres Kreislaufs und ihrer Laborwerte auf eine radikale Diät gesetzt werden – und das für mehrere Monate. In manchen Fällen scheint auch ein chirurgischer Eingriff, der den Magen vorübergehend verkleinert, erfolgreich zu sein. Erst nach »Einschmelzen« der meisten Fettmassen werden sie durch ein Ernährungstraining und psychologische Programme geschult, um die schweren Fehler in ihrem Essverhalten auf Dauer zu vermeiden.

Wir kommen ans Ende unserer Reise durch den Körper. Wie schön, dass Sie mir bis hierher gefolgt sind. Gesundheitsbewusstes Verhalten kann man lernen, so denke ich. Vielleicht hat Sie dieses Buch dazu angeregt, aufmerksamer auf die Bedürfnisse Ihres Körpers – und Ihrer Seele – zu achten.

Zum Schluß noch eine Zusammenfassung der Empfehlungen, die mir für die Erhaltung Ihrer Gesundheit am wichtigsten erscheinen:

Tipp

Die 20 wichtigsten Gesundheits-Tipps

- Nicht rauchen (Nichtraucher-Programm ab Seite 55)
- Keine Drogen (auch nicht »einmal aus Spaß«)
- Blutdruck normalisieren (Normalwert: bis 135-140/90
- Bewegung, Bewegung, Bewegung (Sport, Spazierengehen)
- Cholesterinwert normalisieren (normal bis 240 mg%; für Herzkranke bis 190 mg%)
- Regelmäßig impfen lassen
- Regelmäßig zur Krebsvorsorge
- Ab dem 40. Lebensjahr regelmäßiger Gesundheitscheck
- Nicht mehr als zwei Gläser Wein oder Bier pro Tag
- Deutliches Übergewicht (langsam) reduzieren
- Reichlich trinken (Herzkranke: bitte den Arzt fragen)
- Mindestens zweimal täglich Obst und Gemüse essen
- So wenig Fett und Zucker wie möglich
- Sex mit Unbekannten nur mit Kondom
- Heben und tragen nur mit geradem Rücken (beim Heben nicht bücken, sondern in die Hocke gehen)
- Sonnenbaden nie in der Mittagszeit (und auch sonst nur mit hohem Lichtschutzfilter)
- Für ausreichenden Schlaf sorgen (7 bis 8 Stunden)
- Dauer-Stress abbauen
- Das Gehirn trainieren (siehe Kapitel 14)
- Sich mit 65 nicht zum »alten Eisen« zählen, sondern aktiv bleiben

Anhang

Adressen von Selbsthilfegruppen

Deutsche AIDS-Hilfe e.V.
Dieffenbachstraße 33
10967 Berlin
Tel.: 030/690087-0
E-Mail: dah@aidshilfe.de
http://www.aidshilfe.de

Deutscher Allergie- und Asthmabund e.V.
Fliethstraße 11
41061 Mönchengladbach
Tel.: 02161/814940
E-Mail: info@daab.de
http://www.daab.de

Alzheimer-Gesellschaft Baden-Württemberg e.V.
Haussmannstraße 6
70188 Stuttgart
Tel.: 0711/248496-60
E-Mail: info@alzheimer-bw.de
http://www.alzheimer-bw.de

Anonyme Alkoholiker Interessengemeinschaft e.V.
Gemeinsames Dienstbüro
Postfach 460227
80910 München
Tel. der Kontaktstelle München: 089/19295 und 089/555685. (Die Nummer 19295 gilt für zahlreiche Ortsnetze)
E-Mail: info@anonyme-alkoholiker.de
http://www.anonyme-alkoholiker.de

Deutscher Diabetiker-Bund e.V.
Goethestraße 27
34119 Kassel
Tel.: 0561/7034770
E-Mail: info@diabetikerbund.de
http://www.diabetikerbund.de

Dialysepatienten Deutschlands e.V.
Weberstraße 2
55130 Mainz
Tel.: 06131/85152
E-Mail: Geschaeftsstelle@DDeV.de
http://www.dialysepatienten-deutschlands.de

Deutsche Sektion der Internationalen Liga gegen Epilepsie
Herforder Straße 5–7
33602 Bielefeld
Tel.: 0521/124192
E-Mail: info@ligaepilepsie.de
http://www.ligaepilepsie.de

Deutsche Gefäßliga e.V.
Postfach 4038
69254 Malsch b. Heidelberg
Tel.: 07253/26228
E-Mail: info@deutsche-gefaessliga.de
http://www.deutsche-gefaessliga.de

Deutsche Herzstiftung e.V.
Vogtstraße 50
60322 Frankfurt am Main
Tel.: 069/955128-0
E-Mail: info@herzstiftung.de
http://www.herzstiftung.de

Deutsche Liga zur Bekämpfung des hohen Blutdruckes – Deutsche Hypertonie Gesellschaft e.V.
Berliner Straße 46
69120 Heidelberg
Herz-Kreislauf-Telefon: 06221/474800
E-Mail: Hochdruckliga@t-online.de
http://www.hochdruckliga.info

Deutsche Hospizhilfe e.V.
Reit 25
21244 Buchholz
Tel.: 04181/38855

Deutsche Kontinenzgesellschaft e.V.
Friedrich-Ebert-Straße 124
34119 Kassel
Tel.: 0561/780604
E-Mail: gih-kassel@t-online.de
http://www.gih.de

Bundesverband Selbsthilfe Körperbehinderter e.V.
Altkrautheimer Straße 20
74238 Krautheim
Tel.: 06294/4281-0
E-Mail: zentrale@bsk-ev.de
http://www.bsk-ev.de

Krebsinformationsdienst des Deutschen Krebsforschungszentrums Heidelberg
Im Neuenheimer Feld 280
69120 Heidelberg
Tel.: 06221/410121

E-Mail: krebsinformation@dkfz.de
http://www.krebsinformation.de

Deutsche Krebshilfe e.V.
Thomas-Mann-Straße 40
53111 Bonn
Tel.: 0228/72990-95
E-Mail: infodienst@krebshilfe.de
http://www.krebshilfe.de

Frauenselbsthilfe nach Krebs e.V.
B 6, 10/11
68159 Mannheim
Tel.: 0621/24434
E-Mail: kontakt@frauenselbsthilfe.de
http://www.frauenselbsthilfe.de

Lupus erythematodes Selbsthilfegemeinschaft e.V.
Döppersberg 20
42103 Wuppertal
Tel.: 0202/4968797
E-Mail: lupus@rheumanet.org
http://www.lupus.rheumanet.org

Deutsche Morbus Crohn / Colitis ulcerosa Vereinigung e.V.
Paracelsusstraße 15
51375 Leverkusen
Tel.: 0214/87608-0
E-Mail: info@dccv.de
http://www.dccv.de

Deutsche Gesellschaft für Muskelkranke e.V.
Moos 4
79112 Freiburg
Tel.: 07665/9447-0
E-Mail: beratung@dgm.org
http://www.dgm.org

Deutscher Neurodermitis Bund e.V.
Spaldingstraße 210
20097 Hamburg
HautLine: 0190/251051
E-Mail: info@dnb-ev.de
http://www.dnb-ev.de

Bundesselbsthilfeverband für Osteoporose e.V.
Kirchfeldstraße 149
40215 Düsseldorf
Tel.: 0211/319165
E-Mail: info@bfo-aktuell.de
http://www.bfo-aktuell.de

Deutsche Parkinson Vereinigung e.V.
Moselstraße 31
41464 Neuss
Tel.: 02131/41016/7
E-Mail: info@parkinson-vereinigung.de
http://www.parkinson-vereinigung.de

Bundesverband der Angehörigen psychisch Kranker e.V.
Thomas-Mann-Straße 49a
53111 Bonn
Hotline: 0180/5950951
E-Mail: beratung.bapk@psychiatrie.de
http://www.bapk.de

Centrum für Reisemedizin
Hansaallee 321
40549 Düsseldorf
Tel.: 0211/90429-0
E-Mail: info@crm.de
http://www.crm.de

Deutsche Rheuma-Liga e.V.
Maximilianstraße 14
53111 Bonn
Tel.: 0228/766060
E-Mail: bv@rheuma-liga.de
http://www.rheuma-liga.de

Deutsche Schlaganfallhilfe e.V. – Selbsthilfegruppen –
Postfach 104
33311 Gütersloh
Tel.: 01805/093093
E-Mail: info@schlaganfall-hilfe.de
http://www.schlaganfall-hilfe.de

Deutsche Schmerzliga e.V.
Adenauerallee 18
61440 Oberursel
Tel.: 0700/375375375
E-Mail: info@schmerzliga.de
http://www.dsl-ev.de

Deutsche Tinnitus-Liga e.V.
Postfach 210351
42353 Wuppertal
Infotelefon: 0190/250205
E-Mail: dtl@tinnitus-liga.de
http://www.tinnitus-liga.de

Vereinigung der Deutschen Plastischen Chirurgen
Bleibtreustraße 12 a
10623 Berlin
Tel.: 030/8851063
E-Mail: info@plastische-chirurgie.de
http://www.plastische-chirurgie.de

Register

Bildnachweis

Folgende Grafiken stammen von Jörg Mair: S. 13, 14, 18, 27, 33, 43, 63, 66, 72, 80, 87, 89, 90, 95, 100, 107, 115, 123, 127, 134, 135, 148, 153, 162, 168, 169, 174, 177, 181, 184, 191, 196, 197, 205, 215, 216, 221, 243, 244, 256, 262, 265, 277, 282, 296, 301, 302, 306, 307, 308, 320, 323, 335, 343, 363, 389, 393, 414, 428.

Die folgenden Fotos und Abbildungen stammen von:
BILDER PUR: J. & L. Weber/P. Arnold (S. 158) – S. Camazine/NAS (S. 188) – L. Lessin/P. Arnold, Inc. (S. 199) – Neufried (S. 231, 398) – V. Steger/P. Arnold Inc. (S. 284) – MiM. Siegel/Phototake (S. 294) – Klaus Rose (S. 341);
Mauritius: SST (S. 37, 117) – PowerStock (S. 49) – Kerscher (S. 69) – Glamour Intern. (S. 132) – Pigneter (S. 155) – AGE (S. 175, 358) – Ley S. 222) – JIRI (S. 410) – ACE (S. 426);
Werner Neumeister (S. 206);
Jan Roeder (S. 314);
Superbild: B.S.I.P. (S. 21, 48, 74, 91, 127, 229, 281);

Die folgenden Fotos und Abbildungen stammen aus
- D. Horstkotte, Erworbene Herzklappenfehler, © 1987 Elsevier GmbH, Urban & Fischer Verlag München (S. 22);
- dem Medizinischen Bildarchiv, Georg Thieme Verlag Stuttgart, Klinische Visite 130 © Dr. Karl Thomae GmbH, 1988 (S. 52, 53, 353) – Klinische Visite 81 © Dr. Karl Thomae GmbH, 1986 (S. 109);
- Time Magazine 1934/5 (S. 86);
- dem Deutschen Ärzteblatt 92, Heft 8, Februar 1995, S. A-516 (S. 171);
- H. Horst: Einheimische Zeckenborreliose. Spitta Verlag, Balingen, 3. Aufl. 1997 (S. 358);
- C. Kelbel und J. Lorenz: Ultraschalldiagnostik in der Pneumologie. In: Der Internist 11/93, S. 1013 (S. 385).

Abdruck folgender Fotos mit freundlicher Genehmigung des Robert-Koch-Instituts, Berlin (S. 52), mit freundlicher Genehmigung von Dr. Manfred F. Bender, Köln (S. 82), mit freundlicher Genehmigung von Professor Dr. med. Neven Olivari, Bornheim (S. 380), mit freundlicher Genehmigung der Kurdirektion Bad Wörishofen (S. 412).

WEIHNACHTS-PLÄTZCHEN

KLASSIKER UND NEUE BACKIDEEN

Jan Thorbecke Verlag

Inhalt

KÖSTLICHE DEKORATION

ZUM VERSCHENKEN SCHÖN

KEKSE FÜR KINDER

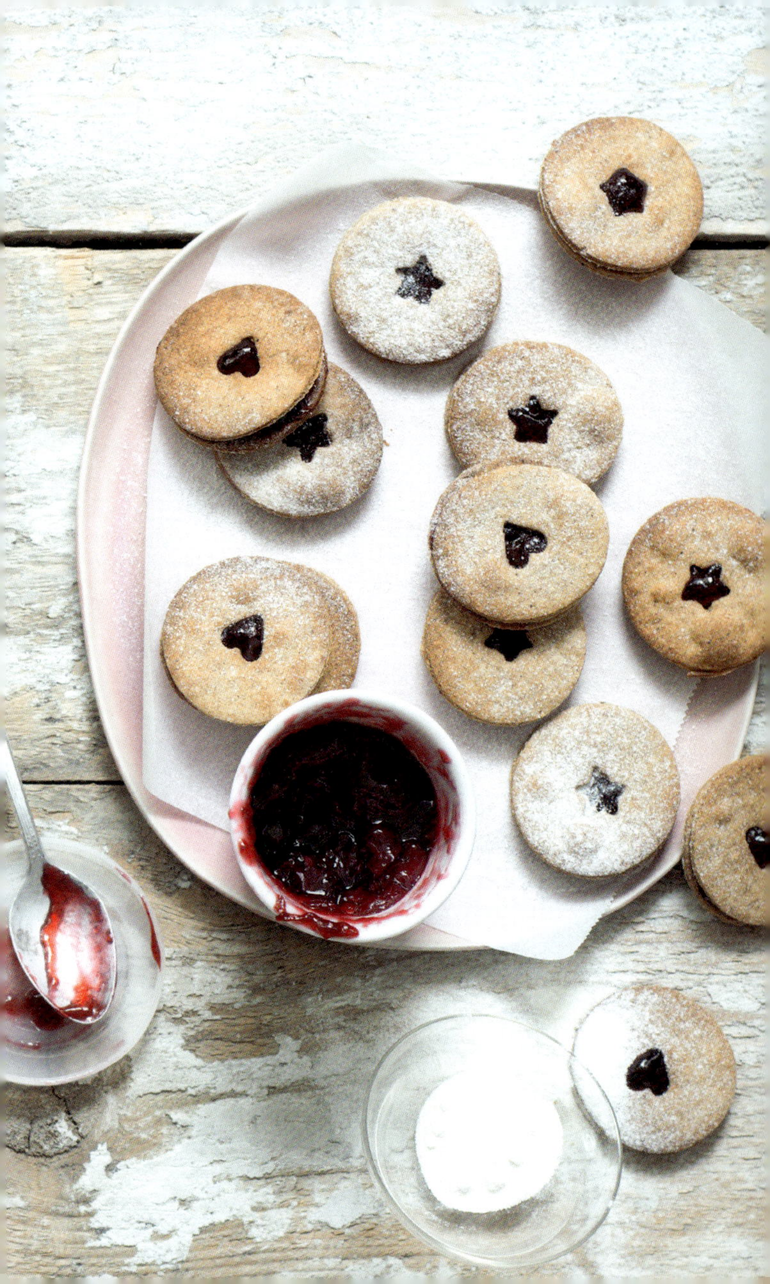

LINZER PLÄTZCHEN

ZUTATEN FÜR CA. 35 STÜCK

ca. 250 g Mehl + etwas zum Arbeiten / 100 g gemahlene blanchierte Mandeln / ½ TL Zimtpulver / 1 Msp. Macispulver / 100 g Zucker / 1 Prise Salz / 200 g Butter / 1 Ei / ca. 150 g Konfitüre, z.B. Johannisbeere / 1 EL Rum / Puderzucker zum Bestäuben

1 Mehl, Mandeln, Zimt, Macis, Zucker und Salz auf die Arbeitsfläche häufeln. In der Mitte eine Mulde formen und die Butter in kleinen Stücken zusammen mit dem Ei unterhacken (am besten mit einer Teigkarte). Rasch zu einem glatten Teig verkneten. Nach Bedarf etwas Mehl oder kaltes Wasser ergänzen. Zu einer Kugel formen, in Frischhaltefolie wickeln und ca. 30 Minuten im Kühlschrank ruhen lassen.

2 Den Backofen auf 180 °C Ober-/Unterhitze vorheizen. Zwei Backbleche mit Backpapier auslegen.

3 Dann den Teig portionsweise auf bemehlter Arbeitsfläche 2–3 mm dünn ausrollen und runde Plätzchen (ca. 5 cm Durchmesser) ausstechen. Bei der Hälfte in der Mitte einen kleinen Stern oder ein Herz ausstechen und alle auf die Bleche legen. Die Plätzchen jeweils 10–15 Minuten leicht goldbraun backen und auf einem Kuchengitter etwas abkühlen lassen.

4 Die Konfitüre mit dem Rum verrühren. Die Plätzchen ohne Loch mit der Konfitüre bestreichen. Die übrigen Plätzchen daraufsetzen und mit Puderzucker bestäuben.

FLORENTINER

ZUTATEN FÜR CA. 30 STÜCK

100 g Zucker / 2 EL Vanillezucker / 40 g Butter / 3 EL Honig / 120 ml Sahne / 40 g Orangeat / 40 g Zitronat / 40 g Rosinen / 40 g Sultaninen / 2 EL Mehl / 150 g Mandelblättchen / 50 g Kokosraspel

1 Zucker, Vanillezucker, Butter, Honig und Sahne in einen kleinen Topf geben und unter Rühren aufkochen lassen. Alles sollte sich gut lösen und leicht karamellisieren. Orangeat und Zitronat klein hacken und zusammen mit den Rosinen, den Sultaninen und dem Mehl unter die Masse rühren. Die Mandeln mit den Kokosraspeln untermischen und vom Herd nehmen.

2 Den Backofen auf 180 °C Ober-/Unterhitze vorheizen. Ein Backblech mit Backpapier belegen.

3 Mit Hilfe eines runden Plätzchenausstechers (Durchmesser ca. 5 cm) Plätzchen aus der Masse auf das Blech setzen und flach drücken. Im Ofen ca. 15 Minuten goldbraun backen. Sollten die Plätzchen zu stark auseinanderlaufen, das Blech nach ca. 10 Minuten aus dem Ofen nehmen und die Plätzchen mit Hilfe des Rings nachformen, dann weiterbacken. Mit dem Papier vom Blech ziehen und auskühlen lassen.

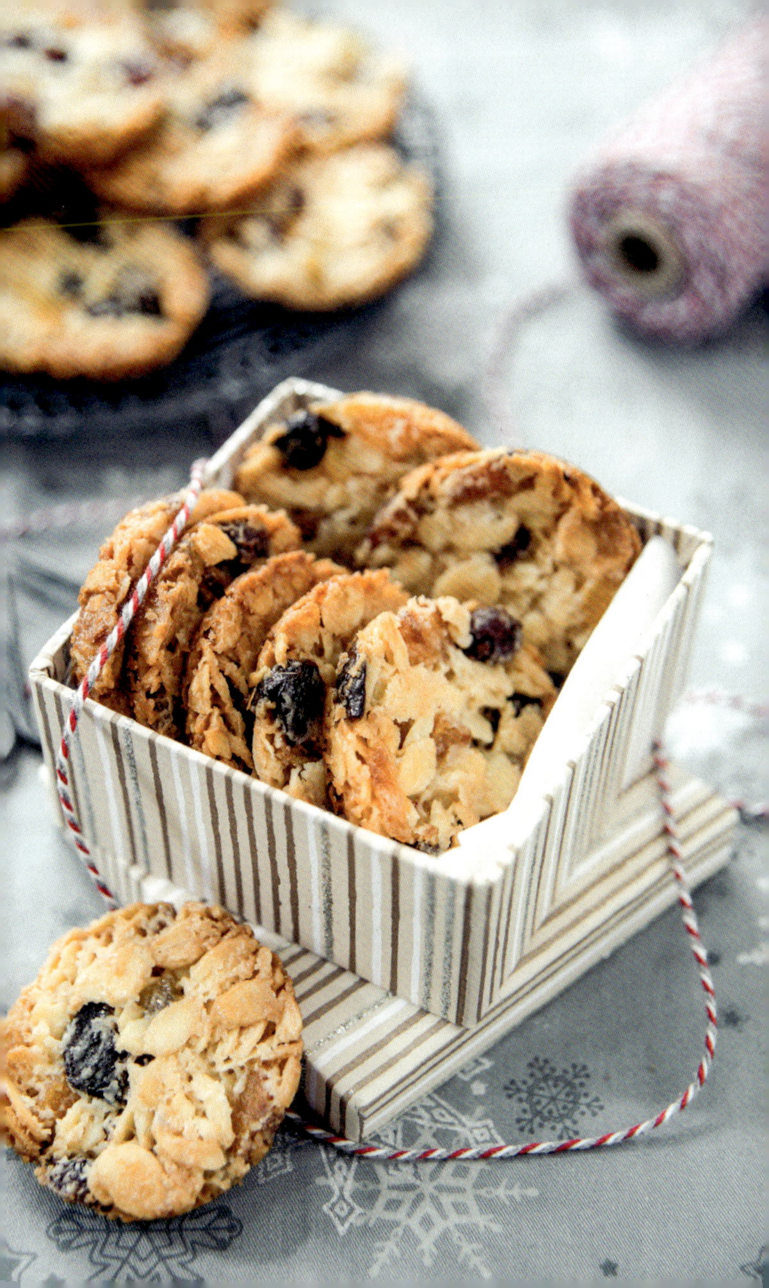

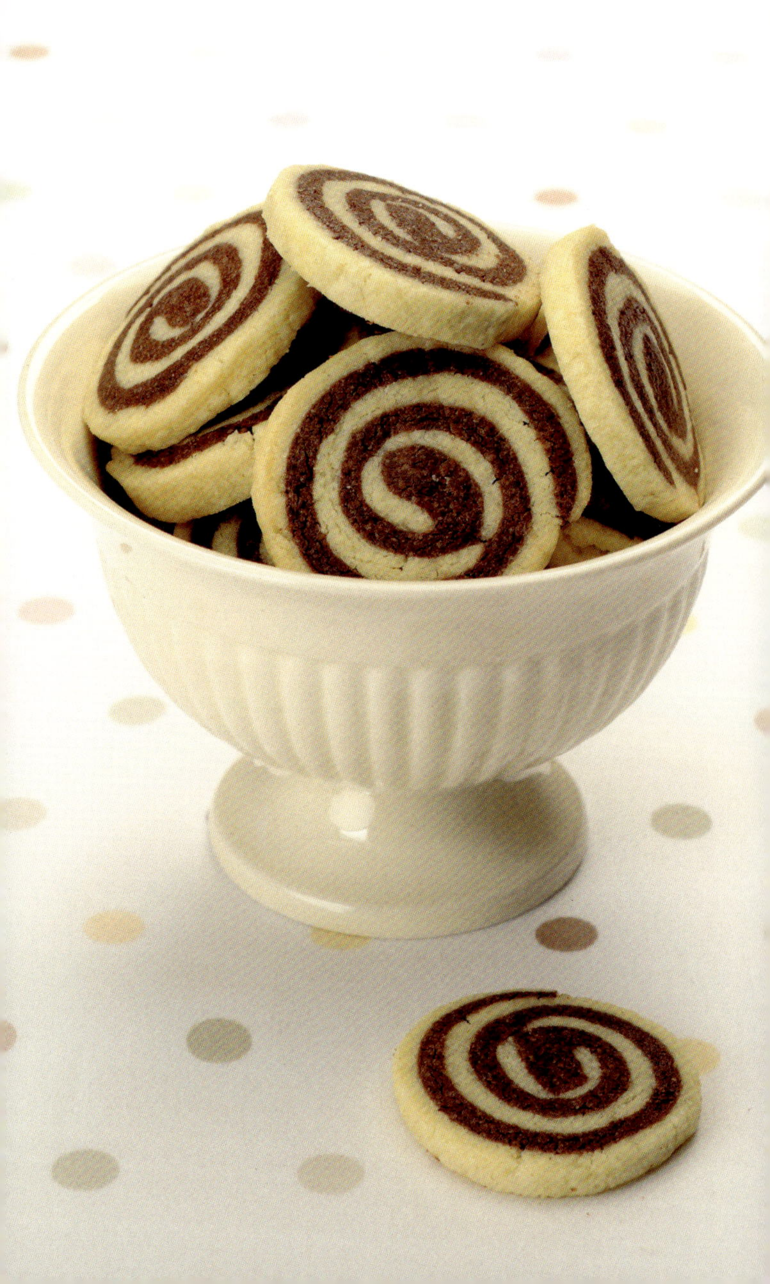

SCHWARZ-WEIß-SCHNECKEN

ZUTATEN FÜR CA. 45 STÜCK

ca. 300 g Mehl + etwas zum Arbeiten / 100 g Zucker / 2 EL Vanillezucker / 1 Prise Salz / 175 g Butter / 1 Ei / 2 EL Kakaopulver / 1 Eiweiß zum Bepinseln

1 Mehl, Zucker, Vanillezucker und Salz gut vermischen und auf die Arbeitsfläche häufeln. In der Mitte eine Mulde formen und die kalte Butter in Stücken hineingeben. Mit einem Teigschaber von der Mitte aus alles gut durchhacken. Wieder eine Mulde formen, in die Mitte ein Ei geben und zügig mit den Händen zu einem geschmeidigen Teig verkneten, der nicht mehr auf der Arbeitsfläche klebt. Nach Bedarf etwas Wasser oder Mehl ergänzen. Den Teig halbieren und unter eine Hälfte das Kakaopulver kneten. Den schwarzen und den weißen Teig jeweils zu einer Kugel formen und in Frischhaltefolie gewickelt ca. 30 Minuten kalt stellen.

2 Zum Formen die Teige jeweils auf bemehlter Arbeitsfläche zu ca. 3–4 mm dünnen Rechtecken auswellen. Den Schoko-Teig dünn mit Eiklar bepinseln und mit dem hellen Teig belegen. Glattstreichen und von der langen Seite her einrollen. Die Rolle halbieren und in Frischhaltefolie gewickelt ca. 1 Stunde kalt stellen.

3 Den Backofen auf 180 °C Ober-/Unterhitze vorheizen. Zwei Backbleche mit Backpapier belegen.

4 Die Rollen in 6–8 mm dicke Scheiben schneiden. Auf die Bleche legen und im Ofen jeweils 12–15 Minuten lichtgelb backen. Die Plätzchen mit dem Papier vorsichtig vom Blech ziehen und auskühlen lassen.

VANILLEKIPFERL

ZUTATEN FÜR CA. 45 STÜCK

2 Vanilleschoten / 200 g Mehl + etwas zum Arbeiten / 100 g gemahlene blanchierte Mandeln / 80 g Puderzucker + etwas zum Wälzen / 150 g kalte Butter / 2 Eigelb

1 Die Vanilleschoten längs halbieren und das Mark herausschaben. Das Mehl mit den Mandeln, dem Puderzucker, der Butter in Stücken, den Eigelben und dem Vanillemark auf der Arbeitsfläche rasch zu einem glatten Teig verkneten. Nach Bedarf etwas kaltes Wasser ergänzen. Den Teig in vier Portionen teilen und auf bemehlter Arbeitsfläche zu Rollen (2–3 cm Durchmesser) formen. Jeweils in Frischhaltefolie wickeln und ca. 1 Stunde kalt stellen.

2 Den Backofen auf 170 °C Ober-/Unterhitze vorheizen. Zwei Backbleche mit Backpapier belegen.

3 Die Rollen in je etwa 1 cm dicke Scheiben schneiden. Daraus Kipferl formen und auf die Bleche legen. Im Ofen jeweils 10–15 Minuten leicht goldbraun backen. Mit dem Papier vom Blech ziehen und am besten noch warm vorsichtig im Puderzucker wälzen oder mit Puderzucker bestäuben. Abkühlen lassen.

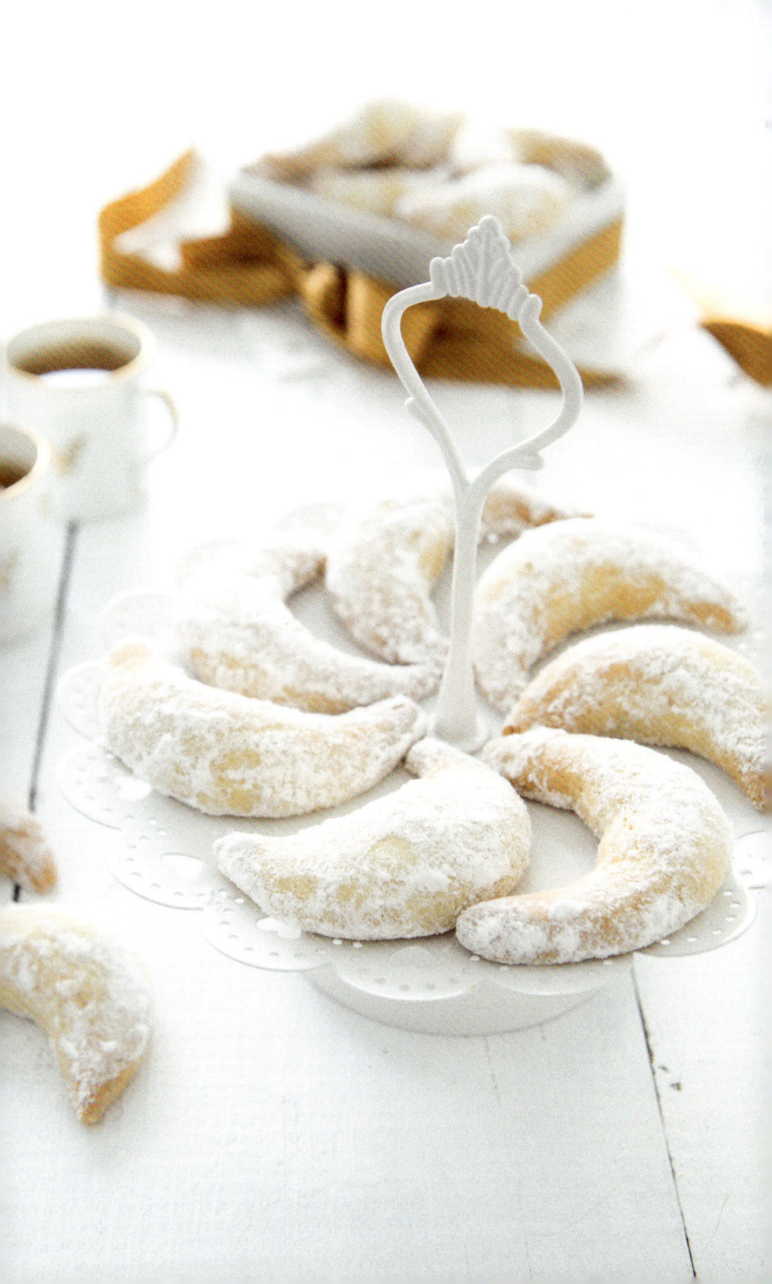

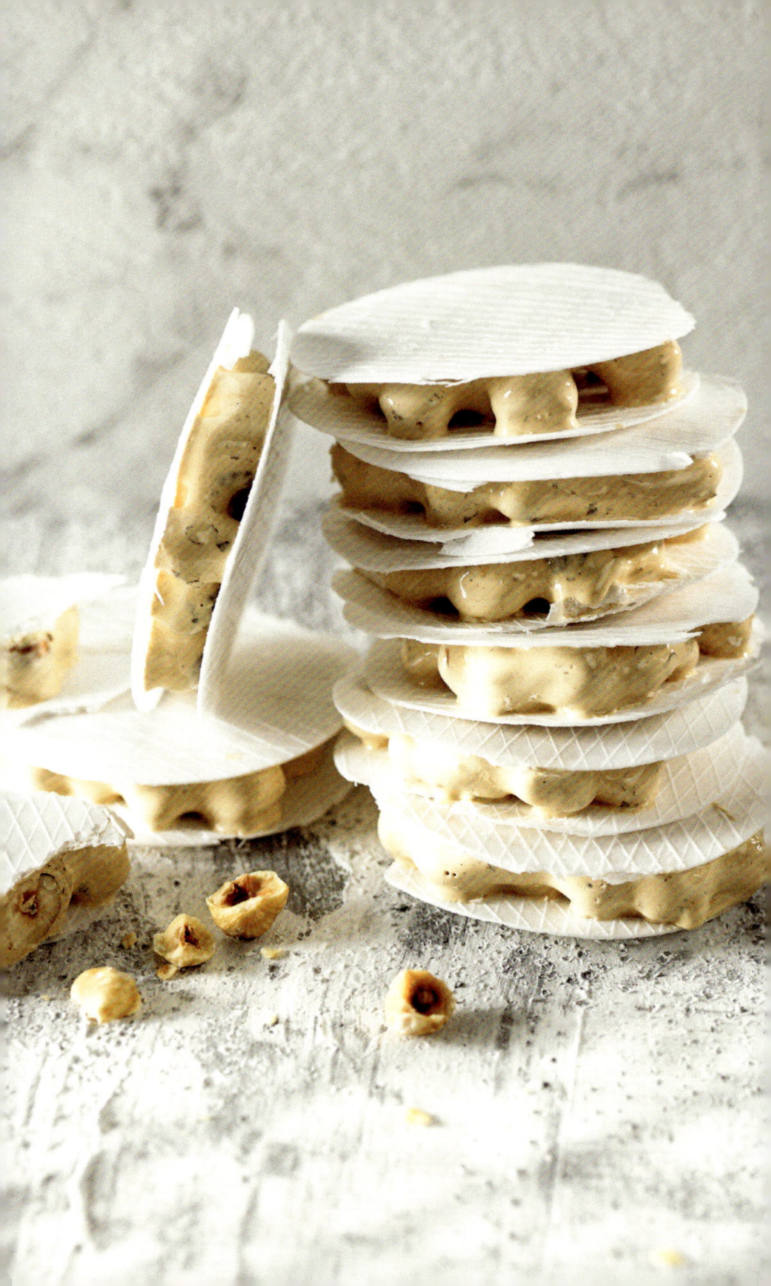

HASELNUSS-TURRÓN

ZUTATEN FÜR CA. 24 STÜCK

200 g Haselnusskerne / ca. 48 Oblaten, ca. 50 mm Durchmesser / 350 g Zucker / 40 g Glukosesirup / 200 g flüssiger Honig / 2 Eiweiß / 1 Prise Salz

1 Die Haselnüsse in einer Pfanne ohne Fett duftend rösten. Mit Hilfe eines Küchentuchs die Häutchen abreiben. Die Hälfte der Oblaten auf der Arbeitsfläche auslegen.

2 Den Zucker mit 120 ml Wasser und dem Glukosesirup erhitzen, bis sich der Zucker gelöst hat. Die Hitze weiter erhöhen und die Mischung auf 143 °C (Zuckerthermometer verwenden!) erhitzen, dabei den Topfrand wiederholt mit einem Pinsel und Wasser säubern. Den Honig lauwarm erwärmen.

3 Die Eiweiße mit 1 Prise Salz steif schlagen. Erst den Honig, dann den heißen Zuckersirup in dünnem Strahl unterrühren. Die Schüssel auf ein köchelndes Wasserbad setzen und die Masse unter ständigem Rühren in ca. 20 Minuten eindicken lassen. Anschließend die Haselnüsse untermischen. Die Masse jeweils auf eine Oblate verteilen, mit einer zweiten Oblate bedecken, andrücken und vollständig auskühlen lassen.

MANDEL-SPEKULATIUS

ZUTATEN FÜR CA. 50 STÜCK

40 g Marzipanrohmasse / 175 g weiche Butter / 125 g brauner Zucker / 1 Prise Salz / 1 Ei / 1 TL Zimtpulver / 1 Msp. gemahlene Gewürznelken / 1 Msp. gemahlener Kardamom / ca. 250 g Mehl + etwas zum Arbeiten / 75 g gemahlene blanchierte Mandeln / 3–4 EL Milch / 60 g Mandelblättchen

1 Das Marzipan mit einer Gabel fein zerdrücken. Mit der Butter, dem Zucker und dem Salz cremig schlagen. Ei, Zimt, Nelken und Kardamom unterrühren. Mehl und Mandeln zugeben und alles zu einem geschmeidigen Teig verkneten. Nach Bedarf kaltes Wasser oder Mehl ergänzen. Zu einer Kugel formen und in Frischhaltefolie gewickelt ca. 1 Stunde kalt stellen.

2 Den Backofen auf 180 °C Ober-/Unterhitze vorheizen und Backbleche mit Backpapier belegen.

3 Den Teig auf der bemehlten Arbeitsfläche ca. 5 mm dünn ausrollen. Mit dem Teigrädchen in Quadrate (ca. 4 × 4 cm) schneiden. Auf die Backbleche legen, mit der Milch bepinseln und mit den Mandelblättchen bestreuen. Im Ofen jeweils ca. 15 Minuten goldbraun backen. Vorsichtig vom Blech nehmen und auf einem Kuchengitter auskühlen lassen.

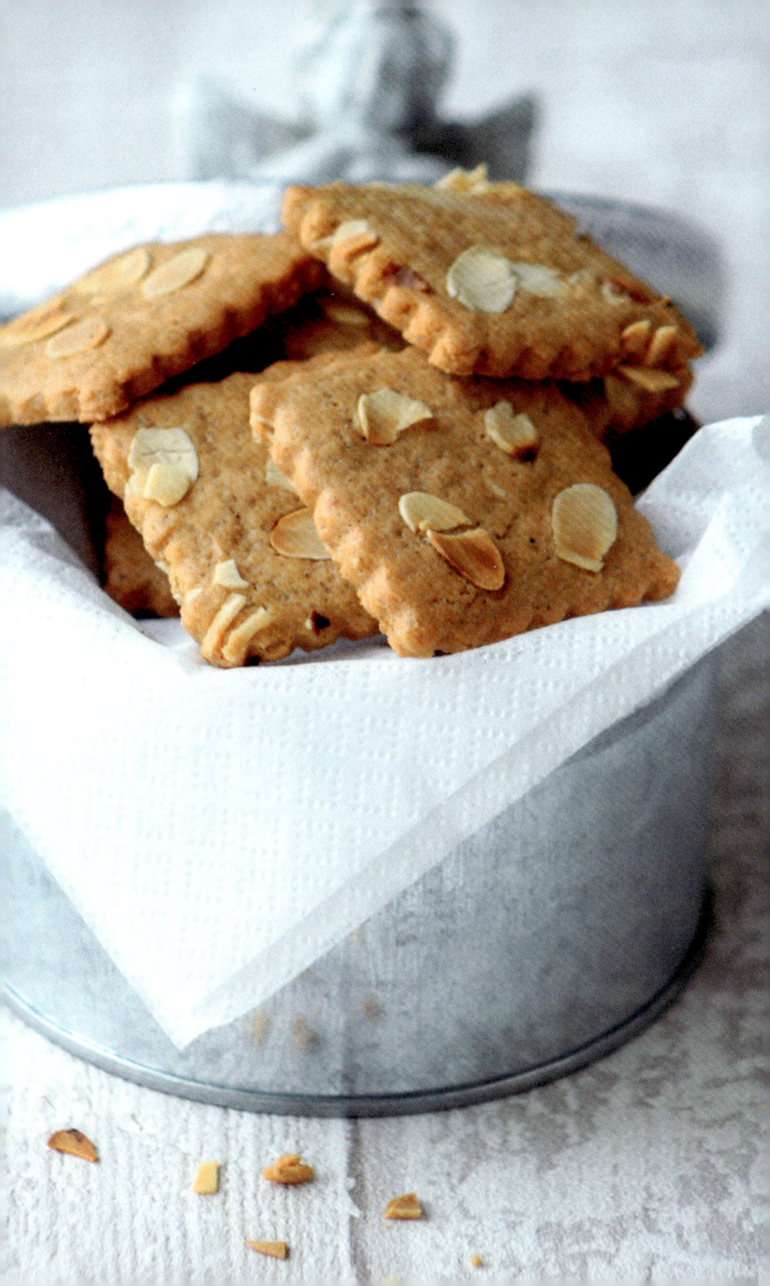

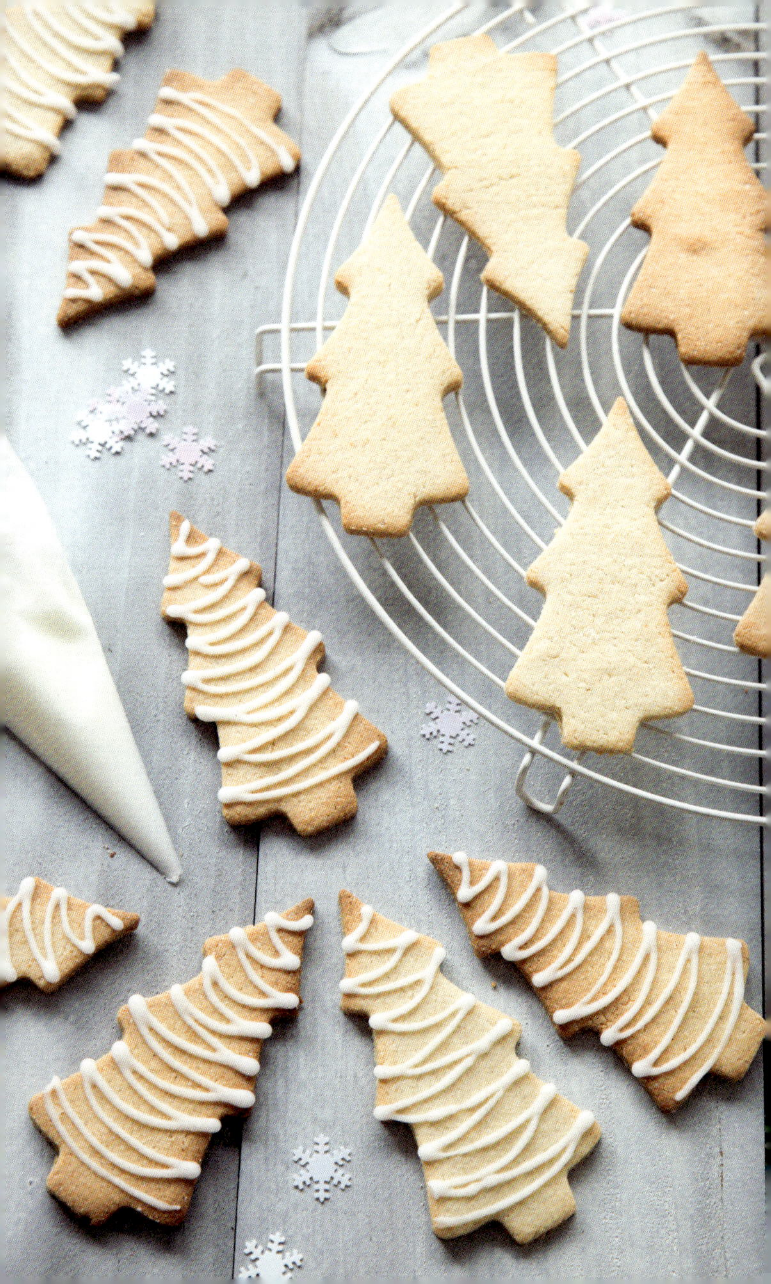

BUTTERPLÄTZCHEN MIT INGWER UND ZIMT

ZUTATEN FÜR CA. 35 STÜCK

ca. 250 g Mehl + etwas zum Arbeiten / 125 g Puderzucker / Abrieb von ½ Bio-Zitrone / 1 TL frisch geriebener Ingwer / ½ TL Zimtpulver / 1 Ei / 150 g kalte Butter / 75 g Puderzucker / 1–2 EL Zitronensaft

1 Mehl, Puderzucker, Zitronenabrieb, Ingwer und Zimt auf eine Arbeitsfläche häufeln. Das Ei in die Mitte schlagen, die klein geschnittene Butter rundherum verteilen. Alles mit einer Teigkarte grob durchhacken, dann mit den Händen rasch zu einem glatten Teig verkneten. In Frischhaltefolie wickeln und ca. 1 Stunde kalt stellen.

2 Den Backofen auf 180°C Ober-/Unterhitze vorheizen. Zwei Backbleche mit Backpapier belegen.

3 Den Teig auf bemehlter Arbeitsfläche portionsweise 3–4 mm dünn ausrollen. Mit Ausstechern in Form eines Tannenbaums Plätzchen ausstechen und auf die Backbleche legen. Nacheinander je Blech im Backofen 10–12 Minuten lichtgelb backen. Mit dem Backpapier vom Blech ziehen und auskühlen lassen.

4 Den Puderzucker mit dem Saft zu einem zähflüssigen Guss verrühren. In einen kleinen Einwegspritzbeutel füllen, ein sehr kleines Loch abschneiden und die Tannenbäume nach Belieben mit dünnen Linien aus Zuckerguss dekorieren.

MARMELADEN-PLÄTZCHEN

ZUTATEN FÜR CA. 50 STÜCK

400 g Mehl + etwas zum Arbeiten / 200 g fein gemahlene geschälte Mandeln / 300 g Butter / 150 feiner Zucker / 1–2 EL Sahne / ca. 300 g rote Marmelade oder Gelee, z.B. Erdbeer oder Kirsch / 1 cl Arak oder Rum / 125 g Puderzucker zum Bestäuben

1 Das Mehl mit den Mandeln mischen. Die Butter in Stücken dazugeben, den Zucker und die Sahne hinzufügen und alles rasch zu einem Mürbteig verkneten. Den Teig in Folie wickeln und im Kühlschrank etwa 1 Stunde ruhen lassen.

2 Den Teig auf einer leicht bemehlten Arbeitsfläche 3–4 mm dünn ausrollen. Sterne, Blüten oder sonstige Formen nach Belieben ausstechen; bei der Hälfte der Formen jeweils in der Mitte ein rundes Loch bzw. ein Herz ausstechen.

3 Den Backofen auf 180 °C Ober-/Unterhitze vorheizen und Backbleche mit Backpapier belegen.

4 Alle Teiglinge auf die Backbleche legen und im vorgeheizten Backofen nacheinander ca. 10 Minuten goldgelb backen. Etwas abkühlen und dann auf einem Kuchengitter erkalten lassen. Das Gelee mit dem Alkohol (oder einigen Tropfen Wasser) verrühren und in einem kleinen Topf unter Rühren 2–3 Minuten einköcheln lassen. Die Plätzchen ohne Loch mit dem passenden Plätzchen-Gegenstück belegen und jeweils etwas Gelee einlaufen lassen. Mit Puderzucker bestäuben und gut trocknen lassen.

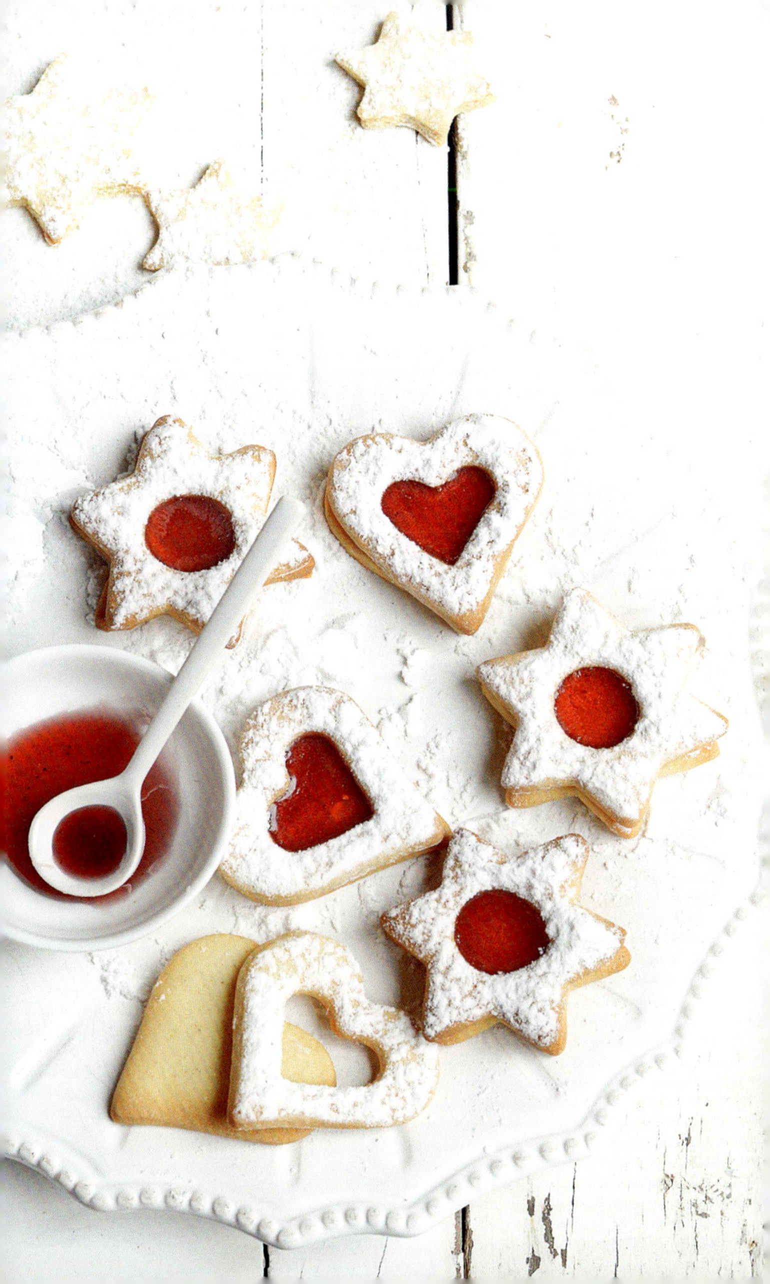

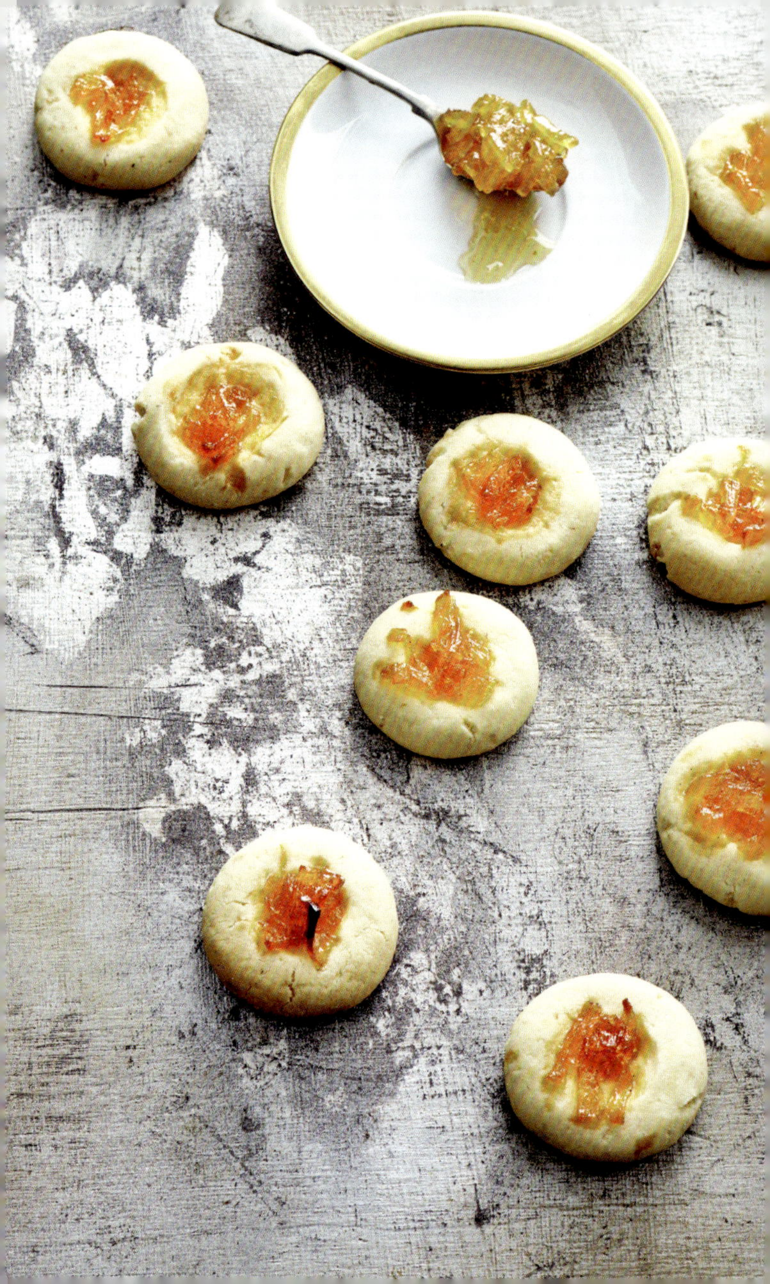

PLÄTZCHEN MIT ORANGEN-MARMELADE

ZUTATEN FÜR CA. 40 STÜCK

150 g weiche Butter / 100 g Zucker / 1 Msp. Vanillemark / 1 Prise Salz / 1 Ei / 1 Eigelb / 75 g gemahlene geschälte Mandeln / 175 g Mehl + etwas zum Arbeiten / ca. 200 g Orangenmarmelade

1 Die Butter mit dem Zucker, der Vanille und dem Salz cremig schlagen. Nacheinander das Ei und das Eigelb zugeben und unterrühren. Die Mandeln mit dem Mehl darübergeben und zu einem glatten Teig verkneten. In Folie gewickelt ca. 1 Stunde in den Kühlschrank legen.

2 Den Backofen auf 180 °C Ober-/Unterhitze vorheizen und ein Backblech mit Backpapier belegen.

3 Den Teig auf einer bemehlten Arbeitsfläche zu Strängen formen und in etwa kirschgroße Portionen teilen. Daraus kleine Kugeln formen, leicht flach drücken und mit etwas Abstand auf das Backblech legen. Mit Hilfe eines Kochlöffelstiels kleine Mulden in die Kugeln drücken. Im Ofen 10–15 Minuten lichtgelb backen. Herausnehmen und nach Bedarf nochmal leicht nachformen. Mit der Marmelade befüllen und auskühlen lassen.

LEMON-CURD-SCHNITTEN

ZUTATEN FÜR 1 BACKFORM MIT
CA. 20 × 30 CM

Boden—150 g weiche Butter / 100 g Zucker / 1 Ei / 1 Prise Salz / 200 g Mehl / 75 g gemahlene blanchierte Mandeln /
Belag—Saft und Abrieb von 3 Bio-Zitronen / 5 Eier / 100 g Butter / 120 g Zucker / 1 EL Speisestärke

1 Den Backofen auf 170 °C Ober-/Unterhitze vorheizen. Die Backform mit Backpapier auslegen.

2 Für den Boden die Butter mit dem Zucker schaumig schlagen. Das Ei unterrühren. Das Salz mit dem Mehl und den Mandeln vermengen und unter die Schaummasse rühren, bis ein geschmeidiger Teig entstanden ist. In die Backform geben und gleichmäßig flach drücken. Im Ofen ca. 15 Minuten lichtgelb backen. Aus dem Ofen nehmen und leicht abkühlen lassen.

3 Für den Belag den Zitronensaft mit den Eiern, der Butter in Stücken, dem Zucker und der Stärke in einen Topf füllen. Unter ständigem Rühren erhitzen und andicken lassen. Durch ein Sieb passieren und auf den Boden füllen. Zurück im Ofen ca. 25 Minuten fertig backen. Herausnehmen, mit dem Zitronenabrieb bestreuen und auskühlen lassen. In Stücke teilen.

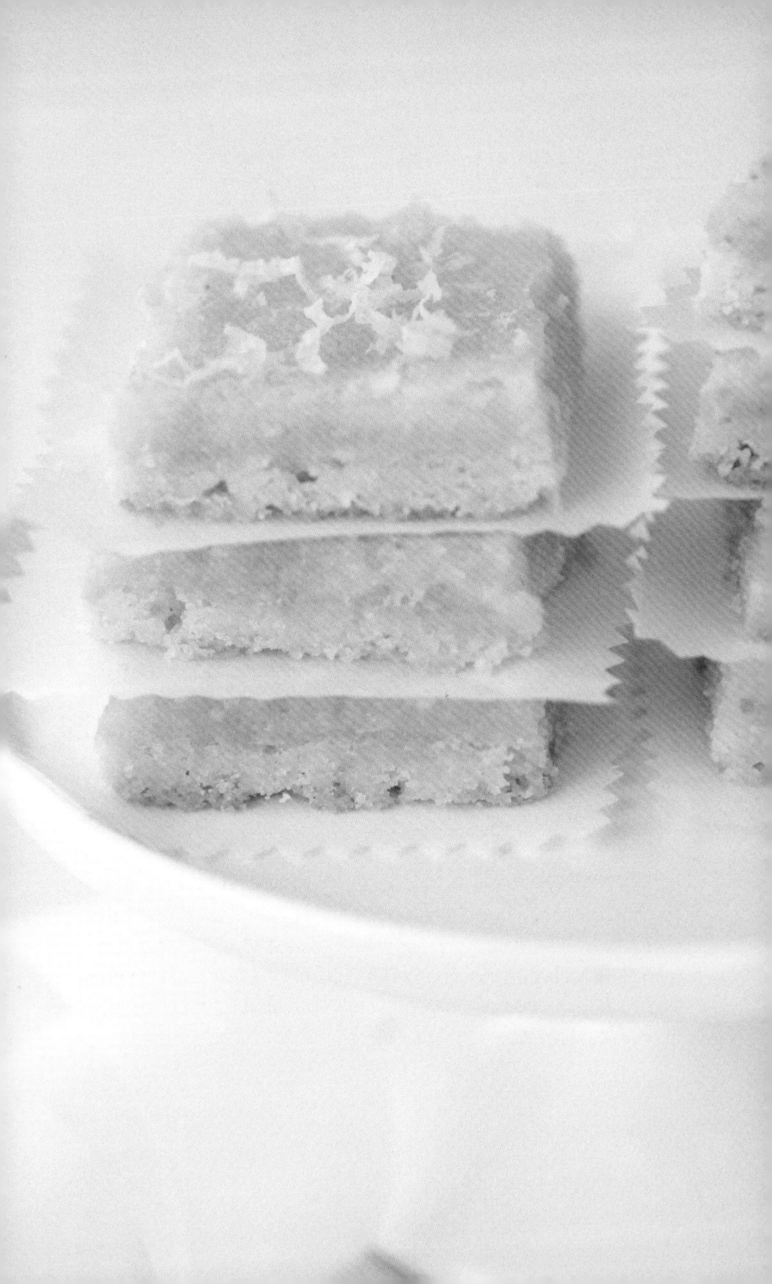

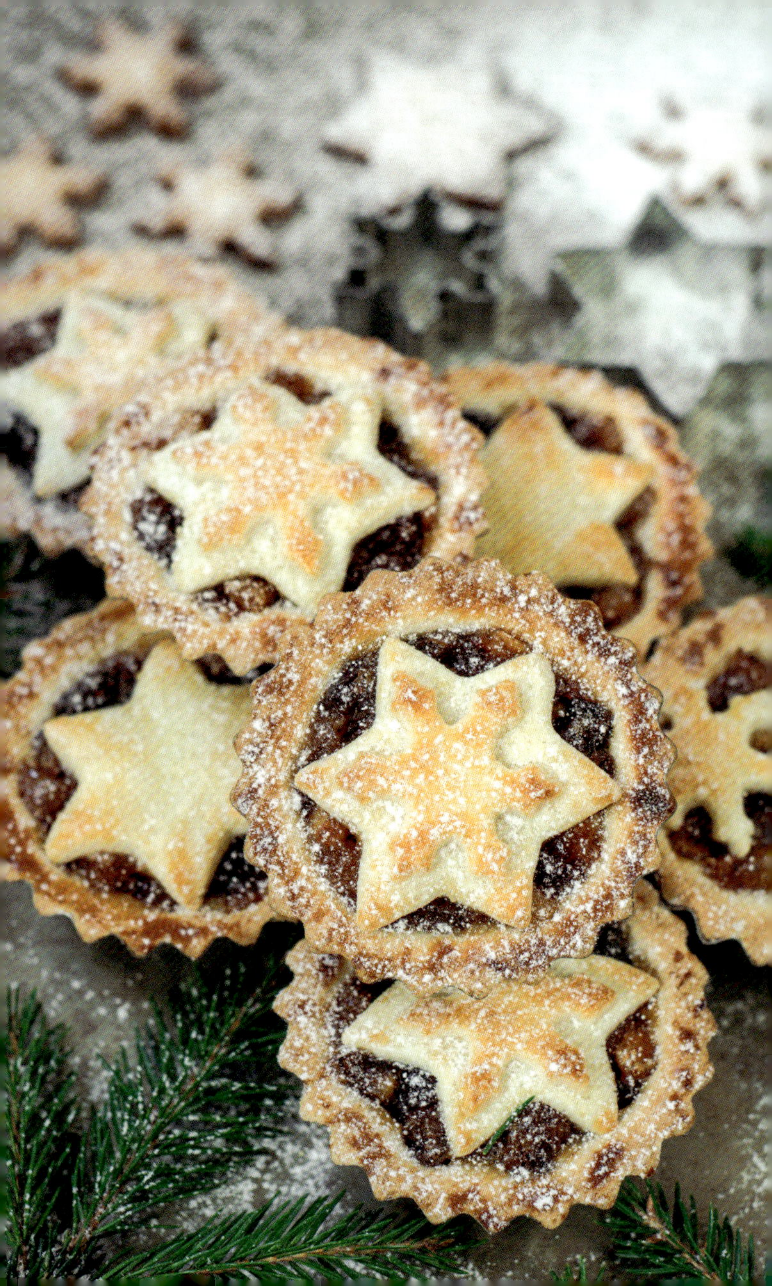

WEIHNACHTLICHE MINCE PIES

ZUTATEN FÜR 12 STÜCK

Füllung—100 g Rosinen / 100 g Sultaninen / 100 g Korinthen / 25 g Orangeat / 25 g Zitronat / 1 Apfel / 80 g Zucker / Abrieb und Saft von 1 Bio-Zitrone / 1 TL Lebkuchengewürz / 60 g Mandelstifte / 3 EL Rum / Teig—250 g weiche Butter + etwas für das Backblech / 75 g Zucker / 300 g Mehl / 1 Eigelb / 2 EL Sahne / Puderzucker zum Bestäuben

1 Rosinen, Sultaninen, Korinthen, Orangeat und Zitronat fein hacken. Den Apfel schälen, vierteln, das Kerngehäuse herausschneiden und die Viertel fein würfeln. Mit Zucker, Zitronenabrieb und -saft sowie Lebkuchengewürz, Mandeln und Rum unter das Trockenobst mengen und abgedeckt über Nacht ziehen lassen.

2 Für den Teig die Butter und den Zucker cremig schlagen. Das Mehl unterrühren, bis ein geschmeidiger Teig entstanden ist. In Frischhaltefolie gewickelt ca. 1 Stunde kalt stellen.

3 Den Backofen auf 180 °C Ober-/Unterhitze vorheizen. Die Mulden eines Muffinbackblechs buttern.

4 Vom Teig kleine Bällchen abnehmen und in die Mulden des Muffinbackblechs drücken. Dabei einen Rand formen und den überstehenden Teig abnehmen. Die Füllung auf die Mulden verteilen. Die Teigreste nochmals verkneten und ca. 4 mm dünn auswellen. Sterne und Schneeflocken ausstechen und auf die Füllung legen. Das Eigelb mit der Sahne verrühren und auf den Teig und die Teigränder pinseln. Die Pies im Ofen ca. 30 Minuten goldbraun backen. Abkühlen lassen, aus den Formen lösen, vollständig erkalten lassen und zum Servieren mit Puderzucker bestäuben.

MINI-STOLLEN

ZUTATEN FÜR CA. 40 STÜCK

ca. 250 g Mehl / 20 g frische Hefe / 100 ml lauwarme Milch / 50 g Zucker + etwas zum Wenden / 100 getrocknete Aprikosen / 75 g Orangeat / 1 Ei / 1 Prise Salz / 1 EL Vanillezucker / 175 g Butter / 75 g Mandelsplitter / Puderzucker zum Bestäuben

1 Das Mehl in eine Schüssel sieben, eine Mulde eindrücken und die Hefe hineinbröckeln. Mit etwas Milch, etwas Mehl vom Rand und 1 EL Zucker verrühren und den Vorteig zugedeckt 30 Minuten gehen lassen.

2 Die Aprikosen und das Orangeat klein hacken. Das Mehl und den Vorteig mit der übrigen Milch, dem Ei, dem restlichen Zucker, dem Salz, dem Vanillezucker, 75 g Butter, den Früchten und den Mandeln zu einem glatten Teig verkneten. Den Teig mit einem Tuch bedecken und nochmals ca. 30 Minuten ruhen lassen.

3 Den Backofen auf 170 °C Ober-/Unterhitze vorheizen. Ein Backblech mit Backpapier auslegen. Vom Teig kleine Portionen abnehmen, zu ovalen Bällchen formen und auf das Blech legen. Im Ofen ca. 25 Minuten leicht goldbraun backen.

4 Die übrige Butter zerlassen, die Mini-Stollen leicht abkühlen lassen, mit der Butter bepinseln und in Zucker wenden. Auskühlen lassen und mit Puderzucker bestäuben.

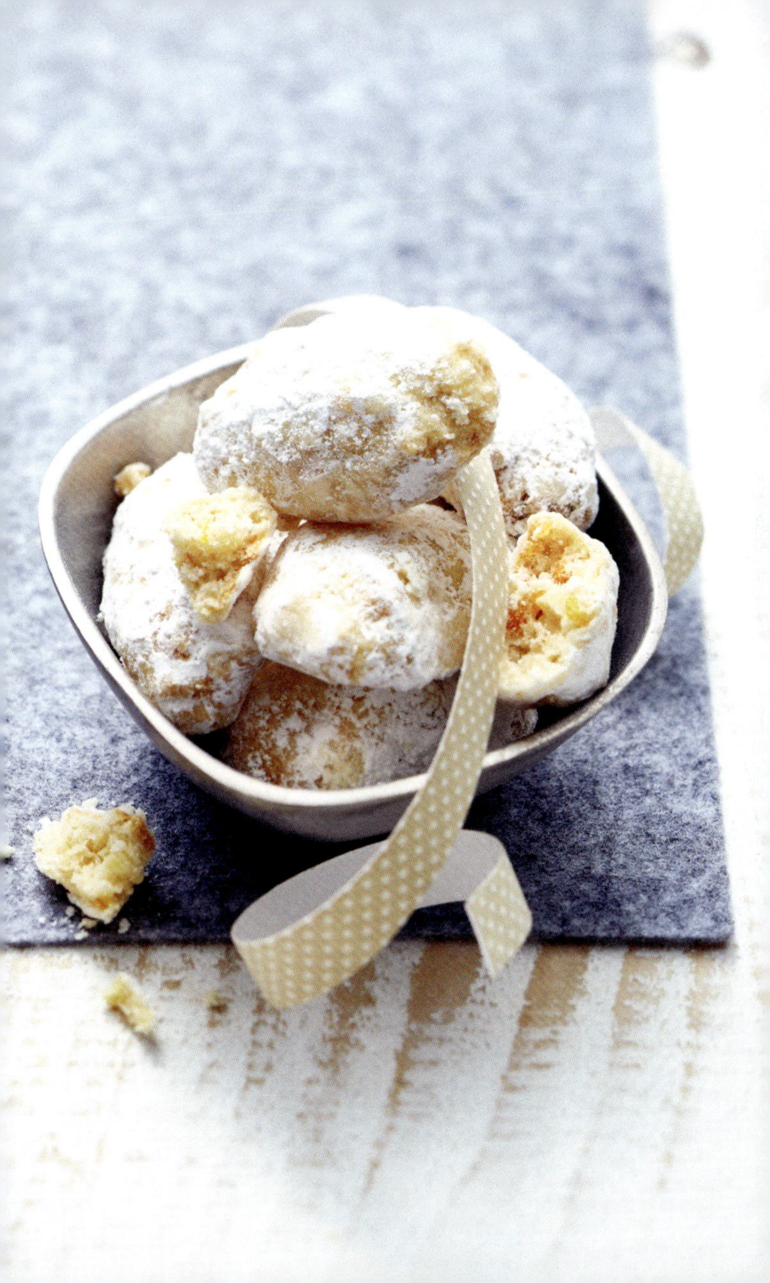

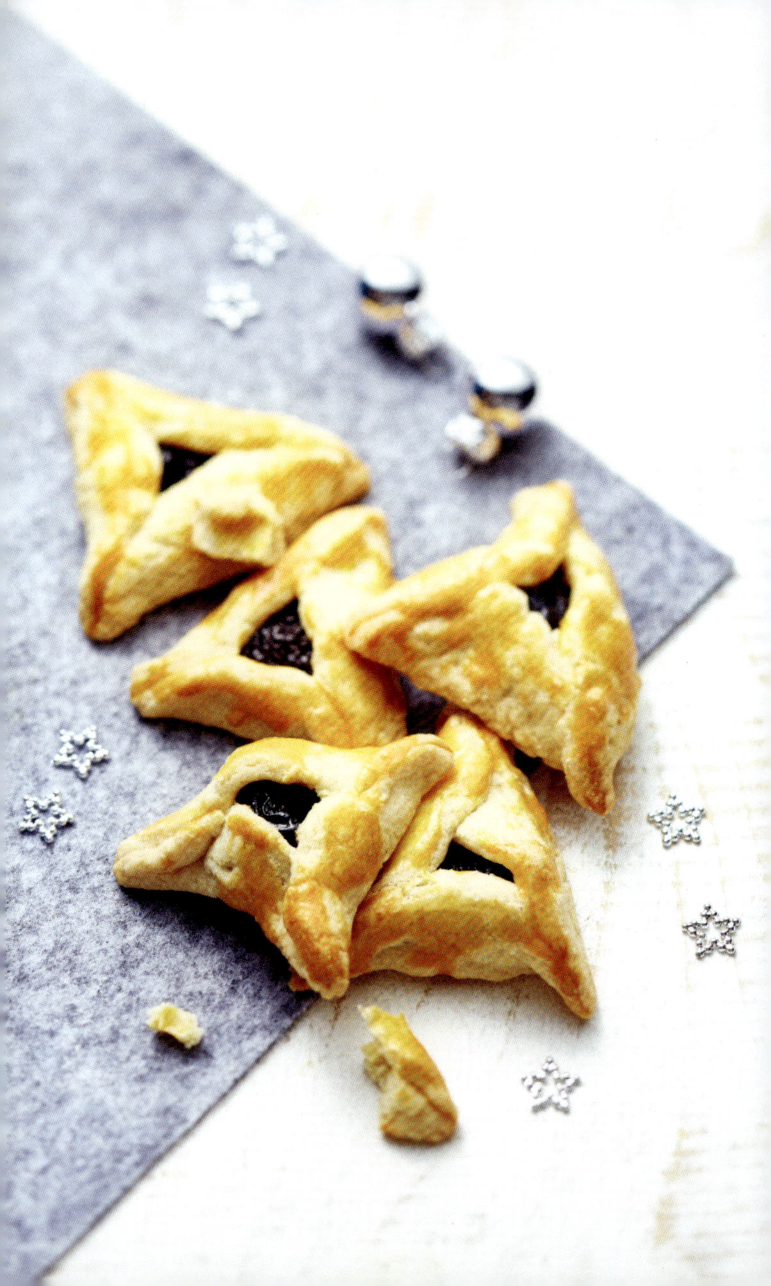

DREIECKS-PLÄTZCHEN MIT PFLAUMENFÜLLUNG

ZUTATEN FÜR CA. 45 STÜCK

ca. 200 g Mehl + etwas zum Arbeiten / 75 g gemahlene Cashewkerne (alternativ Mandeln oder Walnüsse) / ½ TL gemahlene Kurkuma / 75 g Zucker / 1 Prise Salz / 150 g Butter / 2 Eier / ca. 250 g Pflaumenmus / 2 EL Sahne

1 Das Mehl mit den Cashewkernen, der Kurkuma, dem Zucker und dem Salz auf die Arbeitsfläche häufeln. In der Mitte eine Mulde formen und die Butter in kleinen Stücken zusammen mit einem Ei unterhacken (am besten mit einer Teigkarte). Rasch zu einem glatten Teig verkneten. Nach Bedarf etwas Mehl oder kaltes Wasser ergänzen. Zu einer Kugel formen, in Frischhaltefolie wickeln und ca. 30 Minuten im Kühlschrank ruhen lassen.

2 Den Backofen auf 180 °C Ober-/Unterhitze vorheizen. Zwei Backbleche mit Backpapier auslegen.

3 Dann den Teig auf bemehlter Arbeitsfläche 3–4 mm dünn ausrollen und runde Plätzchen (ca. 6 cm Durchmesser) ausstechen. Auf die Mitte jeweils einen Klecks Pflaumenmus setzen. Das übrige Ei trennen und die Teigränder mit Eiweiß bepinseln. Die Ränder dreiseitig hochziehen, gut zusammendrücken und auf diese Weise Dreiecke formen. Auf die Bleche legen. Das Eigelb mit der Sahne verquirlen und den Teig damit bepinseln. Die Plätzchen im Ofen ca. 15 Minuten goldbraun backen. Vorsichtig vom Blech nehmen und auf einem Gitter auskühlen lassen.

NOUGAT-WHOOPIES

ZUTATEN FÜR CA. 12 STÜCK

Teig—200 g weiche Butter + etwas für die Backbleche / 100 g Puderzucker / 300 g Mehl / 1 TL Backpulver / 5 Eigelb / Füllung—50 g Zartbitterkuvertüre / 50 g Haselnuss-Nougatcreme / 50 ml Sahne

1 Den Backofen auf 180 °C Ober-/Unterhitze vorheizen. Zwei Whoopie-Backbleche mit Butter einfetten.

2 Butter und Puderzucker cremig rühren. Mehl und Backpulver mischen, zusammen mit den Eigelben unter die Butter mengen. Den Teig in die Vertiefungen der Whoopie-Bleche füllen, mit einem Löffelrücken glattstreichen und im vorgeheizten Backofen ca. 10 Minuten backen. Anschließend auskühlen lassen und aus den Formen lösen.

3 Für die Füllung die Schokolade hacken und zusammen mit der Nougatcreme und der Sahne in einem Topf unter Rühren erwärmen, bis eine glatte Creme entstanden ist. Auf Zimmertemperatur abkühlen lassen und jeweils zwei Whoopie-Hälften damit füllen.

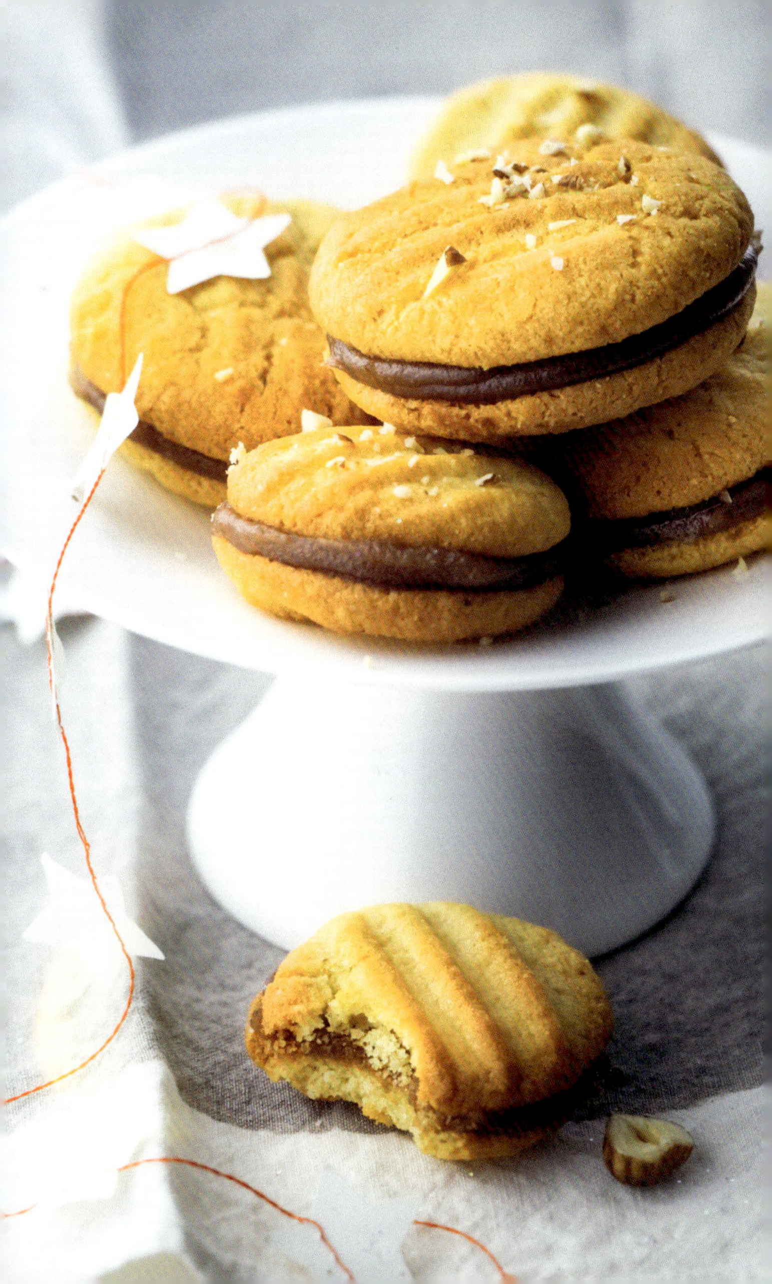

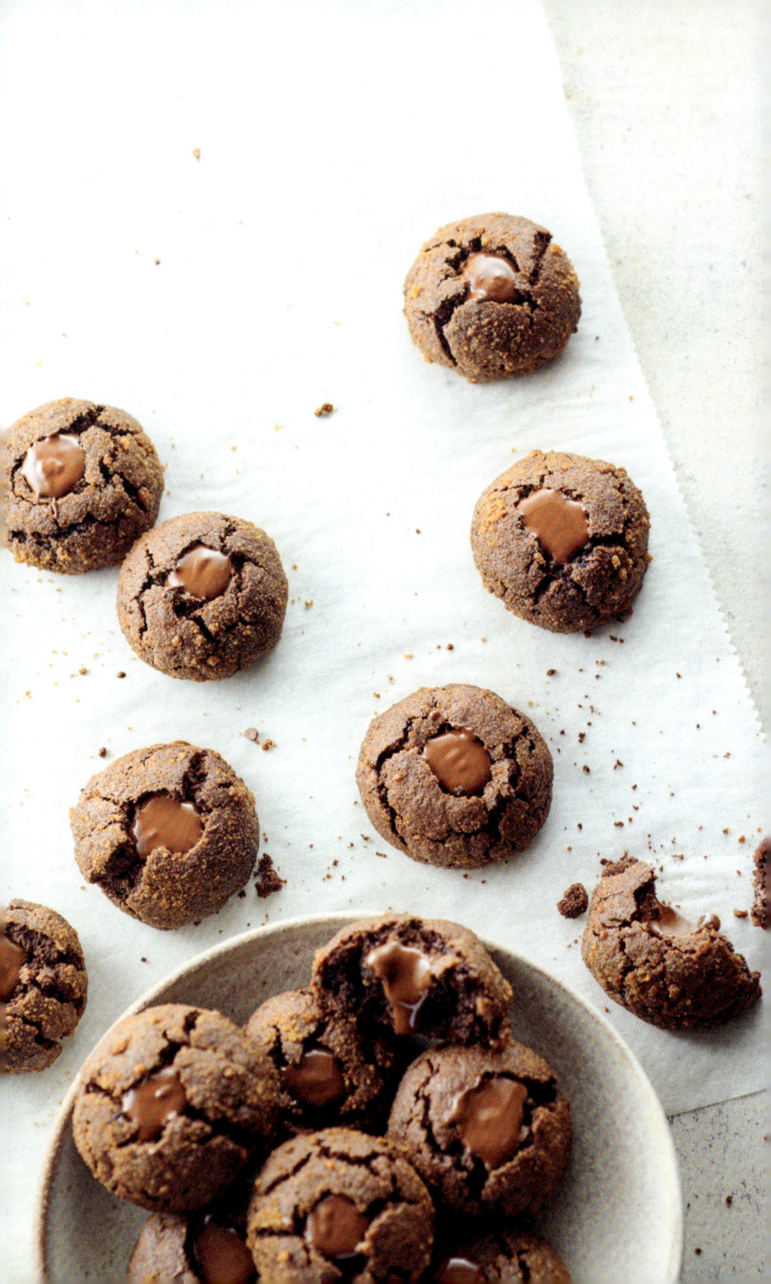

BROWNIE-COOKIES MIT SCHOKOLADEN-FÜLLUNG

ZUTATEN FÜR 30 STÜCK

100 g weiche Butter / 150 g brauner Zucker / 1 TL Vanilleextrakt / ½ TL Zimtpulver / 1 Prise Salz / 1 Ei / 200 g Mehl / 2 EL Kakaopulver / 1 TL Backpulver / 100 g Zartbitterschokolade / 4 EL Sahne / 30 g Butter

1 Die Butter mit dem Zucker, der Vanille, dem Zimt und dem Salz cremig rühren. Das Ei untermischen. Das Mehl mit dem Kakao und dem Backpulver darübersieben und zu einem glatten Teig verrühren. Abgedeckt ca. 30 Minuten kalt stellen.

2 Den Backofen auf 180 °C Ober-/Unterhitze vorheizen. Ein Backblech mit Backpapier auslegen.

3 Vom Teig kleine Portionen abnehmen, zu Kugeln formen und mit etwas Abstand auf das Blech legen. Mit einem Kochlöffelstiel kleine Mulden eindrücken. Die Cookies im Ofen ca. 15 Minuten außen knusprig und innen noch saftig backen.

4 Die Schokolade hacken und mit der Sahne über einem Wasserbad schmelzen lassen. Die Butter untermischen. Die Cookies aus dem Ofen nehmen, nach Bedarf die Mulde vorsichtig nachformen und mit der Schokolade füllen. Auskühlen lassen.

HERZHAFTE SCHNEEFLOCKEN-CRACKER

ZUTATEN FÜR 45 STÜCK

250 g Mehl + etwas zum Arbeiten / 75 g geriebener Parmesan / 2 Eigelb / ½ TL gemahlener Kümmel / ½ TL Salz / 1 Msp. Cayennepfeffer (optional) / 150 g Butter / 3 EL Milch

1 Das Mehl mit dem Parmesan auf die Arbeitsplatte häufeln. In der Mitte eine Mulde bilden und die Eigelbe mit dem Kümmel, dem Salz und ggf. dem Cayennepfeffer in die Mitte geben. Auf den Rand Butter in Stücken streuen und von der Mitte aus rasch zu einem glatten Mürbeteig kneten. Nach Bedarf noch etwas Wasser oder Mehl ergänzen. In Frischhaltefolie gewickelt 30 Minuten in den Kühlschrank legen.

2 Den Backofen auf 180 °C Ober-/Unterhitze vorheizen. Ein Backblech mit Backpapier belegen.

3 Den Teig auf bemehlter Arbeitsfläche ca. 4 mm dünn auswellen und Plätzchen in verschiedenen Größen und Formen (z.B. Schneeflocken, Bäumchen, Sterne) ausstechen. Auf das Blech legen und mit der Milch bepinseln. Im Ofen ca. 15 Minuten goldbraun backen. Vorsichtig vom Blech nehmen und auskühlen lassen.

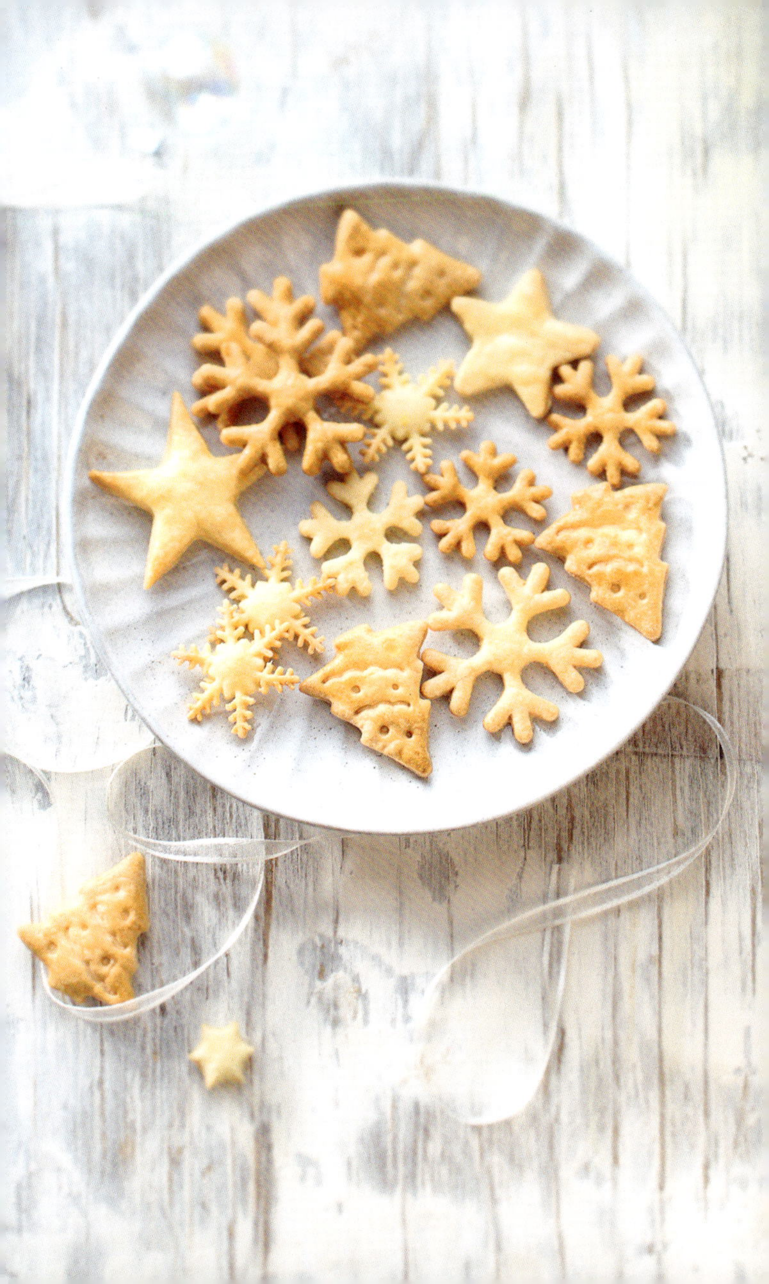

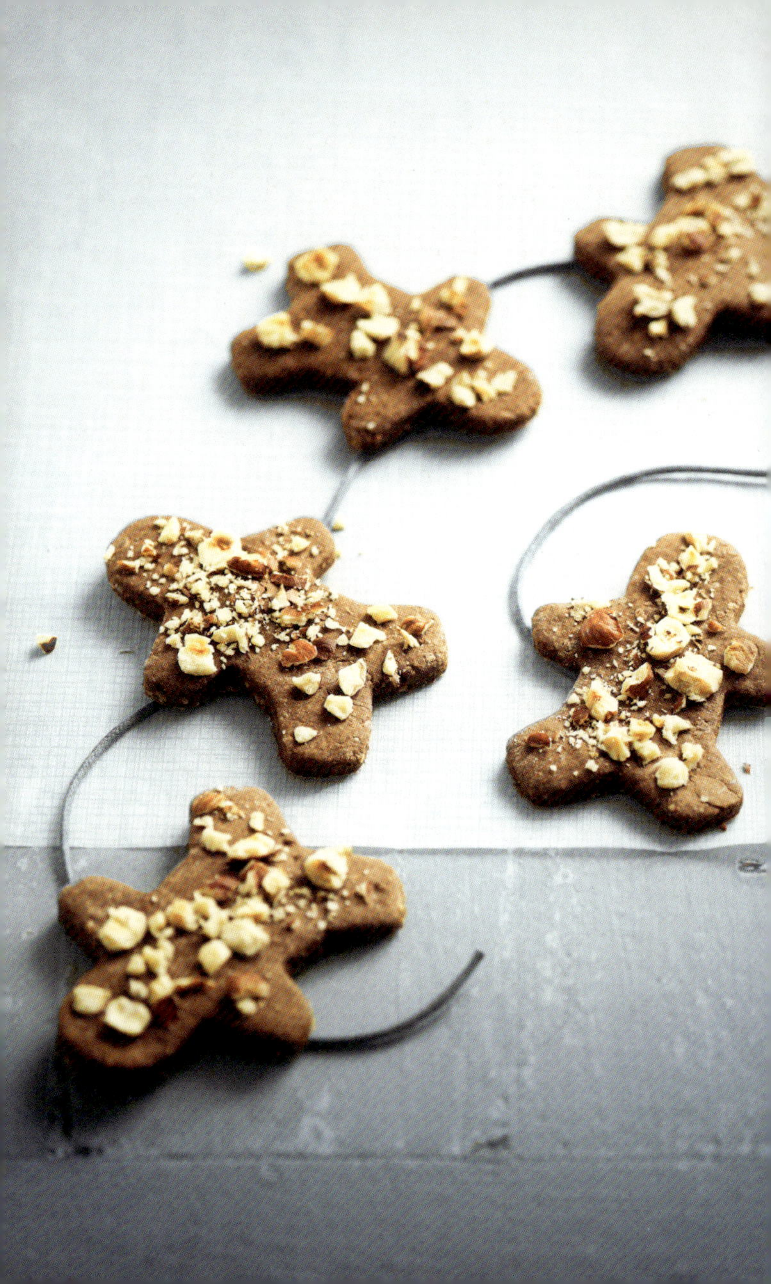

KNUSPRIGE SCHOKO-HASELNUSS-PLÄTZCHEN

ZUTATEN FÜR CA. 35 STÜCK

200 g Mehl + etwas zum Arbeiten / 75 g gemahlene Haselnüsse / 175 g Butter / 100 g Zucker / 30 g Kakaopulver / 1 Ei / 1 Msp. Salz / 150 g Haselnusskerne / 80 g Puderzucker

1 Das Mehl mit den gemahlenen Haselnüssen auf die Arbeitsfläche häufeln. In der Mitte eine Mulde formen und die kalte Butter in Stücken mit dem Zucker, dem Kakao, dem Ei und dem Salz hineingeben. Zügig zu einem geschmeidigen Teig verkneten, der nicht mehr an den Händen klebt. In Frischhaltefolie gewickelt ca. 30 Minuten kalt stellen.

2 Den Backofen auf 180 °C Ober-/Unterhitze vorheizen. Ein Backblech mit Backpapier auslegen.

3 Den Teig auf bemehlter Arbeitsfläche 3–4 mm dünn ausrollen und Männchen ausstechen. Auf das Blech legen und im Ofen 10–15 Minuten knusprig backen.

4 Die Haselnusskerne in einer heißen Pfanne duftend rösten, die Häutchen abreiben, abkühlen lassen und hacken. Den Puderzucker mit kaltem Wasser zu einem dünnflüssigen Guss anrühren. Die Männchen aus dem Ofen nehmen und noch warm mit dem Guss bestreichen. Mit den Nüssen bestreuen und auskühlen lassen.

MÜRBTEIG-ENGEL

ZUTATEN FÜR 8–10 STÜCK

200 g Mehl + etwas für die Arbeitsfläche / 65 g Zucker / ½ Päckchen Vanillezucker / 125 g Butter

1 Das Mehl, den Zucker und den Vanillezucker vermischen, die Butter in kleinen Stücken darüber verteilen und alles zu einem glatten Teig verkneten. In Frischhaltefolie wickeln und im Kühlschrank 2 Stunden kalt stellen.

2 Den Backofen auf 180 °C Ober-/Unterhitze vorheizen und ein Backblech mit Backpapier auslegen.

3 Den Teig auf einer bemehlten Fläche dünn ausrollen und mit einer entsprechenden Ausstechform (8–10 cm) Engel ausstechen oder mit Hilfe einer gezeichneten Schablone ausschneiden.

4 Zwei Löcher für die Schnur zum Aufhängen einstechen, die Engel auf dem Backblech auslegen und im vorgeheizten Backofen 10–12 Minuten backen. Zum Aufhängen eine Schnur durch die Löcher fädeln.

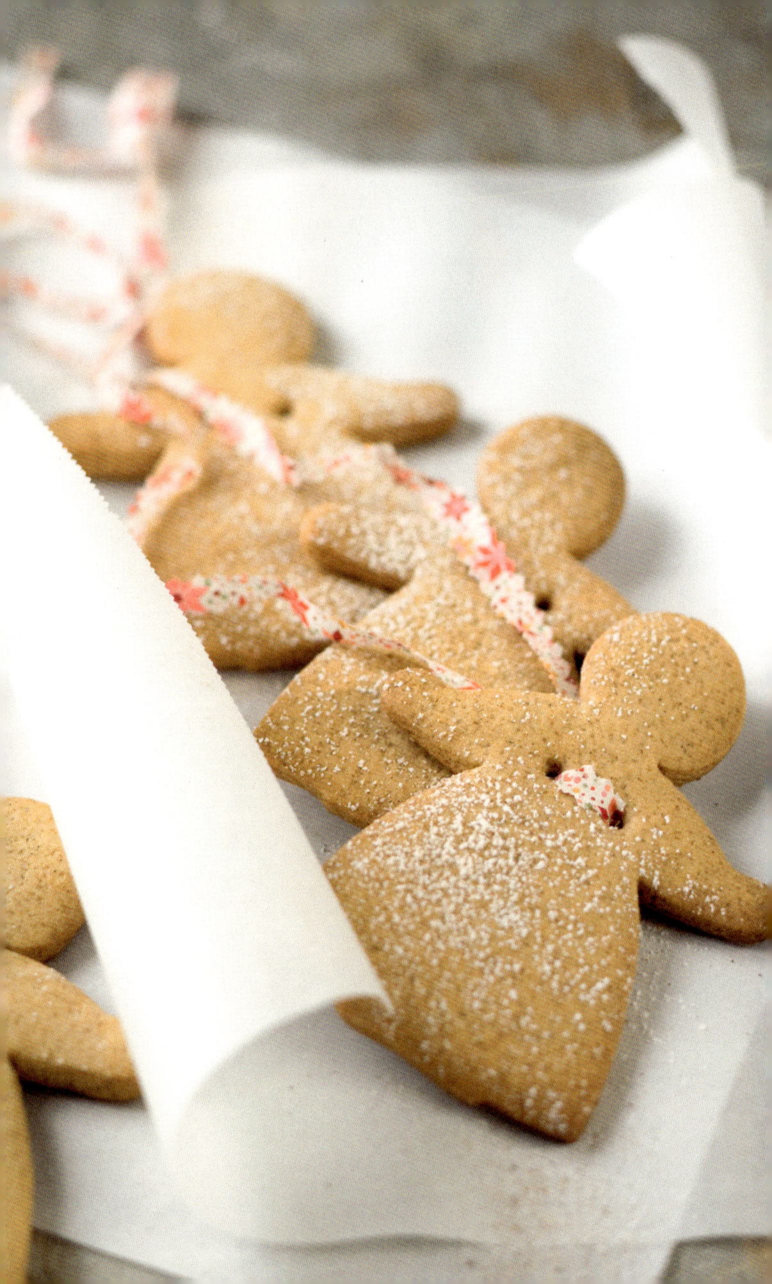

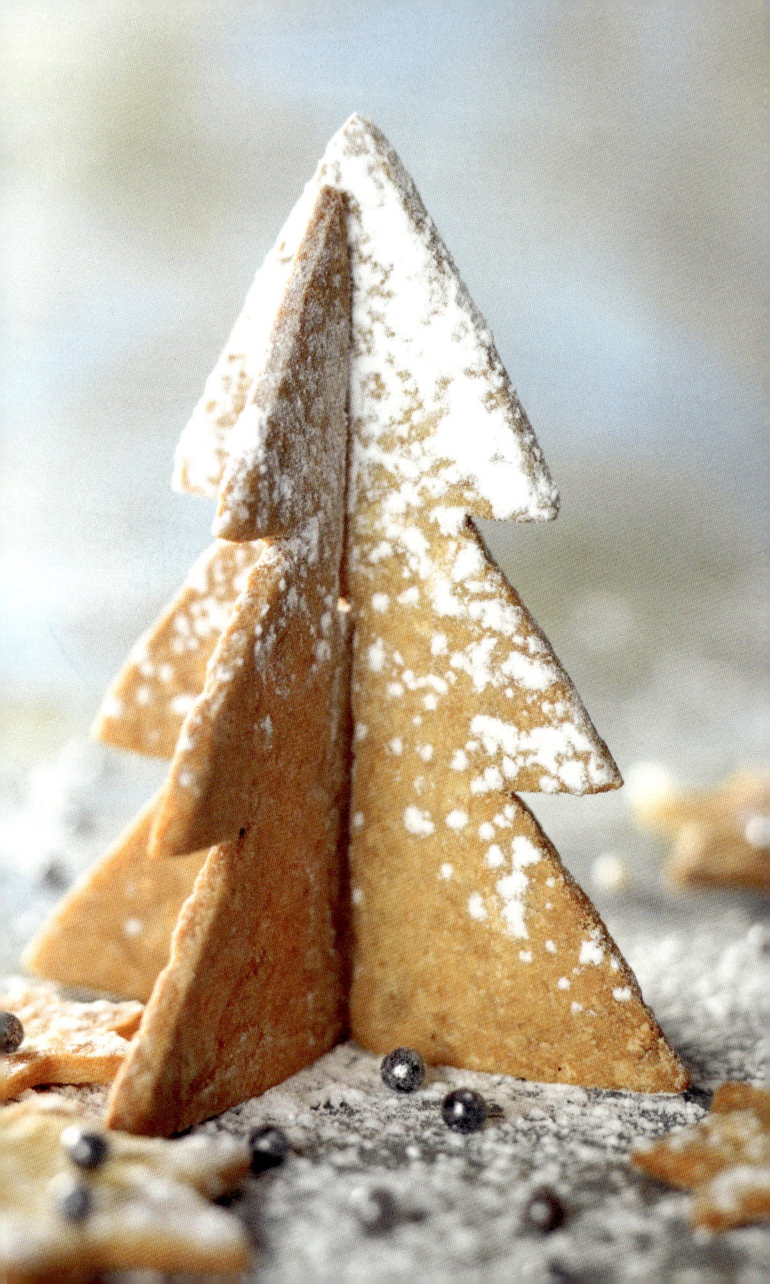

INGWER-WEIHNACHTSBAUM

ZUTATEN FÜR CA. 2 STÜCK

200 g Mehl + etwas zum Arbeiten / 1 TL Ingwerpulver / 3 EL Zucker / 1 Prise Salz / 120 g Butter / Puderzucker zum Bestäuben

1 Mehl, Ingwerpulver, Zucker und Salz vermischen. Die Butter in kleinen Flocken darüber verteilen und alles zwischen den Fingern zerreiben. Etwa 40 ml Wasser dazugeben und alles zu einem glatten Teig verkneten. In Frischhaltefolie einwickeln und im Kühlschrank 3 Stunden kalt stellen.

2 Den Backofen auf 180 °C Ober-/Unterhitze vorheizen und ein Backblech mit Backpapier belegen.

3 Den Teig auf einer bemehlten Arbeitsfläche ausrollen und pro Baum zwei deckungsgleiche Tannenbaumseiten ausschneiden. Eine Seite von oben bis zur Mitte mit einem Schlitz versehen, der etwas breiter sein sollte, als der Teig dick ist. Die andere Seite auf die gleiche Weise, aber von unten bis zur Mitte einschneiden. Aus den Teigresten Sterne ausstechen.

4 Auf das Backblech legen und die Tannenbaumseiten im vorgeheizten Backofen 10–15 Minuten goldbraun backen. Abkühlen lassen, sehr vorsichtig zusammenstecken und mit Puderzucker bestäuben.

GLASFENSTER-PLÄTZCHEN

ZUTATEN FÜR CA. 45 STÜCK

250 g Mehl + etwas zum Arbeiten / 75 g gemahlene Erdnüsse (alternativ Mandeln) / 2 Eigelb / Abrieb von ½ Bio-Zitrone / 150 g Butter / 100 g Zucker / ca. 100 g klare rote Zuckerbonbons / 75 g Puderzucker / 1–2 EL Zitronensaft

1 Das Mehl mit den Erdnüssen auf die Arbeitsplatte häufeln. In der Mitte eine Mulde bilden und die Eigelbe mit dem Zitronenabrieb in die Mitte geben. Auf den Rand die Butter in Stücken und den Zucker streuen und von der Mitte aus rasch zu einem glatten Mürbeteig kneten. Nach Bedarf noch etwas Wasser oder Mehl ergänzen. In Frischhaltefolie gewickelt 30 Minuten in den Kühlschrank legen.

2 Den Backofen auf 200 °C Ober-/Unterhitze vorheizen und ein Backblech mit Backpapier belegen.

3 Die Bonbons im Blitzhacker pulvrig zerkleinern oder in einen Gefrierbeutel füllen und mit dem Fleischklopfer zerkleinern.

4 Den Teig auf bemehlter Arbeitsfläche 3–4 mm dünn auswellen und Kreise (Durchmesser ca. 8 cm) ausstechen. Mittig jeweils einen Stern ausstechen. Auf das Backblech legen und in den Stern das Pulver streuen. Ruhig ein wenig häufeln, damit es sich gleichmäßig verteilen kann. Im Ofen ca. 15 Minuten backen. Mit dem Papier vom Blech ziehen und auskühlen lassen.

5 Den Puderzucker mit dem Saft zu einem zähflüssigen Guss verrühren. In einen kleinen Einwegspritzbeutel füllen, ein sehr kleines Loch abschneiden und die Plätzchen nach Belieben mit Tropfen aus Zuckerguss dekorieren.

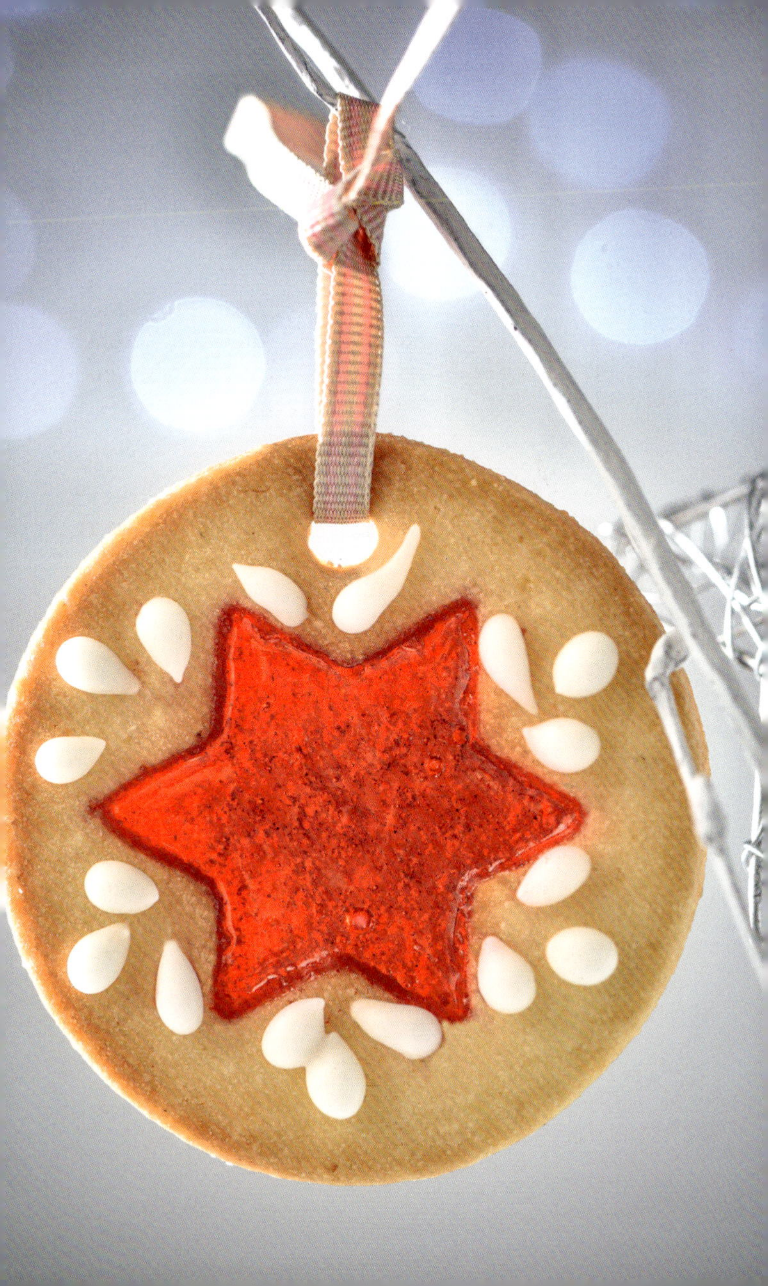

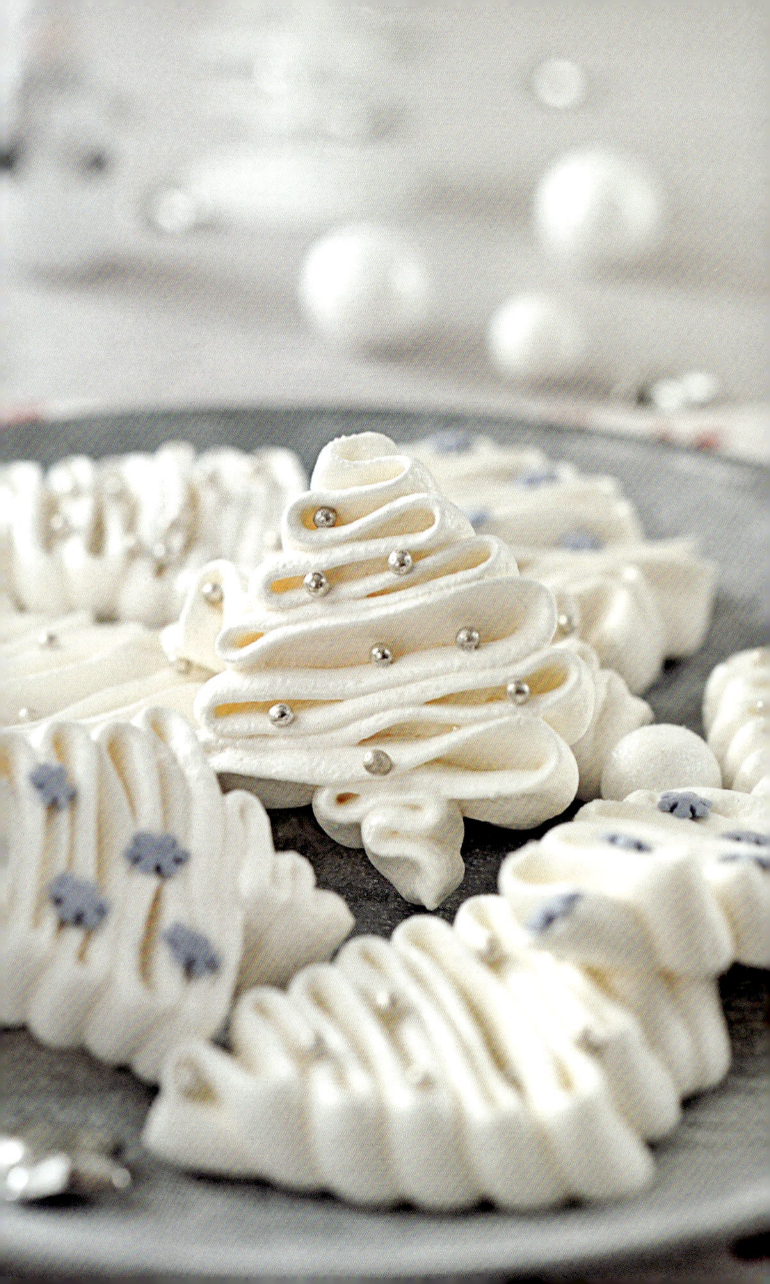

WEIHNACHTSBAUM-BAISERS

ZUTATEN FÜR CA. 20 STÜCK

4 Eiweiß, gesamt ca. 140 g / 1 TL Zitronensaft / 200 g feiner Zucker / Zuckerperlen und Zuckerkonfetti zum Verzieren

1 Den Backofen auf 120°C Ober-/Unterhitze vorheizen. Ein Backblech mit Backpapier belegen.

2 Die kalten Eiweiße in eine Rührschüssel geben und mit dem Handrührgerät zu steifem Eischnee schlagen. Dabei den Zitronensaft dazuträufeln. 100 g Zucker nach und nach unter stetigem Rühren dazurieseln lassen und die Masse schnittfest schlagen. Dann den übrigen Zucker auf einmal dazugeben und nochmals kräftig verquirlen, bis die Masse glatt, glänzend und schnittfest ist. In einen Spritzbeutel mit flacher Tülle füllen und kleine Tannenbäume auf das Backpapier spritzen. Mit Zuckerperlen und Zuckerkonfetti verzieren und im Ofen ca. 1,5 Stunden mehr trocknen als backen lassen. Dabei am besten einen Holzkochlöffel in die Ofentür klemmen, damit die Feuchtigkeit entweichen kann, und die Backbleche nach der Hälfte der Zeit einmal drehen.

3 Nach dem Backen auskühlen lassen und luftdicht verpackt aufbewahren.

TANNENBÄUMCHEN

ZUTATEN FÜR 1 BÄUMCHEN

Teig—300 g Mehl + etwas zum Arbeiten / 100 g gemahlene Mandeln / 120 g Zucker / 1 Prise Salz / 3 EL Vanillezucker / Mark von 1 Vanilleschote / 1 Ei / 1 Eigelb / 300 g kalte Butter / Ganache—300 g weiße Kuvertüre / 100 ml Sahne / Zum Servieren—1 Schokostick aus weißer Schokolade (oder ein Cake-Pop-Stiel) / Puderzucker zum Bestäuben

1 Das Mehl mit den Mandeln vermischen, auf eine Arbeitsfläche häufeln und in die Mitte eine Mulde eindrücken. Zucker, Salz, Vanillezucker, Vanillemark, Ei und Eigelb zufügen und die Butter in Stücken auf dem Mehlrand verteilen. Alles mit einem Messer krümelig hacken, dann rasch mit den Händen zu einem glatten Teig verkneten. Zur Kugel formen, in Folie wickeln und ca. 1 Stunde kühl stellen.

2 Den Backofen auf 175 °C Ober-/Unterhitze vorheizen. 2 Backbleche mit Backpapier belegen. Den Teig auf einer bemehlten Arbeitsfläche 8–10 mm dick ausrollen und 8 Kreise mit immer kleiner werdenden Durchmessern ausstechen. Aus dem übrigen Teig einen Stern ausstechen. In den kleinsten Kreis ein kleines Loch einstechen. Die Mürbeteigplätzchen im Ofen in ca. 20 Minuten goldgelb backen. Herausnehmen, kurz abkühlen und dann auf Gittern auskühlen lassen.

3 Die Kuvertüre hacken. Die Sahne aufkochen, über die Kuvertüre gießen, kurz stehen lassen und dann aufschlagen.

4 Den größten Mürbeteigkreis auf eine Platte legen, etwas Ganache daraufsetzen und diese etwas anziehen lassen. Dann abwechselnd die immer kleiner werdenden Kreise und Ganache aufschichten, dabei die Ganache immer etwas anziehen lassen. Das Schokostäbchen auf die richtige Länge abbrechen und in den kleinsten Kreis stecken. Das Bäumchen leicht mit Puderzucker besieben und zum Schluss noch den Stern auf dem Bäumchen platzieren.

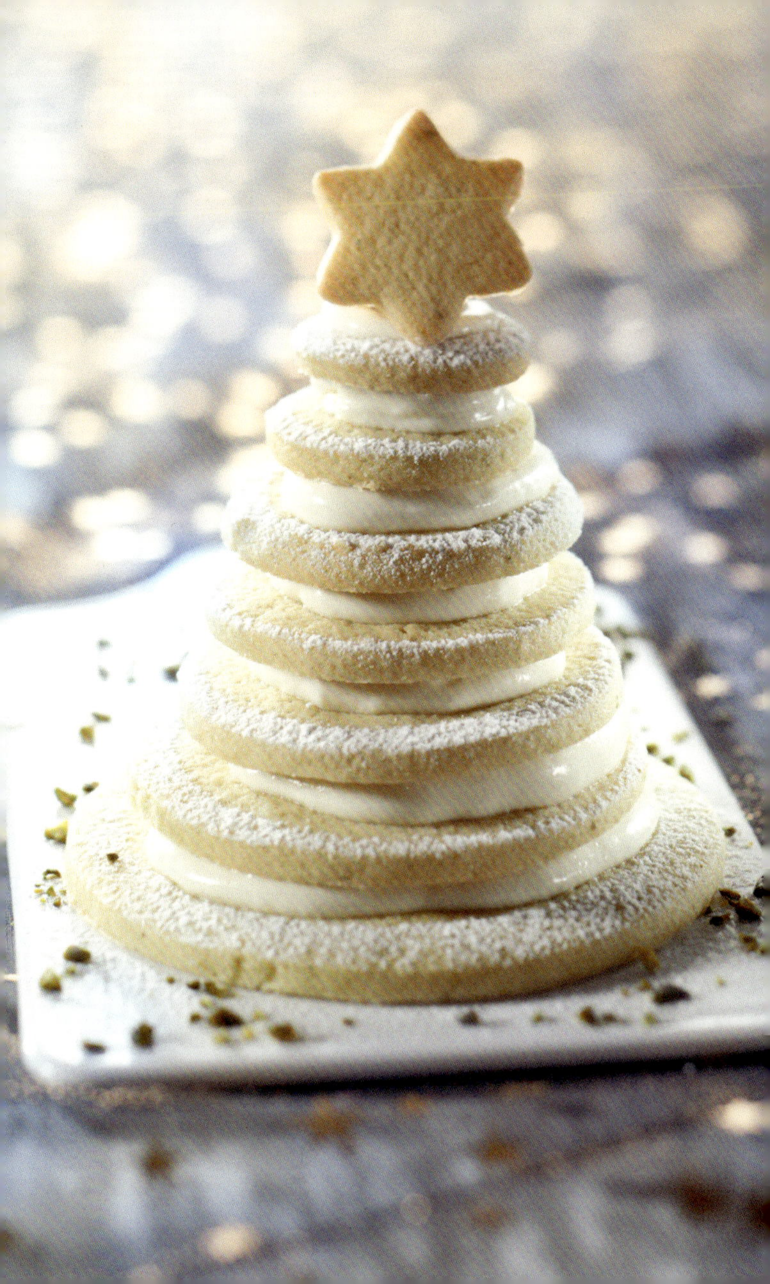

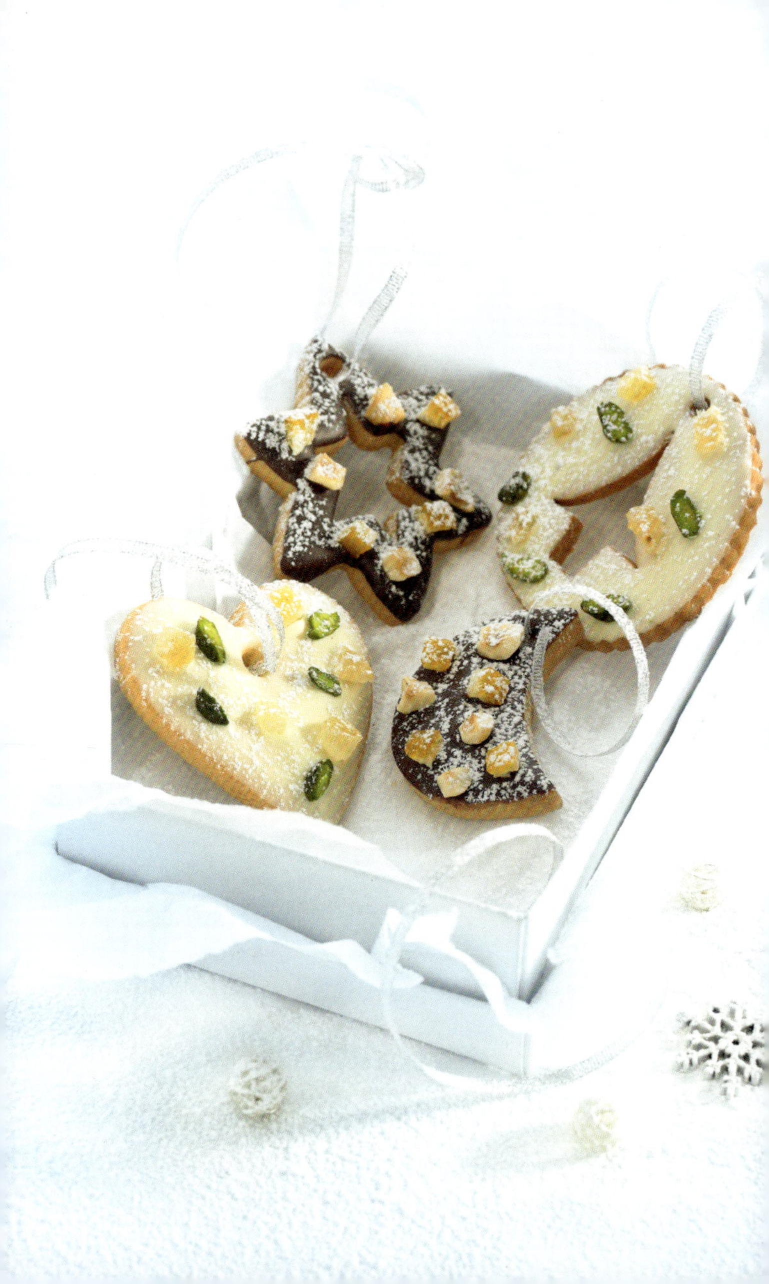

WEIHNACHTS-PLÄTZCHEN MIT FRÜCHTEN

ZUTATEN FÜR CA. 45 STÜCK

200 g Mehl + etwas zum Arbeiten / 100 g gemahlene blanchierte Mandeln / 200 g kalte Butter / 100 g Zucker / 2 Eigelb / Abrieb von 1 Bio-Orange / ½ TL Zimt / 60 g Orangeat / 60 g Zitronat / 40 g Pistazienkerne / 100 g weiße Schokolade / 100 g Zartbitterschokolade / 2 TL Pflanzenöl / Puderzucker zum Bestäuben

1 Das Mehl mit den Mandeln, der Butter in Stücken, dem Zucker, den Eigelben, dem Orangenabrieb und dem Zimt rasch zu einem glatten Teig verkneten. Dabei nach Bedarf ein wenig kaltes Wasser oder Mehl ergänzen und zu einer Kugel geformt in Frischhaltefolie gewickelt ca. 30 Minuten kalt stellen.

2 Den Backofen auf 180 °C Ober-/Unterhitze vorheizen. Zwei Backbleche mit Backpapier belegen.

3 Den Teig auf bemehlter Arbeitsfläche ca. 4 mm dünn ausrollen und verschiedene Plätzchen (z.B. Monde, Sterne, Herzen, Taler; teilweise mittig ausgestochen) ausstechen. Auf die Backbleche legen und im Ofen jeweils 10–12 Minuten lichtgelb backen. Vom Blech nehmen und abkühlen lassen.

4 Zum Verzieren Orangeat und Zitronat klein würfeln. Pistazien hacken. Beide Schokoladen hacken, jeweils mit 1 TL Öl schmelzen lassen. Die Plätzchen damit glasieren und jeweils bunt mit den Früchten und Pistazien belegen. Gut trocknen lassen und mit Puderzucker bestäuben.

MANDELKRINGEL MIT NELKEN

ZUTATEN FÜR CA. 25 STÜCK

150 g Mehl + etwas zum Arbeiten / 1 TL gemahlene Gewürznelken / 1 Prise Salz / 60 g Puderzucker / 1 Ei / 75 g weiche Butter / 1 Eigelb / 2 EL Milch / 60 g Zucker / 60 g Mandelblättchen

1 Das Mehl auf die Arbeitsfläche häufeln und mit den Gewürznelken, dem Salz, dem Puderzucker, dem Ei und der Butter rasch zu einem glatten Teig verkneten. Dabei nach Bedarf ein wenig kaltes Wasser ergänzen. Zu einer Kugel formen und in Frischhaltefolie gewickelt ca. 30 Minuten kalt stellen.

2 Den Backofen auf 180 °C Ober-/Unterhitze vorheizen. Ein Backblech mit Backpapier belegen.

3 Den Teig auf bemehlter Arbeitsfläche ca. 4 mm dünn auswellen und Kreise (Durchmesser ca. 5 cm) ausstechen. Mittig ein Loch (Durchmesser ca. 2,5 cm) ausstechen. Mit den Teigresten wiederholen und alle Plätzchen auf das Blech legen.

4 Das Eigelb mit der Milch verquirlen und auf die Kringel pinseln. Mit dem Zucker und den Mandelblättchen bestreuen und im Ofen ca. 15 Minuten goldbraun backen. Vorsichtig vom Blech nehmen und auskühlen lassen.

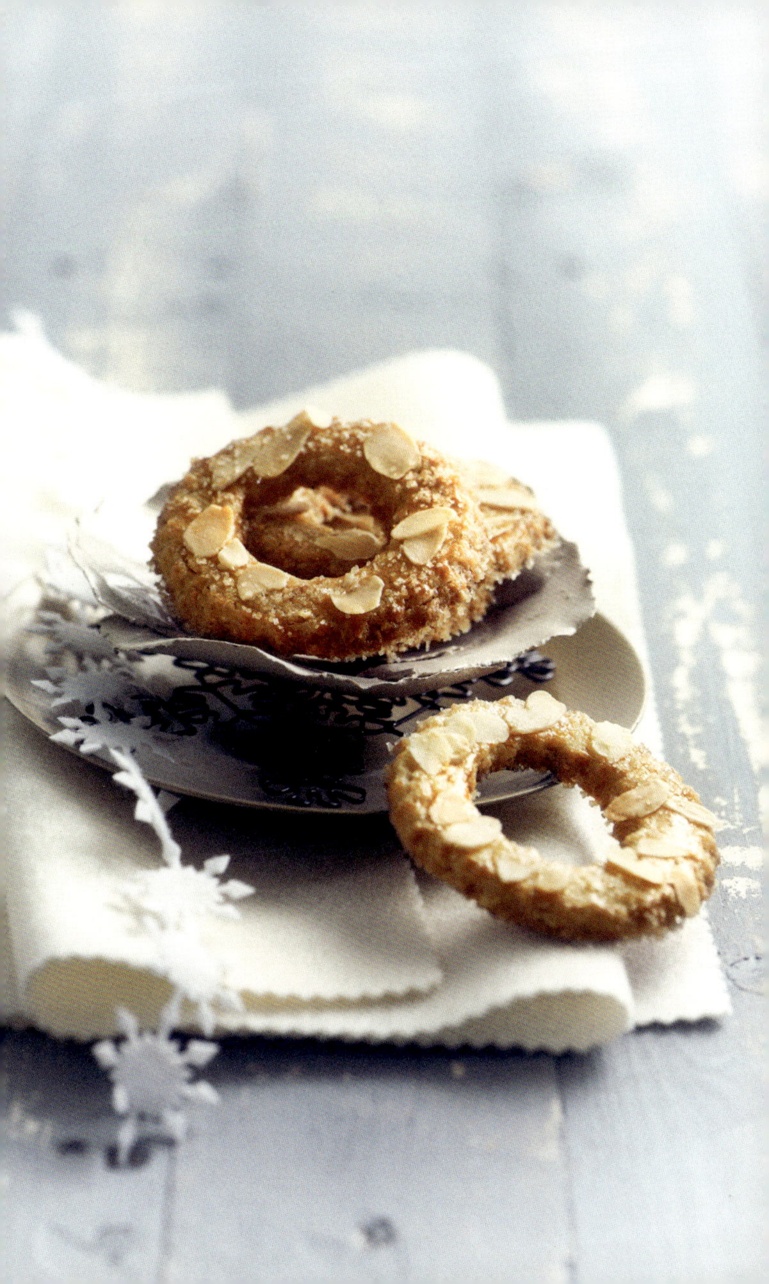

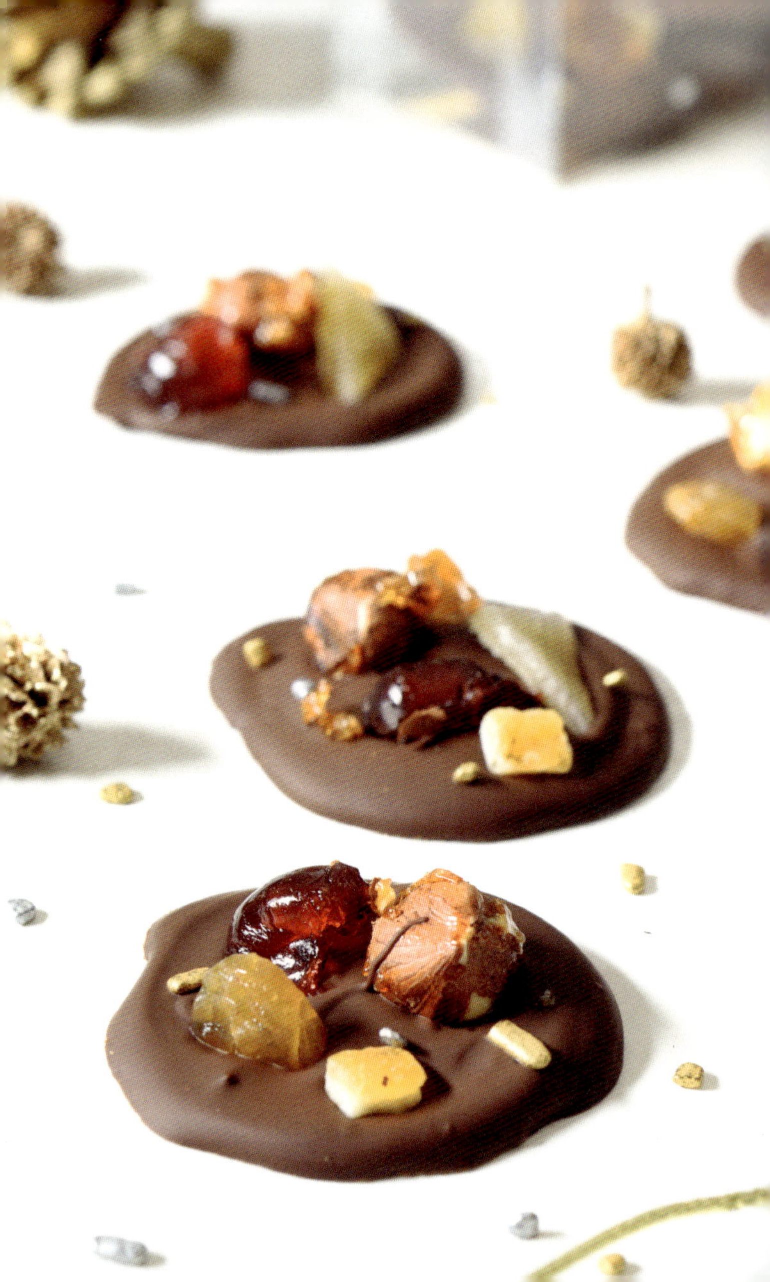

SCHOKOLADENTALER MIT NÜSSEN UND KANDIERTEN FRÜCHTEN

ZUTATEN FÜR CA. 20 STÜCK

150 g gemischte Trockenfrüchte, z.B. Kirschen, Aprikosen, Ananas, Orangeat etc. / 120 g Zartbitterschokolade / 120 g Vollmilchschokolade / 1 Prise gemahlener Kardamom / 80 g Haselnusskerne

1 Die Trockenfrüchte hacken. Beide Schokoladen hacken und die Zartbitterschokolade in einer Schüssel über einem heißen Wasserbad unter Rühren schmelzen lassen. Von der Hitze nehmen und die Vollmilchschokolade unterrühren, bis alles homogen miteinander verbunden ist. Den Kardamom unterrühren.

2 Etwa 20 Kleckse auf Backpapier setzen, evtl. glattstreichen und die Taler sofort mit den Früchten und Nüssen belegen. Vollständig fest werden lassen, dann vom Backpapier lösen.

BÄRENKEKSE

ZUTATEN FÜR CA. 40 STÜCK

ca. 300 g Mehl + etwas zum Arbeiten / 100 g Zucker / 2 EL Vanillezucker / 1 TL gemahlener Ingwer / 1 Eigelb / 150 g kalte Butter / 2 EL Kakaopulver / 1 TL Zimtpulver / Puderzucker zum Bestäuben

1 Das Mehl mit dem Zucker, dem Vanillezucker und dem Ingwer auf die Arbeitsfläche häufeln. Das Eigelb in die Mitte geben und die klein geschnittene Butter rundherum verteilen. Alles mit einem Messer durchhacken, dann mit den Händen zu einem glatten Teig verkneten. Etwa die Hälfte abnehmen und den Kakao mit dem Zimt unterkneten. Nach Bedarf ein wenig Wasser ergänzen. Beide Teige in Frischhaltefolie wickeln und ca. 30 Minuten kalt stellen.

2 Den Backofen auf 180 °C Ober-/Unterhitze vorheizen. Zwei Backbleche mit Backpapier belegen.

3 Beide Teige auf bemehlter Arbeitsfläche 3–4 mm dünn ausrollen. Bären, Herzen, Bäumchen und Sterne ausstechen und auf die Backbleche legen. Dabei nach Belieben den Bären kleine Plätzchen auflegen. Im Backofen 12–15 Minuten goldbraun backen. Die Plätzchen dann vorsichtig auf ein Kuchengitter setzen und auskühlen lassen. Mit Puderzucker bestäuben.

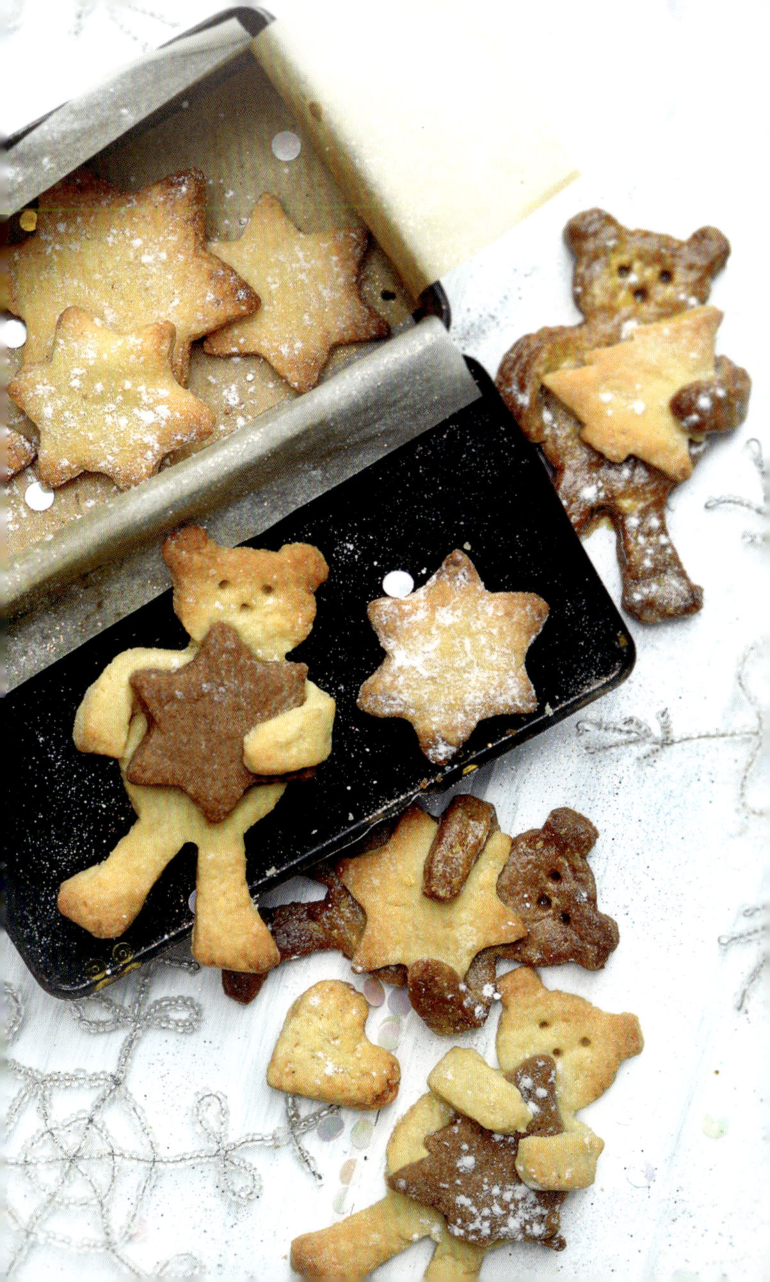

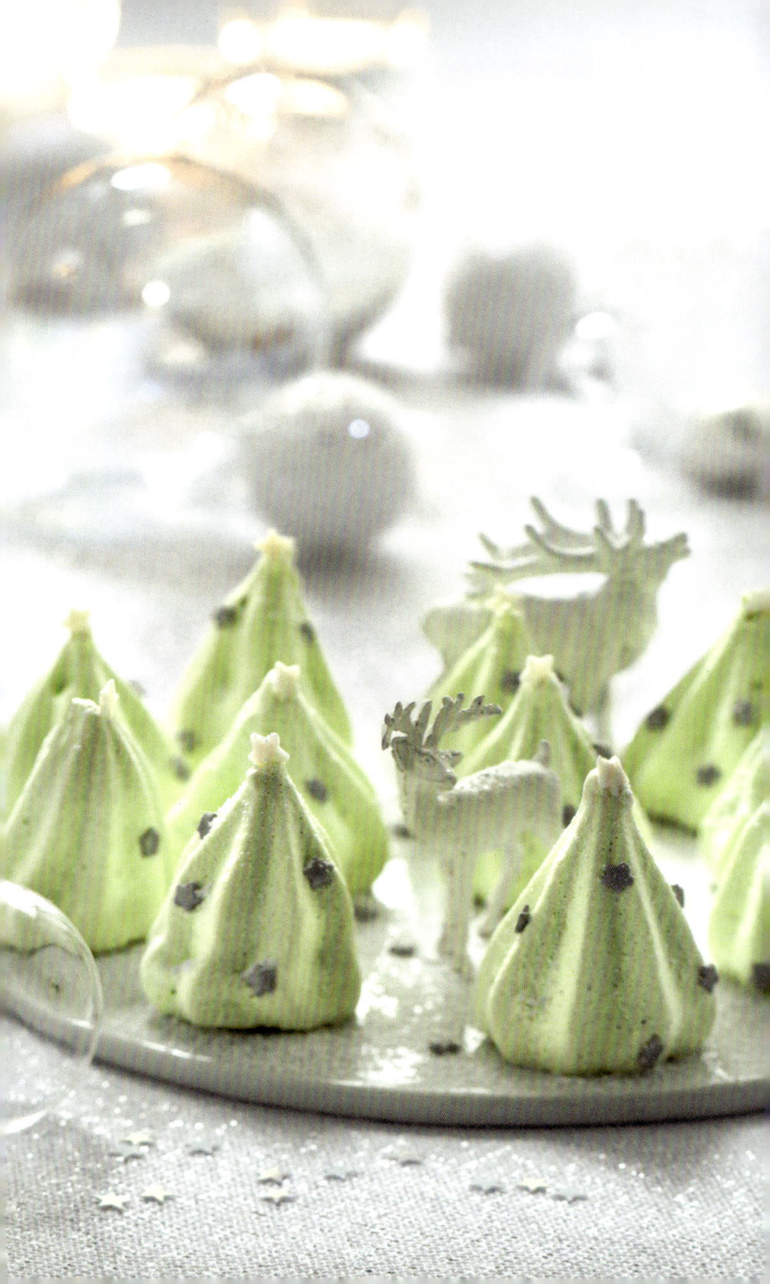

BAISER-TANNENBÄUMCHEN

ZUTATEN FÜR CA. 25 STÜCK

3 Eiweiß / 180 g Puderzucker / 1 TL Speisestärke / 1 EL Apfelessig / grüne Farbpaste für Lebensmittel / Zuckersternchen zum Verzieren

1 Den Backofen auf 180 °C Ober-/Unterhitze vorheizen. Ein Backblech mit Backpapier auslegen.

2 Die Eiweiße steif schlagen. Nach und nach den Puderzucker einrieseln lassen und wieder steif schlagen. Die Stärke darübersieben und mit dem Essig unterziehen. Mit der Lebensmittelfarbe grün einfärben. In einen Spritzbeutel mit gezackter Tülle füllen und kleine, spitz zulaufende Tupfer auf das Blech setzen. Mit kleinen Zuckersternen verzieren. In den Ofen schieben, die Temperatur auf 100 °C Ober-/Unterhitze reduzieren und ca. 40 Minuten backen. Die Bäumchen aus dem Ofen nehmen, vorsichtig vom Blech nehmen und auskühlen lassen.

STERNFÖRMIGE NUSS-PLÄTZCHEN MIT SCHOKOLADE

ZUTATEN FÜR CA. 50 STÜCK

200 g Mehl + etwas zum Arbeiten / ½ TL Backpulver / 100 g gemahlene Haselnüsse / 75 g fein gehackte Pistazien / 200 g kalte Butter / 50 g Zucker / 50 g brauner Zucker / 1 Ei / 1 Prise Salz / 1 TL Lebkuchengewürz / 200 g weiße Schokolade / 2 EL Sahne / 100 g Schokoperlen (crispy)

1 Das Mehl mit dem Backpulver, den Haselnüssen, den Pistazien, der Butter in Stücken, dem Zucker, dem braunen Zucker, dem Ei, dem Salz und dem Lebkuchengewürz rasch zu einem glatten Teig verkneten. Dabei nach Bedarf ein wenig kaltes Wasser oder Mehl ergänzen und zu einer Kugel geformt und in Frischhaltefolie gewickelt ca. 30 Minuten kalt stellen.

2 Den Backofen auf 180 °C Ober-/Unterhitze vorheizen. Zwei Backbleche mit Backpapier belegen.

3 Den Teig auf bemehlter Arbeitsfläche ca. 5 mm dünn ausrollen und Sterne ausstechen. Auf die Backbleche legen und im Ofen jeweils 12–15 Minuten goldbraun backen. Vom Blech nehmen und abkühlen lassen.

4 Zum Verzieren die Schokolade hacken und mit der Sahne über einem Wasserbad schmelzen lassen. Die Sterne damit glasieren, mit den Schokoperlen bestreuen und trocknen lassen.

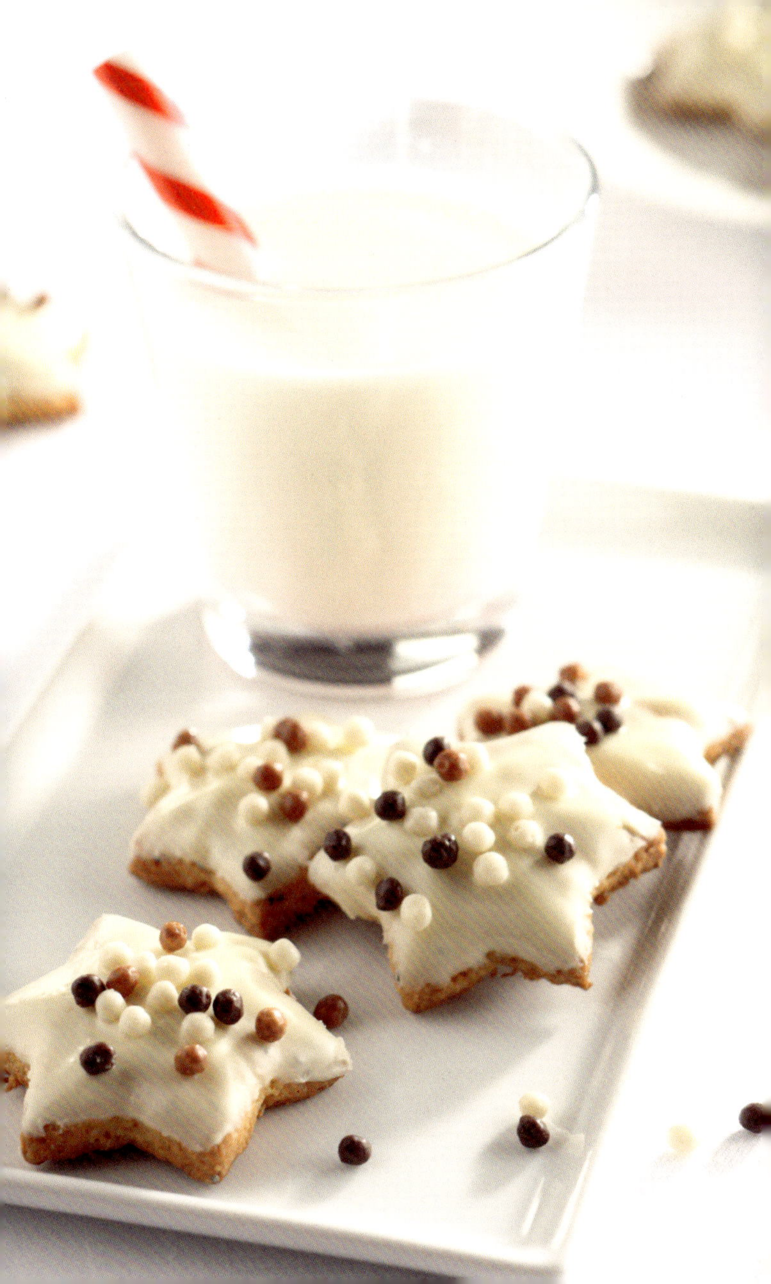

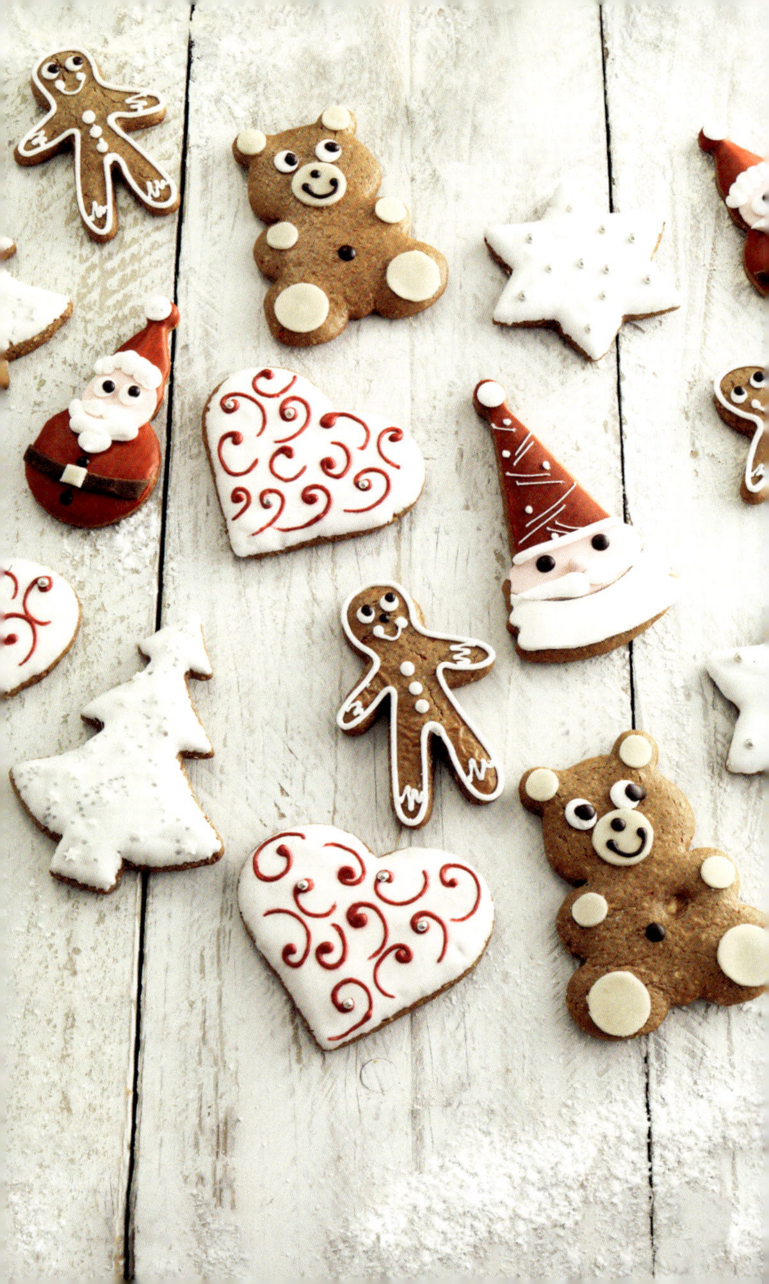

BUNT VERZIERTE LEBKUCHEN-PLÄTZCHEN

ZUTATEN FÜR CA. 35 STÜCK

Teig—150 g Honig / 100 g Zucker / 50 g Butter / ca. 300 g Mehl + etwas zum Arbeiten / 1 TL Zimtpulver / 1 Prise Salz / 2 EL Kakaopulver / ½ TL Natron / 1 Ei / Zum Verzieren—1 Eiweiß / 2–3 TL Zitronensaft / ca. 250 g Puderzucker / Lebensmittelfarbe, z.B. rot und braun / Zuckerperlen

1 Den Honig mit dem Zucker und der Butter in einem Topf unter Rühren erwärmen, bis sich der Zucker gelöst hat. Abkühlen lassen. Das Mehl mit dem Zimt, dem Salz, dem Kakao und dem Natron vermischen. Zusammen mit dem Ei unter den Honig mischen und zu einem glatten Teig verkneten. Zu einer Kugel formen und über Nacht kalt stellen.

2 Den Backofen auf 180 °C Ober-/Unterhitze vorheizen und ein Backblech mit Backpapier belegen.

3 Den Teig auf bemehlter Arbeitsfläche ca. 6 mm dünn auswellen und weihnachtliche Figuren ausstechen. Auf das Backblech legen und im Ofen 15–20 Minuten backen. Die Lebkuchenfiguren vom Blech nehmen und auskühlen lassen.

4 Zum Verzieren das Eiweiß mit 2 TL Zitronensaft steif schlagen. Den Puderzucker nach und nach dazusieben und alles zu einem glänzenden, dicken Guss schlagen. Portionen abnehmen und nach Belieben einfärben (z.B. rot und braun). Die Plätzchen mit dem Guss bunt verzieren, dabei am besten mit einem Spritztütchen auftragen. Mit Zuckerperlen verzieren und trocknen lassen.

MACARON-SCHNEEMÄNNER

ZUTATEN FÜR CA. 24 STÜCK

Macarons—ca. 120 g gemahlene blanchierte Mandeln / 150 g Puderzucker / 3 Eiweiß / 1 Prise Salz / 2 EL Zucker / bunte Lebensmittelstifte zum Bemalen /
Füllung—150 g weiße Schokolade / 100 ml Sahne / 3 EL Pistazienmark / 20 g Butter

1 Die Mandeln mit dem Puderzucker fein mahlen und fein sieben. Die Eiweiße mit dem Salz steif schlagen, dann den Zucker einrieseln lassen und erneut steif schlagen. Die Mandelmischung darüberstreuen und mit dem Teigschaber unterheben.

2 In einen Spritzbeutel füllen und je Männchen zwei Tupfer (einer etwas größer als der zweite) auf ein mit Backpapier belegtes Backblech setzen. Etwa 1 Stunde leicht antrocknen lassen.

3 Den Backofen auf 150 °C Ober-/Unterhitze vorheizen. Die Macarons 10–15 Minuten backen. Aus dem Ofen nehmen und leicht abkühlen lassen. Anschließend vorsichtig vom Blech lösen und auskühlen lassen. Die Hälfte der Schneemänner mit den Stiften bunt bemalen.

4 Für die Füllung die Schokolade in Stücke hacken und mit der Sahne über einem heißen Wasserbad unter Rühren schmelzen lassen. Von der Hitze nehmen und das Pistazienmark mit der Butter nach und nach unterrühren. Die Masse abkühlen und im Kühlschrank spritzfähig anziehen lassen. Anschließend cremig aufschlagen und in einen Spritzbeutel füllen. Die unbemalten Macarons auf der Unterseite mit der Creme bespritzen und mit den bemalten Macarons zusammensetzen.

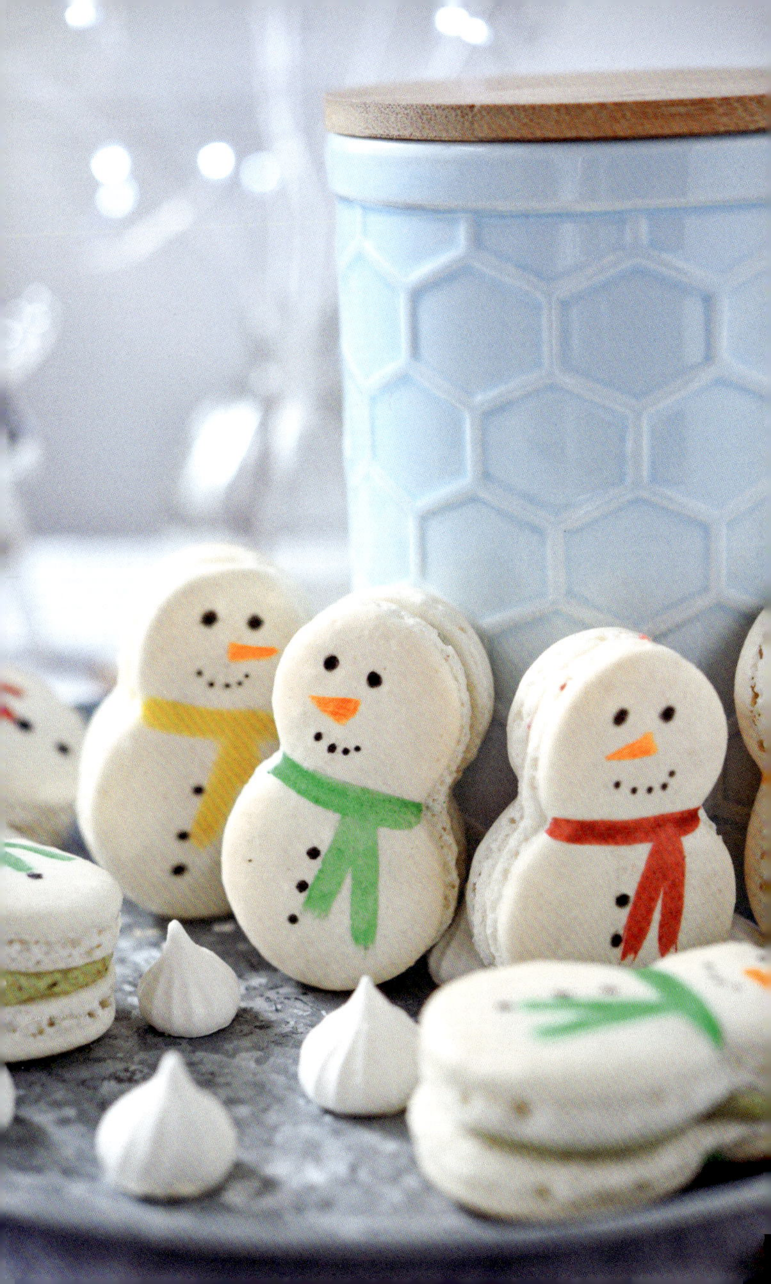

VERLAGSGRUPPE PATMOS

PATMOS
ESCHBACH
GRÜNEWALD
THORBECKE
SCHWABEN
VER SACRUM

Die Verlagsgruppe
mit Sinn für das Leben

MIX
Papier aus verantwortungsvollen Quellen
FSC www.fsc.org FSC® C043106

Für die Verlagsgruppe Patmos ist Nachhaltigkeit ein wichtiger Maßstab ihres Handelns. Wir achten daher auf den Einsatz umweltschonender Ressourcen und Materialien.

Gestaltung:
Finken & Bumiller, Stuttgart
Umschlagabbildung:
123object, shutterstock.com
Rezepte:
Stockfood Rezepte Service
Druck:
Grafisches Centrum Cuno GmbH & Co. KG, Calbe
Hergestellt in Deutschland
ISBN 978-3-7995-1508-5

Bildnachweis:
Carnet/Photocuisine: Seite 4; Dziegielewska/Photocuisine: Seite 7, 24; Caste/Photocuisine: Seite 8; Tombini/Photocuisine: Seite 11, 16; Lawton/Photocuisine: Seite 12, 48; Gousses de vanille/Photocuisine: Seite 15; Kerouédan/Photocuisine: Seite 19, 55; Cultura Creative/Photocuisine: Seite 20; Paquin/Photocuisine: Seite 23; Chez Elles/Photocuisine: Seite 27, 28; Balme/Photocuisine: Seite 31; Deslandes/Photocuisine: Seite 32; Leduc/Photocuisine: Seite 35; Fénot/Photocuisine: Seite 36, 39, 51; Derennes/Photocuisine: Seite 40; Syl d AB/Photocuisine: Seite 43, 44, 63; Barret/Photocuisine: Seite 47; Jonneskindt/Photocuisine: Seite 52; Studio/Photocuisine: Seite 56; Goumard/Photocuisine: Seite 59; Hall/Photocuisine: Seite 60.
Wir danken den Rechteinhabern für die freundliche Genehmigung zum Abdruck.